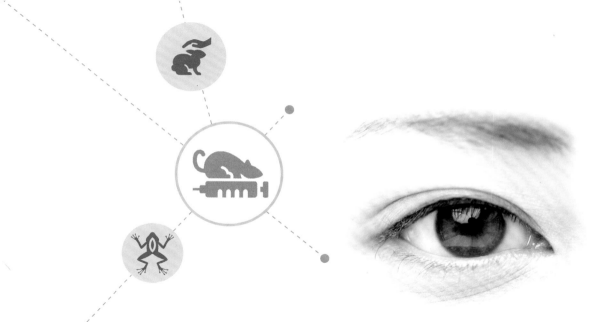

眼科学动物实验
基础与技术

主　编　吴开力　黄　冰

副主编　苏　乔　万尚韬

人民卫生出版社

·北京·

前　言

改革开放以来,我国眼科学全方位地飞速发展。眼科临床技术得到发展并被广泛应用,眼科学研究基金、论文及专利数量的迅猛增加都充分说明我国眼科学伴随着国家科技进步呈现出日新月异的变化。现在许多眼科工作者除临床工作外,还积极参与基础研究和教学工作。动物实验是医学科学发展的关键环节之一,眼科学研究中动物实验也必不可少。随着我国经济和科技的高速发展,眼科学研究迫切需要的仪器设备和试剂可以通过购买解决,但开展动物实验的场所、人员、操作及管理规范相对滞后,尤其是针对眼球开展的分析研究常常难以借鉴其他医学科学,而且操作人员储备不足,一线的年轻眼科研究人员及研究生常常感觉困难重重,既缺乏有经验人员的指导,又欠缺唾手可得的学习资料。同时,我国大型眼科教学机构在教学过程中,也没有系统性的眼科动物实验相关的教材。因此,我们借助中山大学中山眼科中心暨眼科学国家重点实验室的有利条件,利用中山大学中山眼科中心眼科学实验动物中心的资源,组织相关专家及具丰富实际操作经验的专业人员撰写了本书。

全书包括八章三十八节,内容主要包括常用实验动物眼结构基础、眼科学常用实验动物的生物学特性及饲养管理、眼科学动物实验常用的操作技术、眼科学动物实验替代方法等的介绍。本书章节各具特点,任何操作性章节都注重实用性,包括操作细节和可能的疑点及对应处理措施等;而针对眼科实验动物环境及管理则注重知识信息的系统性、新颖性与权威性,以期为读者提供一本在眼科动物实验方面具有指导性的实用书籍。

本书遵循科学性,注重细节内容的严谨性。遴选的所有撰写人员均具有相关的专业理论和实践背景,力图将实践经验与专业理论相结合。从读者需求的角度编著章节内容,结合图表展示,用最合适的知识信息以飨读者。撰写人员日常工作繁忙,很多人还承担繁重的临床工作,但经前后三年的准备,几易其稿,终于完稿成书。本书还得到广东省科技厅实验室与平台基地处的高度重视,给予科技计划项目(编号:2019A030317002)的大力资助,在此表示感谢。

本书系统全面,注重细节,科学实用,通俗易懂,可作为学生自学和教师教学用书。所有对眼科学动物实验有兴趣和希望利用实验动物开展眼科研究的人员都可以将此书作为参考和指导,本书也可用作眼科学研究生的动物实验教学用书或专业培训教材。

吴开力　黄　冰

2021 年 11 月 20 日

目　录

第一章

常用实验动物眼结构基础

　　实验动物种类繁多,不同实验需要使用不同的实验动物,依据实验类型以及研究目的选择合适的实验动物种类以及选择合适年龄(胚龄)的实验动物十分重要。世界上的动物只有约 1/3 具有眼球结构,另外 1/3 仅仅具有感光器官,其中与人有相似眼球结构的动物并不多。在众多具有类人眼结构(角膜、晶状体、虹膜、玻璃体、视网膜、脉络膜等)的动物中,不同习性的动物的眼的组织结构又有许多差异。例如,实验中常用的小鼠,作为夜行性动物有一个巨大的球形晶状体与相对较厚的视网膜层;猪、兔角膜缺少前弹力层结构,而白化的实验动物色素上皮层缺乏色素;鸟类和爬行类动物眼有巩膜外环肌参与调节角膜或晶状体的形状、位置,从而完成调节的功能,而这一调节活动在人眼内是由睫状体调节晶状体的形状完成的。因此,需要根据不同实验目的来选择适合的实验动物。

　　人类疾病的动物模型是通过实验动物在结构、代谢、功能等特征上对人类疾病进行模拟。动物眼球结构和功能是其对生活适应性演化的结果,只有在了解不同实验动物的特点以及其与人眼的结构和功能的差异,才能更好完成动物实验的设计,避免出现不应出现的错误,也能更为近似地模拟人眼疾病的病理过程。虽然动物眼没有优劣之分,但对于特定动物模型而言却存在着"适合"与"不适合"的区别。本章节旨在通过实验动物眼介绍,希望有助于提高我们对实验动物眼的解剖及生理的了解,为选择实验动物提供更为清晰的选择思路。

第一节　常用实验动物眼与人眼的比较

　　即使针对同一疾病的研究,也应根据不同动物眼球结构及生物学特点选择更为合适的实验动物,这是实验者开始动物实验所必须要考虑的首要问题。例如,小鼠眼球较小,属于夜行性动物,视网膜以视杆细胞为主,对视觉的需求不如昼行性动物,故小鼠形觉剥夺诱导近视发生需要 4 周以上的周期,而小鸡仅需 3 天,树鼩需 1 周左右,豚鼠需 2 周左右。但小鼠模型仍然是实验性近视动物模型的重要一员,因在涉及机制研究时小鼠与人类有相似的完备基因库、相对丰富的相关试剂等这些优势使其更有助于后续分析。

　　表 1-1-1 简单总结了人眼和不同实验动物眼球的结构特点。图 1-1-1,图 1-1-2 直观比较了不同的实验动物和人眼球大小。

表 1-1-1　人眼以及实验动物眼球部分特征及参数

物种	习性	门	特点	眼球特点	胚胎周期	眼球直径	角膜直径（横径）[a]	角膜厚度（中央）	巩膜厚度（赤道部）[b]	晶状体类型	黄斑
人	昼行性	脊椎动物	/	单眼	10 个月	24mm	11.5~12mm	(544±33)μm	0.4~0.6mm	前后径短的盘状	直径 2mm，视盘颞侧
兔	昼行性	脊椎动物	眼球大，易于操作	单眼	30 天	16~18mm	15.6mm	370μm	0.19~0.25mm	近球形	无，视乳头下方存在视觉敏感区
小鼠	夜行性	脊椎动物	价格便宜，基因调控	单眼	19~21 天	(3.188±0.032)mm	(0.104±0.003)mm	(104±3.0)μm	(41.0±6.3)μm	球形	无
大鼠	夜行性	脊椎动物	体型大易于研究	单眼	19~22 天	(6.91±0.44)mm	前表面曲率半径：(2.97±0.03)mm	(154.1±9.0)μm	视乳头旁巩膜厚度：(110±18)μm；前巩膜管开口垂直径：(201±15)μm	球形	无
果蝇	昼行性	无脊椎动物	易于饲养 价格便宜	复眼（800 个）	10~12 天	(196±0.648 1)μm	(14±0.787 5)μm（六边形）	/	无	倒锥形	视柱，内含 7 个感光细胞
斑马鱼	昼行性	脊椎动物	胚胎透明 价格便宜	单眼	72h	/	/	/	/	球形	无
豚鼠	夜行性	脊椎动物	易于饲养 眼球大	单眼	60~70 天	(8.77±0.08)mm	角膜前表面曲率半径：(3.81+0.03)mm	(227.85±14.09)μm	筛板直径：(0.31±0.031)mm；后极部巩膜厚度：(301.25±13.56)μm	前后径短的盘状	无黄斑结构
树鼩	昼行性	脊椎动物	眼球与人类相似	单眼	41~45 天	(7.131±0.092)mm	角膜前表面曲率半径：(3.76±0.10)mm	(320.96±2.95)μm	后极部 80μm	前后径短的盘状	无黄斑中心凹结构
恒河猴	昼行性	脊椎动物	与人眼球相似，代表性好	单眼	(166±7)天	(19.5±0.6)mm	(11.32±0.37)mm	(489.17±17.82)μm	(498±28)μm	前后径短的盘状	视乳头颞侧，中心凹厚度(206.8±16)μm
鸡	昼行性	脊椎动物	眼球大操作性好，易于饲养	单眼	21 天	(9.36±0.13)mm	(8.35±0.29)mm	405μm	(246.5±13.9)μm	前后径短的盘状	仅有无视杆细胞的视锥细胞富集区

续表

物种	习性	门	特点	眼球特点	胚胎周期	眼球直径	角膜直径（横径）[a]	角膜厚度（中央）	巩膜厚度（赤道部）[b]	晶状体类型	黄斑
食蟹猴	昼行性	脊椎动物	与人眼球相似,代表性好	单眼	(167±12)天	(18.47±0.71)mm	(10.06±0.35)mm	(417±12)μm	筛板平均厚度：(210±2.0)μm；前巩膜管开口垂直径:(1 545±22.0)μm	前后径短的盘状	视乳头颞侧中心凹
家猪/小型猪	昼行性	脊椎动物	与人眼球相似,代表性好	单眼	115天左右	(24.9±0.87)mm/平均约19mm	(18.17±0.44)mm/(16.25±0.25)mm	(877.60±13.58)μm/(861.26±94.64)μm	(0.73±0.14)mm/(175.54±47.97)μm	前后径短的盘状	无黄斑,中心区存在

a. 部分实验动物在眼屈光发育以及近视模型中应用较多,选用角膜曲率代替角膜直径数据;

b. 部分实验动物常被用做青光眼以及近视模型,后极部、筛板以及前巩膜管开口（anterior scleral canal opening）的参数对实验者帮助较大。

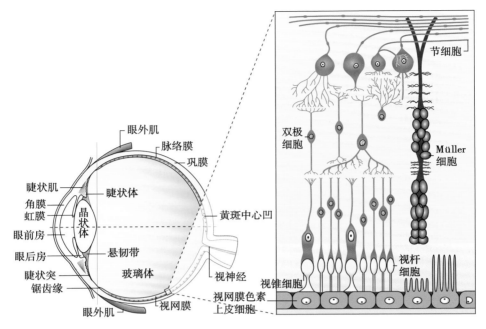

图 1-1-1　成人眼球模式图

引自 The genetic and molecular basis of congenital eye defects, Graw J, 2003

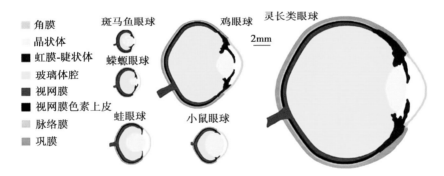

图 1-1-2　不同实验动物眼球大小对比图

引自 The chick eye in vision research: an excellent model for the study of ocular disease, C. Ellis Wisely, Javed A. Sayed, Heather Tamez, et al, 2017

第二节　猕猴的眼球解剖与生理参数

　　猴是最接近人类的实验动物,其与人的基因信息及组织结构相似度非常高,胚胎发育、基因调控也与人类相似。作为具有双眼视功能的实验动物,猴的立体视觉、色觉、双眼视力均优于其他实验动物,这意味着其在眼科研究,尤其是视觉发育和双眼视功能的研究中具有不可替代的作用。猕猴属实验动物主要有恒河猴和食蟹猴,两个品种的猴的眼球解剖和生理结构非常相似。

一、恒河猴的眼球解剖特点

以最常用的恒河猴为例,恒河猴角膜与人类及小鼠等哺乳类动物的相似,分为角膜上皮层、前弹力层(Bowman's membrane)、基质层、后弹力层(descemet's membrane)以及角膜内皮层。角膜上皮层由 5~6 层细胞组成,靠近前弹力层的细胞为柱状上皮细胞,中间为立方状上皮细胞,表层为复层扁平状细胞;内皮细胞层为单层扁平内皮细胞。其角膜中心厚度为(489.17±17.82)μm,周边厚度为(760±90)μm,角膜直径约为(11.32±0.37)mm,其晶状体上皮细胞与人眼相似,成年恒河猴晶状体厚度为 3.35mm。猴眼压(坐位)(12.92±2.31)mmHg;中央前房深度 3.40mm,玻璃体腔前后径深度大约为 11.93mm,巩膜平均厚度(519±21)μm,眼轴长达(19.6±0.6)mm,视网膜与人类结构相似,由视网膜色素上皮层(RPE)、视锥、视杆细胞内外节层(IS/OS),外界膜(ELM),外核层(ONL),外丛状层(OPL),内核层(INL),内丛状层(IPL),神经节细胞层(GCL),神经纤维(NFL),内界膜(ILM)组成。色素上皮层为单层细胞,光感受器外节可见磨盘结构,外界膜完整,可见 Müller 细胞,外核层可见 5~6 层细胞核,内核层可见 3~6 层细胞核,神经节细胞、内界膜完整可见,黄斑中心凹及周围的神经节细胞层为多层细胞,视网膜周围区的神经节细胞层为单层细胞,3 岁恒河猴黄斑中心小凹处视网膜平均厚度为(206.80±16.01)μm,视乳头周围直径 3.45mm 区域神经纤维层平均厚度为(107.06±7.64)μm。恒河猴在不同的部位脉络膜的厚度也是不一样的,3 岁恒河猴中心小凹处最厚平均厚度为(186.60±17.21)μm,距离中心凹鼻侧 1 500μm 处脉络膜厚度减少为(166.8±23.6)μm,颞侧 1 500μm 约为(165.5±14.4)μm。恒河猴位于视乳头周围(3.45mm)神经纤维层厚度平均为(107.06±7.64)μm。Bradley 等人研究 5 岁以内恒河猴屈光状态的变化,发现刚出生的恒河猴眼球呈现高度远视的状态,屈光度为 +(7±2.3)D,眼轴长约(13.2±0.4)mm,至 5 岁时其眼球屈光度减少约 5D,同样存在与人类类似的近视化过程,且在其生后 28 天下降速度达到峰值,下降约 47% 的屈光度。5 岁时角膜屈光力减少 7D,眼轴增长 6mm。

二、恒河猴一般生理参数

体温 39(38.5~39.5)℃,心率白天为(155.0±29.6)次/min,夜晚为(122.4±32.1)次/min,收缩压白天为(144.6±20.1)mmHg,夜晚为(131.6±18.9)mmHg,舒张压白天为(99.8±12.0)mmHg,夜晚为(89.9±12.5)mmHg,呼吸频率白天为(23.3±5.7)次/min,夜晚为(25.4±4.3)次/min,通气量为白天(1 931.90±887.2)ml/min,夜晚为(920.10±527.5)ml/min,潮气量夜晚为(36.6±17.0)ml,白天为(64.5±20.9)ml;红细胞总数(6.78±0.47)×10^{12}/L,血红蛋白(130.40±8.70)g/L,白细胞总数(9.16±3.54)×10^9/L,血小板(291.05±89.26)×10^9/L,红细胞比容(50.65±3.39)%,总蛋白(68.58±5.84)g/L,白蛋白(48.92±5.27)g/L,谷丙转氨酶(57.68±15.96)U/L,谷草转氨酶(73.29±22.88)U/L。

三、食蟹猴的眼球解剖特点

食蟹猴是近年来眼科常用的实验动物,其眼球与人眼高度相似,饲养成本较恒河猴低廉,是理想的眼科实验动物之一。成年食蟹猴眼球参数包括:眼球水平直径(18.47±0.71)mm,垂直直径(18.05±0.78)mm,前后径为(18.90±0.54)mm;角膜水平直径为(10.06±

0.35)mm,角膜垂直直径为(9.64±0.44)mm,角膜曲率平均值垂直方向(58.68±1.14)D,水平方向为(57.97±2.10)D,中央角膜平均厚度为(417±12)μm,中央角膜上皮平均厚度为(39.61±5.56)μm,中央角膜基质平均厚度为(383.15±28.08)μm,角膜后弹力层及角膜内皮平均厚度为(3.87±0.46)μm;中央前房深度(2.94±0.20)mm,前房容积约(101.8±4.2)μl,正常眼压为(16~20)mmHg;晶状体厚度(3.10±0.10)mm;玻璃体腔深度(11.34±0.50)mm;视盘大小为(1.62±0.24)mm²,视杯大小为(0.30±0.29)mm²,杯盘比约为0.17±0.15,平均视杯深度(0.13±0.05)mm,最大视杯深度为(0.35±0.12)mm。食蟹猴和恒河猴一样同样存在十层视网膜结构(图1-2-1),视网膜神经纤维层厚度为(230±40)μm;视盘颞侧可见黄斑以及中心凹,黄斑区平均视网膜厚度为(320±18)μm。

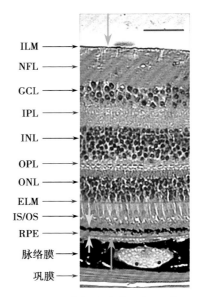

图1-2-1　食蟹猴中央区视网膜组织HE染色图(400×)

食蟹猴视网膜组织切片HE染色显示视网膜(绿色箭头所指范围内)。可见视网膜色素上皮层(RPE,黄色箭头所指范围内)、视锥/视杆细胞内外节层(IS/OS)、外界膜(ELM)、外核层(ONL)、外丛状层(OPL)、内核层(INL)、内丛状层(IPL)、神经节细胞层(GCL)、神经纤维层(NFL)和内界膜(ILM)。
(图片由曾宝珠硕士提供)

四、成年食蟹猴一般生理参数

体温(39.2±0.3)℃,心率白天平均为122次/min,夜晚为86次/min,收缩压白天为127mmHg,夜晚为91mmHg,舒张压白天为85mmHg,夜晚为51mmHg,呼吸频率白天为65次/min,夜晚为45次/min;红细胞总数(5.67±1.04)×10¹²/L,血红蛋白(119.15±20.57)g/L,白细胞总数(10.67±3.41)×10⁹/L,中性粒细胞比例(44.45±8.67)%,淋巴细胞比例(52.85±8.62)%,血小板(366.72±110.98)×10⁹/L,总蛋白(81.62±5.11)g/L,白蛋白(38.14±4.70)g/L,谷丙转氨酶(60.76±34.05)U/L,谷草转氨酶(81.00±15.73)U/L。

第三节　小鼠眼球解剖与生理参数

一、小鼠种类及眼球解剖特点

小鼠是应用最为广泛的实验动物,也是我们打交道最多的实验动物。其眼球结构与人类相似,但又不完全相同。小鼠繁殖周期短、繁殖能力强,易于获得与饲养,其基因90%与人类同源,基因库数据完备,小鼠抗体等相关制剂齐备,疾病动物模型种类多且涵盖广,故小鼠是最为常用的模型动物。

小鼠多为近交系,但也存在远交系小鼠,常用的不同品系(strain)有:C57BL/6、B10、BALB/c、DBA/2、ICR、CD-1、T细胞免疫缺陷裸鼠(Nu)、高度免疫缺陷小鼠NGC等。不同的小鼠生理状态不同,可诱发的疾病以及对疾病的反应均不相同。对于实验动物为小鼠的实验者而言,了解不同小鼠品系、亚品系以及其衍生出的各类基因鼠是实验设计的基本。比如在研究河豚毒素对小鼠的影响过程中,发现包括C57BL/6在内的5种近交系小鼠均对河豚毒素抵抗,而远交系小鼠 ICR 和 ddY 两种品系对河豚毒素敏感,说明在研究河豚毒素对小鼠生物作用的时候,需要考虑不同品系的敏感性问题。在另一项针对 EHV-9 感染模型中,研究者发现不同品系小鼠炎症反应不相同,C3H、BALB/c-nu/nu 小鼠可诱发严重的鼻炎,C57BL、DBA 小鼠仅发生温和的鼻炎,而 BALB/c 小鼠完全不能诱发鼻炎。而且在相同品系的亚品系中不同亚品系之间小鼠也存在很多差异,如 C57BL/6N 小鼠的运动能力就远不如 C57BL/6J 小鼠。

　　小鼠饲养条件多属于 SPF 级和无菌级。饲养小鼠对实验室以及相应的研究设施有一定的要求,实验动物就像我们人类一样其全身状况随着环境、年龄、压力、昼夜节律、睡眠、营养、运动、肠道微生物、炎症状态等因素有很大的变化,饲养小鼠时如果不留意小鼠的状态以及实验室的环境,可能会导致实验出现阴性或者完全相反的结果。

　　以较为常用的 C57BL/6 为例:小鼠眼轴长度(3.188±0.032)mm,眼球屈光度(9.29±1.53)D,角膜曲率半径(1.507±0.006)mm,角膜厚度(0.104±0.003)mm,前房深度(0.372±0.013)mm,晶状体厚度(1.675±0.016)mm,玻璃体腔深度(0.621±0.023)mm。小鼠角膜有与人类相似的结构,分为五层,由前往后依次是上皮细胞层、前弹力层、基质层、后弹力层、内皮细胞层(图 1-3-1)。角膜上皮层又由 4~6 层的细胞组成,但其前弹力层常难以辨认;靠近前弹力层的角膜上皮细胞为立方状或柱状上皮细胞,中间为立方状上皮细胞,表层为复层扁平状细胞;内皮细胞层为单层扁平的内皮细胞。角膜相对眼球比例大,结膜与眼睑短小,瞬目少,前房浅;晶状体呈球形,外围的晶状体囊膜由晶状体上皮构成,内部晶状体核由透明的晶状体蛋白构成(图 1-3-2);玻璃体腔短,视网膜结构与人类类似,由外到内依次有视网膜色素上皮层(RPE)、视锥视杆细胞内外节层(IS/OS)、外界膜(ELM)、外核层(ONL)、外丛状层(OPL)、内核层(INL)、内丛状层(IPL)、神经节细胞层(GCL)、神经纤维层(NFL)、内界膜(ILM)(图 1-3-3);内界膜也不好辨认;小鼠无黄斑结构;白化的小鼠视网膜色素上皮层没有黑色颗粒,只有像 C57BL/6 小鼠等的有色毛发小鼠视网膜色素上皮层才有黑色颗粒。

二、小鼠的一般生理参数

　　C57BL/6 小鼠(9 周龄)的体温为 38(37~39)℃,呼吸频率 163(84~230)次/min,心跳频率 625(470~780)次/min,耗氧量 1 530mm³/g 活体重,通气量 24(11~36)mL/min,潮气量 0.15

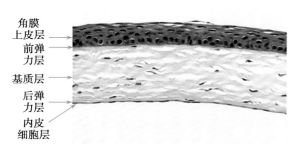

图 1-3-1　小鼠角膜组织 HE 染色图(400×)
由前往后依次是上皮细胞层、前弹力层、基质层、后弹力层、内皮细胞层。
(图片由刘春巧教授提供)

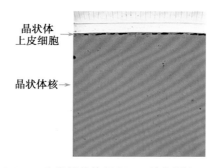

图 1-3-2　小鼠晶状体组织 HE 染色图(400×)
小鼠晶状体组织切片 HE 染色,显示单层晶状体上皮细胞组成的晶状体囊膜,晶状体皮质为均质红染。
(图片由刘春巧教授提供)

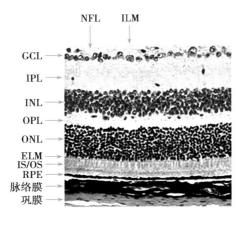

图 1-3-3   C57BL 小鼠视网膜组织 HE 染色图（400 ×）

小鼠视网膜组织切片 HE 染色，显示由视网膜色素上皮层（RPE）、视锥视杆细胞内外节层（IS/OS）、外界膜（ELM）、外核层（ONL）、外丛状层（OPL）、内核层（INL）、内丛状层（IPL）、神经节细胞层（GCL）、神经纤维层（NFL）和内界膜（ILM）组成。
（图片由刘春巧教授提供）

(0.09~0.23)mL，收缩压 113(95~125)mmHg、舒张压 81(67~90)mmHg，红细胞总数(9.47±0.84)×10^{12}/L，血红蛋白(143.70±12.48)g/L，白细胞总数(4.92±1.01)×10^9/L，中性粒细胞数(0.79±0.40)×10^9/L，淋巴细胞总数(4.00±0.87)×10^9/L，血小板计数(611.40±92.38)×10^9/L，总蛋白(60.87±3.71)g/L，白蛋白(29.94±2.70)g/L，谷丙转氨酶(39.45±4.20)U/L，谷草转氨酶(137.09±17.96)U/L。BALB/c 小鼠与 C57BL/6 小鼠具有相似生理参数。

第四节   大鼠眼球解剖与生理参数

一、大鼠的眼球解剖特点

大鼠体型较大，较小鼠易于操作，其某些生理特性方面与人类相似，在医学研究中具有重要的地位。大鼠同小鼠一样具有不同的品系，其中应用较多的为 Wistar、GK、BN 以及 SD 大鼠。这些大鼠的实验动物模型广泛应用于多种人类疾病动物模型中。大鼠具有繁殖快，抗病力强，无胆囊，不能呕吐，视觉较小鼠灵敏，垂体 - 肾上腺轴发达，情绪容易激动等特点。

成年 SD 大鼠眼球眼轴长度(6.91±0.44)mm，角膜曲率半径(3.81±0.03)mm，中央角膜厚度(154.1±9.0)μm，前房深度(1.03±0.17)mm，晶状体前表面曲率半径(2.42±0.22)mm，晶状体厚度(4.57±0.45)mm，玻璃体腔深度(1.32±0.25)mm，视网膜厚度(222±13)μm。大鼠的角膜也和人、小鼠的类似，由角膜上皮层、前弹力层、基质层、后弹力层、内皮细胞层组成。但前弹力层和后弹力层都不够明显(图 1-4-1)。角膜上皮层由 4~6 层细胞组成，靠近前弹力层的细胞和中间位置的细胞都为立方状上皮细胞，表层为复层扁平状上皮细胞；内皮细胞层为单层扁平内皮细胞。视网膜由视网膜色素上皮层(RPE)、视锥视杆细胞内外节层(IS/OS)、外核层(ONL)、外丛状层(OPL)、内核层(INL)、内丛状层(IPL)、神经节细胞层(GCL)、神经纤维层(NFL)组成(图 1-4-2)；外界膜(ELM)和内界膜(ILM)都不好辨认；大鼠也无黄斑结构。白化的大鼠视网膜色素上皮层没有黑色颗粒，只有有色大鼠视网膜色素上皮层才有黑色颗粒。

二、SD 大鼠一般生理参数

体温 39(38.5~39.5)℃，心率 475(370~580)次 /min，呼吸频率 85.5(66~114)次 /min，通气量 7.3(5~10.1)mL/min，潮气量 0.86(0.6~1.25)mL，耗氧量 2 000mm³/g，麻醉时收缩压 116

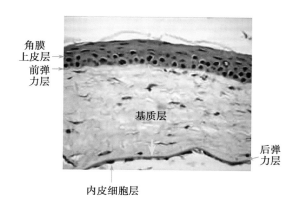

图 1-4-1　大鼠角膜 HE 染色图（400×）
由前往后依次是上皮细胞层、前弹力层、基质层（黄色箭头范围内的区域）、后弹力层、内皮细胞层。
引自：NF-κB 抑制剂吡咯二硫氨基甲酸酯（PDTC）对角膜移植大鼠角膜组织的影响,李娟,罗阿丽,秦莉,2019

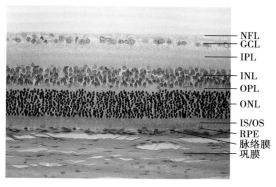

图 1-4-2　大鼠视网膜 HE 染色（400×）
由视网膜色素上皮层（RPE）、视锥视杆细胞内外节层（IS/OS）、外核层（ONL）、外丛状层（OPL）、内核层（INL）、内丛状层（IPL）、神经节细胞层（GCL）、神经纤维层（NFL）组成。
（图片由邱梭博士和肖东长博士提供）

（88~138）mmHg,红细胞总数 8.9（7.2~9.6）×10^{12}/L,血红蛋白 14.8（12~17.5）g/100ml,白细胞总数（5~15）×10^{12}/L,血小板（10~30）×10^{10}/L,血容量占体重的 7.4%,红细胞比重 1.090,总蛋白 7.2（6.9~7.6）g/L。

第五节　兔眼球解剖与生理参数

一、兔眼球解剖特点

　　兔眼组织结构有自己的特点:新西兰兔眼轴长约 16~18mm,其角膜中央厚约 0.37mm,曲率半径约 7.3mm,角膜水平直径约 15.6mm;兔角膜缺少 Bowman 层（前弹力层）,这也使得角膜缘的前界难以辨认（人类眼球角膜缘是以前弹力层的终止为标志）。兔角膜的基本结构从前往后由角膜上皮层、基质层、后弹力层和内皮细胞层构成（图 1-5-1）;兔的角膜上皮层由 3~4 层细胞组成,相对于人、猴子、大鼠、小鼠的上皮细胞层要薄;靠近角膜实质的细胞和中间层的细胞均为立方状上皮细胞,表层为复层扁平状细胞;内皮细胞层为单层扁平内皮细胞。兔眼晶状体偏球形,前后径约为 7.6mm,水平横径为 11mm。和人类相同,晶状体前囊上皮细胞向赤道部移行为晶状体纤维组织,晶状体中央可见"Y"字缝;兔眼视神经鞘与巩膜相连,脉络膜外层与视神经鞘下腔相通,兔眼球视神经无筛板结构;兔眼底可见椭圆形的

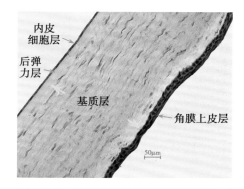

图 1-5-1　兔角膜组织 HE 染色图（100×）
兔角膜组织切片 HE 染色显示由角膜上皮层、基质层、后弹力层和内皮细胞层构成。黄色箭头之间的区域为基质层。
（图片由赵鸣雷博士提供）

视盘以及向鼻侧和颞侧延伸的水平不透明的有髓神经纤维层,视网膜血管沿着有髓神经纤维层分布延伸,在有髓神经纤维层延展区域之外的视网膜均无视网膜血管灌注。兔眼球无明显的黄斑结构,但是仍然存在视敏感区域,其位于视乳头外偏下一个约 3~4mm 宽的区域。该区域肉眼并不能分辨,其在组织中富含视紫红质,显微结构上可见该区域视杆、视锥细胞分布,内外核层增厚,节细胞数量丰富,其厚度可达到 160μm(平均视网膜厚度 120μm),与其他区域视网膜有明显区别。兔视网膜其他区域的结构与人相似(图 1-5-2),由视网膜色素上皮层(RPE)、视锥视杆细胞内外节层(IS/OS)、外界膜(ELM)、外核层(ONL)、外丛状层(OPL)、内核层(INL)、内丛状层(IPL)、神经节细胞层(GCL)、神经纤维层(NFL)、内界膜(ILM)组成。兔的视锥、视杆细胞内外节层(IS/OS)相对于大小鼠的要薄,外界膜(ELM)不明显。白化的兔视网膜色素上皮层没有黑色颗粒,只有有色兔视网膜色素上皮层才有黑色颗粒。兔眼球角巩缘的巩膜厚度约 0.4~0.5mm,赤道部巩膜厚度约 0.19~0.25mm,后极部巩膜厚度约 0.18mm。兔拥有球形视野,两眼间角度 150°~170°,双眼视野 10°~34°,联合视野 360°。

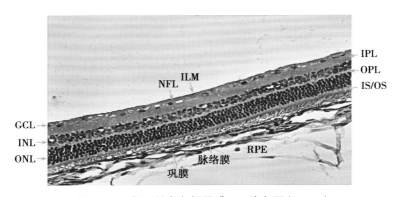

图 1-5-2　新西兰白兔视网膜 HE 染色图(100×)

兔视网膜组织切片 HE 染色显示由视网膜色素上皮层(RPE)、视锥视杆细胞内外节层(IS/OS)、外界膜(ELM)、外核层(ONL)、外丛状层(OPL)、内核层(INL)、内丛状层(IPL)、神经节细胞层(GCL)、神经纤维层(NFL)、内界膜(ILM)组成。外界膜(ELM)不明显。白化兔视网膜色素上皮层没有黑色颗粒。

引自:Rho 激酶抑制剂对兔外伤性视神经损伤保护作用的实验研究,于江龙,2015

二、兔的一般生理参数

以新西兰白兔为例:静息状态下体温 39(38.5~39.5)℃,心率(224.07±15.68)次/min,呼吸频率 85.5(66~114)次/min,通气量 7.3(5~10.1)mL/min,潮气量 0.86(0.6~1.25)ml,麻醉时收缩压 116(88~138)mmHg,动脉血氧分压(87.45±16.24)mmHg,血钠(140.69±3.17)mmol/L,血钾(3.74±0.32)mmol/L,红细胞总数(5.35±0.63)×10^{12}/L,血红蛋白(112.59±16.93)g/L,白细胞总数(13.00±3.43)×10^9/L,中性粒细胞数(5.92±2.44)×10^9/L,淋巴细胞数(6.85±3.00)×10^9/L,血小板计数(510.3±99.9)×10^9/L,血细胞比容(33.11±3.62)%,总蛋白(57.80±5.07)g/L,白蛋白(32.98±3.28)g/L,谷丙转氨酶(47.28±21.90)U/L,谷草转氨酶(24.45±16.02)U/L。

第六节　豚鼠眼球解剖与生理参数

一、豚鼠眼球解剖特点

豚鼠是常用的实验动物,其体型小,眼球较大。常用的豚鼠是 DHP 豚鼠,属于远交系,豚鼠性格温顺、对检查配合,实验数据测量操作难度较低。豚鼠出生后立即开眼,眼球发育与人类相似,均存在正视化的过程,常被用于近视疾病的研究。应注意的是,远交系豚鼠遗传不稳定,个体之间存在差异,其屈光状态以及视力发育之间的差异对实验结果有一定的影响,在实验设计以及结果处理上应注意。

豚鼠角膜也和人、猴子、大小鼠的相似,有角膜上皮层、前弹力层、基质层、后弹力层以及角膜内皮层;光镜下难以辨认前弹力层(图 1-6-1);角膜上皮层由 5~6 层细胞组成,靠近前弹力层的细胞为柱状上皮细胞,中间为立方状上皮细胞,表层为复层扁平状细胞;内皮细胞层为单层扁平内皮细胞。豚鼠于 12 周龄的眼轴长度(8.77 ± 0.08)mm,屈光度为(3.23 ± 1.33)D,角膜曲率半径(3.87 ± 0.07)mm,角膜厚度约(0.23 ± 0.01)mm,眼压(10.93 ± 0.55)mmHg,前房深度(0.84 ± 0.04)mm,晶状体前后径比横径稍短,厚度大约(4.33 ± 0.14)mm,玻璃体腔深度约(3.26 ± 0.20)mm,视网膜无明显黄斑结构。视网膜结构与人的相似(图 1-6-2),由视网膜色素上皮层(RPE)、视锥视杆细胞内外节层(IS/OS)、外核层(ONL)、外丛状层(OPL)、内核层(INL)、内丛状层(IPL)、神经节细胞层(GCL)、神经纤维层(NFL)组成。白化的豚鼠视网膜色素上皮层没有黑色颗粒,只有有色毛发的豚鼠视网膜色素上皮层才有黑色颗粒(图 1-6-2)。

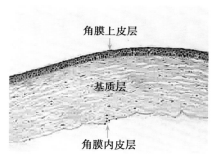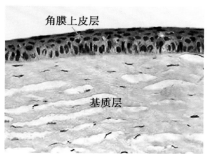

图 1-6-1　豚鼠角膜 HE 染色图

豚鼠角膜组织切片 HE 染色显示与人、猴子、大小鼠的相似,左图:100×;右图:400×。

引自:真菌性角膜炎的病原学分析及主要病原菌的快速检测,贺丹,2012

图 1-6-2　有色豚鼠视网膜 HE 染色图(400×)

视网膜组织切片 HE 染色显示由视网膜色素上皮层(RPE),视锥视杆细胞内外节层(IS/OS),外界膜(ELM),外核层(ONL),外丛状层(OPL),内核层(INL),内丛状层(IPL),神经节细胞层(GCL),神经纤维层(NFL),内界膜(ILM)组成。外界膜(ELM)不明显。RPE 层可见明显的黑色颗粒。

引自:视网膜 Sonic hedgehog 信号通路在豚鼠形觉剥夺性近视眼模型中的作用机制研究,陈敏洁,2012

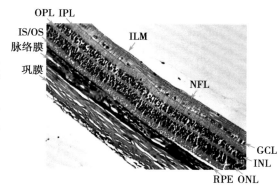

二、豚鼠一般生理参数

体温 38.5℃（38.4~39.8℃）。心率平均 280（150~400）次/min。血压平均 10/6.3kPa（77/47mmHg）。呼吸频率平均 90.3（69~104）次/min。豚鼠的胃容量为 20~30mL，食料量为 14.2~28.4g/d，饮水量为 85~150mL/d，排粪量为 21.2~85.0g/d，排尿量为 15~75mL/d。红细胞总数（4.30±0.68）×10^{12}/L，血红蛋白（121.69±18.40）g/L，白细胞总数（3.65±1.26）×10^9/L，中性粒细胞（1.04±0.42）×10^9/L，淋巴细胞（2.57±0.94）×10^9/L，血小板（442.14±117.17）×10^9/L，总蛋白（48.9±4.67）g/L，白蛋白（28.51±2.56）g/L，谷丙转氨酶（35.14±7.29）U/L，谷草转氨酶（85.62±42.54）U/L。

第七节　树鼩眼球解剖与生理参数

一、树鼩的眼球解剖特点

树鼩是近年发现的一种新型实验动物，相比于小鼠和大鼠，其基因分类与人类更为接近，与猕猴一样，同属于灵长类动物，已具有初步的双眼视觉。树鼩易于饲养，繁殖周期短，经济，是一种很有前景的实验动物。近年来已将树鼩应用于多种疾病的研究。在角膜疾病的研究发现树鼩角膜结构与人类极为相似（图1-7-1），其由角膜上皮层、前弹力层、基质层、后弹力层以及角膜内皮层组成。角膜上皮层由5~6层细胞组成，靠近前弹力层的细胞为柱状上皮细胞，中间为立方状上皮细胞，表层为复层扁平状细胞。内皮细胞层为单层扁平内皮细胞。眼表瞬目次数（1~3次/5min）也与人类相近（6~7次/min），而此前一直认为较为理想的兔模型，其瞬目次数（5次/h），远小于人类。这些相似性提示树鼩在角膜疾病和眼表疾病相关的研究有着更为广阔的应用前景。树鼩角膜厚度约为人类角膜厚度的一半，中央厚度约（320.96±2.95）μm；平均角膜内皮数量达到（3 080.72±460.76）个/mm^2，其数目、大小和形态同人类相似（图1-7-2）。树鼩眼轴长约（7.131±0.092）mm，玻璃体腔深（2.75±0.03）mm，树鼩视网膜具有相当数量的视锥细胞，但无黄斑中心凹结构，在中央偏鼻侧视网膜存在视锥细胞富集区，视锥细胞密度可达到 3.6×10^{10} 个/L。其视网膜由视网膜色素上皮层（RPE）、视锥视杆细胞内外节层（IS/OS）、外核层（ONL）、外丛状层（OPL）、内核层（INL）、内丛状层（IPL）、神经节细胞层（GCL）、神经纤维层（NFL）、内界膜（ILM）组成。外核层明显薄于内核层，只有2~3层细胞，外界膜（ELM）也不明显，RPE层可见明显的黑色颗粒（图1-7-3）。树鼩出生后后极部巩膜厚

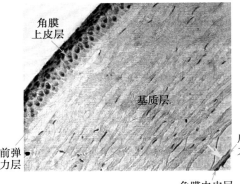

图 1-7-1　树鼩角膜 HE 染色图（400×）

树鼩角膜组织切片 HE 染色显示由角膜上皮层、前弹力层、基质层、后弹力层和内皮细胞层构成；黄色箭头之间的区域为基质层；基质层内的空隙为切片过程所造成。

引自：树鼩单纯疱疹病毒角膜炎感染模型建立及 14- 脱羟 -11,12- 二脱氢穿心莲内酯琥珀酸半酯钾钠盐对其药效学的研究，许学见，2014

恒河猴角膜内皮细胞（Rhesus monkey） 树鼩角膜内皮细胞（Tree shrew） 人角膜内皮细胞（Human）

图 1-7-2 树鼩与人、恒河猴角膜内皮形态比较图（SP3000P 拍摄图）

可见恒河猴的角膜内皮细胞面积要大得多，树鼩与人的则相似。

引自：恒河猴和树鼩角膜内皮细胞的比较分析，吴敏，李娜，胡竹林，等，2016

度可达到 80μm。现阶段暂无近交系树鼩动物，这也意味着实验设计以及结果分析时要排除树鼩个体之间差异所导致的影响。

二、昆明树鼩的一般生理指标

体温（39.50±0.65）℃，静止代谢率 1.66mL/(g·h)，心率（370.96±69.32）次/min，收缩压（144.38±21.24）mmHg，舒张压（99.58±17.69）mmHg，红细胞总数（8.19±0.76）×10^{12}/L，血红蛋白（155±14.53）g/L，白细胞总数（2.21±0.87）×10^9/L，中性粒细胞（0.85±0.38）×10^9/L，淋巴细胞（0.98±0.10）×10^9/L，血小板（450.17±65.44）×10^9/L，血细胞比容（70.75±7.16)%，总蛋白（72.02±4.27）g/L，白蛋白（41.80±5.19）g/L，谷丙转氨酶（77.92±35.18）U/L，谷草转氨酶（179.9±89.80）U/L。

胸骨骨髓中的粒系细胞为 55.96%，红系细胞为 29.42%；淋巴细胞为 12.16%；其他细胞为 2.47%；粒系细胞与有核红细胞的比值为 1.9∶1。股骨骨髓中的粒系细胞为 57.37%；红系细胞为 28.72%；淋巴细胞为 11.80%；其他细胞为 2.12%；粒系细胞与有核红细胞的比值为 2.0∶1。

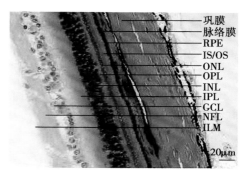

图 1-7-3 树鼩眼球后段球壁组织 HE 染色图（400×）

组织切片 HE 染色显示眼球壁的巩膜、脉络膜和视网膜；视网膜由视网膜色素上皮层（RPE）、视锥视杆细胞内外节层（IS/OS）、外核层（ONL）、外丛状层（OPL）、内核层（INL）、内丛状层（IPL）、神经节细胞层（GCL）、神经纤维层（NFL）、内界膜（ILM）组成。外界膜（ELM）不明显。RPE 层可见明显的黑色颗粒。

引自：Transcriptome Analysis of Choroid and Retina From Tree Shrew With Choroidal Neovascularization Reveals Key Signaling Moieties,Jia J,Wu M,Dai J,et al,2021

第八节 猪眼球解剖与生理参数

一、实验猪种类

猪是大型哺乳动物中眼球形态结构与人眼相近的一种实验动物，在眼科研究中有着重要的地位，已在眼科疾病的治疗、青光眼发病机制和治疗方法、新型生物材料的应用、眼科手术的创新、眼科植入物等的研究中应用。常使用的实验猪主要有家猪和小型猪两大类。家猪主要以欧洲白猪作为研究对象为主。小型猪体型小，易于操作，性格温顺，受到了研究者们的广泛青睐。小型猪主要是用哥廷根小型猪、西双版纳近交系小耳猪、贵州小型香猪、广西巴马小型猪、中国实验用小型猪、辛克莱猪、荷马猪、霍梅尔猪、乌克坦猪等作为实验动物。不同品系的小型猪因培育改良方式不同有着自己的生理特点,如辛克莱猪血液胆固醇含量高,适合做动脉粥样硬化模型,乌克坦猪天然可患糖尿病等。青光眼、视网膜色素变性等疾病已成功建立起猪眼动物模型。角膜地形图、OCT、ERG、VEP、UBM 等也能直接使用医用仪器进行测量,是继猴之后较为理想的眼科实验动物。

二、家猪眼球特点及生理参数

以欧洲白猪为例,家猪眼球与人眼大小差不多,6~8 周龄的家猪眼球前后径为(24.9 ± 0.87)mm,垂直径为(20.1 ± 0.74)mm,水平径为(23.5 ± 0.85)mm,眼球容积为(6.5 ± 0.30)mL;角膜比人眼大,横径为(18.17 ± 0.44)mm,垂直径为(16.0 ± 0.58)mm;角膜中央厚度依照测量方式的不同,略有偏差,超声测量的结果为(877.60 ± 13.58)μm,而使用狭缝扫描测量出的中央角膜平均厚度为(906.20 ± 15.30)μm,角膜曲率平均为(41.19 ± 1.76)D(最大径线)以及(38.83 ± 2.89)D(最小径线),角膜散光的平均值为(2.36 ± 1.70)D,角膜上皮厚度为(80 ± 25)μm(依据测量位置不同),角膜后弹力层以及内皮层合并约 30μm,猪角膜前弹力层是缺失的,猪眼角膜基质富含 I 型胶原纤维,含水量在(71.93 ± 0.47)%;猪眼中央前房深度大约在 3.5mm 左右。不同部位巩膜厚度不相同,与猪体型大小有关,中等体型的家猪近角膜缘的巩膜厚度平均(0.91 ± 0.17)mm,直肌附着处为(0.35 ± 0.1)mm,为巩膜最薄处,赤道部的巩膜厚度为(0.73 ± 0.14)mm。猪眼晶状体的整体厚度可达到(7.4 ± 0.1)mm,前表面的曲率半径为(7.08 ± 0.35)mm,而后表面的曲率半径较小,约为(5.08 ± 0.14)mm,屈光力约为(49.9 ± 1.5)D,折射率为 1.468 6,负球差为(-3.6 ± 2.0)D。猪的晶状体主要由三种可溶性晶状体蛋白以及部分不可溶性晶状体蛋白组成,可溶性晶状体蛋白包括 α- 晶状体蛋白、β- 晶状体蛋白以及γ- 晶状体蛋白,晶状体外层皮质中的可溶性晶状体蛋白 45% 为 β- 晶状体蛋白、35% 为 α-晶状体蛋白,其余 20% 为 γ- 晶状体蛋白。而在晶状体核中可溶性晶状体蛋白中的 γ- 晶状体蛋白占有比例最高为 43%,余下 35% 为 β- 晶状体蛋白,22% 为 α- 晶状体蛋白,核内 γ-晶状体蛋白的较高比例可能与维持晶状体折射率的渐变有关系;不可溶性晶状体蛋白主要分布在晶状体的皮质,核内相对较少。

猪眼的睫状体富含血管以及神经,同人一样由色素上皮以及无色素上皮组成。在鼻侧睫状体可见到少量睫状肌纤维呈放射状排列,而在颞侧近虹膜根部,可见到环形排列的肌纤维;此外上、下方的肌纤维相对其他区域更长,一直可延伸至巩膜以及巩膜突,其他部位的睫状肌纤维仅止于小梁网的后方巩膜组织,而鼻颞侧的睫状韧带则更为坚韧。猪眼内压平均为(15.2 ± 1.8)mmHg,总的房水引流速率为(2.8 ± 0.9)μL/min,阻塞小梁网引流通道后眼内房水引流速率下降到平均(1.1 ± 0.5)μL/min,即使阻断涡静脉回流也不会影响这部分的引流速率,房水仍可以(1.2 ± 0.8)μL/min 的速度从眼内引流出去。猪眼手术后炎症反应重,后极部手术可导致爆发性脉络膜上腔出血,而且往往难以控制,这是实验需要注意的一点。

猪眼玻璃体同样为凝胶状,98%~99% 均为水组成。经过 OCT 观察,猪眼视网膜同人类一样由十层结构组成(包括内界膜、神经纤维层、神经节细胞层、内丛状层、内核层、外丛状层、外核层、OS/IS/ELM 光感受器内外节以及外界膜),存在完整的三级神经元,视网膜内可见到无长突细胞、神经节细胞、双极细胞、Müller 细胞等细胞存在。在视网膜后极部可见到一个凹陷区域,该区域富含视锥细胞,与人类黄斑区相似,但并不是真正意义上的黄斑,在结构上存在横向的条带,称作中心凹条纹,该条带一直延伸覆盖视乳头;该区域的视锥细胞密度可达到 $(1.5\sim4.0)\times10^{10}$/L。在视网膜其他区域,视锥细胞以及视杆细胞的比例与人类相似,越接近中心凹区域视锥细胞密度越高。

此外,猪眼球的血管组成与人眼相似,均存在脉络膜血管、睫状动脉(睫状后短动脉以及睫状后长动脉)、涡静脉等;家猪除了存在 6 条与人类相似的眼外肌,还存在一条环绕视神经的第 7 条眼外肌称为缩眼肌(retractor bulbi muscle),此肌肉能将眼球拉入眼眶内。猪的眼睑存在瞬膜结构(图 1-8-1),此结构又称为第三眼睑,位于上下眼睑之间近内眦处,能起到保护角膜,辅助泪膜涂布的作用,人类此结构已退化成半月皱襞,支撑瞬膜的软骨分为背侧和腹侧两部分,两者组成船锚样的结构。瞬膜的运动是一种继发于缩眼肌收缩后的被动运动,当眼球向眼眶收缩时,瞬膜可突出并向颞侧移动遮盖角膜。第三眼睑的深部存在哈德氏腺,是猪眼表重要的免疫器官,并可作为外分泌腺能分泌泪液湿润眼表。

家猪一般生理指标:体温 (39.45 ± 0.68)℃,心率 (88.45 ± 13.45) 次/min,收缩压 (112.6 ± 6.8)mmHg,舒张压 (71.2 ± 9.9)mmHg,呼吸频率 (49.28 ± 12.85) 次/min;红细胞总数 $(6.57\pm3.17)\times10^{12}$/L,血红蛋白 (85.63 ± 12.01)g/L,白细胞总数 $(10.69\pm5.07)\times10^{9}$/L,血小板 $(291.05\pm89.26)\times10^{9}$/L,血细胞比容 (50.65 ± 3.39)%,总蛋白 (32.50 ± 4.53)g/L,白蛋白 (15.33 ± 0.85)g/L,谷丙转氨酶 (23.23 ± 12.56)U/L,谷草转氨酶 (34.59 ± 16.32)U/L。

三、小型猪眼球特点及生理参数

以哥廷根小型猪为例,小型猪一般雌性 4~8 月龄达性成熟,雄猪 6~10 月龄达性成熟,妊娠周期为 109~120 天,平均 114 天。成年个体体重在 35~55kg。

小型猪同家猪一样存在 7 条眼外肌,无总腱环(annulus of Zinn),视神经旁可见缩眼肌;内眼角可见透明瞬膜,瞬膜下可见哈德氏腺。小型猪的眼球(图 1-8-2)比人眼小一点,各项参数雌雄性小型猪区别不大。眼球直径平均约 19mm。前房容积约为 310μL,玻璃体腔容积为 3~3.2mL;全麻下测量眼内压为 (15.2 ± 2.1)mmHg;角

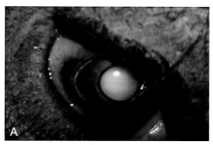
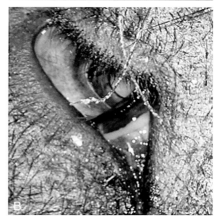

图 1-8-1 猪眼外观图

A. 可见猪眼先天性白内障以及近角膜缘的结膜色素沉着;B. 可见内眦部位的猪眼瞬膜(绿色箭头所指)。

引自:Porcine ophthalmology,Sheldon Middleton,2010

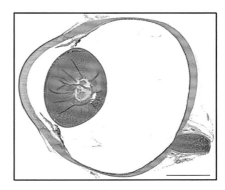

图 1-8-2 小型猪眼球石蜡切片 HE 染色(标尺为 5mm)

引自:Histomorphometric evaluation of the Göttingen minipig eye,Stephanie M Shrader,Richard N Mowry,2019

巩缘的巩膜平均厚度为（830.00±112.21）μm，赤道部的巩膜平均厚度为（175.54±47.97）μm，后巩膜的平均厚度为（615.65±96.56）μm。角膜水平直径平均（16.25±0.25）mm，角膜垂直直径平均（12.67±0.33）mm，平均角膜厚度为（861.26±94.64）μm，平均角膜上皮层厚度为（99.38±14.53）μm，小型猪缺乏前弹力层（图1-8-3），角膜基质层厚度为（752.53±90.68）μm，后弹力层厚度为（6.89±1.16）μm，角膜内皮层厚度为（3.88±0.85）μm，角膜的屈光力约为44.1D。小型猪虹膜可呈现蓝色、棕色或异色虹膜。房角存在多处相连的房水引流通道称作房角房水引流丛（the angular aqueous plexus）。晶状体中央厚度约7.5~8.14mm；视网膜血管分布为全血管型；视盘垂直直径为1.5mm，水平直径为2.5mm，可见中央静脉环位于视盘中央。视网膜平均厚度为（117.02±12.4）μm，上方的视网膜周边厚度为（114.32±15.08）μm，近中心视网膜厚度为（119±8.32）μm，下方周边视网膜厚度为（112.91±5.88）μm，下方近中心平均视网膜厚度为（120.34±14.15）μm。猪眼缺乏人类的黄斑结构，但存在中心区结构和视带（横向的条带与视乳头相连），中心区富含视锥细胞，能为猪提供一个较好的中心视力，中心区的平均视网膜厚度为23.95μm。视网膜神经纤维层厚度为（17.60±3.00）μm至（33.53±12.47）μm（图1-8-3）。

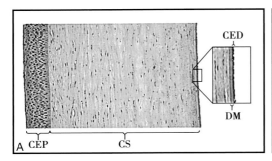 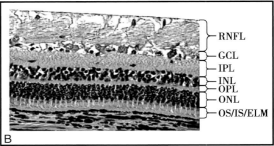

图1-8-3　小型猪角膜以及视网膜结构（HE染色）

A. 为角膜结构图，CED为角膜内皮层，CEP为角膜上皮层，CS为角膜基质层，DM为角膜后弹力层；B. 为视网膜结构图，RNFL为神经纤维层，GCL为节细胞层，IPL为内丛状层，INL为内核层，OPL为外丛状层，ONL为外核层，OS/IS/ELM光感受器内外节以及外界膜。

引自：Richard N Mowry. Histomorphometric evaluation of the Göttingen minipig eye，Stephanie M Shrader，2019

　　小型猪一般生理指标：体温（38.4±0.42）℃，心率（81±9）次/min，收缩压（100±11）mmHg，呼吸频率（17.5±3.3）次/min；红细胞总数（8.28±0.62）×10^{12}/L，血红蛋白（155.85±18.5）g/L，白细胞总数（19.53±2.53）×10^9/L，血小板（300.56±74.38）×10^9/L，血细胞比容（19.51±1.96）%，总蛋白（73.11±12.04）g/L，白蛋白（45.51±5.28）g/L，谷丙转氨酶（67.04±14.44）U/L，谷草转氨酶（76.39±15.37）U/L。

第九节　鸡眼球解剖特点与生理参数

一、鸡眼球解剖特点

　　鸡常被作为研究视觉发育的实验动物，其眼球的解剖结构如图1-9-1、图1-9-2。雏鸡眼

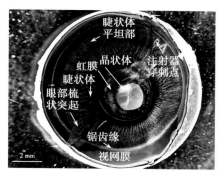

图 1-9-1　鸡眼球内部解剖图

引自：The chick eye in vision research：an excellent model for the study of ocular disease，C. Ellis Wisely，Javed A. Sayed，Heather Tamez，et al，2017

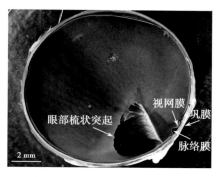

图 1-9-2　鸡眼球眼底解剖图

引自：The chick eye in vision research：an excellent model for the study of ocular disease，C. Ellis Wisely，Javed A. Sayed，Heather Tamez，et al，2017

轴长（9.36±0.13）mm，成年约 12~13mm，玻璃体腔占眼球 50% 容积。鸡眼球具有人类没有的巩膜外调节软骨环用来调节屈光度，脉络膜厚度 250μm（人类脉络膜厚度平均约 200μm），睫状肌为横纹肌（人类为平滑肌）。角膜结构与人类相同，具有真正的 Bowman 层，角膜直径成年后为（8.35±0.29）mm，角膜中央厚度 405μm，屈光度 +（1.59±0.94）D，晶状体厚度 3.5mm，晶状体前曲率半径 5.9mm，视网膜中央无视杆细胞区厚度 350μm（人类黄斑中心凹约 190μm）。视网膜无血管供应，其视网膜下具有人类没有的源自视神经乳头的扇形睫状肌扩散氧气和营养成分来滋养内层视网膜组织，外层视网膜组织由脉络膜毛细血管滋养。视网膜也是由视网膜色素上皮层（RPE）、视锥和视杆细胞内外节层（IS/OS）、外核层（ONL）、外丛状层（OPL）、内核层（INL）、内丛状层（IPL）、神经节细胞层（GCL）、神经纤维层（NFL）、内界膜（ILM）组成（图 1-9-3）。外界膜（ELM）不明显，外核层（ONL）明显比内核层（INL）薄。

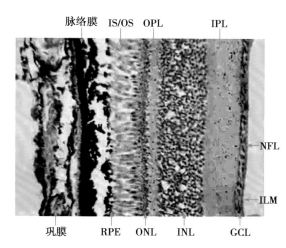

图 1-9-3　鸡的视网膜结构图（400×）

免疫组化染色显示鸡的视网膜也是由视网膜色素上皮层（RPE）、视锥 / 视杆细胞内外节层（IS/OS）、外核层（ONL）、外丛状层（OPL）、内核层（INL）、内丛状层（IPL）、神经节细胞层（GCL）、神经纤维层（NFL）、内界膜（ILM）组成。外界膜（ELM）不明显。

引自：外源性 bFGF 对鸡形觉剥夺性近视眼球后壁组织中 VIP 表达的影响，刘双珍，蒋晶晶，王华，2007

　　鸡属于鸟类，其眼球与人类有着明显的区别，其屈光力调节很大程度上依赖巩膜外的调节环和调节肌来改变角膜、晶状体形态。鸡巩膜富含 Ⅱ 型胶原纤维，而人类多为 Ⅰ 型胶原纤维。虽然在结构上与人眼不同，但鸡作为实验动物在视觉研究以及人类疾病动物模型中有广泛的应用，因其基因序列明确，眼球直径大，方便观察测量，易于饲养和管理，便于获取等优点。鸡的实验动物模型涵盖了视觉发育、近视、视网膜脱离、视网膜变性、青光眼和角膜外伤动物模型等。

二、鸡的一般生理参数

体温(41.63±0.29)℃,心率(345.99±47.10)次/min,呼吸频率(21±2.68)次/min,收缩压(150.88±14.27)mmHg,舒张压(113.02±14.15)mmHg;红细胞总数$(3.16±0.47)×10^{12}$/L,血红蛋白(107.75±23.81)g/L,血小板计数$(358.02±0.79)×10^{9}$/L,白细胞总数$(6.89±1.01)×10^{9}$/L,总蛋白(41.59±3.77)g/L,白蛋白(16.17±2.79)g/L,谷丙转氨酶(2.20±0.77)U/L,谷草转氨酶(131.58±26.61)U/L。

第十节　鸡胚(尿囊膜)的模型特点

鸡胚尿囊膜(图1-10-1)是鸡胚在孵育3.5天后由腹壁内胚层外翻形成,位于胚外体腔,并在接下来的1周(4~10天)迅速扩大,在胚胎11~12天时血管分化为动脉与静脉,在之后尿囊膜血管形态分布固定,直至出生前(18天)。虽然肿瘤研究者多采用裸鼠作为移植瘤研究的实验动物,但鸡胚尿囊膜在肿瘤研究中有着其不可替代的作用。在肿瘤研究中,实验受体的免疫排斥是限制实验动物应用的主要因素,而鸡胚在发育的9~14天,其免疫系统未完全形成,无法对移植物进行排异反应,而且鸡胚尿囊膜血管丰富,培养周期短,移植瘤成瘤时间短(3~5天),观察便捷,给药方便,易于培育管理等优点使得鸡胚尿囊膜模型受到肿瘤研究者的青睐。除此之外在观察抗新生血管药物的效果方面,鸡胚尿囊膜不仅给药方便、易于观察,而且新生血管自发形成,不需要诱导。鸡胚尿囊膜模型另一个优点在于其在很多国外国家不属于活的实验动物,不需要实验动物伦理委员会的审批,但在受精17天后的鸡胚属于活体实验动物范畴,受到伦理委员会的管理,这点需要注意。

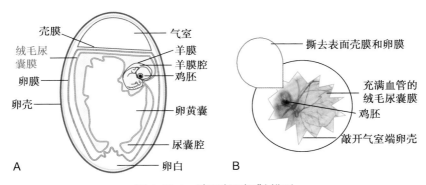

图1-10-1　鸡胚(尿囊膜)模型
A.鸡胚结构图;B.充满血管的鸡胚绒毛尿囊膜。

国内外学者利用鸡胚尿囊膜已成功建立了包括卵巢癌、前列腺癌等多种移植瘤模型,又因尿囊膜具有生物膜的特性以及开放的给药环境,在观察肿瘤浸润、转移、生物学行为和肿瘤与血管的关系、肿瘤药物应用等方面有着得天独厚的优势。虽然鸡胚尿囊膜存在如此多的优点,但其仍有不足之处,首先鸡胚尿囊膜治疗以及观察窗口短,只能短期观察(约1周时间),无法实现长期的研究;且在肿瘤药物的研究中,鸡胚模型给药方式较为单一,仅仅可滴加以及静脉给药,无法像裸鼠一样实现多种给药途径,也无法模拟人体的给药方式;同样也难以模拟药物在体内代谢的研究。但作为眼科肿瘤的研究尤其是眼表肿瘤的药物研究,抗肿瘤药物局部滴用具有较大的临床探索价值,故应受到眼科研究者的重视。

第十一节　果蝇的模型特点

一、普通果蝇的特点

普通果蝇(2N=8)属于昆虫纲双翅目,虽然其复眼结构与人类不相同,但其具有生活史短,繁殖率高,染色体数量少、饲养简便,突变性状多等诸多优点,一直是遗传学研究的良好实验动物,可广泛用于基因表达调控的研究。果蝇基因组测序已经于 2000 年完成,明确其细胞中含有约 13 600 个基因,引起人类疾病的相关基因中约 2/3 可在果蝇基因组中找到相似的基因。其在眼科研究中也有一席之地。

二、果蝇眼球的特点

果蝇的眼球属于复眼,大约由 800 个单眼组成,每个单眼有 8 个感光细胞(简称为 R1~R8),R1~R6 居于外围,围绕位居中间的 R7、R8 排列成圆环状。果蝇每个单眼由外至内分别是六边形的角膜,倒锥形的晶状体和柱形的视觉柱组成(图 1-11-1)。果蝇复眼长(196±0.648 1)μm,宽(134±0.512 3)μm。每个单眼角膜长径(14±0.787 5)μm,短径(7±0.648 1)μm,其角膜是由其下方的角膜细胞分泌而来。角膜细胞后为晶锥细胞和晶锥,单眼最内侧为柱形的视觉柱构成,包含色素细胞、网膜细胞、视杆细胞组成。

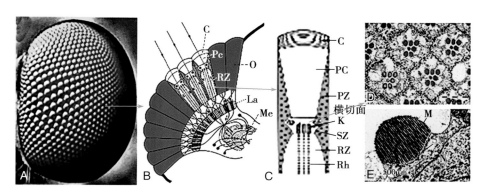

图 1-11-1　果蝇的复眼结构图

A. 复眼的外观,大约由 800 个单眼组成;B. 复眼内部结构,由柱状的单眼组成;C. 单眼的结构,由六边形的角膜,倒锥形的晶状体和柱形的视觉柱组成;D. 单眼的视觉柱横断面电子显微镜图;E. 果蝇光感受器顶部的感杆(rhabdomere)结构。

C-corneal lens,PC-pseudocone,RZ-retinula cells(photoreceptor),PZ-pigment cells,K-rhabdomere cap,SZ-Semper cells,Rh-rhabdomere,La-lamina,Me-medulla。

引自 Drosophila Photoreceptors and Signaling Mechanisms,Ben Katz,Baruch Minke,2009

第十二节　斑马鱼眼球特点以及发育

一、斑马鱼眼球特点

斑马鱼是一种研究眼疾病十分重要的实验动物,其视觉发育十分保守且与人类相近,眼球结构和人类相似。视网膜分层也类似人类,虽然缺乏黄斑,但其有较多的视锥细胞,可适应日间的活动。基于这些特点,斑马鱼广泛用于多种眼部疾病的研究。通过最新的基因编辑技术,精准敲除特定基因后可模仿人视网膜光感受器细胞以及视网膜色素上皮细胞的疾病。研究眼球发育过程中的基因调控时,斑马鱼作为实验动物,有着经济、繁殖周期短、躯体透明易于观察等诸多优点。现研究发现有约 250 个基因与造成人视力下降的疾病有关。但同时,可用于研究视力下降的斑马鱼模型只有 25 种突变模型以及 64 种 MO 模型(针对 79 种基因),即意味着仅仅不到 1/4 的视力相关基因可在斑马鱼实验动物模型上进行研究。

二、斑马鱼的发育特点

斑马鱼的研究首先要明确斑马鱼的胚胎发育特点,斑马鱼胚胎发育约 72h,可大致分成七个时期:

1. 合子期　0~0.75h,意为新受精卵完成雌雄配子结合形成首个合子的时期,物质向动物极流动,形成胚盘。

2. 卵裂期　0.75~2.25h,细胞进入分裂期,从 2 细胞逐渐分裂为 64 细胞。

3. 囊胚期　2.25~5.25h,细胞继续分裂,分裂至 512 细胞时,形成卵黄合胞体层(YSL),至 4.66h 胚层达到 30% 外包,如导致杯状不均一增厚;边缘达动物极。

4. 原肠期　5.25~10h,动物极出现胚环,之后出现胚盾,当 75% 外包时背侧明显增厚,可见上下胚层和排泄区,90% 外包时出现脑原基增厚,脊索原基从节板分离,10h 胚胎 100% 外包,尾芽显著,脊索原基从神经突分离,早期小膨出,神经突前侧出现中间矢状沟。

5. 体节期　10~24h,开始出现第一体节沟,11.66h 视囊和 Kuperffer 囊出现,16h 出现眼基板,囊神经元。

6. 咽囊期　24~42h,24h 视网膜和皮肤早期色素沉着,卵黄血红细胞出现,心脏搏动出现,30h 视网膜色素沉着完成,42h 虹膜色素细胞出现。

7. 孵化期　48~72h,48h 开始虹膜色素细胞逐渐增多,头部显著呈黄色,60h 视网膜虹膜色素环加深,虹膜色素细胞出现于背侧,72h 虹膜色素细胞出现于卵黄带,覆盖眼部一半。

在 72h 之后斑马鱼幼体就开始活动并觅食了。而上述斑马鱼发育的时间轴为"标准发育时间",为 28.5℃ 下孵育所用的时间。不同孵育温度对其孵育影响很大,故在孵育斑马鱼时温度的选择十分重要,(25~33)℃ 之间胚胎发育基本可维持正常,而超出这一温度范围胚胎发育将出现异常。

图 1-12-1~ 图 1-12-9 为斑马鱼发育图片。

图 1-12-1　斑马鱼胚胎合子期

A. 受精后数分钟,绒膜膨胀;B. 受精后 10min,去卵膜合子中的动物极朝上,无卵黄胞质开始与动物极隔开(比例尺 =250μm)。

引自:Stages of embryonic development of the zebrafish,Kimmel CB,Ballard WW,Kimmel SR,et al,1995

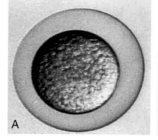
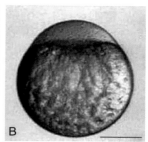

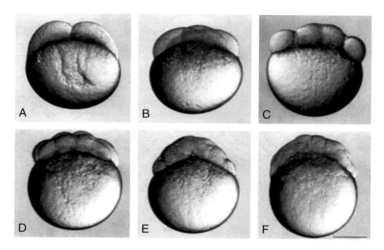

图 1-12-2　斑马鱼胚胎卵裂期

除 B 外均为正面观,B 显示胚胎在动 - 植物极的扭曲,约偏离正面 45°。A. 2- 细胞期(0.75h);B. 4- 细胞期(1h);C. 8- 细胞期(1.25h);D. 16- 细胞期(1.5h);E. 32- 细胞期(1.75h);F. 64- 细胞期(2h)(比例尺 =250μm)。

引自:Stages of embryonic development of the zebrafish,Kimmel CB,Ballard WW,Kimmel SR,et al,1995

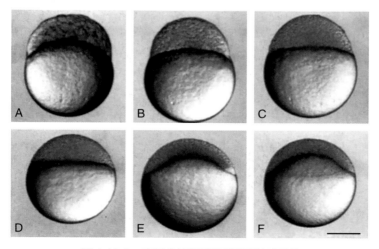

图 1-12-3　斑马鱼胚胎囊胚期胚胎正面观

A. 256- 细胞期(2.5h);B. 高囊胚期(3.3h);C. 高囊胚期和椭形期之间的转变(3.5h);D. 椭形期和球形期之间的转变(3.8h);E. 穹顶期(4.3h);F. 30% 外包期(4.7h)(比例尺 =250μm)。

引自:Stages of embryonic development of the zebrafish,Kimmel CB,Ballard WW,Kimmel SR,et al,1995

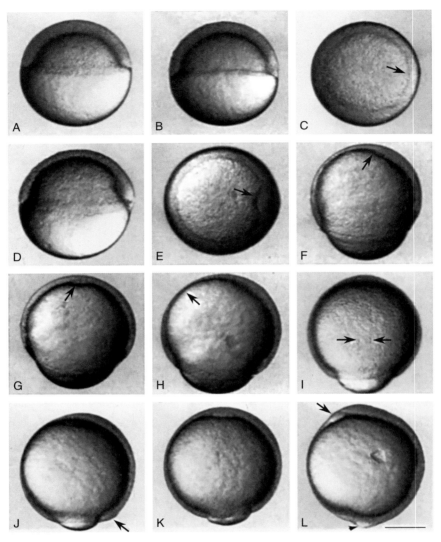

图 1-12-4 斑马鱼胚胎原肠期发育

除特别标注外均为左侧观,前侧朝上,背侧朝左。

A. 50% 外包期(5.25h);B. 胚环期(5.7h);C. 动物极观胚环期,箭头指示胚环,胚盾将发育于胚环右下方的平坦区域;D. 胚盾期(6h),胚盾标志背侧,是胚环左侧增厚区域;E. 动物极观胚盾期,箭头指示胚盾;F. 70% 外包期(7.7h),左边的胚层背侧比右侧的胚层腹侧厚,前轴下胚层或脊索牵绊(箭头)延伸近动物极;G. 70% 外包期腹侧观,但微向前侧倾斜以显示此时很明晰的轴下胚层(箭头)的脊索前板;H. 75% 外包期(8h),箭头示腹侧薄的排泄区;I. 80% 外包期(8.4h)背侧观,箭头示轴中胚层与中线边界,近轴中胚层在其一侧;J. 90% 外包期(9h),在一些胚胎中可见尾芽(箭头);K. 90% 外包期腹侧观,前侧脊索前板(对比 G)增大为小膨出;L. 尾芽期(10h),箭头示小膨出,短箭头示尾芽,尾芽腹侧(此图左侧)的区域显示外包结束时卵黄消失处(比例尺 =250μm)。

引自:Stages of embryonic development of the zebrafish,Kimmel CB,Ballard WW,Kimmel SR,et al,1995

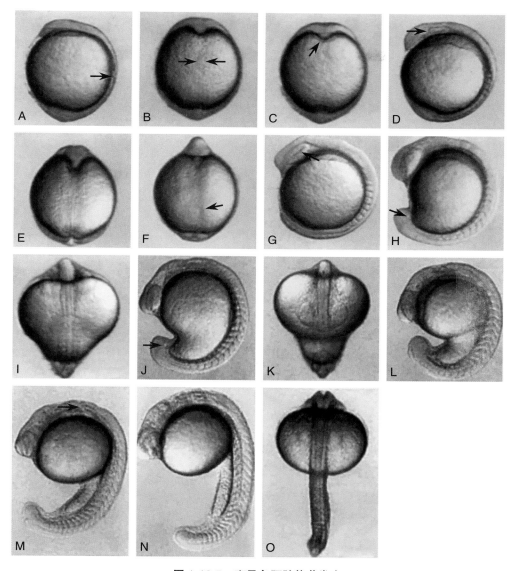

图 1-12-5　斑马鱼胚胎体节发育

除特别标注外均为左侧观,前端朝上,背侧朝左。

A. 2- 体节(10.7h),箭头是第 2 体节后界,此期第一体节正在形成前界;B. 2- 体节,背侧观,两箭头之间为脊索原基,第 1 体节水平前侧;C. 2- 体节,腹侧观,箭头示小膨出;D. 4- 体节(11.3h),第 1 体节此时有前界,眼原基开始出现(箭头);E. 4- 体节,背侧观,聚焦于第 2、3 体节边界水平的脊索,注意到顶部的脑原基和下面的轴中胚层如何在中线明显切割卵黄;F. 5- 体节(11.7h),腹侧观,聚焦于新形成的 Kupffer 囊(箭头);G. 8- 体节(13h),眼原基由明显的水平折痕(箭头),脑原基位于眼原基前侧,发育于体节组后侧近轴中胚层的节板,此时轮廓清晰;H. 13- 体节(15.5h),体节开始形成 V 形,卵黄细胞在卵黄延伸部形成之前变作肾 - 豆状,尾芽更为显著,Kupffer 囊在侧面出现(箭头);I. 14- 体节(16h),背侧观,定位使第一体节对位于中心,注意到顶部中脑水平脑原基形状;J. 15- 体节(16.5h),箭头示 Kupffer 囊;K. 15- 体节,背侧观,示眼原基,Kupffer 囊也在焦点附件;L. 17- 体节(17.5h),耳基板开始中空,随尾部伸出,卵黄延伸部明显突出于卵黄;M. 20- 体节(19h),箭头示耳囊;N. 25- 体节(21.5h),端脑在神经轴前端背侧显著;O. 25- 体节,背侧观,顶部显示后脑第四脑室(比例尺 =250μm)。

引自:Stages of embryonic development of the zebrafish,Kimmel CB,Ballard WW,Kimmel SR,et al,1995

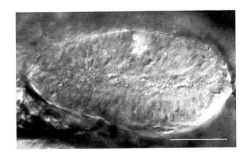

图 1-12-6　斑马鱼胚胎眼原基大致形成

此时眼原基为实性,非中空囊腔,一丝裂痕位于其上,将发育为视杯(比例尺 =50μm)。

引自:Stages of embryonic development of the zebrafish,Kimmel CB,Ballard WW,Kimmel SR,et al,1995

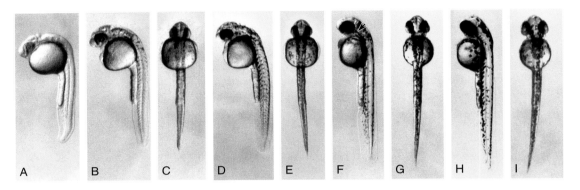

图 1-12-7　斑马鱼胚胎咽囊期发育

对特定胚胎均作左侧观和背侧观(原基 -5 期除外);

A. 原基 -5 期(24h)左侧观,脑有明显纹路,黑素形成开始,在此低倍镜下尚不明显;B、C. 原基 -12 期(28h),黑素细胞从后脑水平延伸至约卵黄球中部;D、E. 原基 -20 期(33h),沿背轴到卵黄延伸部以及卵黄球背部均出现一些色素细胞;F、G. 原基 -25 期(36h),色素延伸近于尾部末端,F 中箭头示黑素细胞腹角;H、I. 高 - 胸鳍期(42h),色素此时延伸至胚胎全长,背侧和腹侧条纹加深,但不如随后那么整齐,两侧条纹尚不明显(比例尺 =250μm)。

引自:Stages of embryonic development of the zebrafish,Kimmel CB,Ballard WW,Kimmel SR,et al,1995

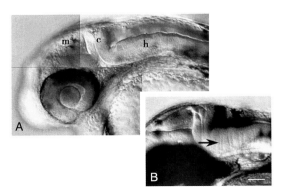

图 1-12-8　咽囊期头部神经结构

左侧管,背部朝上,前侧居左;

A. 显著的脑横断面划分,此处显示原基 -13 期(29h),小脑(c)原基,将中脑(m)和后脑(h)分开;中脑(其后部除外)有一条显著的水平沟将中脑(或视觉)顶盖(沟的背侧)和中脑被盖(腹侧)分开;眼部很清晰,视网膜包围了晶状体;B. 到原基 -25 期(36h),脑壁显著增厚,但脑分叶更为明显;此期菱脑节边界由双重横向条纹指出(箭头)(比例尺 =50μm)。

引自:Stages of embryonic development of the zebrafish,Kimmel CB,Ballard WW,Kimmel SR,et al,1995

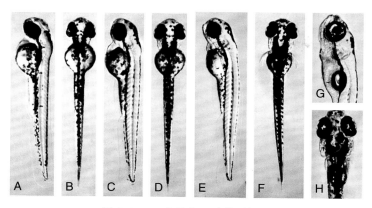

图 1-12-9　斑马鱼胚胎的孵化期

A~F 及早幼期（G，H）的发育，每一时间点都同时作左侧观和背面观；

A、B. 长 - 胸鳍期（48h）；C、D. 胸鳍期（60h）；E、F. 突口期（72h），注意到由于黄素细胞发育，背部黄色沉积逐渐加深，还注意到侧带的黑素细胞逐步填充；G、H：早幼期（120h）图像通过投射光和入射光的组合摄得，后者是为了显示可折射的虹膜色素细胞；下颌继续发育，上下颌在眼前方闭合（比例尺 =250μm）。

引自：Stages of embryonic development of the zebrafish，Kimmel CB，Ballard WW，Kimmel SR，et al，1995

（万尚韬　黄冰）

● 参 考 文 献 ●

1. 黄万旭，译. 斑马鱼胚胎发育的分期［M/OL］. 浙江大学生命科学学院，2012，http://www.doc88.com/p-908231754829.html.

2. 陈敏洁. 视网膜 Sonic hedgehog 信号通路在豚鼠形觉剥夺性近视眼模型中的作用机制研究［D］. 上海：复旦大学，2012.

3. 贺丹. 真菌性角膜炎的病原学分析及主要病原菌的快速检测［D］. 长春：吉林大学，2012.

4. 刘晓晨. 微小 RNA 在树鼩脉络膜新生血管模型中的表达差异性［D］. 昆明：昆明医科大学，2018.

5. 许学见. 树鼩单纯疱疹病毒角膜炎感染模型建立及 14- 脱羟 -11,12- 二脱氢穿心莲内酯琥珀酸半酯钾钠盐对其药效学的研究［D］. 南京：南京农业大学，2014.

6. 于江龙. Rho 激酶抑制剂对兔外伤性视神经损伤保护作用的实验研究. 乌鲁木齐：新疆医科大学，2015.

7. 暴学祥，李伟红，李霞，等. 黑腹果蝇（Drosophila melanogaster）视觉系统显微结构的研究［J］. 东北师大学报（自然科学版），2004,36（1）:71-77.

8. 陈雁虹，卫振，艾志鹏，等. 两个豚鼠品系眼球生物学特性比较及视网膜近视相关机制研究［J］. 中国实验动物学报，2018,26（2）:201-206.

9. 高旭，周跃华. 形觉剥夺性近视小鸡模型屈光度及眼轴的测定［J］. 首都医科大学学报，2006,27（4）:553-555.

10. 纪风涛，李蕖，祝银玲，等. C57BL/6 小鼠形觉剥夺性近视动物模型的建立［J］. 中华眼科杂志，2009,45（11）:1020-1026.

11. 李娟，罗阿丽，秦莉.NF-κB 抑制剂吡咯二硫氨基甲酸酯（PDTC）对角膜移植大鼠角膜组织的影响［J］. 眼科新进展，2019,3（4）:316-320.

12. 林旭钦. 结合生理特点简析豚鼠的科学饲养管理［J］. 福建畜牧兽医，2017（1）:16-17.

13. 刘双珍，蒋晶晶，王华. 外源性 bFGF 对鸡形觉剥夺性近视眼球后壁组织中 VIP 表达的影响［J］. 国际眼科杂志,2007,7(2):406-408.

14. 吕航,王启常,唐罗生.神经生长因子玻璃体腔注射对早期糖尿病大鼠视网膜神经节细胞的保护作用.中华实验眼科杂志,2019,37(6):425-431.

15. 卢祺炯,陈敏华,徐聪,等.应用植入遥测技术对恒河猴部分生理指标的观测[J].中国比较医学杂志,2018,28(1):100-107.

16. 苗雨润,宋庆凯,匡德宣,等.树鼩角膜原代上皮细胞的分离培养、纯化与鉴定[J].实验动物与比较医学,2017,37(2):130-135.

17. 欧阳博文,孙明甡,王萌萌,等.三岁龄恒河猴眼球生物学参数研究[J].中华眼视光学与视觉科学杂志,2017,19(4):204-210.

18. 温靖,顾为望,杨海英.SPF级新西兰兔血液生理生化指标的测定[J].动物医学进展,2005,26(1):81-83.

19. 吴敏,李娜,孙晓梅,等.恒河猴和树鼩角膜内皮细胞的比较分析[J].中国实验动物学报,2016,24(2):164-168.

20. 谢丽,秦雪,陈晓燕,等.实验室繁育树鼩生理指标的检测分析[J].四川动物,2007,26(3):682-685.

21. 张睿,谢若衷,周翔天,等.七种动物正常角膜组织结构的比较性研究[J].眼科,2015,24(5):341-347.

22. 赵丽丽,文辉强,韩凌霞,等.不同周龄雌雄SJ5-SPF鸡生理常数及血液生化指标的测定与分析[J].中国比较医学杂志,2018,28(6):59-64.

23. 应华忠,寿旗扬,陈民利,等.WHBE兔的血液学指标测定与比较[J].实验动物与比较医学,2010,30(1):44-47.

24. 周广龙,朱勤,李振宇,等.树鼩在眼科学的基础研究进展[J].中国实验动物学报,2015,(6):652-655.

25. Almubrad T,Akhtar S. Structure of corneal layers,collagen fibrils,and proteoglycans of tree shrew cornea [J]. Mol Vis,2011,17:2283-2291.

26. Bayne K. Environmental enrichment and mouse models:Current perspectives [J].Animal Model Exp Med,2018,1(2):82-90.

27. Ben Katz,Baruch Minke.Drosophila photoreceptors and signaling mechanisms [J].Frontiers in Cellular Neuroscience,2009,3(2):2-19.

28. Blanco-Sánchez B,Clément A,Phillips JB,et al. Zebrafish models of human eye and inner ear diseases [J]. Methods Cell Biol,2017,138:415-467.

29. Wisely CE,Sayed JA,Tamez H,et al. The chick eye in vision research:an excellent model for the study of ocular disease [J]. Prog Retin Eye Res,2017,61:72-97.

30. Davis FA.The anatomy and histology of the eye and orbit of the rabbit [J]. Trans Am Ophthalmol Soc,1929,27:400.2-441.

31. Diana C.Lozano,Michael D Twa. Development of a rat schematic eye from in vivo biometry and the correction of lateral magnification in SD-OCT imaging [J].Invest Ophthalmol Vis Sci,2013,54(9):6446-6455.

32. Nahass E,Habashi N,Dakhly KM,et al. Effect of mouse strain on equine herpesvirus 9 infection [J].J Comp Pathol,2017,157(1):67-74.

33. Fischer AJ,Bosse JL,Hodiri HM. Reprint of the ciliary marginal zone(CMZ)in development and regeneration of the vertebrate eye [J]. Exp Eye Res,2014,123:115-120.

34. Fisher EMC,Bannerman DM. Mouse models of neurodegeneration:know your question,know your mouse [J/OL]. Sci Transl Med,2019,11(493):eaaq1818.

35. Iribarren R,Rozema JJ,Schaeffel F,et al. Calculation of crystalline lens power in chickens with a customized version of Bennett's equation [J]. Vision Res,2014,96:33-38.

36. Irene Sanchez,Raul Martin,Fernando Ussa,et al. The parameters of the porcine eyeball [J].Graefes Arch Clin Exp Ophthalmol,2011,249(4):475-482.

37. Jennifer S McDaniel, Andrew W Holt, et al. The utilization of an ocular wound chamber on corneal epithelial wounds［J］. Clin Ophthalmol, 2018, 12: 903-911.

38. Jia J, Wu M, Dai J, et al. Transcriptome analysis of choroid and retina from tree shrew with choroidal neovascularization reveals key signaling moieties. Front Genet, 2021, 12: 654955.

39. Jones MP, Pierce KE, Ward D. Avian vision: a review of form and function with special consideration to birds of prey［J］. Journal of Exotic Pet Medicine, 2007, 16(2): 69-87.

40. Katz B Drosophila. Photoreceptors and signaling mechanisms［J］. Frontiers in Cellular Neuroscience, 2009, 3(2): 2-19.

41. Kimmel CB, Ballard WW, Kimmel SR, et al. Stages of embryonic development of the zebrafish. Dev Dyn, 1995, 203(3): 253-310.

42. McBrien NA, Cornell LM, Gentle A. Structural and ultrastructural changes to the sclera in a mammalian model of high myopia. Invest Ophthalmol Vis Sci, 2001, 42(10): 2179-2187.

43. Millar JC, Pang IH. Non-continuous measurement of intraocular pressure in laboratory animals［J］. Exp Eye Res, 2015, 141: 74-90.

44. M M Simon, S Greenaway, J K White, et al. A comparative phenotypic and genomic analysis of C57BL/6J and C57BL/6N mouse strains［J/OL］. Genome Biol, 2013, 14(7).

45. Pérez-Merino P, Velasco-Ocana M, Martinez-Enriquez E, et al. Three-dimensional OCT based guinea pig eye model: relating morphology and optics［J］. Biomed Opt Express, 2017, 8(4): 2173-2184.

46. Phillips JR1, McBrien NA. Pressure-induced changes in axial eye length of chick and tree shrew: significance of myofibroblasts in the sclera［J］. Invest Ophthalmol Vis Sci, 2004, 45(3): 758-763.

47. P L Kaufman, B T Calkins, K A Erickson. Ocular biometry of the cynomolgus monkey［J］. Curr Eye Res, 1981, 1(5): 307-309.

48. Waldvogel JA . The Bird's Eye View［J］. American Scientist, 1990, 78(4): 342-353.

49. Rada JA, Thoft RA, Hassell JR. Increased aggrecan (cartilage proteoglycan) production in the sclera of myopic chicks［J］. Dev Biol, 1991, 147(2): 303-312.

50. Ruiz-Ederra J, Garcí a M, Hernández M, et al. The pig eye as a novel model of glaucoma［J］.Exp Eye Res, 2005, 81(5): 561-569.

51. Seyed Mehdi Rajaei, Maneli Ansari Mood, Reza Sadjadi, et al. Intraocular pressure, tear production, and ocular echobiometry in Guinea pigs (Cavia porcellus)［J］. J Am Assoc Lab Anim Sci, 2016, 55(4): 475-479.

52. Sheldon Middleton. Porcine ophthalmology［J］.Vet Clin North Am Food Anim Pract, 2010, 26(3): 557-572.

53. Stephanie M Shrader, Richard N Mowry. Histomorphometric evaluation of the Göttingen minipig eye［J］.Vet Ophthalmol, 2019, 22(6): 872-878.

54. Steven Van Cruchten, Vanessa Vrolyk, Marie-France Perron Lepage, et al. Pre- and postnatal development of the eye: a species comparison［J］.Birth Defects Res, 2017, 109(19): 1540-1567.

55. Suzuki H. Differences in susceptibility of mouse strains to tetrodotoxin［J］. Toxicon, 2016, 119: 168-170.

56. Wu M, Kuang DX, Huang YQ, et al.Age-related changes of corneal endothelial cell in healthy Chinese tree shrew measured by non-contact specular microscope［J］.Int J Ophthalmol, 2017, 10(12): 1798-1804.

57. Yvonne M Bradford, Sabrina Toro, Sridhar Ramachandran, et al. Zebrafish models of human disease: gaining insight into human disease at ZFIN［J］.ILAR J, 2017, 58(1): 4-16.

58. Caixinha M, Oliveira P, Aires ID, et al. In vivo characterization of corneal changes in a type 1 diabetic animal model［J］. Ultrasound Med Biol, 2019, 45(3): 823-832.

59. Madigan MC, Gillard-Crewther S, Kiely PM, et al. Corneal thickness changes following sleep and overnight contact lens wear in the primate (Macaca fascicularis)［J］. Curr Eye Res, 1987, 6(6): 809-815.

60. Yuan X, Chen Z, Yang Z, et al. Expression pattern of connexins in the corneal and limbal epithelium of a primate. Cornea［J］. 2009, 28(2):194-199.

61. Cheah PS, Norhani M, Bariah MA, et al. Histomorphometric profile of the corneal response to short-term reverse-geometry orthokeratology lens wear in primate corneas:a pilot study［J］. Cornea, 2008, 27(4):461-470.

62. Bellezza AJ, Rintalan CJ, Thompson HW, et al. Deformation of the lamina cribrosa and anterior scleral canal wall in early experimental glaucoma［J］. Invest Ophthalmol Vis Sci, 2003, 44(2):623-637.

63. Beresford JA, Crewther SG, Kiely PM, et al. Comparison of refractive state and circumferential morphology of retina, choroid, and sclera in chick models of experimentally induced ametropia［J］. Optom Vis Sci, 2001, 78(1):40-49.

64. Cone-Kimball E, Nguyen C, Oglesby EN, et al. Scleral structural alterations associated with chronic experimental intraocular pressure elevation in mice［J］. Mol Vis, 2013, 19:2023-2039.

65. Pazos M, Yang H, Gardiner SK, et al. Rat optic nerve head anatomy within 3D histomorphometric reconstructions of normal control eyes［J］. Exp Eye Res, 2015, 139:1-12.

66. Hughes A. A schematic eye for the rat［J］. Vision Res, 1979, 19(5):569-588.

67. Norton TT, McBrien NA. Normal development of refractive state and ocular component dimensions in the tree shrew(Tupaia belangeri)［J］. Vision Res, 1992, 32(5):833-842.

68. Zhou X, Qu J, Xie R, et al. Normal development of refractive state and ocular dimensions in guinea pigs［J］. Vision Res, 2006, 46(18):2815-2823.

69. Johansson JO. The lamina cribrosa in the eyes of rats, hamsters, gerbils and guinea pigs［J］. Acta Anat(Basel), 1987, 128(1):55-62.

第二章

眼科学常用实验动物生物学特性、饲养管理和应用

第一节　小鼠生物学特性、饲养管理和应用

小鼠(mice),学名 *mus musculus*,在生物学分类上属于脊索动物门、脊椎动物亚门、哺乳动物纲、啮齿目、鼠科、小鼠属,来源于野生小家鼠。17世纪科学家们开始用小鼠进行比较解剖学研究及动物实验。各具特色的远交群和近交系小鼠现已育成500多个独立近交系,200多个远交系和400多个突变品种、品系,遍布世界各地,是当今世界上用量最大、研究最详尽、应用最广泛的实验动物。

一、生物学特性

(一) 一般生物学特性

1. **外貌特征**　小鼠全身覆盖毛发,面部尖突,两眼位于头部两侧,头前端两侧长有19根长胡须,耳耸立呈半圆形,眼大,鼻尖,尾长和体长约相等。成年小鼠体长为10~15cm。雄性体重20~40g,雌性体重18~40g。毛色品型多,有白色、灰色、黑色、棕色、黄色等(图2-1-1)。

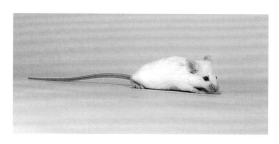

图 2-1-1　BALB/c 小鼠

2. **遗传与寿命**　小鼠染色体20对,其中毛色基因是识别品种、品系的最简单标记,小鼠寿命约2~3年。小鼠体型小、繁殖速度快、食性杂、易饲养,被广泛应用于基因操作的模式动物。

3. **性情**　小鼠性情温顺,易提取,一般不主动咬人,易于捕捉,胆小怕惊,对外来刺激敏感,但当粗暴操作或营养缺乏时可攻击人或互相撕咬。哺乳母鼠更易产生攻击人的倾向,强光或噪声刺激时,会导致哺乳母鼠神经紊乱,发生食仔现象。配种后的成年雄鼠同笼饲养会互相撕咬,严重时可导致死亡。

4. 一般生理参数　见第一章。

(二) 一般生理学特性

对多种毒素和病原体易感,百万分之一的破伤风毒素能使小鼠死亡。小鼠上、下颌骨各有 2 个门齿,终身不断生长,故需要经常磨损以维持齿端长短,维持长度恒定。下颌骨在近交系小鼠间形态和大小有显著差异,50 日龄就不再变化,可以通过下颌骨形态分析技术进行近交系小鼠遗传质量检测。小鼠有乳头 5 对,其中胸部 3 对,腹部 1 对,腹股沟 1 对。心尖位于胸骨段第四肋间,是小鼠心脏采血的进针部位。肺分五叶,左肺单叶,右肺四叶,气管和支气管腺不发达,不适于做慢性支气管炎模型及祛痰平喘药临床试验。胰腺有四叶,有胆囊,胰腺分散,外观似脂肪。脾脏有贮血及造血功能。脊柱 55~61 个,肋骨 12~14 对,胸骨 6 块。"Y"形双子宫,卵巢被系膜包绕,与腹腔不相通,故不会形成宫外孕。雄性有双睾丸,幼年时隐藏于腹腔内,性成熟后下降至阴囊,前列腺分背腹 2 叶。鼠尾两侧可观察到四条明显血管可用于注射。

喜群居、喜啃咬,当群饲时,饲料的消耗量比单个饲养为多、生长发育更快。小鼠群养雌雄要分开,过分拥挤会抑制生殖能力,雄鼠群居时易斗殴。雄性中群居优势明显,表现为群体中优势者保留胡须,被称作"理发师",而劣势者则出现掉毛,胡须被拔光。这一现象应注意与寄生虫性或真菌性皮炎所致的掉毛相鉴别。雄性小鼠具有分泌醋酸胺臭气的特性;无汗腺,仅靠尾部血流散热。由于小鼠的蒸发表面积与体表面积比值大,导致其饮水不足时较其他动物更为敏感。

喜黑暗安静环境,昼伏夜出,进食、交配、分娩多发生在夜间,其中傍晚与黎明最为活跃,一昼夜活动高峰 2 次,一为傍晚后 1~2h 内,一为黎明前。为此,夜间应备有足够的饲料和饮水。

(三) 生殖特点

小鼠发育迅速,性成熟早,6~7 周龄时性成熟,雌性 35~50 天,雄性 45~60 天;体成熟,雌性为 65~75 天、雄性 70~80 天。在 36 天雄鼠的附睾精液中可找到运动活泼的精子,如将同窝兄妹放在同一笼内,日龄达 57 天即可分娩,这说明雌鼠在 37 天时即可发情排卵进行生殖。

小鼠性周期短,繁殖力强。小鼠的性周期为 4~5 天,妊娠期为 19~21 天,哺乳期为 20~22 天;特别是有产后发情便于繁殖的特点。一次排卵 10~23 个(视品种而定),每胎产仔 6~15 只,1 年产仔胎数 6~10 胎,为全年多发情动物,繁殖力很强,生育期为 1 年。小鼠的性周期可分为 4 个阶段:即动情前期(求偶前期),动情期(求偶期),动情后期(求偶中期),动情间期(求偶后期)。每个阶段的阴道黏膜均发生典型变化,根据阴道涂片的细胞学变化,可推测卵巢、子宫、激素变化和所处的性周期阶段。在这 4 个阶段中仅在动情期内才接受雄鼠配种。配种最好选择在 65~90 日龄,雌鼠交配后 10~12h,阴道口有白色阴道栓,是交配的标志。产前雌鼠躁动不安,不断整理产窝,约 4min 产仔一次,产仔结束 1min 后胎盘产出,母鼠将胎盘嚼食,整个产程约 1min。产后性期是指雌鼠在分娩后 48h 内会出现一次动情期的现象,能接受雄鼠配种并可能会受孕,这样可能会出现边哺乳边妊娠的现象。

小鼠出生时赤裸无毛,呈肉红色,3 日脱脐,皮转白并开始长毛,4~6 日长耳,7~8 日爬行,长出下门齿,9~11 日有听觉,被毛长齐,12~14 日睁眼,3 周龄断乳,4 周龄阴腔开,5 周龄睾丸降至阴囊,生成精子。

二、饲养管理

(一) 环境条件

饲养环境温度 18~22℃为宜,湿度以 50%~60% 最佳。

(二) 笼具和垫料

小鼠垫料有吸湿、保暖、做窝的作用,以舒适、不刺激、不可食用为宜,一般选用阔叶林木或锯屑作为垫料,忌用针叶林木刨花。因为针叶林木经常含有一些挥发性物质,对动物的生理生化会产生影响。

(三) 饲料和饮水

饲料应储存于干燥通风环境,种鼠、哺乳鼠、妊娠鼠应给予特殊高营养饲料,成年鼠每日食量 5~8g,排粪 1.4~2.8g/ 天。必须饮用无菌水,每周换水 2~3 次,成年小鼠每日饮水量为 4~7mL,尿量少,每次排尿 1~2 滴,每天排尿 1~3mL。

(四) 清洁卫生和消毒

笼具需消毒,要求能够耐受 120℃高温。每周更换一次笼具和两次饮用水瓶。

三、常用品系

(一) BALB/c 小鼠

白色近交系小鼠,基因型为 *AAbbcc*,1979 年从美国引入我国,繁殖能力强,繁殖期长,性情温和,易于群养(见图 2-1-1)。与其他近交系小鼠相比,乳腺癌发病率低,但用乳腺癌病毒诱导时发病率增高,与其他近交系相比,血压较高,常伴动脉硬化,老年小鼠可发生心脏变化。对鼠伤寒沙门氏菌 C⁵ 敏感,麻疹病毒重度敏感,易患慢性肺炎,对射线敏感,常用于单克隆抗体和免疫学研究。

(二) 昆明小鼠

1926 年美国 Rockfeller 研究所从瑞士引入白化小鼠培育成 Swiss 小鼠。1944 年 3 月 17 日由汤飞凡教授从印度 Hoffkine 研究所引进 Swiss 小鼠,饲养在昆明中央防疫处。由于该小鼠起初引入地是昆明,故称之为昆明小鼠(图 2-1-2)。该小鼠现已在华北、东北、华南、华东等地区形成封闭群,皮毛白色,适应性强,成活率和繁殖力强,肿瘤自发率低。广泛用于药物毒性试验、教学实验、生物效价测定等。

(三) C57BL/6J 小鼠

基因型为 *aaBBCC*,近交系小鼠,毛色黑色(图 2-1-3),对 Graffic 白血病因子较为敏感,乳腺癌发生率低,较老的小鼠有垂体瘤发生,老年性肾硬化常见,对化学致癌物敏感性低,经全身射线放疗后,淋巴瘤发生率达 90%~100%。

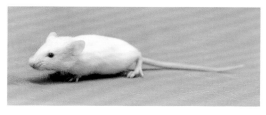
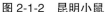

图 2-1-2　昆明小鼠

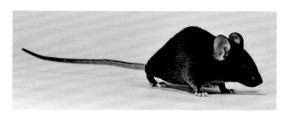

图 2-1-3　C57BL/6J 小鼠

（四）C₃H 小鼠

基因型为 *AABBcc*，属近交系小鼠，1920 年白化雌鼠与乳腺肿瘤高发品系 DBA 雄鼠杂交，经 20 代以上近交培育而获得。1975 年从美国引入中国。皮毛野生色灰棕色（图 2-1-4），血液中过氧化氢酶浓度高，14 月龄小鼠自发肝癌比例为 85%，乳腺癌发病率高，6~10 月龄鼠乳腺癌发生率为 85%~100%。对狂犬病毒敏感，对炭疽杆菌有免疫力。

（五）NIH 小鼠

由美国国立卫生研究院（NIH）培育，属于远交群小鼠，皮毛白色（图 2-1-5），繁殖能力强，产仔能力高，雄性好斗，免疫力敏感性较昆明鼠强，是国际通用封闭群实验小鼠。

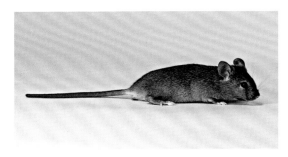
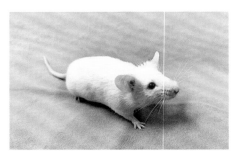

图 2-1-4　C₃H 小鼠　　　　　　　　　图 2-1-5　NIH 小鼠

（六）nude 小鼠

即裸鼠（nude mice），全身无毛发覆盖（图 2-1-6），由于 11 号染色体上裸基因突变所致，此类小鼠先天性无胸腺，属于先天性 T 细胞功能缺陷鼠，T 细胞免疫力低下，但 B 细胞等免疫细胞功能完好，易患病毒性肝炎和肺炎，可接受异种组织如肿瘤细胞的种植，为肿瘤学研究提供了难得的实验动物模型。

（七）SCID 小鼠

严重联合免疫缺陷鼠（severe combined immunodeficient mice，SCID mice），为突变系小鼠，突变基因位于第 16 号染色体，皮毛白色（图 2-1-7），体重发育正常，但胸腺、脾脏、淋巴结重量为正常小鼠的 30%，病理组织学显示淋巴细胞缺如，淋巴结无明显皮质区，细胞和体液免疫均缺陷，极易死于感染，对饲养环境要求高，少数青年期小鼠会出现免疫恢复，称为 SCID 小鼠渗漏现象，与饲养环境及基因有关，机制尚不明确，此类小鼠广泛用于肿瘤、免疫、寄生虫学研究。

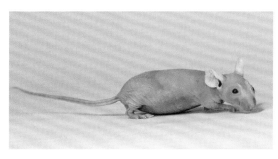
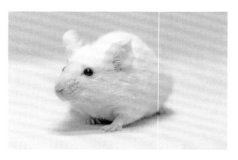

图 2-1-6　nude 小鼠（裸小鼠）　　　　　图 2-1-7　SCID 小鼠

四、眼科研究中的应用

小鼠由于生命周期短,生长繁殖快,遗传背景清晰,在眼科学研究中也被广泛应用,如BALB/c 小鼠等白化小鼠用来制作眼表化学烧伤模型和青光眼动物模型;C57BL/6J 小鼠等有色小鼠用来制作眼底新生血管动物模型、角膜上皮损伤及修复模型、角膜基质损伤及修复模型、视网膜损伤模型;nude 裸小鼠和 SCID 小鼠等免疫缺陷小鼠用来进行异种组织(如肿瘤和小器官)移植,制作眼肿瘤动物模型、角膜移植模型;免疫缺陷小鼠还用于人类干细胞和类器官的移植,观察人类干细胞和类器官的生长、分化和迁移情况;基因修饰小鼠用于眼遗传疾病基因功能的研究等。随着基因编辑和干细胞技术的发展,许多品种的小鼠都建立了针对某一种疾病的小鼠亚系动物疾病模型,如将人真性小眼球突变基因 *MYRF* 敲入小鼠基因组,小鼠出现类似病人的浅前房、悬韧带异常、视觉灵敏度和电生理功能受损等症状。

第二节 大鼠生物学特性、饲养管理和应用

大鼠(rat),学名 *rattus norvegicus*,属于脊索动物门,脊椎动物亚门,哺乳动物纲,啮齿目,鼠科,家鼠属,褐家鼠种,起源于北美洲。19 世纪美国费城 Wistar 研究所开发大鼠作为实验动物,目前世界上使用的大鼠品系多来源于此。

一、生物学特性

(一)一般生物学特性

1. 外貌特征 头圆锥形,两眼位于头部两侧,身体圆柱形,毛短浓密,腿短,尾部覆有稀疏短毛和环状角质鳞片,尾的长度小于身长,5 趾。成年大鼠体长为不小于 18~20cm,雄性体重 300~600g,雌性体重 250~500g。毛色品型多,有白色、黑色、棕色、黄色等。

2. 遗传与寿命 大鼠染色体为 21 对,寿命一般为 2.5~3 年。杂交群、远交群比近交系寿命长。

3. 性情 大鼠性情温顺,易捉取,一般不主动咬人,但当粗暴操作或营养缺乏或强烈噪音时可导致大鼠恐慌、攻击人或互相撕咬,哺乳母鼠更易产生攻击人的倾向,配种后的成年雄鼠同笼饲养会互相撕咬,严重时可导致死亡。大鼠具有群居优势,同笼多个饲养比单个饲养的大鼠体重增长快、性情温顺、易于捉取,单个饲养的则胆小易惊、不易捕捉。

4. 一般生理参数 见第一章。

(二)消化特性

大鼠是杂食动物,喜食煮熟的动物肉,甚至是同类的肉。能有效储存水溶性维生素 B_{12},制造维生素 C 以及通过食粪满足对 B 族维生素的大部分需求。对营养缺乏敏感,特别是维生素和氨基酸缺乏时可出现典型症状。如核黄素缺乏时出现皮炎、脱毛、体质虚弱和生长缓慢,还可引起角膜血管化、白内障、贫血和髓质退化;维生素 E 缺乏可导致雌大鼠生育能力降低,严重缺乏时雄鼠可终生丧失生殖能力。维生素 A 缺乏时常咬人。

(三)生殖特点

1. 性成熟 在正常的发育过程中,雄鼠出生后 23~25 天睾丸开始下降,30~35 日龄进入

阴囊,45~60 天产生精子,60 日龄以后就可交配。雌鼠一般在 70~75 日龄阴道开口,不同品种品系开口时间不同,有的 50 日龄即开口,达 80 日龄即可交配。过早交配,增加雌鼠负担,对子代发育不利。大鼠最适交配日龄为雄鼠 90 日龄,雌鼠 80 日龄。

2. 性周期　大鼠的发情不受季节温度的影响,具有多发性、周期性的变化规律。大鼠性周期为 4~5 天,与小鼠一样。在此周期内,生殖系统发生一系列组织学的变化,可做阴道涂片检查。根据阴道上皮细胞的变化,典型的 4 日性周期分为发情前期、发情期、发情后期和静止期。大鼠排卵通常在发情后 8~10h,发情多在夜间。排卵通常是自发的,但强壮的雄鼠能强迫雌鼠在非发情期接受交配,促进排卵怀孕。黄体的形成及其发育是在发情后期,这时卵子已进入输卵管内。在发情静止期,卵泡又开始发育。

3. 生殖能力　雌鼠产仔的多少,取决于品种、胎次、饲养管理的好坏和雌鼠的年龄、体质。一般情况下,适龄雌鼠第 1~5 胎产仔多,第 6 胎以后逐渐减少。每胎可产仔 8~13 只,最多产仔可达 20 只,如 SD 大鼠。饲料的营养成分对大鼠的生殖能力也有一定的影响。当饲料内缺乏维生素 E 时,大鼠即丧失生殖能力,特别是雄鼠,可终身丧失,如补喂维生素 E,雌鼠可以恢复其生殖能力。温度对大鼠的生殖能力也有影响,当饲养室内持续高温(30℃以上)可降低雄鼠的交配能力。

4. 交配　雌性大鼠只在发情期的数小时内允许雄鼠交配。雌鼠被雄鼠反复追逐之后才接受交配。交配后,雌鼠的阴道口形成一种特殊的阴道栓,简称阴栓。阴栓是雄鼠的精液、雌鼠的阴道分泌物与阴道上皮细胞的混合物遇空气后迅速变硬形成的。阴栓一般在交配后 12~24h 自动脱落。所以,常把检查阴栓的有无作为判断是否交配的重要标志。

5. 妊娠和分娩　大鼠的妊娠期因品种不同略有差异,一般为 19~21 天,和小鼠一样。孕鼠受惊吓往往造成流产或早产。大鼠的分娩昼夜均有发生,但以夜间居多。孕鼠临产前一般表现不安状态,常常不停地整理产窝,随着子宫收缩将仔鼠娩出。分娩结束后 12~24h 母鼠出现产后发情,此时若与雄鼠交配,多能受孕。

6. 哺乳和离乳　通常,根据雌鼠体质确定带仔的多少,一般 8~10 只。对带仔不足 8 只的,可将其他产窝多余的仔鼠移入窝内代乳,代乳效果很好。母鼠产后 1~2 天内饲料的消耗量突然下降,这是由于母鼠产后不适造成的。从第 3 天开始恢复正常,饲料消耗量有逐渐增加的趋势,1~8 日内仔鼠体重增长速度慢,平均日增重 1.8g,每天消耗的饲料量尚不大。8~9 日仔鼠长出切齿,14~17 日仔鼠睁眼,逐渐采食,仔鼠体重日增重达 2.4g,但这个时期仔鼠仍以母乳为主,所以饲料量略有增加,以上这个阶段称为哺乳第一阶段。从仔鼠长出第一、第二白齿(19~21 日)后,饲料的消耗量迅速上升,这是由于仔鼠从全吃乳期过渡到半吃乳期,到哺乳末期基本以吃饲料为主。这个时期仔鼠生长发育速度平均体重日增重 3.0g,是哺乳期生长速度最快的阶段,称为哺乳第二阶段。仔鼠的哺乳期一般为 21 天,留种的仔鼠可延长到 23 天。过于延长哺乳时间,不仅影响母鼠的健康,还会影响母鼠的发情。哺乳期满的仔鼠要与母鼠分开,雌雄分笼饲养。如果离乳以后雌雄混养,2 周内应清查并分开,超过 2 周或发现雌鼠盒内混入雄鼠,所在的整盒大鼠即被视为不合格动物全部淘汰。

二、饲养管理

(一) 环境条件

大鼠对环境因素的刺激非常敏感,其中温、湿度的波动或突然变化可成为重要的应激因子,容易促进条件致病菌所致传染病的暴发。如空气干燥、湿度低于 40% 时,大鼠易得坏尾病;肮脏的垫料、笼内过度拥挤或通风不良、环境内产生过量的氨气或硫化氢会引起呼吸道感染,肺大面积炎症,特别是支原体病的发生;大鼠的听觉灵敏,对噪音耐受性低,强烈噪声会引起吃仔或抽搐现象。

光照对大鼠生殖生理或繁殖行为影响较大。外界强光能引起白化大鼠视网膜变性和白内障。在顶层大鼠笼架应装上光线挡板,以防天花板照明装置对大鼠产生的影响。

实验期间不能使用杀虫剂喷洒动物和饲养环境,防止动物体内发生改变,给实验结果带来不利的影响。过密饲养会导致体重增加缓慢,肠道病原菌种类及密度上升,大鼠血浆甾体类激素水平也会发生明显改变。

总之,大鼠饲养室应做到安静通风、空气洁净度高。

(二) 笼具和垫料

饲养大鼠笼具的底面积大小要适当,以保证大鼠有足够的活动空间。大鼠用的垫料除了要达到国家标准规定的要求外,还要注意消毒灭菌。更要注意的是,控制它的物理性能,如粘满尘土的垫料可致大鼠发生异物性肺炎。

有些手术动物的垫料要坚持天天更换,以防出现实验并发症;有些应用同位素实验的动物垫料处理要按同位素放射物质污染物的有关规定进行处理。

(三) 饲料和饮水

大鼠具有随时采食的习惯,应保证其充足的饲料,一般每周加料 2~3 次。大鼠对蛋白质的要求高,特别是动物性蛋白和维生素,投给量要比小鼠多;大鼠对营养缺乏非常敏感,营养缺乏时常会导致缺乏症并加剧传染病的发生。另外,要根据实验者的要求配制特殊的饲料或加葵花子、多维片等饲料。

清洁级大鼠可使用 pH2.5~2.8 的酸化水,SPF 级大鼠则要用高温高压灭菌水或纯化水。大鼠饲料与水的消耗比例为 1∶2,即吃 1g 饲料要饮 2mL 的水,故一定要保持充足的饮水。

(四) 清洁卫生和消毒

每周两次更换垫料是很有必要的。因为鼠盒的空间有限,大鼠的排泄物中含有的氨气、硫化氢等刺激性气体,对饲养员和动物是不良的刺激,极易引发呼吸道疾病;排泄物也是微生物繁殖的理想场所,如不及时更换,很容易造成动物污染。更换垫料必须在专用工作车或超净工作台内,操作方法同小鼠。待全部笼具更换完后集中把笼具和脏垫料及时移出饲养室并做无害化处理,这样既可提高工作效率,又能保证大鼠的卫生需要。换下的鼠盒用清水冲刷干净后,晾干消毒备用,饮水瓶和瓶塞要洗刷干净后再消毒备用。

饲养室内各种用品的消毒隔离工作是管理中的重要一环,必须引起高度重视,它是保持大鼠等级的关键。工作人员必须严格执行屏障环境的进出管理规程,并严格遵循无菌操作的原则方可进入到饲养室内开始工作,同时要保持其室内环境的整洁,门窗、墙壁、地面、鼠盒、架子要及时擦洗,保持无尘状态;每周二、五用 0.1% 新洁尔灭或其他消毒剂消毒,隔周更换消毒剂品种,每月进行一次大消毒,用 0.2% 过氧乙酸喷雾消毒效果较好。

垫料、饲料、鼠盒、饮水瓶等经高压消毒后放到清洁准备间储存。各种用具物品应定点、定位保管,保持整洁,固定分区使用。用后应清洁消毒,但储存时间不得超过 15 天。

饲养或实验操作后如果观察发现动物出现疑似传染病和人畜共患病的症状,应请兽医人员来确诊和处理。

三、常用品系

(一) Wistar 大鼠

白色封闭群大鼠,1907 年由美国 Wistar 研究所培育,是我国引入最早的大鼠品种。头部较宽,尾长小于身长,性周期稳定,繁育能力强,产仔多,生长发育快,性情温顺,对传染病抵抗力较强,是目前使用最为广泛的品种(图 2-2-1)。

(二) F344/N 大鼠

白色近交系(图 2-2-2),1920 年由哥伦比亚大学肿瘤研究所培育,我国从 NIH 引进,雄鼠平均寿命 31 个月,雌鼠平均寿命 29 个月,自发肿瘤率高,可允许多种肿瘤移植生长,广泛用于毒理学、生理学、肿瘤学研究。

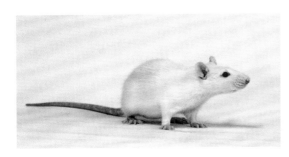

图 2-2-1　Wistar 大鼠

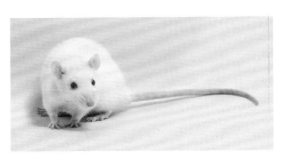

图 2-2-2　F344/N 大鼠

(三) SD 大鼠

白色封闭群大鼠(图 2-2-3),1925 年在 Sprague dawley 农场用 Wistar 培育而成,头部狭长,尾长接近身长,对疾病尤其是呼吸系统疾病抵抗力强,自发肿瘤发生率低,老年雌鼠普遍出现乳腺癌,选用 11~15 月龄雌性鼠,可作为更年期动物模型。

(四) 裸大鼠

由英国 ROWett 研究所在 1953 年首先发现,先天性胸腺 T 细胞功能缺陷,同种或异种

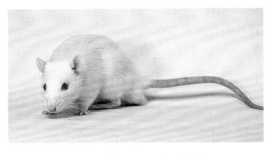

图 2-2-3　SD 大鼠

皮肤移植生长期可达 3~4 个月以上,B 细胞功能一般正常,NK 细胞活力增强。躯干部毛发少,头部、尾部和四肢毛发较多;个别个体在发育不同的阶段会出现有毛和无毛的阶段(图 2-2-4);有毛的裸大鼠毛发较正常大鼠毛发稀疏得多。皮肤的颜色有白色、黑色和黑白相间三种表型。2~6 周龄期间皮肤上有棕色鳞片状物,随后变得光滑。仔鼠 4 周左右断乳,发育相对缓慢。体重约为正常大鼠的 70%。在屏障环境下可存活 1~1.5 年。免疫力低下,易患呼吸系统疾病。

(五) SHR 大鼠

1963 年 Okamato 从 Kyoto 医学院 Wistar 近交育成,白色突变系大鼠,自发性高血压大鼠(图 2-2-5)。生育力和寿命明显下降,可饲养 13~14 个月,繁殖时应选择高血压大鼠作为亲本,

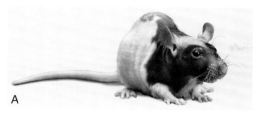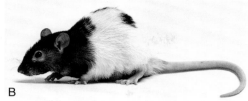

图 2-2-4 裸大鼠
A. 无毛裸大鼠;B. 有毛裸大鼠。
A 由北京维通利华实验动物技术有限公司提供

其特征是自发性高血压,且无明显原发性肾上腺或肾脏损伤,10 周龄以后收缩压升高,心血管疾病发病率高,对降压药有反应,是筛选高血压药物的良好模型。

(六) RCS 大鼠

RCS 大鼠(royal college of surgeon rat)是被发现的第一个遗传性视网膜变性(retinal degeneration)的大鼠(图 2-2-6),是常用的视网膜变性实验动物,主要模型包括视网膜色素变性、脉络膜缺损等。

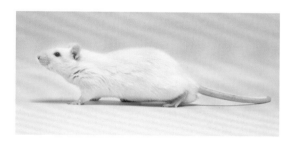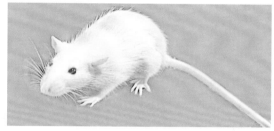

图 2-2-5 SHR 大鼠   图 2-2-6 RCS 大鼠

常染色体隐性遗传,据报道是由于 *MERTK* 基因突变导致视网膜色素上皮不能清除感光细胞外节脱落碎片和血流减少。视网膜感光细胞的外节碎片堆积在视网膜下间隙。正常大鼠是在出生后第 12 天开始有视网膜视盘脱落。RCS 大鼠在 20 天龄时视网膜感光细胞外节碎片层形成,感光细胞快速变性,2 月龄时视网膜完全变性,外核层有少量感光细胞。

四、眼科研究中的应用

Wistar 大鼠和 SD 大鼠常用来制作眼表化学烧伤、角膜缘损伤及修复模型、角膜上皮损伤及修复模型、角膜基质损伤及修复模型、糖尿病眼底新生血管和青光眼动物模型;裸大鼠常用来制作眼肿瘤动物模型;SHR 自发性高血压大鼠常用来研究视神经损伤与高血压的关系;RCS 大鼠等基因突变的大鼠常用来研究遗传性眼病等。基于鼠类 MHC 抗原的表达与人类相似,大鼠操作空间比小鼠大,在显微手术限制的情况下,优选大鼠制作移植排斥反应模型。由于雄性大鼠对链脲佐菌素(STZ)高度敏感,糖尿病视网膜病变也优选大鼠作为动物模型。

第三节　兔生物学特性、饲养管理和应用

兔（rabbit），学名 *oryctolagus cuniculus*，属于脊索动物门、脊椎动物亚门、哺乳动物纲、兔形目、兔科、兔属，是野生穴兔经过驯化而育成。兔也是啮齿动物，但与大小鼠不同，不是啮齿目动物。啮齿动物分啮齿目动物（如大小鼠）和兔形目动物（如兔子）。兔子和大小鼠的体格结构和许多特性都是不同的。

一、生物学特性

（一）一般生物学特性

1. 外貌特征　体型中等。毛色主要有白、黑、灰、麻色等。上唇纵裂，门齿外露。耳郭大。眼睛大而圆，位于头部两侧，突出并高于头的平面，拥有球形视野。四肢粗壮有力。新生仔兔约 50g，成体体重 1.5~2.5kg，最高可达 4~5kg。

2. 遗传与寿命　兔染色体 22 对，寿命 8~15 年。

3. 性情　性情温顺，胆小怕惊，群居性差，适于单笼饲养。

（二）生活习性

1. 昼夜习性　夜行性嗜眠性家兔在夜间十分活跃，据测定，家兔晚上所采食的饲料占全天的 75% 左右，饮水占 60% 左右。在白天，家兔表现安静，除喂食时间外，常常闭目睡眠。若使其仰卧，顺毛抚摸其胸腹部并按摩太阳穴时，可使其进入睡眠状态。利用这一特点，在不麻醉的情况下可进行短时间的实验操作。

2. 听觉和嗅觉　家兔具有发达的听觉，且嗅觉器官特别灵敏，但异常胆小，如受惊过度往往乱奔乱窜，甚至冲出笼门。可凭嗅觉来判断仔兔，对非亲生仔兔常拒绝哺乳，甚至把仔兔咬死。散养的家兔喜欢穴居，有在泥土地上打洞的习性。

3. 性情　温顺群居性差，如果群养，同性别成年兔经常发生斗殴咬伤。因此，实验兔适于笼养，较易于管理。虽性情温顺，但若捕捉不当常被其利爪抓伤皮肤，故在饲养管理和实验操作中要注意正确的抓取方法。

4. 厌湿喜干耐寒怕热　家兔的被毛较发达，汗腺较少，能够忍受寒冷而不能耐受潮热。当气温超过 30℃或环境过度潮湿时，成年母兔易引起减食、流产、不肯哺乳仔兔等现象，炎热的夏季还是家兔传染病易于暴发的季节。

5. 啮齿行为　家兔的牙齿终生处在不断生长的状态，因此，同其他啮齿类一样喜欢磨牙且有啃咬的习惯，在设计笼舍和饲养器具时应注意这一点，特别是饲料中应有一定比例的粗纤维。

6. 食粪行为　正常的兔粪有两种类型，一种是通常看到的圆形颗粒硬粪，为正常粪便，是消化正常的象征；一种是暗色成串的小球状粪便，表面附着少量黏液内含流质物，即软粪。硬粪在白天排泄，软粪在晚上排出。据实验分析，软粪中粗蛋白质含量要比硬粪高三倍左右并含有丰富的维生素，家兔食粪即直接从肛门吞食软粪，一般认为有促进营养物质再利用的意义。家兔的食粪行为是一种正常的生理行为，开始于 3 周龄。哺乳期的仔兔无食粪现象。成年家兔每天排出软粪 50g 左右，约占总粪量的 10%。

（三）一般生理学特性

一般生理学参数见第一章。

兔属于恒温动物，正常体温一般认为是 38.5~39.5℃，体温调节主要利用呼吸散热维持其体温平衡。如果外界温度由 20℃上升到 35℃时，呼吸次数可增加约 7 倍。高温对家兔是有害的，如果外界温度在 32℃以上，生长发育和繁殖效果都显著下降。

环境温度变化的适应性，有明显的年龄差异，幼兔比成年兔可忍受较高的环境温度。初生仔兔体温调节系统发育很差，体温不稳定，至 10 日龄才初具体温调节能力，至 30 日龄被毛形成，热调节功能进一步加强。适应的环境温度因年龄而异，初生仔兔窝内温度 30~32℃；成年兔 15~20℃，不高于 25℃。

换毛：家兔在正常的生命活动中有两种换毛现象，一种是年龄性换毛，一种是季节性换毛。年龄性换毛：仔兔初生时无毛，第 4 日开始长毛，30 日后乳毛全部长齐，到 100 日左右开始年龄性换毛的第一次脱换乳毛，又从 130~190 日左右开始第二次换毛，此时换毛结束，就意味着基本上已经成年。季节性换毛：成年兔每年在春（4~5 月）、秋（9~10 月）均有一次换毛现象。换毛期间是兔体抵抗力最差的时候，特别是育成兔，在第二次年龄性换毛过程中抵抗力更差，最易发生消化系统疾病。

（四）消化特点

1. 属草食性动物　家兔盲肠特别发达，并有特殊的圆小囊，其黏膜不断地分泌碱性液体，可中和盲肠中微生物分解纤维素所产生的各种有机酸，因此，给盲肠中分解纤维素的微生物提供了良好的生活环境。借助微生物的发酵作用，使得纤维素消化率高于其他实验动物。为了满足消化生理功能上的需要，家兔的饲料中应保证一定比例的粗纤维供应，若纤维素供应不足，将会影响大肠中细菌丛的变化而引起消化不良症，并诱发各种疾病。

2. 有食粪特性　是正常的生理现象。软粪是一种软的团状粪便，在夜间排出。软粪排出后即被兔自己吃掉，经分析软粪含有很高的蛋白质和维生素，但无菌兔和摘除盲肠兔无食粪行为。

3. 家兔本性贪食　尤其喜食青绿饲料。当在冬春寒冷季节喂给多量的冰冷湿料和青绿饲料时，易引起肠道代偿性的运动增强而使内部功能失去平衡，造成肠道菌群异常增殖而形成腹泻。

4. 家兔的回肠管壁较薄　具有较大的通透性，特别是幼兔的通透性更为明显。当幼兔消化道发生炎症时，其肠壁渗透性增强有毒物质可直接进入体内，所以幼兔患消化道疾病时症状严重，并常有中毒现象。

5. 在遗传学上家兔具有产生阿托品酯酶（atropinesterase）的基因，因此家兔即使吃了含有颠茄叶的饲料，亦不会引起中毒症状，认为是由其血清和肝中的阿托品酯酶破坏了生物碱所致。

（五）生殖特点

1. 性成熟　用于实验的家兔品种很多，性成熟期也有差异，一般大型兔如新西兰兔性成熟较迟，在生后 7 月龄以上，体重可达 5.5~6.5kg。中型兔如日本大耳兔，性成熟在生后 6 月龄，体重 4.5kg。一般对于初配年龄的掌握，雌兔是 6~7 月龄，雄兔为 8~9 月龄。家兔的生育年龄可达 5~6 年，一般情况下随着年龄的增加产仔率降低，在生产中可利用年限为 2~3 年。雄兔的腹股沟管宽短，终生不封闭，睾丸可以自由地下降到阴囊或缩回腹腔。雌兔有 2 个完全分离的子宫,为双子宫类型。左右子宫不分子宫体和子宫角,两个子宫颈分别开口于单一的阴道。

2. 发情与排卵　家兔属刺激性排卵,交配后 10~12h 排卵。雄兔无发情期而是经常处在发情状态,在任何时候均有可能交配。但雌兔可出现性欲活跃期,表现为活跃、不安、跑跳踏足、少食,外阴稍有肿胀、潮红、有分泌物,约持续 3~4 日,此时交配,极易受孕。但无效交配后,由于排卵后黄体的形成,可出现"假孕"现象,表现为乳腺、子宫增大等,经 16~17 日而终止。

3. 雄兔的性活动　雄兔的交配能力依年龄、品种、健康状况、环境温度和交配次数而异,虽一年四季均可顺利交配,但在换毛期和高温季节性活动减弱。在正常情况下以每周交配 3~5 次为宜。

4. 交配　一般发情雌兔,除后肢蹬踏板和颚部擦笼外,还表现为同笼雌兔间相互爬跨有类似雄兔交配姿态,其中外阴部肿胀呈粉红色者最易接受交配。雌兔产仔后 1~2 天内可有发情表现,称为产后发情,此时的母兔也可顺利接受交配。交配时可将雌兔放到雄兔笼中,此时雄兔会追逐雌兔,若交配顺利则在 5~15min 内完成。一般为了保证雌兔受孕,可于第二天重复交配一次。

5. 妊娠　交配成功 3~5h 后,精子可到达输卵管。精子和卵子在输卵管膨大部和狭窄部的结合处进行结合,结合后的受精卵经 22~26h 为 2 个细胞卵裂期,并继续分裂,72h 后移行至子宫内,继续形成胚囊,在第 7 天左右着床。着床时的胚囊直径达到 5mm,受精卵有 3%~10% 在着床前或有 20% 以上在着床后妊娠 8~17 日时死亡。此种死亡的胚胎组织迅速被组织吸收。98% 的家兔的妊娠期在 30~33 日,一般与光照和周围温度有关。若超过 35 日以上多为死产。一般在怀孕的 10~12 日有经验的人可以触摸到兔胎,14~16 日可明显地摸到兔胎。

6. 分娩　雌兔在怀孕最后 2~3 天期间,开始叼草筑巢并从自体的胸部和腹部拉毛铺垫其上,为幼兔营造巢穴,此时孕兔食欲不振,一般在最后一天的凌晨左右分娩。在无其他因素影响的情况下,30min 内可完成分娩过程。包在羊膜内的胎儿,带着胎盘一起产下,母兔咬破羊膜并吃掉羊膜和胎盘,舔净仔体上的羊水和血液。一般情况下,家兔的分娩过程不需人工辅助,并应尽可能保证环境的安静,防止雌兔受到惊吓而引起吃仔现象。

7. 哺乳　母兔通常在凌晨或夜间哺乳仔兔,且时间短。一般情况下哺乳期可为 42 日,若为频密繁殖则可短至 28 日。

8. 产仔数和新生仔体重　雌兔可产仔 1~12 只,一般为 5~10 只,依品种不同而异,往往是小型兔高产而大型兔低产。所产仔兔越多初生体重就越低。

二、饲养管理

(一) 环境条件

饲养环境温度 16~28℃为宜,湿度以 (50 ± 5)% 最佳,换气 8~10 次 /h。噪音 <60dB,氨浓度≤14mg/m³,每天 12h 光照,繁殖兔每天可光照 12~16h。

(二) 笼具及垫料

4 月龄以上大兔必须单笼饲养,可用悬挂式兔笼,采用人工或自动清扫装置,或用成人纸尿垫清理排泄物,干养的环境优于湿养。

（三）饲料和饮水

兔饲料配方中除需要蛋白质、维生素、矿物质外，还应有适量的粗纤维饲料，且不得少于11%。饲料应储存于干燥通风环境，成年兔每日食量100~140g，集中在晚上进食。保证每天充足饮用无菌水，每周换水2~3次。

（四）清洁卫生和消毒

每周更换一次笼具和两次饮用水瓶。

三、常用品系

在国际上实验用兔多达数十个品种，但主要品种是新西兰兔（New Zealand rabbits）和弗莱密希兔（Flemish gaint）等品种。虽然国际上培育成功并保留有一部分近交品系，但并不是都用兄妹交配20代以上的方法培育成功的。我国比较常用的实验兔品种有新西兰兔、日本大耳白兔和青紫蓝兔等。

（一）新西兰兔

新西兰兔（New Zealand rabbits）是近代最著名的肉用品种之一（图2-3-1）。由美国于20世纪初用弗朗德巨兔、美国白兔和安哥拉兔等杂交选育而成。新西兰兔毛色有白、黄、棕色三种。其中白色新西兰兔最为出名。该兔体型中等，头宽圆而粗短，耳小、宽厚而直立，颈粗短，母兔腰和肋部丰满，后躯发达，臀圆，四肢强壮有力，脚毛丰厚。

新西兰兔最大的特点是早期生长发育快，40日龄断奶体重1.0~1.2kg，2月龄体重达2.0kg左右。成年母兔体重4.5~5.4kg，公兔4.1~5.4kg。母兔繁殖力强，最佳配种年龄5~6月龄，年繁殖5胎以上，平均每胎产仔6~8只。该兔适应性和抗病性强，性情温顺，易于管理，饲料利用率高。新西兰兔有白色、黑色和红棕色3个变种。目前饲养量较多的是新西兰白兔，被毛纯白，眼呈粉红色，头宽圆而粗短，耳宽厚而直立，臀部丰满，腰肋部肌肉发达，四肢粗壮有力。

（二）日本大耳白兔

日本大耳白兔（Japanese white rabbits）又称大耳兔、大白兔或大耳白，是日本用中国本土兔选育改良而成（图2-3-2）。其主要特点是体格较大，毛色纯白，两耳长（一耳高竖、一耳下垂）

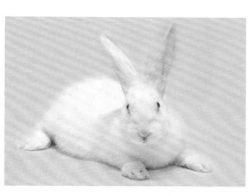

图2-3-1 新西兰兔

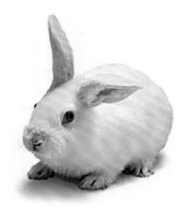

图2-3-2 日本大耳白兔

而直立,耳端尖,耳根细,形似柳叶。耳朵上血管清晰可见,是较理想的实验动物。眼红色。母兔颈下有皮肤皱褶形成的肉髯。被毛浓密,适应性强,耐寒冷,成熟早,生长发育快,出生3个月体重达2kg,8个月育成。日本大耳兔分三个型,大型兔体重5~6kg,最高达7.5kg,中型兔体重3~4kg,小型兔体重2~2.5kg。繁殖力强,每窝可产仔6~8只,初生仔兔体重50g左右,母兔性情温顺,母性强,奶质好,仔兔成活率高。

(三)青紫蓝兔

青紫蓝兔(Chinchilla rabbits)是一种优良的皮肉兼用和实验用兔。我国各地都有饲养。它的毛色特点是:被毛蓝灰色,每根毛纤维自基部向上分五段颜色,即深灰色、乳白色、珠灰色、雪白色、黑色;乍看起来每根毛纤维分三段颜色,即基部呈深灰色,毛干中部呈灰白色,毛尖黑色;耳尖和尾部背面呈黑色,眼圈、尾部腹面、腹下和后颈三角区呈灰白色。青紫蓝兔分标准和大型两个品系。标准型一般2.5 ~ 3.5kg,无肉髯;大型体重4 ~ 6kg,毛色稍浅,有肉髯。青紫蓝兔体质强壮,适应性强,生长快,一般每窝产仔5 ~ 6只,生长3个月时体重可达2kg以上。

四、眼科研究中的应用

兔的眼球较大(直径17~18mm),结构与人眼球(直径24mm)有很多相似的地方,容易对手术部位进行观察,而且可以收集较多的实验眼科样品,所以也被广泛用于眼科研究领域。如新西兰兔和日本大耳白兔常用来制作眼表碱烧伤动物模型、角膜同种异体移植动物模型、眼球假体动物模型、眼表细菌性或病毒性感染动物模型、角膜缘损伤及修复模型、结膜损伤及修复模型、角膜上皮损伤及修复模型、角膜基质损伤及修复模型、白内障动物模型和干细胞修复眼表损伤的治疗评估等。

第四节　猕猴生物学特性、饲养管理和应用

猕猴(rhesus)学名 *Macaca mulatta*,属于脊索动物门、脊椎动物亚门、哺乳动物纲、灵长目,猴科,猕猴属。猕猴是与人类在生物学上分类最接近的动物,在组织结构、生理和代谢机能等方面同人类相似。应用此类动物进行实验研究,结果最接近于人类相似的疾病及其发病机制,所以是研究中应用最为广泛的非人灵长类动物。猕猴原产于印度北部、越南、阿富汗、巴基斯坦和中国南部等地区。国内用于科学研究的猕猴主要有恒河猴和食蟹猴两个品种。

一、生物学特性

(一)一般生物学特性

1. 外貌特征　身上大部分毛色为灰褐色,腰部以下为橙黄色,有光泽;胸腹部和腿部的灰色较浓。面部和两耳多为肉色,少数为红面。臀胝多数为红色,雌猴色更赤。眉骨高,眼窝深,有较高的眼眶,双眼位于头的前部。两颊有颊囊。雄猴身长约为55~62cm,尾长约22~24cm,体重约为8~12kg;雌猴身长约40~47cm,尾长约18~22cm,体重约4~7kg。拇指与其他四指相对,具有握力。指甲为扁指甲。胸部有两个乳房;有三种牙齿和脱落更新的恒齿;颅骨有一钙质的裂缝。进化程度高,接近于人类。

2. 遗传与寿命　猕猴染色体21对,在饲养条件下寿命长达25~30年。

　　3. 恒河猴一般生理参数：见第一章。

　　4. 食蟹猴一般生理参数：见第一章。

　　5. 习性　集群生活，猕猴往往数十只或上百只一群，群与群之间喜欢吵闹和撕咬。每群猴均有一只最强壮、最凶猛的雄猴做"猴王"。有喜怒哀乐的表现。性情躁动时爱举石掷人。

（二）一般生理学特性

　　1. 猕猴是杂食性动物，以素食为主　除树鼩、狒狒、獭猴等吃少量动物和昆虫外，大多数灵长类都是素食。猴和豚鼠是饲料中不能缺少维生素C的动物，因为它们体内缺乏合成维生素C的酶，不能在体内合成维生素C，所需维生素C必须来源于饲料中。如缺乏维生素C则内脏发生肿大、出血和功能不全。

　　2. 猕猴具有发达的大脑　有大量的脑回和脑沟，表现聪明伶俐、动作敏捷，好奇心和模仿能力都很强，对周围发生的一切事情都感兴趣。

　　猴的视觉较人类敏感，猴的视网膜具有黄斑，有中央凹。黄斑除有和人类相似的视锥细胞外，还有视杆细胞。猴有双眼视和立体视觉，能辨别物体的形状和空间位置，有色觉，能辨别各种颜色。猴的嗅脑不很发达，嗅觉不很灵敏，而听觉敏感，有发达的触觉和味觉。

　　3. 猕猴为单室胃　胃液呈中性，含 0.01%~0.043% 的游离盐酸，肠的长度与体长的比例为 5∶1~8∶1，猴的盲肠很发达，但无蚓状体，不易得盲肠炎。猕猴都有胆囊，位于肝脏的右中央叶，肝分 6 叶。

　　猕猴肺为不成对肺叶，右肺 3~4 叶，左肺 2~3 叶。猴的血液循环系统和人一样。

　　4. 猕猴的血型有 A、B、O 型和 Lewis 型、MN 型、Rh 型、Hr 型等。A、B、O、Rh 型和人的相同。恒河猴主要是 B 型；食蟹猴主要是 B、A、AB 型，O 型较少；平顶猴主要是 O、B 型。猕猴属动物的 Rh 系统，全是 Rho（又叫 Rh1）。猴也有汗腺。猕猴属各品种猴的染色体为 2n=42。

　　5. 猕猴为单子宫　有月经现象，月经周期平均为 28 天（变化范围为 21~35 天），月经期多为 2~3 天（可达 1~5 天）。雌性动物在交配季节，生殖器官的周围区域发生肿胀，外阴、尾根部、后肢的后侧面、前额和脸部等处的皮肤都会发生肿胀，这种肿胀称为"性皮肤"。恒河猴一年发情一次，而食蟹猴一年可以多次发情，所以恒河猴每年产一胎，而食蟹猴可以 2 年产 3 胎。猕猴类动物每胎生一仔，偶尔生两仔。胎盘为双层双盘。猕猴类动物怀孕期为 5.5~7 个月左右，不同品种有不同，恒河猴怀孕期约 5.5 个月，食蟹猴怀孕期 6~7 个月。猕猴类动物哺乳期一般为一年，但食蟹猴 6 个月即可断乳。

　　6. 猕猴的牙齿　不仅在大体和显微镜解剖方面与人类相似，而且在发育的次序和数目方面也和人类相似。猕猴属的各种猴都具有颊囊，颊囊是利用口腔中上下黏膜的侧壁与口腔分界的。颊囊用来贮存食物，这是因摄食方式的改变而发生进化的特征。猕猴属的固定齿式为 2 123/2 123=32（即半侧的齿式是：门齿 2 个 + 犬齿 1 个 + 小臼齿 2 个 + 大臼齿 3 个，双侧齿式是一样的，上下颌齿式也是一样的，所以共 32 个牙齿），乳牙为 212/212=20（即半侧的齿式是：门齿 2 个 + 犬齿 1 个 + 小臼齿 2 个，没有大臼齿，上下颌共 20 个牙齿）。

　　7. 代谢与感染　猕猴与人有相近似的生理生化代谢特性和相同的药物代谢酶。大量实验证明，灵长目动物在药物代谢方式等上远较非灵长目动物更接近于人。在灵长目动物中，从进化尺度上越是接近于人，其代谢方式也越和人近似。猕猴最易感染人的痢疾杆菌和结核杆菌，常携带 B 病毒。B 病毒科感染人，严重者可致死亡。

二、饲养管理

(一) 检疫

新购入的非人灵长类动物必须进行检疫,单独房舍或单笼饲养,经过一段时间驯化和检疫后,证明健康方可投入实验。检疫项目:微生物寄生虫检查可按照现行的国家标准规定的实验动物猴的检测项目检查。特别要重视检查人和猴共患的病原体,如结核菌、沙门菌、志贺菌及猴 B 病毒。同时做血常规检查和肝功能检查,对检出患病动物立即隔离,对饲养笼具应严格消毒。

(二) 管理

动物饲养管理由专人负责,禁止非工作人员进入饲养室,工作人员进入饲养准备间必须穿工作衣、工作鞋、戴口罩、手套后进入饲养室,每日观察记录动物活动状况,食欲及粪便情况。定期消毒饮水瓶、饲料盆及笼具。室内温度应为 20~25℃。夏天不宜超过 35℃,冬季不低于 0℃,湿度为 40%~60%,要保持空气新鲜。安全措施:猴房门窗、笼舍一定要牢固完好,防止猴外逃。被公猴遗弃的母猴应及时调整,放到合适的笼舍,在母猴房内,不能有两只或两只以上的有交配能力的公猴存在。要及时对胆小或年老体弱者给予专门的饲养管理。

(三) 饲养

1. 饮食 猴有杂食性,食谱广,进食快、爱挑食等特点,饲料配备要多样化,注意适口性。以各种粮食的精饲料为主,辅以经消毒的蔬菜、水果类青饲料。在制定食谱时,必须注意饲料多样搭配和保持饲料的相对稳定,此外适当增加鸡蛋、牛奶等营养价值高的蛋白质、脂肪类的动物性饲料,以及钠、磷、钙、碘等矿物性饲料,对灵长类动物生长、发育和繁殖都有较好的效果。猴体内不能合成维生素 C,必须来源于饲料中。国内外已有用固型饲料饲喂灵长类动物,以便实现饲养、饲料标准化。饲喂方法:要实行定时、定量饲喂法,一只成年猴每日主食 200~300g 左右,副食 200g 左右,饮水 300mL 左右,饲喂过多会引起消化不良而腹泻。饲喂时间:上午 8 时,下午 5 时各饲喂主食一次,中午 12 时喂一次副食。

2. 饲养环境 猕猴属群居性动物,具有高度社会性,单笼饲养易导致平均体重和免疫力下降;20% 猕猴会出现焦虑、抑郁等异常行为,例如在单笼中上下翻跟斗,长时间肢体抱着身体蜷缩在笼子角落,对外界不感兴趣,自虐、拔毛或自发脱毛,后肢萎缩等。眼是脑神经系统的延伸,单笼饲养可对实验产生不同程度的影响。如今动物福利愈发得到重视,实验动物设施在空间上不干扰实验的情况下,应尽量采用合笼的饲养方式(群养或配对饲养)。当动物必须单笼时,应给予它们比合笼饲养的动物更多的活动空间和更丰富的环境,以及更多与人互动的机会,或是周期性的使用运动笼。在有保护措施的情况下让单笼饲养的动物互相接触(比如隔着栅栏理毛)也属于改善环境的一种方式。

饲养指导原则:多种因素会影响实验猴群体相容性,如年龄、行为、性别、社会等级、繁育需求和健康状况等。开展群体饲养时应考虑这些因素,给予动物适当的熟悉期,能够减少它们之间的竞争和冲突,更好地建立有效的共居关系,从而减少因相互攻击而导致受伤情况的发生。

(1) 熟悉期内,应该让动物之间有视觉、听觉和嗅觉上的接触。有保护措施的接触,比如动物间用栅栏隔开也是一种建立熟悉的方式。如果购买和检疫单个动物,那么其中一种可行的合笼方案就是指定一个动物陪同新到动物一起检疫,可以在检疫期就直接合笼饲养或者至少提供动物间的接触和陪伴。要注意的是,不是所有动物都需要这种熟悉期,特别是幼年动物。

（2）适当的主从关系的行为表现可以用来确定动物群体的相容性。对于猕猴种群,这些行为有臀部展示、后退、屈从动物的露齿行为和主导动物的自信姿态等。在合笼动物中若出现明显的恐惧表现,比如尖叫和蜷缩在角落等则说明动物不相容。

（3）最初的不相容和受伤并不总是代表合笼的最终失败,此时需要灵活地调整合笼方案,让动物有更多的机会找到相容的合笼伙伴。尽管合笼的成功率与低概率的受伤情况相关,但绝大数成功合笼的实验猴在首次合笼时都会表现出攻击行为。

（4）理想情况是,应该给动物更多的空间,以减少或消除领地的争端,并在发生冲突时增加它们逃跑的机会。

三、常用品种

用于科学研究的猕猴主要有恒河猴和食蟹猴两个品种。

（一）恒河猴

恒河猴是猕猴的一种,又称普通猕猴。其最初发现于孟加拉的恒河河畔,所以称为恒河猴或孟加拉猴。我国广西生长的这种猴很多,所以也称广西猴。其体粗壮（图2-4-1）,平均身长约为50cm,有些尾巴比躯体略长些,有些猕猴则没有尾巴。每年产一仔,有时产两仔。寿命约30年。雄猴体重4~9kg,雌猴6~11kg。恒河猴主要用于传染病学研究、营养性疾病研究、老年病研究、行为学和精神病研究、生殖生理研究等。

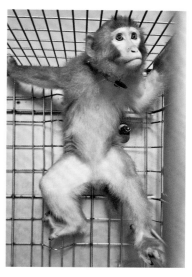

图 2-4-1 恒河猴

（二）食蟹猴

食蟹猴又称长尾猴或爪哇猴,体型较恒河猴小（图2-4-2）。身长不超过50cm,尾长等于或大于体长。头上

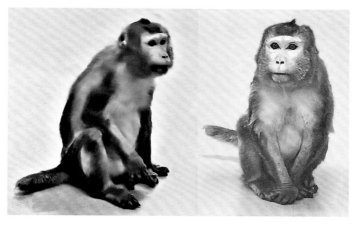

图 2-4-2 食蟹猴

有小尖头毛或灰色腮须。被毛淡黄褐至深褐色，腹面的毛色较淡。冠毛从额部直接向后，有时在中线形成一条短嵴。颊毛在脸周围形成须，眼睑周围形成苍白的三角区。群栖性，野生长栖于海滨河畔红树林中，捕食水中小蟹或小昆虫，善游泳潜水等。食蟹猴体型小，性情温顺，便于实验操作。对猴疱疹病毒（B病毒）易感，与人的单纯疱疹病毒（HSV）感染变化相似，适宜对该病毒的研究。常应用于药理学、毒理学、药物安全评价等方面的实验研究。

四、眼科研究中的应用

猕猴主要视野为正前方，双眼视物具有与人类最接近的视野重合和视野范围；具有黄斑凹结构，可辨别精细图像信息。眼球结构及视神经到大脑视皮层的结构与人也十分接近，猕猴经过训练具有较强图文识别能力，可辨别视力表E字母的方向。猕猴实验动物模型主要应用于眼底黄斑病变的研究，衰老对眼睛病变的研究，可以制作眼底新生血管动物模型、青光眼动物模型、近视眼动物模型、角膜缘缺损的模型、角膜上皮缺损的模型、角膜基质损伤的模型和结膜损伤的模型等。

第五节　豚鼠生物学特性、饲养管理和应用

豚鼠（cavy，guinea pig）学名 *cavia porcellus*，又名天竺鼠、葵鼠等，在动物学的分类是脊索动物门、脊椎动物亚门、哺乳动物纲、啮齿目、豚鼠科、豚鼠属。原产于南美大陆西北部，在安第斯地区作为食用动物而驯养，16世纪作为玩赏动物由西班牙人带入欧洲。1780年，Laviser 首次用豚鼠作热原质试验，在20世纪20年代后期，大不列颠培育的短毛豚鼠邓金-哈特雷（Dunkin-Hartley）是最早的实验用豚鼠的品系，现在全球已将其广泛地应用于医学、生物学、兽医学等领域。习惯上把应用于动物实验的叫豚鼠。

一、生物学特性

（一）一般生物学特性

1. 外貌特征　身体紧凑，短粗，头大颈短，两眼位于头部两侧，耳圆且小，四肢短小，前足有四趾，后足有三趾，无尾。有尖锐短爪，不抓人，不善于攀登跳跃，40cm以上高的饲养笼不必加盖。尾巴只有残迹。全身被毛短粗紧贴体表，毛色多样，有白色、白花、黑花、沙色、两色、三色等。

2. 遗传与寿命　染色体32对，品系不同染色体的组型也有差异。豚鼠的寿命与品种、营养及饲养环境有关，一般为4~5年，种鼠的使用期限一般在一年半之内，一般实验用的年龄则更短一些。

3. 性情　性情温顺，很少发生斗殴，斗殴常发生在新集合在一起的成年动物中，特别是其中有两个以上雄性种鼠时较常发生，但很少咬伤饲养管理和实验人员。突然的声响、震动或环境变化，可引起四散奔逃、转圈跑或呆滞不动，甚至引起孕鼠流产。对经常性搬运和扰动很不习惯，搬运、重新安置或触摸可使豚鼠体重在24~48h内明显下降，情况稳定后又很快恢复。这种现象很易影响试验结果，应引起注意。

4. 一般生理参数　见第一章。

（二）一般生理特性

1. 生长发育　新生豚鼠的体重与双亲的遗传特征、母体的营养、窝间距、一窝产仔数和妊娠期的长短有关。一般为 50~115g。产仔数在 5 只以上时，仔鼠往往因体质太弱，体重太小而难以成活。由于豚鼠妊娠期长，新生仔鼠出生后即能活动，全身覆有被毛，有门齿，眼耳已张开，数小时即能采食软料。生长发育较快，在出生后 2 个月内平均每天增重 4~5g。一般 2 月龄豚鼠体重可达 350g；5 月龄雌鼠体重可达 700g，雄鼠体重可达 750g；成年雄鼠体重可达 950g，成年雌鼠体重可达 800g。豚鼠寿命一般为 4~5 年。

2. 血细胞指数　红细胞、血红蛋白数量和血细胞比容比其他啮齿动物低。外周血骨髓细胞的形态与人相似。其淋巴细胞中有一种 Kurloff 细胞，是一种特殊的单核白细胞，胞质内含有大的黏多糖包涵体，称为库氏小体。通常在血液、脾、骨髓、胎盘的血管系统或胸腺内发现，在雌激素刺激和妊娠情况下，其数量增多，最高密集点从肺和脾（红髓）转移至胸腺和胎盘。这种细胞的起源和功能尚不清楚。一般认为可以帮助保护细胞滋养层免受母源细胞的免疫损伤。

3. 速发型和迟发型超敏反应　致敏豚鼠在接触某抗原时常导致速发型过敏反应，其特征是发绀、虚脱或因支气管和细支气管平滑肌收缩发生窒息、死亡。而皮内注射结核菌素可引起迟发型超敏反应。

4. 肠道菌群　豚鼠消化系统功能较弱，食物通过盲肠、大肠相当缓慢，部分食物可在肠道保持 48h，许多营养成分由肠道微生物菌群将纤维素分解后释放出来，因而维持肠道微生物菌群的平衡是非常重要的。

豚鼠对青霉素、四环素、杆菌肽、金霉素、红霉素等抗生素类药物反应大，较大剂量用药后常可引起急性肠炎、甚至致死。这是由于豚鼠肠道正常微生物菌群是革兰氏阳性细菌如链球菌占优势，抗生素使革兰氏阳性菌明显减少，从而促使对豚鼠特别不利的革兰氏阴性细菌大量繁殖，而产生内毒素所致。一次肌注 50 000U 的青霉素能杀死 75% 以上的豚鼠，死亡发生在注射后的第 4 日，原因是小肠结肠炎、大肠埃希菌型的菌血症或细菌内毒素中毒。

5. 其他生理特点　豚鼠体内缺乏左旋葡萄糖内酯氧化酶，其自身不能合成维生素 C。豚鼠对麻醉药物敏感，麻醉死亡率较高，饲喂感染黑斑病的甘薯可引起豚鼠中毒而大批死亡。豚鼠抗缺氧能力强，比小鼠强 4 倍，比大鼠强 2 倍。

（三）生殖特性

1. 性成熟　豚鼠有性早熟特征（雌鼠一般为 30~45 日龄，雄鼠为 70 日龄）、雌鼠一般在 14 日龄时卵泡开始发育、于 60 日左右开始排卵。雄鼠 30 日左右开始出现爬跨和插入动作，90 日龄后具有生殖能力即射精。

2. 发情　雌鼠为全年多发情期动物，发情的雌鼠有典型的性行为，即用鼻嗅同笼其他豚鼠，爬跨同笼其他雌鼠。与雄鼠放置一起，则表现为典型的拱腰反应，即四条腿伸开，拱腰直背，阴部抬高。实验人员将一只手的拇指和示指，放在雌鼠的两条后腿之间，生殖器两侧，雌鼠髂骨突起前部，很快有节奏地紧捏。发情的雌鼠会采取交配姿势。检查雌鼠是否发情也可取阴道涂片，通过观察其角化上皮细胞是否积聚来确定。雌豚鼠性周期为 15~16 天，发情时间可持续 1~18h，平均 6~8h，多在下午 5 点到第二天早晨，排卵是在发情结束后。发情时间可因交配而缩短。

3. 交配　豚鼠最适交配月龄为 5 月龄。如果交配过早，不但母鼠体质过度损耗，其产生的后代体质和生命力也较弱。雌鼠发情期间，雄鼠接近追逐并发出低鸣声，随后出现嗅、转圈、啃、舐和爬跨等动作。雌鼠交配时采取脊椎前凸的拱腰反应姿势。雄鼠进行插入，然后射精，终止交配。交配完成表现为舐毛，迅速跑开。射出的精液含有精子和副性腺分泌物，分泌物在雌性阴道内凝固、形成交配栓。此栓被阴道上皮覆盖，并在适当的位置停留数小时后脱落。查找阴道栓（即交配栓）可确定交配日期，准确率达 85%~90%。另外还可检查雌鼠阴道内容物，看有无精子，以确定是否交配。

4. 妊娠　豚鼠妊娠期为 65~72 日，平均 68 日，比其他啮齿类动物长得多，青年豚鼠妊娠期有延长的趋势。在分娩 2~3h 后，母鼠出现一次产后发情，此时交配妊娠率可达 80%。

5. 分娩　分娩前一周耻骨联合出现分离，最大限度可达 3cm 左右，可做产期判断。雌鼠于分娩时蹲伏，产后把仔鼠身上舐干净并吃掉胎盘。

6. 哺乳　产仔数 1~8 只，多数为 3~4 只。豚鼠虽然只有一对乳房，但泌乳能力强，可很好地哺乳 4 只仔鼠。母鼠间有互相哺乳的习惯，这一点与其他啮齿类及兔、犬不同。仔鼠一般在 15~21 日断奶。

7. 繁殖期限　豚鼠繁殖使用期限一般为 1~1.5 年。

二、饲养管理

（一）环境条件

豚鼠胆小，喜欢安静、干燥、清洁的环境。听觉好，对外来的刺激如突然的震动、声响较敏感，甚至可引起流产，因此环境应保持安静。豚鼠身体紧凑，利于保存热量而不利于散热，因此更怕热，其自动调节体温的能力较差，对环境温度的变化较为敏感。豚鼠临界温度为低温 −15℃，高温 32℃，温度中性范围 30~31℃，豚鼠适宜温度为 18~29℃。因此饲养室温度应控制在 18~29℃，最适为 18~22℃，湿度 40%~70%。温度在 29℃ 以上时，如湿度高且空气不流动，可给豚鼠造成很大危害甚至死亡，使孕鼠流产。温度过低易使动物患肺炎。同时，饲养室温度的恒定是相当重要的，日温差应控制在 3℃ 以内。温度急骤改变，常可危及幼鼠生命，使母鼠流产和不能分泌乳汁，甚至大批死亡。保持饲养环境中有足够的新鲜空气也很重要，要使换气次数达到 10~15 次 / 小时。

（二）笼具和垫料

大塑料盒饲养是较好的一种方式，空间大、保温性好，更利于豚鼠体长增加。用尿垫配合木屑或者木粒作为垫料。实底笼饲养时，要铺消毒垫料。垫料应是不具机械损伤的软刨花。要避免使用具有挥发性物质的针叶木刨花。细小的硬刨花、片屑、锯末可粘在生殖器黏膜上影响交配，甚至损伤生殖器，使豚鼠不孕。粉末状垫料也会引起呼吸道疾病，不宜采用。豚鼠的垫料可用干草或稻草，这样既可以在豚鼠受惊奔逃时藏身，也可以让豚鼠啃咬补充纤维素。但在进行营养方面研究时则不宜采用。

（三）饲料和饮水

豚鼠属草食性动物，对粗纤维消化率较高，对饲料中粗纤维的含量有较高的要求，一般应在 30% 以上。粗纤维不足时可导致排粪障碍，脱毛及互吃等现象。饲养供给应精、青料适当配合。精料以玉米粉、麦麸、米糠等为主，也可以喂小猪颗粒料；青料应供给洁净的新鲜嫩草，如橡草、玉米叶、甘蔗叶、树叶、青菜、果皮、胡萝卜、红薯等。

豚鼠体内缺乏左旋葡萄糖内酯氧化酶,无法合成维生素 C,对维生素 C 的缺乏十分敏感,缺乏时会导致坏血症,生殖功能下降,生长不良,抵抗力下降,最后导致死亡。体重为 100g 的豚鼠,每日需 4~5mg 维生素 C,饲养过程中可添加至饲料及饮用水中,或者每天补充充足的青饲料。

豚鼠对日粮中不饱和脂肪酸的需要量要求较高,不足时会引起生长受阻、皮炎、脱毛、皮肤溃疡、小红细胞贫血。豚鼠一般拒绝苦、咸和过甜的饲料,对限量饲喂也不易适应。豚鼠经常喷射含唾液和食入物的水,而弄脏吸水管和饮水。如果用瓦罐或食盆饲喂,豚鼠常常蹲在食盆中休息,排粪排尿,因此豚鼠应采用特殊的饲喂器和饮水器,如 J 形料斗和带不锈钢弯头的饮水瓶。要经常消毒、更换饲喂器和饮水器。豚鼠对变质饲料特别敏感,常因此减食和废食。霉变或含杀虫剂的草和饲料常可引起豚鼠中毒,甚至死亡。一定要注意饲料及青草蔬菜的来源和卫生质量。同时注意饲料营养要全面,应配制全价营养饲料。繁殖豚鼠的饲料配方不应轻易改变,改变后,会引起拒食,在适应一段时间后才能恢复。要保证饲料和饮水的微生物水平达到相应的微生物控制标准。

要执行严格的饲喂制度,饲喂器和饮水器中应保持足够的饲料和饮水。也可放入消毒后的干草,使豚鼠自由采食。不应频繁将雌鼠迁往新的笼舍,同时尽可能避免其他任何可以引起拒食的因素。每天定时加料 1~2 次,同时及时清除残料和剩水,以防豚鼠弄湿的饲料和弄脏的饮水存留时间过长造成微生物大量繁殖,引起疾病暴发。干草可每天定时添加一次,经常保持新鲜饮水,至少每天换饮水一次。

（四）清洁卫生和消毒

笼具需消毒,要求能够耐受 120℃高温。垫料要经常更换,至少每周两次。每盒 8~10 只时建议 2 天更换一次,保持环境干燥。食具每周刷洗一次。室内应定期消毒,最好每季度彻底消毒一次。笼具应每月消毒一次。要保持饲养室内外整洁,门窗、墙壁、地面等无尘土。积极进行疾病预防,发现病鼠立即淘汰,并及时进行微生物检查,确定病因,然后采取相应对策。新引进的动物必须经隔离检疫,观察无病时才能与原鼠群一起饲养。饲养不同级别动物的工作人员必须遵守本饲养区的操作制度,不得互串饲养区。严禁非饲养人员进入饲养区。严防野生动物(野鼠、蟑螂)进入饲养区。

三、常用品系

（一）英国种豚鼠

英国种豚鼠亦称荷兰种豚鼠。国内各单位多来源于此种封闭群,其特点是被毛短而光滑,毛色有白、黑、棕、灰、淡黄、巧克力等单色,也有白与黑等双色或白、棕、黑等三色(图 2-5-1)。其生长迅速、生殖力强,性情活泼温顺,母鼠善于哺乳。多用于药物检定、传染病学等研究。

（二）Dunkan-Hartley 系豚鼠、Hartley 系豚鼠

Dunkan-Hartley 系豚鼠、Hartley 系豚鼠是与英国种相似的封闭群。毛色为白色(图 2-5-2)。1973 年我国从英国实验动物中心引进的 DHP 封闭群豚鼠即属于 Dunkan-Hartley 系。DHP 封闭群豚鼠是 1926 年 Dunkin-Hartley 用英国种豚鼠繁育成,由 Pirbright 农场饲养,故得名 DHP 豚鼠。

（三）近交系 2(Strain 2)豚鼠

近交系 2 是美国培育出的近交系。1950 年后由美国国立卫生研究院(NIH)分赠世界

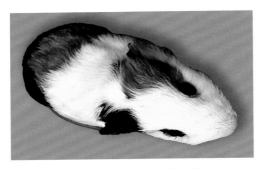

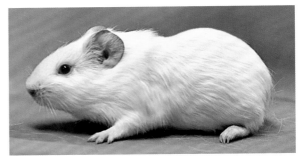

图 2-5-1　英国种三色豚鼠　　　　　　　图 2-5-2　白化的 Hartley 豚鼠

各地。其毛色为三色(黑、棕、白)。其体重小于近交系 13,但脾脏、肾脏和肾上腺大于近交系 13。老年豚鼠其胃大弯、直肠、肾脏、腹壁横纹肌、肺和主动脉等都有钙质沉着。对结核杆菌抵抗力强,并具有纯合的 GPL-A(豚鼠主要组织相容性复合体)B-1 抗原,血清中缺乏诱发的迟发超敏反应因子,对试验诱发自身免疫的甲状腺炎比近交系 13 敏感。

(四) 近交系 13 豚鼠

近交系 13 培育历史与 2 系相同,毛色为三色(黑、棕、白)。对结核杆菌抵抗力弱,受孕率比 2 系差,体形较大。GPL-A 的 B-1 抗原与 2 系相同,而主要组织相容性复合体 Ⅰ 区与 2 系不同。对诱发自身免疫甲状腺炎抵抗力比 2 系强。血清中缺乏诱发迟发超敏反应因子。生存期 1 年的豚鼠白血病自发率为 7%,流产率为 21%,死胎率为 45%。

四、眼科研究中的应用

豚鼠与其他啮齿类动物相比,眼球体积要大;与非人灵长类动物相比,更容易饲养。其巩膜只由纤维原组成,没有底层软骨层,不像鸟类的巩膜。由于其眼球发育过程与人类相似,有着和人类相似的正视化机制以及与人类相似的形觉剥夺性近视生长曲线;眼球正视化过程受到光照、饮食习惯和遗传等因素的影响;视力优于大小鼠,温顺配合好,易获得测量数据等优势,目前是最常用于近视疾病模型研究的实验动物。

(本章节中未标注的实验动物图片由于欢和金嘉怡提供)

(黎韦华　李凯婧　黄　冰)

参 考 文 献

1. 陈系古,潘兴华.实验动物与实验医学.昆明:云南科技出版社,2004:34-73.
2. 贺争鸣,李根平,朱德生,等.实验动物管理与使用指南.北京:科学出版社,2016:112-222.
3. 霍勇,陈明.心血管病实验动物学.北京:人民卫生出版社,2011:80-91.
4. 刘恩岐.人类疾病动物模型.北京:人民卫生出版社,2014:270-290.
5. 林旭钦.结合生理特点简析豚鼠的科学饲养管理.福建畜牧兽医,2017,39(01):16-17.
6. 秦川.常见人类疾病动物模型的制备方法.北京:北京大学医学出版社,2007:212-242.
7. 秦川.医学实验动物学.2 版.北京:人民卫生出版社.2015:58-89.
8. 秦川,魏泓.实验动物学.2 版.北京:人民卫生出版社.2017:30-51.
9. 师长宏,冯秀亮,张海.基础动物实验技术与方法.西安:第四军医大学出版社,2011:1-6.

10. 孙敬方 . 动物实验方法学 . 北京 : 人民卫生出版社 , 2001 : 183-185.

11. 徐国景 , 唐利军 , 易工城 , 等 . 实验动物管理与实用技术手册 . 武汉 : 湖北科学技术出版社 , 2008 : 267-268.

12. 章金涛 , 金树兴 , 杜春燕 , 等 . 医学实验动物学 . 郑州 : 郑州大学出版社 , 2014 : 134-139.

13. 周光兴 , 高诚 , 徐平等 . 人类疾病动物模型复制方法学 . 上海 : 上海科学技术文献出版社 , 2007 : 180-191.

14. Aoto S , Fushimi M , Yura K , et al. Diversification of CpG-island promoters revealed by comparative analysis between human and Rhesus monkey genomes. Mamm Genome , 2020 , 31 (7-8) : 240-251.

15. Don E Wilson , DeeAnn M Reeder. Mammal Species of the World. 3rd ed. Baltimore : The Johns Hopkins University Press , 2005 : 119.

16. Rhesus Macaque Genome Sequencing and Analysis Consortium , Gibbs R A , Rogers J , et al. Evolutionary and biomedical insights from the rhesus macaque genome. Science , 2007 , 316 (5822) : 222-234.

第三章

眼科学实验动物常见疾病及防控

第一节　实验动物病毒性疾病

一、流行性出血热

流行性出血热(epidemic hemorrhagic fever,EHF)又称肾综合征出血热(hemorrhagic fever with renal syndrome,HFRS),是由流行性出血热病毒(epidemic hemorrhagic fever virus,EHFV)引起的人畜共患的烈性传染病。

【病原】

流行性出血热病毒属于布尼亚病毒科(*Bunyaviridae*)汉坦病毒属(*Hantavirus*),是一种有包膜分节段的负链RNA病毒。病毒粒子呈多形性,如圆形或不规则形状,直径80~120nm,具有双层脂蛋白囊膜,表面有纤突,病毒成熟方式为芽生(图3-1-1、图3-1-2)。有独特抗原性,交叉免疫性,可在人肺癌细胞及绿猴肾细胞上培养。

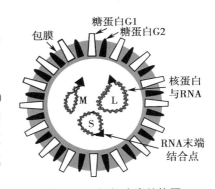

图 3-1-1　汉坦病毒结构图

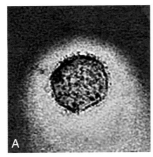
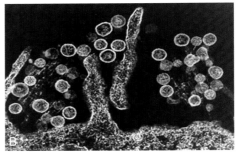

图 3-1-2　彩色透射电子显微镜 TEM 下的汉坦病毒

A. 病毒颗粒;B. 感染组织里的病毒颗粒(蓝色体)。

EHFV 对紫外线、热、脂溶剂、甲醛敏感,60℃作用 2h 即可完全灭活病毒。

【流行病学】

流行性出血热自然宿主要包括姬鼠属、家鼠属等,我国已有 40 种哺乳类动物(包括大鼠、小鼠、仓鼠、猫、狗、兔等)自然携带抗原或抗体。大鼠为实验动物流行性出血热的主要传染源。实验动物间主要通过气溶胶传播,经伤口、呼吸道和消化道侵入机体。有实验证明通过两种螨(革螨和恙螨)叮咬也可感染。该病可经胎盘垂直传播。

【症状】

啮齿类动物感染后,引发病毒血症,一般不表现临床症状,也不死亡。人感染会出现发热、出血、休克和肾功能衰竭等临床症状。

【病理变化】

大鼠感染多无病理变化。黑线姬鼠和褐家鼠感染后出现轻度肺部炎症反应。乳小鼠、乳长爪沙鼠等动物模型感染后,组织(肾、肝、脑、肺)广泛性充血、出血、渗出、变性和坏死。大脑皮层、海马和脑干神经细胞也呈不同程度的变性、坏死。

【诊断】

由于啮齿动物感染后多无临床症状和病理变化,确诊需做病原学检测或血清学诊断。病原学检测需做病原分离培养及鉴定。常用血清学方法有:酶联免疫吸附试验(enzyme linked immunosorbent assay,ELISA)、免疫荧光试验(immunofluorescence test,IFA),还可应用聚合酶链式反应(polymerase chain reaction,PCR)和实时荧光逆转录 PCR(RT-PCR)检测方法。

【治疗】

阳性动物不予治疗,直接淘汰。

【预防】

1. 消灭野鼠,防止野鼠进入饲养区。加强饲养管理,严格做好卫生防疫工作,按照标准操作规程指引做好消毒工作。

2. 引入新的动物需经过严格检疫、隔离,确认健康无病后方可混群。

3. 定期对动物群进行病原体监测,及时隔离、清除阳性动物。

二、鼠痘

鼠痘是由鼠痘病毒(mouse pox virus,MPV)引起的一种小鼠烈性传染病,又名脱脚病。

【病原】

鼠痘病毒属于痘病毒科(*Poxviridae*),脊索动物痘病毒亚科(*Poxvirus subfamily*),正痘病毒属(*Orthopoxvirus*)。形态为卵圆形或砖形(图 3-1-3),长约 250nm,宽约 180nm。病毒粒子由一个核心、两个侧体和两层脂外膜组成。病毒的核心呈哑铃状结构,是由 DNA 和蛋白质组成的核衣壳。核衣壳和侧体由脂蛋白性表面膜包围,又称为外膜,其间充满可溶性蛋白。病毒的复制主要在上皮细胞的细胞质内完成,并在细胞质内形成病毒包涵体。

病毒对酸(pH3.0)敏感,可被氯仿、甲醛灭活,55℃作用 30min 即可灭活。

【流行病学】

本病的自然宿主为小鼠,不同品系小鼠的易感性差异很大,KM、ICR、C3H、BALB/c 等品系易感,C57BL/6 对本病抵抗力强。本病传染源主要是病鼠和隐性带毒鼠,病毒可经皮肤、呼吸道、消化道侵入机体。该病可经胎盘垂直传染。饲养管理不当及消毒、隔离、检疫制度

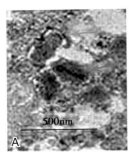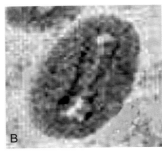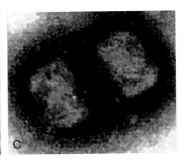

图 3-1-3　扫描电子显微镜下的鼠痘病毒

A. 组织中感染的鼠痘病毒:红色箭头所指为核心呈哑铃状结构的卵圆形鼠痘病毒颗粒;绿色箭头所指为砖形鼠痘病毒颗粒;B. 核心呈哑铃状结构的卵圆形鼠痘病毒颗粒放大图;C. 砖形鼠痘病毒颗粒放大图。

引自:鼠痘病毒的分离鉴定及感染性研究,安学芳,刘峰松,王汉中,等,2003 和 应用电镜技术对狂犬病毒 ERA 株污染鼠痘病毒的检出,李六金,姜焕宏,李成,等,2001

不严等都会促使本病的发生。

【症状】

1. 急性型　此型病鼠被毛蓬松、无光泽、厌食,常于 4~12h 死亡。多见于初次发生此病的鼠群,死亡率高,幼鼠死亡率明显高于成年鼠。

2. 慢性型　见于耐过急性感染的小鼠,此类型病程缓慢,常发生红疹或痘疹,病鼠口鼻及面部肿胀、破溃,眼睛流泪,四肢及尾部肿胀、出疹,并有浆液性渗出物,随后结痂,1~2 天坏疽部脱落,可见典型的缺脚畸形症状。还可见孕鼠流产等症状。

3. 无症状型　此型小鼠外观健康无病变,但体内有病毒增殖,成为长期带毒小鼠,是鼠群的重要传染源。

【病理变化】

皮肤可见皮疹、破溃、结痂。皮肤受损后,3~4 天可累及肝和脾等器官。急性期肝表面可见白色坏死灶,外观呈花斑状。脾坏死先于肝,呈灶性、融合性、弥漫性坏死。

镜下可见,鼠痘病毒在胞质内增殖,产生嗜酸性包涵体和嗜碱性包涵体。皮肤病变区周围表皮细胞质内可见嗜酸性包涵体,多呈圆形或椭圆形,周围多有亮晕,这是鼠痘的特征性病变。嗜碱性包涵体可见于被病毒感染的所有细胞内。

【诊断】

根据临床症状和病理变化可做初步诊断。确诊需做病原学检测或血清学诊断。病原学检测需做病原分离培养与鉴定。血清学方法有酶联免疫吸附试验(ELISA)、免疫荧光试验(IFA)、免疫酶试验(immunoenzymatic assay,IEA)、免疫酶组织化学法等。分子生物学方法主要包括:聚合酶链式反应(PCR)以及实时荧光定量 PCR。

【治疗】

不予治疗,立刻淘汰阳性动物。

【预防】

1. 建立严格的饲养管理制度、卫生防疫制度及标准的操作规程。

2. 引入新的动物需经过严格检疫、隔离,确认健康无病后方可混群。

3. 定期对动物群进行病原体监测,发现阳性动物,及时淘汰,并对环境设施进行彻底消毒。

三、小鼠肝炎

小鼠肝炎(mouse hepatitis)是由小鼠肝炎病毒(mouse hepatitis virus,MHV)引起的一种高度传染性疾病。

【病原】

小鼠肝炎病毒属于冠状病毒科(*Coronaviridae*),冠状病毒属(*Coronavirus*)。为单股 RNA 病毒,是已知冠状病毒科中体积最大的一个。病毒形态为球形或多态形,直径 60~160nm,外有囊膜。冠状病毒外包膜突起呈放射状排列,具有冠状病毒共同的形态特点(图 3-1-4、图 3-1-5)。小鼠肝炎病毒只在胞质内发育,并向胞质内出芽。该病毒有 3 个主要的结构蛋白,分别是核心蛋白、跨膜蛋白和表面蛋白。病毒分为呼吸株(respiratory MHV strain)和嗜肠株(enterotropic MHV strain)两型。其中呼吸株病毒通过易感动物鼻黏膜部位侵入后,向不同靶器官扩散,可引起肝、神经系统病变。嗜肠株病毒感染小肠黏膜,极少扩散到其他组织。

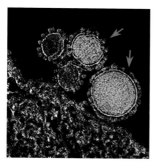

图 3-1-4　冠状病毒扫描电子显微镜模型图
病毒颗粒(红色箭头所指)和宿主组织

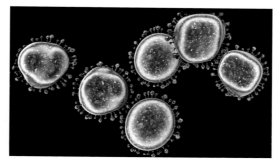

图 3-1-5　显微镜下的冠状病毒(三维动画模拟图)

小鼠肝炎病毒对乙醚和氯仿敏感,对乙醇不敏感。于 56℃作用 30min 即可灭活,在 –70℃或低压冻干后能长时间存活。

【流行病学】

小鼠肝炎病毒只感染啮齿类动物,自然宿主为小鼠。不同品系小鼠的易感性差异很大,DBA、C57BL/6 和 BALB/c 等品系极为易感,A/J 品系对本病的抵抗力较强,多呈隐性感染。该病毒多数情况下呈隐性感染,在应激因素刺激下可发展为急性致死性疾病。

病鼠和隐性带毒鼠是主要传染源。可通过直接接触和空气传播,经皮肤伤口侵入机体,也可经呼吸道或消化道感染。该病可由胎盘垂直传播。在进行动物实验的小鼠,极易通过污染的注射针头感染。

【症状】

一般呈隐性感染,只在应激因素的激发下成为致死性疾病,症状主要表现为肝炎和脑炎。主要有两种病型。

1. 急性型　乳鼠患自发性肝炎时,精神沉郁、食欲废绝、被毛粗乱、腹泻、脱水和消瘦等症状,发病急、病程短,发病率和死亡率很高。小鼠肝炎病毒对乳鼠、裸鼠有较高的传染性,成年鼠一般只有在应激因素作用下会发生肝炎,病鼠血清谷丙转氨酶和谷草转氨酶急剧升高,经 2~4 天死亡。裸鼠感染弱毒株后,常呈亚急性或慢性肝炎变化,严重的也会引起死亡。

2. 神经型　小鼠发病后可出现两后肢松弛性麻痹,全身抽搐,做转圈运动,伴有结膜炎,2~4 天内死亡。不同小鼠肝炎病毒毒株的嗜器官性、致病性和抗原性存在差异。

【病理变化】

病理解剖可见,感染 MHV1 株的乳鼠肝脏呈黄色或褐色,有出血斑点;感染 MHV3 株的成年鼠有腹水。

镜下可见,急性初期主要变化为血管周围淋巴细胞和组织细胞浸润,血管内皮细胞和库普弗细胞出现核浓缩、破碎,细胞质红染,也可出现局灶或融合性坏死。小鼠感染 MHV4 株,可见脱髓鞘性脑脊髓炎,并伴发局限性肝坏死。肝组织逐渐出现大量的淋巴细胞及少量的中性粒细胞的浸润,肝小叶结构明显破坏,出现肝细胞水肿、气球样变、点状坏死、局灶状坏死。可在肠黏膜、脾、胃、淋巴结和胰腺检查到坏死与合胞体。感染 MHV-JHM 株,可见产生中枢神经系统的病变,病变可出现在脑内各个区域,坏死性病变在海马和嗅球更明显。

【诊断】

根据流行病学和临床症状可做初步诊断。经典方法为病毒分离培养及鉴定和病理诊断。病理诊断可见伴有坏死或不伴坏死合胞体形成是小鼠肝炎病毒感染的显著特征。亦可用血清学方法:酶联免疫吸附试验(ELISA)、免疫荧光试验(IFA)以及免疫酶试验(IEA)。分子生物学方法也可用于本病检测:实时荧光定量 RT-PCR 方法。

【治疗】

不予治疗,立刻淘汰阳性动物。

【预防】

1. 建立严格的饲养管理制度、卫生防疫制度及标准操作规程。

2. 引入新的动物需经过严格检疫、隔离,确认健康无病后方可混群。

3. 定期对动物群进行病原体监测,发现阳性动物,及时淘汰,并对环境设施进行彻底消毒。

4. 在进行动物实验的小鼠,需要进行注射给药的,必须每只小鼠都使用新的消毒灭菌的针头。不可共用注射针头。即使是用消毒酒精(70%~75% 乙醇)擦拭针头也达不到灭毒的作用。

四、仙台病毒病

仙台病毒病是由仙台病毒(*Hemagglutinating virus of Iapan*)引起啮齿类动物发生的呼吸系统传染病。

【病原】

仙台病毒属于副黏病毒科(*Paramyxoviridae*),副黏病毒属(*Paramyxovirus*),为单股负链的 RNA 病毒。分子量为 $(6~7) \times 10^6$,病毒粒子直径 100~200nm。具有细胞融合活性的包膜,具有相对坚固的核衣壳,外面包有布满长 8~15nm、宽 2~4nm 纤突的含脂囊膜(图 3-1-6)。可凝集所有种类的红细胞,且有溶血性。

该病毒对乙醚、酸、热敏感。pH3.0 条件下即可灭活病毒。56℃作用 10min 可使其血溶性丧失。灭活的仙台病毒无感染力,但有抗原性。红细胞吸附现象是病毒增殖的最早标志。

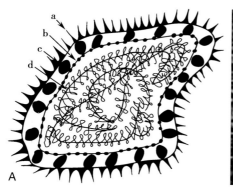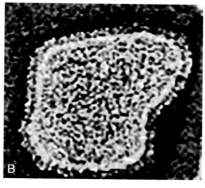

图 3-1-6 仙台病毒颗粒

A. 模型图:a. 套膜上具有唾液酸苷酶和血球凝集功能的钉芒,b. 自细胞得来的病毒套膜,c. 糖蛋白,d. 病毒核酸;B. 彩色透视电子显微镜 TEM 下的仙台病毒颗粒。

【流行病学】

啮齿类和人是仙台病毒的自然宿主。自然条件下,此病毒可感染小鼠、大鼠、仓鼠和豚鼠等。无抗体的易感鼠群、新生乳鼠和未成年小鼠最为易感。感染动物的粪便、鼻咽渗出物、尿液是主要的传染源。直接接触和空气传播是仙台病毒主要传播方式。

【症状】

1. 急性型 多见于离乳小鼠,主要表现呼吸道症状,病鼠被毛粗乱,弓背,呼吸困难,眼角有分泌物,发育迟缓,体重下降,易继发支原体感染,新生乳鼠死亡率高。

2. 慢性型 病毒在小鼠群中长期存在,多呈隐性感染,有时可引起肺炎。

【病理变化】

肺常可见实变,切开时有泡沫状血性液体流出。病变多见于肺尖叶、膈叶和心叶。镜下病理过程可分为 3 个阶段:①急性阶段:感染早期,肺细支气管黏膜固有层、肺泡和肺泡管中的中性粒细胞浸润,肺泡毛细血管充血,细支气管周围和血管周围结缔组织水肿,随后上皮细胞坏死、脱落。②修复阶段:细支气管和肺泡内有高度嗜碱性的、较矮的立方样细胞或扁平样细胞增生。有时可见立方上皮沿肺泡隔增生,围绕终末细支气管形成一种局部腺泡样或腺瘤样排列。③恢复阶段:肺实质瘢痕化,并在体内终生存在。

【诊断】

根据临床症状和病理变化可做出初步诊断。确诊需进行病毒分离培养及鉴定或血清学诊断,血清学方法有:血凝抑制试验(heamoglutination inhibition test,HAI)、免疫荧光试验(IFA)、免疫酶联吸附试验(ELISA)以及免疫酶试验(IEA)。亦可通过分子生物学方法检测:普通 RT-PCR 和实时荧光 RT- PCR 方法。

【治疗】

实验动物发现此病,不予治疗,直接淘汰,对发现患病动物的种群进行隔离。对于珍贵的动物,可采用剖宫产技术进行净化,获得健康无病的后代。

【预防】

1. 消灭野鼠,防止野鼠进入饲养区。加强饲养管理,严格做好卫生防疫工作,按照标准操作规程指引做好消毒工作。

2. 引入新的动物需经过严格检疫、隔离,确认健康无病后方可混群。

3. 定期对鼠群进行病原监测,发现阳性动物,及时淘汰,并对环境设施进行彻底消毒。

五、小鼠肺炎病毒病

小鼠肺炎病毒病由小鼠肺炎病毒(pneumonia virus of mice,PVM)引起的小鼠慢性呼吸道传染病,是小鼠最重要的呼吸道传染病。

【病原】

小鼠肺炎病毒属于副黏病毒科(*Paramyxoviridae*),肺病毒亚科,肺病毒属(*Pneumovirus*),为单股 RNA 病毒,约含有 15 000 个核苷酸。该病毒没有其他副黏病毒的 C 蛋白和 V 蛋白,病毒粒子呈多形性,可呈丝状,直径为 100~300nm,有囊膜及纤突,含 6~10 个基因,编码 9~11 个蛋白质,分子量为 4 800~25 000U。在细胞质内复制,细胞外膜出芽。

小鼠肺炎病毒对热、乙醚、pH 等理化因素敏感,56℃作用 30min 可灭活,−70℃可长期保存。

【流行病学】

自然宿主为小鼠,3~4 周龄小鼠最易感,表现急性肺炎,成年鼠多为慢性经过或呈隐性感染。小型啮齿动物包括沙鼠、褐鼠、仓鼠、大鼠和小鼠等是主要传染源,可引起雪貂、猴、猪隐性感染。可经飞沫传染和经口传染。

【症状】

自然感染多无症状。仔鼠、幼鼠感染小鼠肺炎病毒后表现为精神沉郁,呼吸急促,呼吸音异常,前胸两侧震颤,被毛松乱,逆立汗湿,常用前爪搔鼻,食欲和渴欲降低,体重下降。免疫功能正常的小鼠,感染持续期短,临床症状不明显。裸鼠等免疫缺陷小鼠感染后会出现致死性慢性肺炎。

【病理变化】

自然感染病例一般无肉眼可见病变。实验室感染病例可见肺充血及部分肺肝样变,肺有红灰色病灶,肺水肿,胸腔液增多,鼻腔及气管内充满黏液及散在血丝。部分可见胸膜炎和心包膜炎。

镜检可见,支气管和细支气管上皮细胞变性脱落或过度增生。支气管周围出现以淋巴细胞为主的炎性细胞浸润。肺泡间隔内大量淋巴细胞浸润,肺泡间隔增宽,肺泡腔变狭窄(图 3-1-7)。

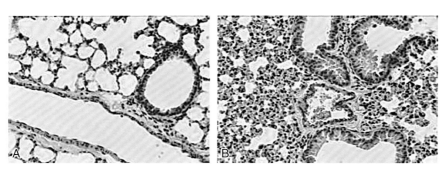

图 3-1-7　小鼠病毒性肺炎病理切片 HE 染色图(400×)

A. 正常的小鼠肺组织;B. 小鼠病毒性肺炎组织。

引自:黄芩对流感病毒 FM1 所致肺炎小鼠病理损伤修复作用的研究,程森,曹鸿云,王成祥,2017

【诊断】

根据动物临床呼吸道症状和肺脏的灶性实变可做出初步判断。确诊需通过病毒分离培养及鉴定或血清学诊断。血清学方法主要有:酶联免疫吸附试验(ELISA)、免疫荧光试验(IFA)及免疫酶试验(IEA)。亦可通过聚合酶链式反应(PCR)方法检测本病。

【治疗】

感染动物一般不予治疗,直接淘汰。对于珍贵品系可通过剖宫产净化或胚胎移植的方法繁育避免病毒继续传播。

【预防】

同仙台病毒病的预防措施。

六、呼肠孤病毒病

呼肠孤病毒病是由呼肠孤病毒(*Reovirus*)引起的人畜共患传染病。

【病原】

呼肠孤病毒属于节肢介体病毒类,是具分节段的双股 RNA 病毒,分子量为 15×10^6。该科病毒呈 60~80nm 大小的等轴对称的二十面体结构,呈球形,无包膜,病毒衣壳由 1~3 层蛋白外壳组成(图 3-1-8),该属病毒分布极广,能感染包括人、脊椎动物、昆虫、植物的 5 个属。

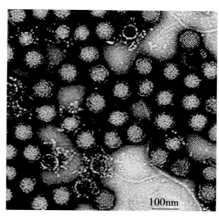

图 3-1-8　呼肠孤病毒透射电子显微镜图
引自:果子狸呼肠孤病毒结构的冷冻电镜三维重构,孙伟,邵昱昊,杨崇文,等,2013

哺乳动物的正呼肠孤病毒(mammalian revirus,MRV)血清型可分为呼肠孤病毒 1 型、2 型、3 型,正呼肠孤病毒的外衣壳比较脆弱,易被热和胰凝乳蛋白酶等蛋白水解酶破坏,内衣壳却很稳定,不仅对胰凝乳蛋白酶处理具有较大的抵抗力,而且能耐高浓度的尿素、二甲基亚砜(dimethyl sulfoxide,DMSO)和十二烷基硫酸钠(sodium dodecyl sulfate,SDS)的处理。呼肠孤病毒可在体外培养的敏感细胞内形成胞质内包涵体。也常见到呼肠孤病毒的空衣壳,这是由于病毒粒子中缺乏核酸。

该病毒对热、紫外线不敏感,对氯仿轻度敏感,对醚类有很强的抵抗力,70% 乙醇可灭活病毒。

【流行病学】

呼肠孤病毒 3 型宿主广泛,实验小鼠、地鼠、豚鼠、鸡、犬、猪、猴等动物及人均易感。急性病例见于新生乳鼠和离乳小鼠,慢性病例见于 28 日龄以上的小鼠。NIH 小鼠、BALB/c、昆明小鼠易感性高。感染动物的粪便、尿液或鼻咽分泌物是主要传染源。主要通过呼吸道和消化道感染,蚊子等昆虫也可成为传播媒介。呼肠孤病毒 1 型和 2 型感染小鼠,并通过怀孕鼠的子宫垂直传播。

【症状】

小鼠可发生呼肠孤病毒 3 型的自然感染,有时称肝脑脊髓炎,耳朵、足、鼻子和尾巴出现黄疸,部分小鼠可见神经症状,运动失调。以油性被毛、生长发育迟缓、脂肪型下痢为主要特征。呼肠孤病毒 1 型和 2 型感染小鼠可致胎儿或新生儿死亡。

【病理变化】

小鼠呼肠孤病毒 3 型感染病理变化主要为肝炎、脑炎和胰腺炎。剖检可见：肝大、色暗，心外膜可见小的环状病灶，肺偶见出血，脑充血，小肠扩张，内容物呈柠檬色。慢性病例，可见消瘦、黄疸，油性被毛效应或脱毛，肝、脾轻度肿大，腹膜充血，有时可见渗出液。

实验室感染新生乳鼠，镜检可见，第 4 天肝可见被膜下和靠近小叶中央静脉的地方有中性粒细胞凝集。感染第 7 天肝细胞肿大，库普弗细胞增生，第 14 天肝细胞坏死，溶解。胰腺细胞质空泡化，坏死，肺脏出血，水肿。中枢神经系统神经元变性，血管套管现象明显，镜下可见中性粒细胞。

【诊断】

根据小鼠油性被毛和脂肪痢的临床症状可初步做出判断，可通过酶联免疫吸附试验（ELISA）、免疫荧光试验（IFA）、免疫酶试验（IEA）等血清学方法确诊。分子生物学方法有：普通 RT-PCR、实时荧光 RT-PCR。

【治疗】

一般不予治疗，淘汰阳性动物，隔离发病动物种群。对珍贵的动物，可采用剖宫产技术进行净化，感染呼肠孤病毒 1 型、2 型除外。

【预防】

1. 加强平时的饲养管理和防疫卫生，重视动物生存的环境，定期灭蚊灭虫。防止野鼠和其他野生动物进入饲养区域。

2. 定期对动物群进行病原体监测，发现阳性动物，及时淘汰，并对环境设施进行彻底消毒。

七、细小病毒病

（一）小鼠微小病毒病

小鼠微小病毒病是由小鼠微小病毒（minute virus of mice）引起的一种小鼠高度接触性传染病。

【病原】

小鼠微小病毒属于细小病毒科（*Parvoviridae*），细小病毒属（*Parvovirus*）。是单股线性 DNA 病毒，病毒核衣壳为等轴立体对称的二十面体，无囊膜，直径 20~25nm，只有 1 个血清型（图 3-1-9）。

病毒对干燥、高温、乙醚、氯仿、醇类及其他脂溶剂均不敏感，极耐干燥。

【流行病学】

实验小鼠和野生小鼠是小鼠微小病毒的自然宿主。病鼠和隐性带毒鼠是主要的传染源。主要通过直接接触发病动物的粪尿来传播，也可经胎盘垂直传播，不能通过空气传播。实验条件下，经颅内或腹腔接种新生乳鼠多不引起死亡，但生长发育迟缓，病毒大量存在于脑、肠和尿液中。

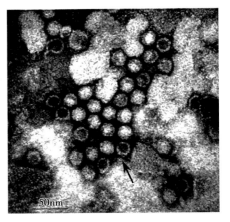

图 3-1-9　普通透射电子显微镜下的细小病毒颗粒

（视野中央，黑色箭头所指）

引自：番鸭细小病毒样颗粒的制备与鉴定，王安平，吴萌，吴海涛，等，2019

【症状】

自然条件下,小鼠感染后无症状,但带毒时间长,初生乳鼠易感。细小病毒感染动物后,虽然动物常隐性带毒,但细小病毒会刺激动物的免疫系统,激活抑制肿瘤的免疫功能,从而抑制肿瘤的生长。所以感染了细小病毒的小鼠不适于肿瘤学的研究。

【病理变化】

无明显的病理变化。初生乳鼠感染时,偶尔发生小脑的损害。可见小脑外层生发层坏死,感染部位可见细胞核内包涵体。成年小鼠感染可引起病毒血症,但无病理变化。

【诊断】

一般通过血清学方法检测鼠群中抗体,或通过分子生物学技术扩增病毒基因和进行基因测序,确定是否感染小鼠微小病毒。血清学方法有:酶联免疫吸附试验(ELISA)、免疫荧光试验(IFA)以及免疫酶试验(IEA)。分子生物学方法有:聚合酶链式反应(PCR)和实时荧光定量 PCR。图 3-1-10 是小鼠细小病毒的基因测序图,与 Genebank 上的 MVM 毒株(登录号 J02275)一致,可用于抗原检测。

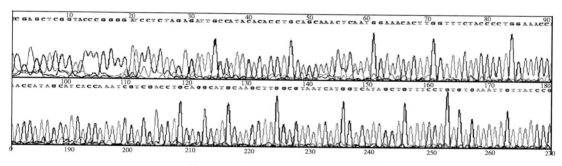

图 3-1-10　小鼠细小病毒基因测序图

与 Genebank 上的 MVM 毒株(登录号 J02275)一致。

引自:小鼠感染细小病毒的临床特征分析,潘金春,罗银珠,吴瑞可,等,2017

【治疗】

一般不予治疗,直接淘汰阳性鼠群。珍贵品系可选择血清学阴性的种鼠剖腹取胎,结合屏障隔离措施,净化种群。

【预防】

1. 加强平时的饲养管理和防疫卫生,防止野鼠进入饲养区域。

2. 引入新的动物需经过严格检疫、隔离,确认健康无病后方可混群。

3. 定期对动物群进行病原体监测,发现阳性动物,及时淘汰,并对环境设施进行彻底消毒。

4. 一旦发现感染,应立即淘汰感染群,重新引种,建立新种群。

（二）小鼠细小病毒 I 型病

小鼠细小病毒 I 型病是由鼠细小病毒(minute parvovirus of mice,MPV)引起的一种小鼠传染病。

【病原】

小鼠细小病毒属于细小病毒科(*Parvoviridae*),细小病毒属(*Parvovirus*)。病毒粒子无囊膜,不含脂质和糖类,具有细小病毒的共同结构特点(见图 3-1-9)。

小鼠细小病毒有三种血清型(MPV1、MPV2、MPV3),目前只有细小病毒 1 型(MPV1)被分离出来,其与小鼠微小病毒有相似的非组织蛋白结构,血清学实验中可发生交叉反应。

细小病毒属在干燥和 pH2~11 条件下可存活,对氯仿、乙醚和乙醇不敏感,但甲醛、氨水和氧化剂等可将其灭活。

【流行病学】

病鼠是主要传染源,主要通过直接接触发病病鼠的粪尿来传播,小家鼠和实验用小鼠是小鼠细小病毒Ⅰ型和小鼠微小病毒自然宿主。

【症状】

小鼠感染后一般无临床症状。病毒在胰腺、小肠、淋巴器官和肝脏中复制增殖,最后随尿液、粪便和口鼻分泌物排出。生长期胎儿和初生幼鼠试验性感染易引发多种器官损伤。小鼠微小病毒和小鼠细小病毒都偏好攻击淋巴组织,并能够改变 T 淋巴细胞的功能,或引起肿瘤移植排斥反应,从而影响相关试验研究的进行。

【病理变化】

无明显组织学变化。

【诊断】

主要通过血清学诊断或分子生物学方法确诊。血清学方法包括:酶联免疫吸附试验(ELISA)、免疫荧光试验(IFA)以及免疫酶试验(IEA)。分子生物学方法主要是实时荧光定量 PCR。

【治疗】

同小鼠微小病毒病的治疗措施。

【预防】

同小鼠微小病毒病的预防措施。

(三) 大鼠微小病毒病

大鼠微小病毒病是由大鼠微小病毒(rat minute virus)引起的一种大鼠传染病。

【病原】

大鼠微小病毒属于细小病毒科(*Parvoviridae*),细小病毒属(*Parvovirus*)。病毒无囊膜,不含脂质和糖类,具有细小病毒的共同结构特点(见图 3-1-9)。

细小病毒属在干燥和 pH2~11 条件下可存活,可抵抗氯仿、乙醚和乙醇,但甲醛、β- 丙内酯、氨水和氧化剂等可将其灭活。

【流行病学】

野生大鼠、已感染的动物、已被污染的鼠类生物制品是主要传染源。实验用大鼠和野外大鼠是自然宿主。主要通过直接接触发病动物的口鼻分泌物和粪便来传播。

【症状】

无临床症状。

【病理变化】

无病理组织变化。

【诊断】

一般采用血清学诊断或分子生物学方法诊断。血清学方法主要包括:酶联免疫吸附试验(ELISA)、免疫荧光试验(IFA)以及免疫酶试验(IEA)。分子生物学方法主要有:普通

PCR 或实时荧光定量 PCR。

【治疗】

同小鼠微小病毒病的治疗措施。

【预防】

同小鼠微小病毒病的预防措施。

（四）大鼠细小病毒Ⅰ型病

大鼠细小病毒Ⅰ型病是由大鼠细小病毒Ⅰ型（rat parvovirus Ⅰ）引起的一种大鼠的传染病。

【病原】

大鼠细小病毒Ⅰ型属于细小病毒科（*Parvoviridae*），细小病毒属（*Parvovirus genus*）。病毒粒子为立体对称的二十面体，直径 18~23nm，为单股负链 DNA 病毒，无囊膜，具有细小病毒的共同结构特点（见图 3-1-9）。基因组大小约 5kb。大鼠细小病毒包括 RPV-1、H-1、RV（KRV）3 个血清型，每个血清型包含多个分离株。

病毒对外界理化因子抵抗力非常强，可抵抗干燥、氯仿、乙醚、乙醇，可在 pH 1~12 范围内存活。对超声波、RNA 酶、DNA 酶不敏感，室温下可被紫外线灭活。

【流行病学】

大鼠是仅有的自然宿主，不感染小鼠和人。粪便和口鼻分泌物、鼠源性生物制品是病毒的主要传染源。大鼠细小病毒Ⅰ型具有器官趋向性，病毒在有丝分裂活跃的组织中复制，如胃肠道、淋巴细胞、肿瘤，常侵蚀大鼠的内皮和淋巴组织。

【症状】

无明显临床症状。

【病理变化】

无病理学和组织学损伤。

【诊断】

鉴于感染后无特定临床症状和病理变化，一般通过血清学方法检测鼠群中抗体，确定是否感染大鼠细小病毒Ⅰ型。检测该病毒的血清学方法主要包括：酶联免疫吸附试验（ELISA）、免疫荧光试验（IFA）、免疫酶试验（IEA）以及血凝抑制试验（HI）。分子生物学方法聚合酶链式反应（PCR）也可用于该病的确诊。

【治疗】

同小鼠微小病毒病的治疗措施。

【预防】

同小鼠微小病毒病的预防措施。

八、小鼠诺如病毒病

小鼠诺如病毒病是由小鼠诺如病毒（murine norovirus，MNV）引起小鼠脑炎、脑膜炎、脑脉管炎、肝炎、肠炎和肺炎的传染性疾病。

【病原】

小鼠诺如病毒（图 3-1-11、图 3-1-12）属杯状病毒

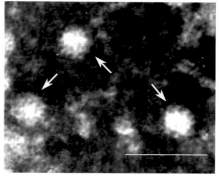

图 3-1-11　电镜下的诺如病毒（白色箭头所指，磷钨酸负染）

白色横杠表示 100nm。

引自：一株小鼠诺如病毒的分离和鉴定及全基因组序列分析，袁文，张钰，王静，等，2014

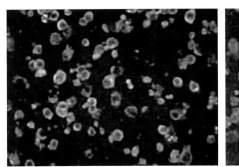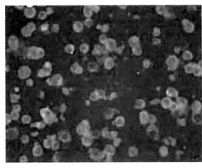

图 3-1-12　诺如病毒间接免疫荧光试验结果
引自:一株小鼠诺如病毒的分离和鉴定及全基因组序列分析,袁文,张钰,王静,等,2014

科(*Calicivirus*),诺如病毒属(*Norovirus*,NV),颗粒呈球形,无囊膜,二十面体对称,为单链正股 RNA 病毒,基因全长约 7.3~7.8kb,含 3 个稳定的链环结构,是导致急性胃肠炎暴发的重要病原体之一。据报道小鼠诺如病毒 MNV 是目前首个能够在细胞内复制的诺如病毒,可在小鼠巨噬细胞和树突状细胞体外感染和复制。MNV 能通过接种细胞进行培养,弥补了人类诺如病毒不能通过细胞培养方式增殖的缺憾,可用于模拟人类诺如病毒的感染和复制机制。

MNV 在常温下尤其是在潮湿的粪便中十分稳定,对氯仿、70% 乙醇、氟化物不敏感,在 pH2~10 十分稳定,但利用巴氏消毒法(63~72℃)几秒钟即可灭活。次氯酸盐浓度达到 300μg/mL 可灭活病毒。

【流行病学】

小鼠诺如病毒世界范围内广泛传播,几乎所有的实验小鼠对此病毒易感。该病毒可通过接触传播、气溶胶传播,粪 - 口途径是主要的传播途径。

【症状】

不同的免疫缺陷动物感染后症状有一定的差异。先天性免疫系统应答因子缺陷的小鼠,可发生致死性感染,表现为体重减轻、竖毛和弓背等临床症状,但某些免疫缺陷鼠感染 MNV 后仍能存活,在持续感染后 90 天仍能检测到病毒存在。免疫活性小鼠和大多数免疫缺陷小鼠感染 MNV 后不表现临床症状和病理变化,主要是引起炎症和免疫反应。

【病理变化】

不同基因品系的免疫缺陷小鼠感染 MNV-Ⅰ型后出现全身性感染以及不同组织的炎性症状。免疫功能健全的小鼠感染 MNV-Ⅰ型后仅表现一定程度的组织病理变化。因此,可以认为该病仅发生于先天性免疫系统缺乏的小鼠中。而在北美地区分离到的新型 MNV(Ⅱ型、Ⅲ型和Ⅳ型)与Ⅰ型毒株在致病性上存在一定差异,对免疫功能正常的小鼠进行人工感染试验发现,MNV-Ⅰ型毒的感染过程短暂,新发现的 3 种毒株感染后小鼠排毒期长,而且呈现慢性组织感染。

【诊断】

根据流行病学和临床症状可做初步诊断。确诊需要通过分子生物学方法和 / 或血清学方法。RT- PCR 已广泛应用于诺如病毒的检测,其敏感性及特异性均较好。血清学方法主要为酶联免疫吸附试验(ELISA)以及免疫荧光试验(IFA)。

【治疗】

发现感染动物不予治疗,直接淘汰。

【预防】

同小鼠微小病毒病的预防措施。

九、狂犬病

狂犬病又称恐水病,俗称疯狗病。是由狂犬病毒(rabies virus,RV)侵害中枢神经系统的一种人畜共患传染病。

【病原】

狂犬病毒属于弹状病毒科(*Rhabdoviridae*),狂犬病毒属(*Lyssavirus*)。病毒粒子长180~200nm,直径75~80nm,呈短杆状、长杆状或子弹状,有囊膜及纤突(图3-1-13)。核衣壳为圆柱状,螺旋对称。外膜内部为间质蛋白,病毒中央为不分节段的单股负链 RNA 和 5 种结构蛋白组成的核衣壳。

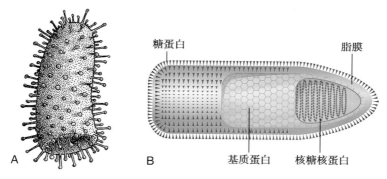

图 3-1-13　子弹状狂犬病毒模型图

A. 外观模型图;B. 内部结构模型图。

狂犬病毒属包括狂犬病毒(*Rabies virus*)、拉各斯蝙蝠病毒(*Lagos bat virus*)、莫科拉病毒(*Mokola virus*)、杜文黑基病毒(*Duvenhage virus*)、澳大利亚蝙蝠病毒(*Australia bat virus*)、欧洲蝙蝠病毒(*European bat virus*)(1 型和 2 型)7 个血清型。

狂犬病毒对酸、碱、苯酚、甲醛等消毒药物敏感,对干燥有一定抵抗力。可被紫外线、1%~2% 肥皂水、70% 乙醇、0.01% 碘液、丙酮和乙醚等灭活。病毒不耐湿热,在 56℃作用15~30min、100℃作用 2min 即可灭活。在冻干状态下可长期保存。

【流行病学】

人及所有的温血动物,包括鸟类均易感,各种动物发病率分别为犬 12%,牛 18.4%,鹿5.5%,马 4.2%,猪 3%。患病犬和带毒犬为主要传染源。野生动物如狼、狐、臭鼬和蝙蝠等是自然储存宿主,蝙蝠是重要的宿主之一。主要的传播方式是直接接触,此外,人和动物都有经呼吸道、消化道和胎盘等非咬伤途径感染的病例。

【症状】

本病潜伏期差异很大,最短为 5 天,长的可达 1 年或更长,一般 1~3 个月。常与咬伤部位及程度、唾液中所含病毒的数量及毒力(毒力强者潜伏期短)等因素有关。典型病例可分为狂暴型(脑炎型)和麻痹型。狂暴型分3期:前驱期、狂躁期和麻痹期。

1. 前驱期　此期通常持续1~2天,病犬精神沉郁,常躲在暗处;食欲反常,喜欢吃异物,吞咽伸颈困难;瞳孔散大或扩张,反射功能低下或亢进,轻度刺激容易兴奋。有些犬发生瘙痒,在愈合的伤口及其神经支配区有麻、痒、痛及四肢蚁走感等异样感觉,是最有意义的早期临诊症状。

2. 狂躁期　也称兴奋期,一般持续2~4天,病犬狂躁发作时,往往和沉郁交替出现,到处奔跑,高度兴奋。表现极度恐惧、恐水、怕风、阵发性咽喉肌痉挛、狂暴不安、流涎及躲于暗处、伴有高热。外界多种刺激如风、光、声音也可引起咽肌痉挛。

3. 麻痹期　一般持续1~2天,病犬消瘦,精神高度沉郁,咽喉肌麻痹,下颌下垂,舌脱出口外,严重流涎,不久后躯及四肢麻痹,行走摇摆,卧地不起,最后因呼吸中枢麻痹或衰竭而死。

【病理变化】

主要表现为非化脓性脑炎和急性弥漫性脑脊髓炎,脑膜通常无病变。脑实质呈充血、水肿及轻度微小出血,镜下可见神经细胞空泡形成、透明变性和血管周围的单核细胞浸润等。多数病例在肿胀或变性的神经细胞质中常见嗜酸性包涵体,即内基小体。内基小体呈圆形或椭圆形,直径3~10μm,边缘光滑,内有1~2个状似细胞核的小点,最常见于海马角及小脑浦肯野神经细胞中。唾液腺腺泡细胞、胃黏膜壁细胞、胰腺腺泡上皮细胞、肾上腺髓质细胞等可呈急性变性。

【诊断】

根据流行病学、临床特征可做出初步诊断。通过病理诊断,在脑组织中看到内基小体(包涵体)即可确诊。或通过酶联免疫吸附试验(ELISA)、间接荧光试验(IFA)等血清学方法,也可采用RT-PCR的方法检测病原。

【治疗】

患病动物不治疗,予以安乐死,并将脑组织送检以确诊。

【预防】

1. 大力开展宣传、普及防治狂犬病的知识,加强对犬、猫等动物的管理。

2. 加强动物检疫,控制传染源。发现患病动物或可疑动物,应尽快捕杀。对犬、猫进行狂犬病疫苗预防接种。

3. 对易感人群预防性接种狂犬病疫苗。

十、猴B病毒病

猴B病毒病是由猕猴疱疹病毒Ⅰ型(cercopithecine herpesvirus Ⅰ)引起的一种人畜共患传染病。

【病原】

猴B病毒属于疱疹病毒科(*Herpesviridae*),单纯疱疹病毒属(*Simplexvirus*)。为双股线状DNA病毒,病毒粒子呈球形,主要由髓芯、衣壳和囊膜组成,直径为180~200nm(图3-1-14)。具有不同基因型、1个血清型、抗原性稳定,不易发生变异。

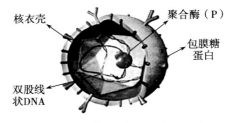

图3-1-14　猴B病毒颗粒模型图

猴 B 病毒对 X 射线、紫外线、乙醚、氯仿等理化因素敏感。50℃作用 30min 可灭活病毒。–70℃可长期保存。

【流行病学】

恒河猴和食蟹猴是猴 B 病毒的自然宿主，兔、豚鼠、小鼠也可感染。野生猴 B 病毒抗体阳性率远高于自繁猴。病猴和隐性带毒猴是主要传染源。病毒主要经性交、咬伤或带毒唾液经损伤的皮肤或黏膜直接传播。B 病毒可由感染处经外周神经传到中枢神经系统，形成潜伏感染。猴 B 毒感染多发于阴雨潮湿季节，与建场时间、地理环境、猴的来源和防疫管理制度等相关。

【症状】

猴感染 B 病毒只引起局部症状或无症状感染。表现为体温升高，几乎不造成死亡。发病初期在舌背面和口腔黏膜与皮肤交界的口唇部及口腔内其他部位出现充满液体的小疱疹，7~14 天自愈，不留瘢痕。有时可见病变区出现继发的细菌和霉菌感染，偶尔可见到严重程度不等的 B 病毒相关性结膜炎。恒河猴一般不表现症状，仅引起口部轻微病变，容易被忽视。人感染后发生脑炎、脑脊髓炎，甚至呼吸麻痹而死亡。

【病理变化】

肉眼可见，口唇出现小疱疹，疱疹破裂后形成溃疡，而后形成痂皮，唇缘的痂皮呈褐色，口腔内侧痂皮呈灰黄色，口腔上皮细胞核内可见强嗜酸性核内包涵体。口腔病变有时伴有消化道出血、溃疡、肝实变、灶性炎症和坏死。

镜下观察，疱疹的上皮细胞出现空泡和坏死，伴有核内包涵体，嗜酸性核内包涵体出现于多核的上皮细胞、巨噬细胞及血管内皮细胞中。肝实质细胞灶性坏死，白细胞和单核细胞浸润汇管区血管周围。中枢神经系统出现神经细胞坏死和胶质细胞增多及轻度的血管周围淋巴细胞管套。神经胶质细胞和神经元中可见核内包涵体，病灶最常见于三叉神经降支、面神经和听神经起始部。

【诊断】

根据流行病学(被猴咬伤、抓伤、与猴接触史)、临床症状和病理学组织变化做出初步诊断，确诊主要采用血清学方法，如酶联免疫吸附试验(ELISA)和免疫酶试验(IEA)。血清学检测抗原抗体反应阳性(图 3-1-15)。注:鉴于 B 病毒的致病性，相关实验须在生物安全三级

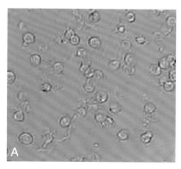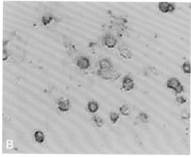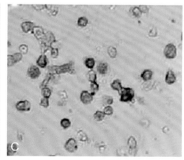

图 3-1-15　猴 B 病毒血清学检测结果图

A. 抗原抗体反应阴性，细胞无着色表明血清中没有 B 病毒抗体；B. 抗原抗体反应细胞着色较浅，表明血清中抗体滴度较低；C. 抗原抗体反应细胞着色深，表明血清中抗体效价高。

引自:猕猴 B 病毒流行病学调查及其囊膜蛋白表达与表位检测,董罡,2013

实验室（BSL-3）中完成。

【治疗】

目前尚无特效治疗方法，主要采取支持疗法和对症处理。

【预防】

1. 防止猴群互相咬伤和发生外伤，定期检疫，淘汰阳性猴，逐步建立无 B 病毒感染猴群。

2. 引入新的动物需经过严格检疫、隔离，确认健康无病后方可混群。

3. 与猴接触的管理人员或实验人员要重视自身防护工作，一旦抓伤要立即用肥皂水洗净伤口，再用碘酒消毒，并做隔离观察，出现临床症状，及时对症治疗。

十一、猴 D 型逆转录病毒病

由猴 D 型逆转录病毒（simian retrovirus，SRV）引起获得性免疫缺陷综合征（simian acquired immunodeficiency syndrome，SAIDS）的一种人畜共患传染病。

【病原】

猴 D 型逆转录病毒包含内源性病毒和外源性病毒，同属逆转录病毒科（*Retrovirus*），肿瘤病毒亚科（*oncovirinae*）的 D 型病毒。具有 5 个血清型。为单负链 RNA 病毒，内含反转录酶，病毒粒子呈球形，直径 80~200nm。囊膜上缺乏明显的纤突，感染细胞质内的病毒为 A 型颗粒，细胞外未成熟病毒的核心为圆形，成熟病毒的核心为圆柱状，病毒以出芽的方式从细胞膜上释放。外源性病毒已被证实可以使宿主致病，但内源性病毒致病未被证实。紫外线、高压、氯仿、苯酚、70% 乙醇、1% 漂白粉可灭活病毒。

【流行病学】

猴是猴逆转录病毒的自然宿主，3 岁以上的猴抵抗力较未成年猴强，6 个月至 2 岁半的猴最为易感。病猴和隐性感染猴是主要传染源。一般通过接触血液、分泌物、排泄物传播病毒，可通过性传播和胎盘垂直传播。

【症状】

可以长期携带病毒而没有临床症状或没有免疫应答、严重免疫缺陷和病毒血症，可发生腹泻、体重减轻、贫血、脾肿大、淋巴结病、中性粒细胞减少症、表皮纤维瘤和腹膜后纤维瘤等症状。

【病理变化】

不同血清型导致不同的增生性病变。2 型主要引起腹膜后纤维瘤，表现为回盲肠交接处、肠系膜根部、淋巴结和胃肠道出现多小节或聚集物。病变包括腹膜表面出现小斑或结节，胃肠道外表面出现纤维物质。1 型主要引起皮下纤维素瘤，主要表现为皮下和口腔多小结节。

镜检可见，增生性病变表现为多血管的纺锤形细胞沿着浆膜表面浸润，包围正常的腹膜组织，且伴随着淋巴浆细胞炎症。免疫严重抑制的动物，主要表现为脾、胸腺和淋巴结正常结构变薄，同时淋巴组织缺失。肾玻璃样化的小动脉的皮质旁区和肾小囊缺失的血浆细胞和淋巴细胞被组织细胞替代。

【诊断】

根据临床症状、流行病学和病理学检查变化可做出初步诊断，确诊需经过病毒分离培养及鉴定，或血清学方法。血清学方法有：酶联免疫吸附试验（ELISA）以及免疫荧光试验（IFA）。野生型猴逆转录病毒株 SRVmac239 感染 TZM-b1 细胞后表达早期蛋白 Nef，可用于血清学的检查（图 3-1-16）。分子生物学方法主要有：RT-PCR 以及实时荧光 RT-PCR。

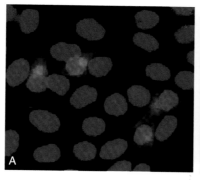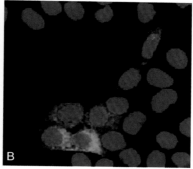

图 3-1-16 激光共聚焦显微镜血清学检测图

A. 红色荧光素标记抗体和晚期蛋白 Env；B. 绿色荧光素标记抗体。

引自：新型整合缺陷 SIV 疫苗在恒河猴模型中的免疫效果评价与机制研究，王储，2017

【治疗】

动物一旦发病，一般不进行治疗，目前尚无有效治疗手段，以预防为主。

【预防】

1. 防止猴群互相咬伤和发生外伤，定期检疫，淘汰阳性猴，逐步建立无 SRV 感染猴群。

2. 引入新的动物需经过严格检疫、隔离，确认健康无病后方可混群。

3. 与猴接触的管理人员或实验人员要重视自身防护工作，一旦抓伤要立即用肥皂水洗净伤口，再用碘酒消毒，并做隔离观察，出现临床症状，及时对症治疗。

十二、猴免疫缺陷病毒病

猴免疫缺陷病毒病是非人灵长类动物感染猴免疫缺陷病毒（Simian immunodeficiency virus，SIV）所致的一种高度致死性传染病。也称为猴艾滋病（SAIDS）。

【病原】

猴免疫缺陷病毒属于逆转录病毒科（*Retrovirus*），慢病毒亚科（*Lentivirinae*），慢病毒属（*Lentivirus*），具有潜伏期相对较长的特点，是一种逆转录病毒。猴免疫缺陷病毒粒子为球形，直径为 80~100nm，主要由核壳体、衣壳、基质和包膜组成（图 3-1-17）。具有典型的慢病毒的形态特征，即月牙形出芽，无胞质内 A 型颗粒。未成熟病毒粒子的核心为月牙形，成熟病毒粒子的核心为圆柱状。与人的 HIV 病毒遗传同源性较高。

猴免疫缺陷病毒的抵抗力不强，对热、脂溶剂及甲醛敏感。56℃加热 30min 可将其灭活，高压灭菌 20min 可杀灭病毒。10% 漂白粉液、50% 乙醇、0.3% 过氧化氢等消毒液可完全将其灭活。

【流行病学】

非洲猴类、非洲猿类等非人灵长类动物是该病毒的自然宿主，健康带毒的非洲猴和人工饲养感染的亚洲猕猴是该病重要的传染源。病毒可通过血液、唾液、精液及阴道分泌物中排出，经抓伤、咬伤、性接触等途径感染健康动物，也可垂直传播。

【症状】

与人艾滋病很相似，感染动物表现为持续性全身淋巴结肿大，体重下降，皮肤水肿、坏

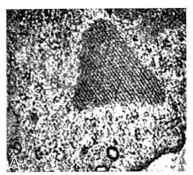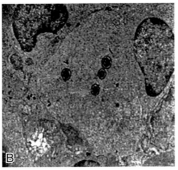

图 3-1-17 猴免疫缺陷病毒感染猕猴后淋巴结电镜观察

A. 淋巴细胞胞核内晶格状排列的病毒(红色箭头所指),100 000×;B. 淋巴细胞胞质内高电子密度同心圆样颗粒(红色箭头所指)。

引自:猴免疫缺陷病毒感染猕猴淋巴结和脾脏的病理学观察,张萍,吴玉娥,张钰,等,2012

死、溃疡,严重者病症深达肌肉或出现骨膜脓肿;齿龈、口腔黏膜、食道和胃肠道可见溃疡、炎症。脾肿大,中性粒细胞减少,淋巴细胞减少,外周血中有异常的单个核细胞,贫血,骨髓增生,特征性淋巴结组织损伤,持续发热、腹泻,呈现抗菌治疗无效的慢性感染。引起淋巴肉瘤、皮下纤维肉瘤等。患猴常由于条件感染、败血症、坏死性小肠炎等而死亡。

1. 急性期 主要表现为病毒血症,感染动物在 3~6 个月内发展为免疫缺陷综合征而死亡。

2. 无症状期 可表现为无临床症状,持续时间不同,有些动物偶有症状轻微的疾病发作。

3. 慢性进行性发病期 感染动物于 1 年后发展为免疫缺陷综合征,动物常见死于免疫抑制剂引起的感染。

【病理变化】

病理解剖可见全身淋巴结肿大,胃黏膜轻度炎症,小肠黏膜可见溃疡灶,大肠可见卡他性结肠炎或坏死性、脓性结肠炎;肝大,可见灰白色坏死灶。感染动物可伴发亚急性脑炎,炎症多见于大脑白质和脊髓灰质。

镜检,疾病早期可见淋巴结内滤泡增生,T 细胞增多,淋巴滤泡边界不清,滤泡内 T8 抑制性细胞增多,浆细胞少;晚期,脾和淋巴结的淋巴滤泡中 T 细胞、B 细胞大部分消失。皮质区被淋巴母细胞或组织细胞取代,胸腺皮质明显萎缩,胸腺小体有轻微的破坏,骨髓增生。其余脏器均有不同程度的炎症反应。

【诊断】

结合临床症状和病理变化可做初步诊断,确诊主要采用血清学方法,如酶联免疫吸附试验(ELISA)和间接免疫荧光试验(IFA)。分子生物学方法主要是实时荧光定量 RT-PCR。

【治疗】

目前尚无有效治疗措施。

【预防】

1. 防止猴群互相咬伤和发生外伤,定期检疫,及时隔离阳性猴,严重者应执行安乐死,并彻底消毒其笼具及用品。

2. 引入新的动物需经过严格检疫、隔离,确认健康无病后方可混群。

3. 与猴接触的管理人员或实验人员要重视自身防护工作,一旦抓伤要立即用肥皂水洗净伤口,再用碘酒消毒,并做隔离观察,出现临床症状,及时对症治疗。

十三、猴 T 细胞白血病病毒病

猴 T 细胞白血病病毒病是非人灵长类动物感染猴 T 细胞白血病病毒(simian T-cell lymphotropic virus,STLV)引起的传染病。

【病原】

猴 T 细胞白血病病毒属于逆转录病毒科(*Retroviridae*),致病性逆转录病毒属(*Pathogenic retrovirus*),为致瘤性 RNA 病毒。病毒粒子具有逆转录病毒的基本结构(图 3-1-18),形态为球形,由单股 RNA、核蛋白及围绕在外面的二十面体蛋白衣壳组成,直径约 100nm,全长大约 9kb。蛋白衣壳最外层为病毒囊膜,表面嵌有糖蛋白,内含有 P18 和 P24 两种结构蛋白,直径约 50nm。

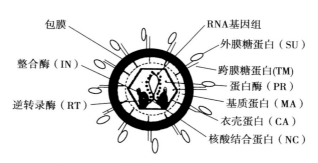

图 3-1-18　逆转录病毒基本结构示意图

该病毒对紫外线、X 射线、高温、高压敏感,氯仿、苯酚、75% 乙醇及其他脂溶剂均可灭活病毒。–70℃冰箱内可长期保存。

【流行病学】

猴 T 细胞白血病病毒可在非人灵长类动物不同种属间传播,主要通过动物间攻击或猎食行为而感染。STLV-1 和 STLV-3 最常感染恒河猴,STLV-2 最常感染食蟹猴和南方豚尾猕猴。病猴或隐形感染猴是主要传染源。该病毒主要通过血液传播,可由带毒动物通过咬伤、抓伤传染给健康猴,也可以通过性接触或垂直传播。

【症状】

自然感染大多发生在性成熟的动物,猴 T 细胞白血病病毒的感染率随着动物年龄的增长而逐渐攀升。非人灵长类动物感染可终生带毒,大多无临床症状,部分动物可表现为猴获得性免疫缺陷综合征,如纤维瘤病,持续性的淋巴结肿大等。

【病理变化】

病理解剖可见,长期感染的动物常伴有慢性肠炎。发生 T 细胞恶性淋巴瘤的动物,可见淋巴结、肝、脾肿大,可见在胃肠道内、皮下组织和口腔内发现纤维化的肿瘤。

镜检可见发生 T 细胞恶性淋巴瘤的动物,可见多型核淋巴细胞,这也是该病特征之一。淋巴结、骨髓、皮肤活检可见淋巴瘤细胞浸润,少部分可出现在生殖器官和周围神经组织。

【诊断】

由于大多为隐性潜伏感染,无明显临床症状,主要采用血清学方法确诊:免疫荧光试验(IFA)。分子生物学方法包括:RT-PCR 与实时荧光定量 RT-PCR。

【治疗】

目前尚无有效手段,以预防为主。

【预防】

1. 根据我国实验动物国家标准（GB/T 14926.63-2001）的规定,猴 T 细胞白血病病毒是无特定病原体(SPF)猴体内应排除的病毒之一。猴繁殖单位应定期对繁殖猴种群进行筛查,及时隔离阳性动物,严重者应执行安乐死,并彻底消毒其笼具及用品。

2. 引入新的动物需经过严格检疫、隔离,确认健康无病后方可混群。

3. 与猴接触的管理人员或实验人员要重视自身防护工作,一旦抓伤要立即用肥皂水洗净伤口,再用碘酒消毒,并做隔离观察,出现临床症状,及时对症治疗。

十四、猴痘

猴痘,又称猴天花,是由类天花病毒(Alastrim virus)引起的一种烈性人畜共患传染病。

【病原】

类天花病毒属于痘病毒科(*Poxviridae*),正痘病毒属(*Orthopoxvirus*),为双链 DNA 病毒,大小约为 197kb。具有痘病毒(天花病毒)共同的结构特点。外形为砖形或卵圆形,直径 200~450nm,外被脂蛋白膜或封套,核心如哑铃形,中间凹陷,两侧各有一个侧体,双层外膜包裹核心(图 3-1-19)。

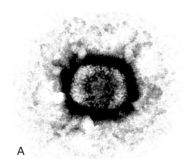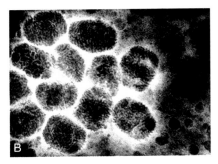

图 3-1-19　痘病毒透射电子显微镜图

A. 彩色透射电子显微镜下的牛痘病毒;B. 普通透射电子显微镜的天花病毒。

猴痘病毒耐乙醚,对阳光、紫外线、乙醇、氯仿、苯酚和甲醛等敏感,低温干燥下较稳定,56℃加热 30min 可将其灭活。

【流行病学】

猴痘病毒的自然宿主为非洲松鼠,啮齿类动物及猴、兔、猪也易感。本病的主要传染源是病猴和隐性带毒猴。人类主要通过被携带病毒的动物咬伤或直接接触感染动物的血液、体液和皮疹等而感染猴痘。猴痘病毒可通过衣物、器具等间接传播,也可通过空气传播。

【症状】

自然感染的有两种类型:急性型和丘疹型。急性型症状仅出现于食蟹猴,可见其全身多个部位皮肤出现皮疹,口腔黏膜溃疡,面部水肿并向后颈部延伸,最终堵塞气管,窒息死亡。丘疹型,可见其面部和四肢皮肤出现丘疹。早期为弥散性,丘疹直径为 1~4mm,化脓后流出灰色脓汁,7~10 天后逐渐消退,但严重的也可导致死亡。

【病理变化】

病理解剖可见,自然感染动物皮肤表面有弥散性天花样痘疹,或痘疹消退后形成的瘢痕组织。人工感染动物皮肤表面有小斑,周围有少许渗出物,肺部还可发现纤维性坏死支气管肺炎,以及坏死性皮炎、淋巴结坏死及淋巴组织缺失性脾炎。

镜检可见痘疹部位细胞间充满浆液,痘疹下部细胞损伤明显,可延至真皮层。表皮增生肥厚,生发层特别是棘细胞层细胞水泡变性,细胞肿大成海绵状,内含大量液体,部分呈大空泡或液化的多室空腔。脓疱液中混有大量的中性粒细胞。变性、坏死的基底细胞层细胞和棘细胞层细胞质内可见大小不一的嗜酸性包涵体。可见肺组织出现痘疹样变化,痘疹内的肺泡上皮呈立方形或菱形,向肺泡内突出。支气管黏膜上皮增生,呈乳头状向管腔内突出,带有圆形嗜酸性包涵体的巨噬细胞胞质浸润增生的上皮细胞。淋巴组织可见淋巴小结生发中心坏死,部分病例可见脑组织脱髓鞘病变或睾丸组织局灶性坏死。

【诊断】

根据流行病学、临床特征及病理组织学变化可做出初步诊断。确诊主要采用血清学方法,如酶联免疫吸附试验(ELISA)以及免疫酶试验(IEA)。

【治疗】

目前对于猴痘尚无特效疗法,主要采用对症支持治疗和护理,采用抗生素防继发感染。

【预防】

1. 防止猴群互相咬伤和发生外伤,定期检疫,及时隔离阳性猴,严重者应执行安乐死,并彻底消毒其笼具及用品。

2. 饲养室内外应消灭野鼠,防止其他野生动物进入饲养区域。引入新的动物需经过严格检疫、隔离,确认健康无病后方可混群。

3. 与猴接触的人员要重视自身防护工作,一旦抓伤要立即用肥皂水洗净伤口,再用碘酒消毒,并做隔离观察,出现临床症状,及时对症治疗。

十五、兔病毒性出血症

兔病毒性出血症(rabbit vird hemorrhagic disease,RHD),俗称"兔瘟",是由兔出血症病毒(rabbit hemorrhagic disease virus,RHDV)引起的急性、败血性的高度致死性传染病。

【病原】

兔出血症病毒属嵌杯病毒科(*Calici-viridae*)兔嵌杯病毒属(*Lagovirus*)。病毒粒子呈球形,病毒颗粒直径为32~36nm,十二面体对称结构,无囊膜,表面有短的纤突。为单股正链RNA病毒,由7 437个核苷酸组成,相对分子质量为$(2.4~2.6)×10^9$(图3-1-20)。

病毒对绵羊、鸡、鹅和人的O型血红细胞有凝集作用,而对大鼠、小鼠、鸭、鹌鹑等多种动物的红细胞不凝集。肝脏的病毒滴度最高,其次是脾、肾、肺等组织。该病毒只有一种血清型,但有报道存在不同亚型

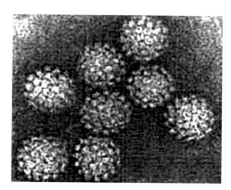

图3-1-20　兔病毒性出血症病毒颗粒电子显微镜图

引自:Three-dimensional structure of calicivirus, Prasad B.V.V.,Matson D.O.,Smith A.W., 1994

的毒株,个别毒株的血凝性与常规毒株有所不同。

该病毒对日光、紫外线、热敏感。对乙醚、氯仿不敏感,能耐 pH3.0 和 50℃ 4min 处理。1%~2% 甲醛、1% 漂白粉可杀灭病毒。

【流行病学】

本病仅发生于兔,长毛兔尤为敏感,年龄上差异大,主要发生于 3 月龄以上的青年兔或成年兔,常呈爆发性流行,发病率可达 100%,致死率达 90%。病兔与带病毒兔为传染源,可通过直接接触或间接接触的方式传播,经消化道、呼吸道、皮肤等途径感染。蚊、蝇也可成为传播媒介。

【症状】

潜伏期短,根据流行资料推测为 1~2 天。根据其病程,表现可分为 3 型。

1. 最急性型 多见于新疫区或流行初期,常无任何前驱临诊症状而突然发病死亡,死前四肢呈划水状,抽搐、惨叫,死后呈角弓反张姿势,天然孔流出泡沫状血样液体(图 3-1-21)。

2. 急性型 多见于流行中期,体温升高至 41℃ 或更高,稽留 24h 后下降,精神萎靡,被毛粗乱,伏卧,不食或减食,渴欲增加,多尿,呼吸急促,迅速消瘦。濒临死时常见兴奋,啃咬笼架,抽搐、尖叫、四肢强直、划动,天然孔流出淡红色液体(图 3-1-21)。病程 1~2 天。死前肛门松弛,被毛有黄色黏物粘污。

3. 慢性型 多见于老疫区和流行后期,或幼龄兔。体温升高至 41℃ 或更高,食欲减退,从鼻孔流出脓性或黏性分泌物,迅速消瘦,衰弱而死。个别兔有流涎,拱背或瘫痪,5~6 天后衰竭而死。有的可耐过,但发育不良,仍带毒成为传染源。

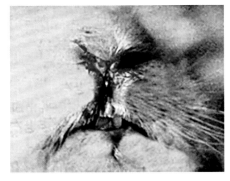

图 3-1-21 兔病毒性出血症患病兔的鼻嘴部

鼻孔处有血样液体。

【病理变化】

本病以实质器官淤血、出血为主要特征。肝、脾、肾等器官淤血、肿大,鼻腔、喉头、气管黏膜淤血及出血十分明显,有"红气管"之称。典型病例均可在气管内发现血色泡沫液体,肺高度淤血,水肿,散在出血点或弥漫性出血斑,具有特征性(图 3-1-22)。肝脏淤血,肿大、质脆、土黄色,肝小叶间质增宽,表面有淡黄色和灰白色条纹和坏死灶,有散在出血点。胆囊肿大,充满胆汁,脾淤血肿大,呈蓝紫色。肾脏也见淤血,肿

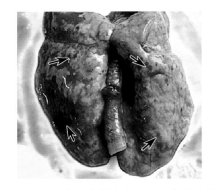

图 3-1-22 兔病毒性出血症患病兔的肺部

肺组织苍白伴有散在出血点或弥漫性出血斑(黑色箭头所指)。

引自:兔病毒性出血症病毒遗传变异及口服疫苗的研究,邱立,2012

大,暗红色,表面有散在针头大小的出血或有灰白色坏死区。膀胱内充满黄褐色尿液。心肌松弛,心内、外膜有出血斑点。胸腺水肿,胃内充满食糜,胃黏膜脱落,母兔子宫多见出血。

【诊断】

根据流行病学特点、临诊表现及典型病理变化,可以做出初步诊断。确诊需实验室诊断。

血清学方法主要包括血凝试验（HA）与血凝抑制试验（HAI）。分子生物学方法主要是逆转录聚合酶链式反应（RT-PCR）。

【治疗】

目前暂无特效的治疗方法。一般不予治疗，直接淘汰阳性动物。

【预防】

1. 从无该病地区购买种兔，并进行严格检疫及隔离观察，确认健康无病时方可混群。

2. 加强饲养管理，平衡饲料营养，增强机体抵抗力，严格做好卫生消毒，对于易感兔群定期注射兔瘟疫苗。

3. 一旦发生本病，要及时隔离病兔封锁疫点，严格消毒污染的环境。

第二节　实验动物细菌性疾病

一、沙门氏菌病

沙门氏菌病又名副伤寒（Paratyphoid），是由沙门氏菌（Salmonella）引起的人畜共患传染病的总称。

【病原】

沙门氏菌属肠杆菌科（*Enterobacteriaceae*）、沙门氏菌属（*Salmonella*）。沙门氏菌为革兰氏阴性菌，菌体大小为$(0.4\sim0.6)\mu m \times (1\sim3)\mu m$，无荚膜芽孢。两端钝圆，大多为周身鞭毛（除鸡白痢沙门菌和鸡伤寒沙门菌外），有运动性（图3-2-1）。

本属细菌对干燥、日光等因素不敏感，对化学消毒剂敏感，一般常用消毒剂和消毒方法均能达到消毒目的。

【流行病学】

人和多种动物均易感，如猪、猴、兔、豚鼠、大鼠、小鼠等。受感染的动物，以及人类带菌者，均为传染源。可通过食物、水传播。也可通过直接接触或通过污染用具间接感染本病。

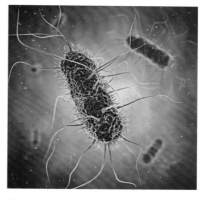

图3-2-1　沙门杆菌彩色扫描电子显微镜图

【症状】

小鼠、豚鼠感染沙门氏菌的临床症状有急性感染型、亚急性型和隐性感染型三种。①急性感染型：呈暴发性，无任何临床症状突然大批死亡。②亚急性型：被毛蓬乱无光泽，可见眼睑黏合、眼结膜发炎；食欲不振、饮欲减退甚至废绝，腹泻，粪便呈黄绿色、味恶臭，可见泡沫状黏液。③隐性感染型：豚鼠有食欲下降、体重减轻的轻微症状。

兔感染鼠伤寒沙门氏菌和肠炎沙门氏菌主要以腹泻和流产为特征。潜伏期1~3天，急性病例不显任何临诊症状而突然死亡。多数病兔腹泻，体温升高，精神沉郁，食欲废绝，渴欲增加，消瘦，母兔阴道内排出黏性、脓性分泌物。

【病理变化】

1. 鼠　病理解剖可见急性感染型豚鼠死亡病例的淋巴结、肝和脾有灶性坏死，并有出血肿大;肠内充有液体和气体,也可见灶性坏死及淤血肿大。亚急性型病例肠、肝充血肿大,脾大,有明显黄白色坏死灶(图3-2-2),回肠肠系膜淋巴结肿大突起。

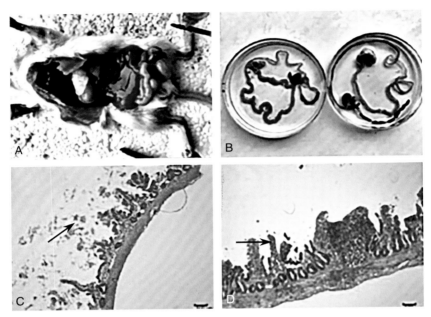

图 3-2-2 沙门氏菌感染病例

A、B. 患病小鼠肠壁变薄,肠腔内有黄色内容物;C. 感染动物肠上皮细胞坏死脱落(箭头所指脱落的肠上皮);D. 感染动物空肠肠绒毛上皮坏死脱落(箭头所指);C、D 为 HE 染色,100×

引自:4株鸽源沙门菌致病性观察,张跃东,罗薇,张焕容,等,2020

可见急性病例的肠黏膜上皮出血、坏死,固有层组织充血,有中性粒细胞浸润。亚急性经过病例的肝细胞坏死,且坏死灶和肝窦内有单核细胞、淋巴细胞和浆细胞浸润,并形成肉芽肿。

2. 兔 兔肝脏出现弥漫性或散在性黄色针尖大小的坏死灶,胆囊胀大,充满胆汁,脾脏大 1~3 倍,大肠内充满黏性粪便,肠壁变薄。

【诊断】

根据流行病学、临床症状和病理变化可做出初步诊断,确诊需做沙门氏菌分离培养及鉴定。酶联免疫吸附试验(ELISA)和单克隆抗体技术可用于本病的快速诊断。

【治疗】

治疗首选头孢类抗生素。一般感染沙门氏菌病的鼠群需全群淘汰,重新引种。也可利用体外受精和剖宫产手术等技术净化鼠群。

【预防】

1. 主要措施是加强饲养管理,消除发病诱因,保持饲料和饮水的清洁卫生。注意消灭野鼠,严防苍蝇和粪便的污染。

2. 引入新购动物须严格检疫、隔离,确认健康无病后方可混群。

3. 严格管控饲料、饮水、笼具、垫料的消毒灭菌,饲养室定期消毒、定期进行病原体检测,及时隔离阳性动物。

二、支原体病

支原体病是由支原体(Mycoplasma)引起的一种人畜共患传染病。

【病原】

病原为支原体,分类上属于支原体科(*Mycoplasmataceae*),支原体属(*Mycoplasma*),革兰氏染色阴性,不易着色。支原体是一类缺乏细胞壁的原核细胞微生物,是能在无细胞培养基内繁殖的最小微生物,其大小介于细菌和病毒之间,个体直径 80~300nm,可通过除菌滤器。支原体无细胞质膜,具多形性,可呈球状、杆状、丝状等不规则形态(图 3-2-3),丝状体通常在支原体的对数生长期和最佳培养条件时形成,经过短暂生长后,这些丝状体随之断裂形成球形链状。支原体多数为兼性厌氧,少数为专性厌氧;在固体培养基上形成典型的"荷包蛋"状菌落,形成的菌落极小,其直径通常小于 1mm(图 3-2-3)。

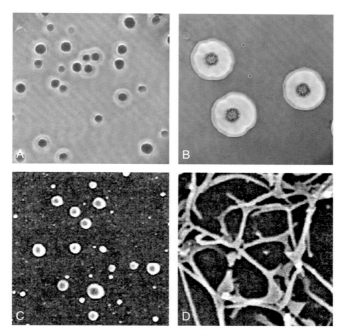

图 3-2-3　支原体

A、B.是典型的"荷包蛋"状菌落图,A 为 40×,B 为 100×;C、D.是扫描电子显微镜图,10 000×,C 为球状支原体菌体,D 为丝状支原体菌体。

A、B.引自:2017—2018 年我国部分地区牛支原体的分离鉴定及多位点序列分型,康浩然,刘重阳,于勇,等,2019;C、D.引自:肺炎支原体生物膜形成分析和特性研究,杨德华,2018

支原体抵抗力较弱,对热、干燥敏感,对 75% 乙醇敏感,对红霉素、四环素、螺旋霉素、链霉素、卡那霉素等药物敏感,但对青霉素类的抗生素不敏感。

【流行病学】

目前从小鼠、大鼠、豚鼠、地鼠、兔、猫、犬和灵长类动物中分离鉴定的支原体达到 30 余种。不同支原体侵害的对象有所不同,支原体主要通过直接接触和空气传播感染动物,也可经胎盘垂直传播。肺支原体可引起鼠类呼吸道支原体病和生殖道病;关节炎支原体主要侵害大鼠,引起多发性关节炎,造成四肢关节肿胀,后肢麻痹;犬支原体可引起犬肺炎;猪支原体引起猪支原体肺炎(喘气病)。有的支原体则属于寄生性支原体,存在于正常动物的呼吸道和生殖道中,未发现有明显的致病性。

【症状】

大部分支原体为慢性或隐性感染,患病动物通常无明显的临床症状。实验动主要由肺炎支原体、溶神经支原体和关节炎支原体引起,其中尤以肺炎支原体危害最严重。肺炎支原体主要导致大、小鼠的肺炎及雌性生殖器官疾患(化脓性卵巢炎、输卵管炎及子宫积脓),也常表现为头伸直,前爪抬起,打滚、跳动、快速运动等神经症状。猪支原体引起猪咳嗽和喘气。

【病理变化】

由支原体引起的鼠呼吸道支原体病一般看不到大体病变,而且动物被少量支原体感染后也不出现或很少出现显微病变。严重的猪支原体感染,可见两侧肺均显著膨大,在心叶、尖叶、中间叶及部分病例在膈叶出现融合性支气管肺炎变化。病变的颜色多为淡灰红色或灰红色,半透明状,像鲜嫩的肌肉样,俗称"肉变"。随着病程延长或病情加重,病变部的颜色变深,呈淡紫红色或灰白色带泡沫的浆性或黏性液体,半透明的程度减轻,坚韧度增加,俗称"胰变"或"虾肉样变"。

肺部病变的组织学检查可见典型的支气管肺炎变化。小支气管周围的肺泡扩大,泡腔内充满大量的炎性渗出物。并有多数的小病灶融合成大片的实变区。

【诊断】

可结合临床症状以及流行病学等作初步诊断,确诊需做支原体分离培养和鉴定。也可通过血清学方法及分子生物学方法如酶联免疫吸附试验(ELISA)、免疫荧光试验(IFA)、聚合酶链式反应(PCR)及实时荧光定量 PCR 进行快速诊断。

【治疗】

感染的小型实验动物不予治疗,直接淘汰。大型、珍贵的实验动物可使用抗生素治疗。其中四环素和泰乐菌素对小鼠肺支原体有较强的抑制作用。

【预防】

1. 加强饲养管理,注意饲养密度,严格做好卫生消毒工作,保持饲料和饮水的清洁卫生。

2. 引入新购动物须严格做好检疫、隔离工作,确认健康无病后方可混群。

3. 定期做病原体检测,对感染动物进行隔离并对环境进行彻底消毒。

三、鼠棒状杆菌病

鼠棒状杆菌病是由鼠棒状杆菌(Corynebacterium murium),也叫科屈氏棒状杆菌(Corynebacterium kutscheri),引起的多种动物疾病。

【病原】

鼠棒状杆菌属于棒状杆菌科(*Corynebacteriaceae*),棒状杆菌属(*Corynebacterium*),为革兰氏染色阳性菌,形态呈小棒槌状、尖形或微弯曲杆菌,排列多为不规则,呈散在、成对、"V"形或栅栏状排列,陈旧培养物中呈现分枝状。大小为$(0.5\sim0.6)\mu m \times (1.2\sim1.5)\mu m$,不形成芽孢,无鞭毛,无荚膜,无运动性(图 3-2-4)。

本菌对热不敏感,日光直射或加热至82℃以上10min可灭活。对常用消毒剂较敏感。本菌可在动物尿液、粪便及病灶分泌物中长时间存活。

【流行病学】

本菌的自然宿主主要是大鼠和小鼠,在豚鼠、地鼠及野鼠中也曾分离出该菌。患病鼠及带菌鼠为主要传染源,大鼠、小鼠及其他动物可直接或间接传播,包括口、鼻或皮肤损伤等。

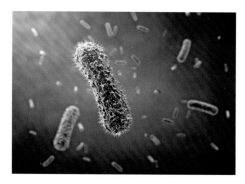

图3-2-4　棒状杆菌电镜模拟图

【症状】

大鼠、小鼠常呈隐性感染,一般不表现临床症状。疾病暴发时表现为两种类型:高致死率的急性病程和低致死率的慢性综合征。急性发病时,病鼠被毛粗乱、弓背、食欲不振、生长受阻、消瘦、关节肿大、呼吸困难,大鼠呼吸症状尤为明显;皮肤发生溃疡脓肿或形成皮下瘘管;鼻、眼部出现分泌物;肢体发生跛行或坏死脱落,常于1周内死亡。慢性经过者,常无明显临床症状。

【病理变化】

剖检可见,小鼠多表现为全身性败血症,多个脏器(包括心脏、肺、肝、肾及淋巴结)形成脓肿,呈黄色或灰白色结节,凝固性或干酪样坏死。还会发生角化过度性皮炎,导致严重的脱毛及皮肤脱落;大鼠可见肠黏膜出血及溃疡,有小脓肿形成,肠系膜淋巴结肿大,偶见中耳炎、腹膜炎、皮肤溃疡、包皮腺炎、化脓性关节炎等。

镜下观察,可见多个脏器、组织有中性粒细胞浸润。脓肿周围可见巨噬细胞及中性粒细胞浸润;淋巴结坏死,大量中性粒细胞浸润;小支气管内可见黏液及中性粒细胞,小支气管及周围血管淋巴细胞和浆细胞增生,间皮细胞肥大,有少量巨噬细胞;坏死灶及脓肿病灶中可见革兰氏染色阳性的小杆菌菌体集落。

【诊断】

可根据流行病学资料及临床症状做初步诊断,确诊需进行细菌分离培养及鉴定。血清学方法如间接免疫荧光抗体法(IFA)和酶联免疫吸附试验(ELISA),以及分子生物学方法如实时荧光定量PCR可用于快速诊断。

【治疗】

一般不作治疗,直接淘汰阳性鼠。对已污染的珍贵鼠群,可通过剖宫产的方法净化鼠群。

【预防】

1. 加强饲养管理,注意饲养密度,严格做好卫生消毒工作,保持饲料和饮水的清洁卫生。

2. 引入新购动物须严格做好检疫、隔离工作,确认健康无病后方可混群。

3. 定期做病原体检测,对感染动物进行隔离并对环境进行彻底消毒。

四、泰泽氏菌病

泰泽氏菌病是由泰泽氏菌,又称毛样芽孢杆菌(Bacillus piliformis)引起的传染病。该病以严重下痢、脱水并迅速死亡为特征。

【病原】

泰泽氏菌属于芽孢杆菌科(*Bacillaceae*),芽孢杆菌属(*Bacillus*),是一种细长厌氧菌,革兰氏染色阴性,具有多形性。大小为 0.5μm×(8~10)μm。可形成芽孢,周身有鞭毛。

泰泽氏菌(生长型)在外界环境中不稳定,很容易自溶,室温下 2 小时即可快速失去感染能力,只有冻存在 -70℃或液氮中方可保持其毒力。该菌的芽孢形式具有较强的抵抗力,对乙醇、苯酚和季胺类化合物不敏感;但对碘伏、甲醛、过氧乙酸和次氯酸钠、80℃都敏感,作用15min 等可将其灭活。

【流行病学】

本菌自然宿主广泛,鸟类、哺乳类动物均可感染,断乳的幼年动物尤为易感。隐性感染动物是本病的主要传染源。本菌为水平传播,隐性感染动物排出带有芽孢的粪便,污染饲料及垫料,再经口感染健康动物。

【症状】

不同种类的动物,症状基本相似,常表现为精神沉郁、严重下痢、黄疸、急剧脱水、急性死亡,感染动物死亡率高,但发病率不一。对幼兔威胁性很大,感染后产生暗黑色的粪便,呈水样或黏液状。病兔精神萎靡,食欲减退或废绝,脱水,消瘦,迅速死亡,也有无腹泻症状而突然死亡的,耐过病兔生长停滞。

【病理变化】

病变主要在大肠,肠病变常见于盲肠、结肠前段和回肠后段,肠黏膜萎缩坏死,浆膜面充血、出血,盲肠壁水肿增厚。出血性肠炎和肝多发灶样坏死的结合是各种动物自然病例的典型病变。肝脏中,一般沿门静脉分支散布凝固性白色坏死灶。最急性病症大多不发生炎症,而在慢性或亚急性病程中,可看到中性粒细胞和淋巴细胞的浸润。兔和大鼠会发生心肌病变、坏死。

镜下观察,患病动物的肝脏细胞常呈空泡样变(图 3-2-5),在坏死灶边缘存活的肝细胞细胞质中,能够发现细长、毛发样杆菌束,在早期感染中,更易发现细菌(图 3-2-6)。染色观察通常需要特殊的染剂,如银染料、吉姆萨染料或过碘酸希夫氏酸性染料(periodic acid Schiff reaction,PAS 反应)。在肠道的上皮细胞内,也能发现病原体,特别是在伴发局灶性坏死性小肠结肠炎时。

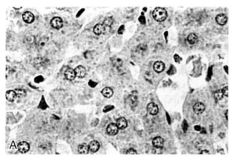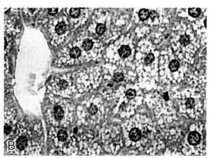

图 3-2-5　病理切片 HE 染色图(400×)

A. 正常小鼠肝细胞;B. 患病小鼠肝细胞,呈空泡样变。

引自:人工培养小鼠泰泽氏菌(MT-3T3 细胞)及实验动物泰泽氏病分子病理学检测方法的建立,高虹,2002

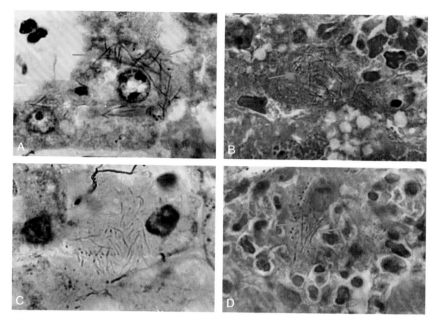

图 3-2-6　患病小鼠肝脏坏死病灶周围细长、毛发样泰泽氏杆菌（绿色箭头所指）
（普通光学显微镜图 10×100）
A. Giemsa 染色；B. 革兰氏染色；C. 嗜银染色；D. PAS 染色（过碘酸希夫氏酸性染
色，糖原染色）。
B 引自：人工培养小鼠泰泽氏菌（MT-3T3 细胞）及实验动物泰泽氏病分子病理学
检测方法的建立，高虹，2002

【诊断】

根据眼观病变可做出初步诊断，需在肝脏、肠上皮或心肌细胞内观察到该病原菌即可确
诊。最常见的方法是将肝脏、肠的组织压片，镜检坏死灶周围活细胞，可见细胞质内存在一
束细长杆状物。对于隐性感染，采用血清学方法，如酶联免疫吸附试验（ELISA）以及免疫荧
光试验（IFA）。

【治疗】

青霉素、四环素等抗生素可有效缓解由本菌所引起的临床症状，但无法完全治愈本病，
因此一般不予治疗，直接淘汰，珍贵的品系可通过剖宫产净化。

【预防】

1. 加强饲养管理，注意饲养密度，严格做好卫生消毒工作，保持饲料和饮水的清洁卫生。
2. 引入新购动物须严格做好检疫、隔离工作，确认健康无病后方可混群。
3. 定期做病原体检测，对感染动物进行隔离并对环境进行彻底消毒。

五、巴斯德菌病

巴斯德菌病是由多杀性巴斯杆菌（Pasteurella multocida，PM）和嗜肺巴斯德菌（Pasteurella
pneumotropica）引起的多种动物传染病。

【病原】

巴斯德杆菌属于巴斯德菌科（*Pasteuriacese*），巴斯德菌属（*Pasteurella*）。形态为细小的球杆菌、两端钝圆,近似椭圆形,大小为(0.2~0.4)μm×(0.5~2.5)μm,在培养物内呈圆形、卵圆形或杆状。病料涂片用瑞氏染色或碱性亚甲蓝染色,可见典型的两极着染。没有鞭毛,不产生芽孢,革兰氏阴性。在血清琼脂上培养24h后,可长成灰白色、边缘整齐、表面光滑、闪光的露珠状小菌落(图3-2-7)。

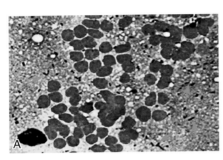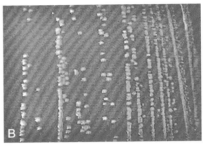

图3-2-7　多杀巴斯德菌菌体和菌落形态

A. 患病动物肝脏涂片瑞氏染色见深蓝色的两极着染细小的球杆菌、两端钝圆,近似椭圆形的杆菌(绿色箭头所指);B. 在血清琼脂上培养24h后,见长成灰白色、边缘整齐、表面光滑、闪光的露珠状小菌落。

引自:牦牛源多杀性巴氏杆菌分离鉴定及重组外膜蛋白 omph、ompa 免疫效果的初步的分析研究,田亮,2013

　　本菌对外界物理和化学因素抵抗力较弱,常用的消毒剂即可杀灭。干燥和加热即可迅速使其死亡。55℃作用15min、60℃作用10min可将其灭活。

　　【流行病学】

　　多杀性巴斯德菌对猪、犬、猫、兔、鼠类和人均有致病性,嗜肺巴斯德菌可感染大鼠、小鼠、豚鼠。患病动物和带菌动物是巴斯杆菌病的传染源。经消化道和呼吸道,也可经皮肤黏膜的损伤部位或吸血昆虫叮咬而感染本病。

　　【症状】

　　家兔感染多杀性巴斯德菌症状尤其明显,根据临诊症状,可将此病分为败血型、鼻炎型、肺炎型、中耳炎型、结膜炎型等不同病型,还可引起其他器官局部化脓性病变。

　　嗜肺巴氏杆菌感染大鼠及小鼠可引起肺炎、中耳炎、结膜炎、全眼球炎、皮下溃疡、肠炎、尿道球腺炎、乳腺炎、子宫炎等。

　　【病理变化】

　　多杀性巴斯德菌感染鼻腔黏膜上皮可见大量的杯状细胞。肺剖检可见肺硬化,呈暗红色,萎缩不张,形成灰色小结节,可见胸膜炎、胸腔积液、肺脓肿。肺泡内充满巨噬细胞,支气管周围淋巴结显著增生。脾脏肿大,折叠困难,边缘钝;胃黏膜有点状或带状出血,有时出现溃疡。肠管内常有血液和大量黏液的混合物;肠黏膜出血。化脓性支气管肺炎病灶可见出血、坏死,纤维素渗出,肺不张等变化。嗜肺巴斯德菌感染病理变化不具有特异性,与其他病原菌在宿主同一部位产生的病变相似。在隐性感染时,肺、上呼吸道、子宫和肠道的上皮组织经常看不到组织病理学变化。

　　【诊断】

　　根据临术症状和病理变化可作出初步诊断,通过细菌分离培养及鉴定可确诊。

【治疗】

对于小型实验动物一般不予治疗,直接淘汰,并及时隔离易感种群。治疗可用抗生素和磺胺类药物。

【预防】

1. 加强饲养管理,做好消毒工作,杀灭环境中可能存在的病原体。

2. 定期检测,及时淘汰阳性动物,对污染环境彻底消毒,防止传播。

3. 对于新引入的动物,必须经过严格的检疫、隔离,确认动物健康无病后方可混群。

六、葡萄球菌病

葡萄球菌病是由葡萄球菌(Staphylococcus)引起的人和动物多种疾病的总称。

【病原】

葡萄球菌属于细球菌科(*Micrococcaceae*),葡萄球菌属(*Staphylococcus*),为革兰氏阳性球菌,细菌呈圆形,直径为 0.5~1.5μm,以葡萄状不规则丛集状排列为特征(图 3-2-8)。无鞭毛、无芽孢、不运动,有些菌株具有荚膜或黏液层。葡萄球菌可分为金黄色葡萄球菌(Staphylococcus aureus)、腐生葡萄球菌(Staph. saprophyticus)和表皮葡萄球菌(Staph. epidermudis)3 种,其中金黄色葡萄球菌为主要的致病菌。

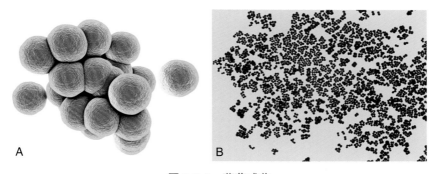

图 3-2-8　葡萄球菌
A. 金黄色葡萄球菌彩色扫描电镜(模拟图);B. 葡萄球菌普通光学显微镜图,1 000×。

葡萄球菌对热抵抗力很强,但煮沸可迅速使其灭活。3%~5% 苯酚溶液可杀死本菌,70% 乙醇、常用浓度的过氧化氢(3%~8%)、高锰酸钾可将其灭活。

【流行病学】

多种动物如大鼠、小鼠、豚鼠、地鼠犬、牛、猪及人均易感。患病动物及带菌动物为主要传染源。本菌通过消化道、呼吸道各种途径感染,破裂和损伤的皮肤黏膜是主要的入侵途径,甚至可经过汗腺、毛囊进入机体组织。

【症状】

葡萄球菌常引起皮肤的化脓性炎症,也可引起菌血症、败血症和各内脏器官的严重感染。

1. 大鼠、小鼠　感染金黄色葡萄球菌大鼠感染常表现为创伤性皮炎、溃疡性皮炎和尾部损伤。小鼠感染常表现为溃疡性皮炎,面部、颈部、耳朵及前肢出现湿疹样病变。免疫功能正常小鼠发生面部脓肿,包括眼眶组织、牙周组织等面部深层组织的多发性脓肿和肉芽肿。裸鼠感染金黄色葡萄球菌其眼眶及面部也会发生大小不等的脓肿。豚鼠感染常发生口唇炎、剥落性表皮炎以及关节炎。

金黄色葡萄球菌感染也可引起生殖道疾病,如雄鼠化脓性睾丸炎、阴茎头包皮炎、包皮腺囊肿;还可引起雌鼠的子宫内膜炎,并通过胎盘垂直传播感染仔鼠。

2. 兔　金黄色葡萄球菌通过皮肤损伤或经毛囊、汗腺侵入机体时,可引起转移性脓毒血症。初生仔兔经脐带感染时,也可发生脓毒血症。经呼吸道感染时,可引起上呼吸道炎症。哺乳母兔感染可引起乳腺炎,仔兔因吸吮含有金黄葡萄球菌的乳汁而引起肠炎。

3. 猴　感染金黄色葡萄球菌猴主要经消化道感染本菌,主要表现为急性出血性肠炎。以恒河猴、短尾猴和熊猴多发,常突然发病。

【病理变化】

本菌感染的典型病变是皮炎和脓肿。剖检可见四肢、胸腹部及周围皮下组织因充满带血的渗出液而增厚。真皮及皮下组织出血、水肿,伴有脓疱及脓肿,最终发展成为慢性炎症或肉芽肿性炎症。乳腺炎、睾丸炎或包皮炎中可见脓性渗出物充满导管和腺体,并导致耻骨区皮下脓肿,腹部表面有 1~3mm 小疙瘩产生。

镜检可见退化型炎性细胞。切片可见大型革兰氏阳性球菌凝块,组织内嗜中性细胞浸润。

【诊断】

根据临床症状及病理变化,可做出初步诊断,通常对菌株进行分离培养及鉴定。也可通过 PCR、实时荧光定量 PCR 快速诊断。

【治疗】

感染的小型实验动物,一般不予治疗,直接淘汰。大型、珍贵的实验动物,对于发生脓肿及积脓的病例需要排脓处理,可使用青霉素、链霉素、红霉素、四环素、新生霉素、氟喹诺酮类及磺胺类药物治疗。由于金黄色葡萄球菌极易产生耐药性,在选用抗生素药物进行治疗时应首先进行药敏试验。

【预防】

1. 预防葡萄球菌感染,主要在于保持干燥清洁的卫生环境,加强饲养管理,并做好日常的巡检和监察工作。

2. 加强日常消毒,注意清除锋利、尖锐物品,防止皮肤外伤。控制单笼动物的数量。

3. 如发现可疑病例,尽快处理,及时隔离,对周围环境彻底消毒。

七、链球菌病

链球菌病是主要由 β 溶血性链球菌(Streptococcus)引起的多种人畜共患病的总称。

【病原】

链球菌种类繁多,分类上属于链球菌科(*Streptococcaceae*),链球菌属(*Streptococcus*),分为致病性和非致病性两大类。1933年兰氏分群法引入链球菌鉴别,将链球菌分为 A、B、C、D、E、F、G、H、K、L、M、N、O、P、Q、R、S、T、U 及 V 群,共 20 个血清群。

链球菌为革兰氏阳性菌,直径 0.5~2.0μm,不产生芽孢,形态为卵圆形,细胞成对或成链排列,致病性链球菌形成的链一般较非致病菌链长,A、B、C 群菌株多可形成荚膜。除个别 D

群菌株外,其余均无鞭毛(图 3-2-9)。

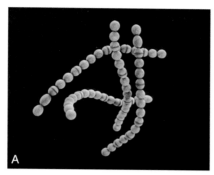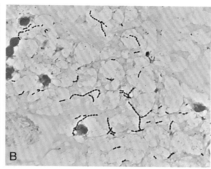

图 3-2-9　链球菌

A. 彩色电子显微镜下的链球菌(模拟图);B. 普通光学显微镜下的链球菌,100×。

链球菌对于干燥和热的抵抗力不强,60℃作用 30min、传统煮沸及巴氏灭菌法均可杀死该菌。对青霉素、金霉素、红霉素、四环素及磺胺类药物敏感,常规消毒药物也能将其灭活。

【流行病学】

多种动物易感,实验动物中小鼠、大鼠、沙鼠、地鼠、豚鼠、兔、雪貂、犬、猫、猴等均可感染链球菌。患病、带菌、病死动物是主要的传染源。健康哺乳动物体内,如消化道、呼吸道,泌尿生殖道黏膜等,也可有链球菌以共栖菌和致病菌的方式存在。链球菌病可通过呼吸道、消化道、血液等途径水平传播,也可垂直传播。

【症状】

链球菌感染的动物没有特异的临床症状,具体因感染部位不同而表现不一。

1. 大鼠化脓链球菌感染表现为精神抑郁萎靡,被毛松散,鼻分泌物增多且带有血样,乳腺肿大,乳晕潮红或发绀;仔鼠消瘦,个别有下痢症状,多数于在 10~15 日龄死亡;肺炎链球菌感染,青年大鼠感染较多,无特异性症状,会出现体重下降、呼吸困难、啰音,并呈腹式呼吸。

2. 豚鼠肺炎链球菌感染表现被毛粗乱,精神差、弓背、呼吸困难、颌下淋巴结发热、红肿。妊娠母豚鼠产前出现呼吸困难,不吃不动,眼、鼻流出浆液性或脓性分泌物,流产、产出畸胎或死胎,产后豚鼠精神不振,逐渐消瘦死亡;马链球菌兽疫亚种感染:颈部淋巴结炎、尿结石,严重者口鼻和阴道流血。

3. 犬链球菌感染表现为流产、新生犬败血症、多发性关节炎、坏死性筋膜炎、外耳炎、心内膜炎及毒素休克综合征等;无乳链球菌感染,表现为高热、鼻出血,眼流出黏液性分泌物,引发败血症、心内膜炎、脑膜炎等。

【病理变化】

1. 大鼠化脓链球菌感染　哺乳期发病大鼠剖检可见乳腺肿大,切面外翻且呈淡粉红色,渗出大量黄色或粉红色乳汁,部分可见绿色脓状物,肺表面肿大、淤血。哺乳期仔鼠死亡后,可见肺表面小脓肿、出血及坏死灶等,切面有洋红色脓汁,肠壁变薄,内容物黏液呈粉红色,肠道黏膜可见大量出血点,肠系膜淋巴结肿大。胃底部黏膜有出血点,肾、肝、脾稍肿大;肺炎链球菌感染,常见化脓性鼻炎和中耳炎,可蔓延至气管末端形成急性气管炎及纤维素性大叶性肺炎。

2. 豚鼠肺炎链球菌感染   常为伴随纤维素渗出的大叶性肺炎、心外膜炎、胸膜炎,心外膜与心包、肺胸膜与胸腔常粘连。肺呈肝样变,同时见到脓肿性病变。对于急性死亡的病例,有时可看到纤维素性腹膜炎;化脓链球菌感染,肺炎伴有一侧或两侧肺叶实变,血胸和心包积血,半数以上死亡鼠膀胱内有灰黄色沉淀物。

【诊断】

可根据临床症状和病理变化进行初步诊断,确诊需进行细菌分离培养及鉴定,也可通过聚合酶链式反应(PCR)方法确诊。

链球菌病需与其他化脓性传染病相鉴别,包括葡萄球菌病、巴斯德菌病、棒状杆菌病和假单胞菌病。

【治疗】

感染的小型实验动物一般不予治疗,直接淘汰。对于大型、珍贵的实验动物,可使用抗生素治疗或临床对症治疗。最好能在用药前做药敏试验确定敏感药物。

【预防】

1. 加强动物饲养管理,控制饲养密度,做好卫生消毒工作。

2. 引入新购动物须严格检疫、隔离,确认健康无病后方可混群。定期检测病原体,及时隔离阳性动物。

八、布鲁氏菌病

布鲁氏菌病是由布鲁氏菌(Brucella)引起的多种动物感染的人畜共患传染病,又名"波状热",也称为布病。以家畜和野生动物生殖器官和胎膜发炎,引起流产、不育和各组织局部病灶为主要特征。

【病原】

布鲁氏菌属于布鲁氏菌科(*Brucellaceae*),布鲁氏杆菌属(*Brucella*),为革兰氏阴性小球杆菌(图 3-2-10),大小为 $(0.6\~1.5)\mu m \times (0.5\~0.7)\mu m$,表面无鞭毛和荚膜,不含质粒,不存在毒力岛、菌毛、纤毛、黏附素及毒素等典型的毒力因子,对其毒力研究较为困难。目前研究显示,布鲁氏菌分 10 多种血清型,布鲁氏菌 S 型毒力明显高于 R 型,R 型表面缺乏脂多糖,这表明布鲁氏菌的毒力与外膜成分中脂多糖蛋白复合物有关。

布鲁氏菌在自然条件下抵抗力较强,对日光、紫外线、干燥较为敏感。本菌对各种物理和化学因素比较敏感,70℃作用 10min 即可杀死,1% 煤酚皂溶液(来苏儿)、2% 甲醛、75% 乙醇也可杀灭该菌。对低温抵抗力较强,冰冻状态下可存活数月。

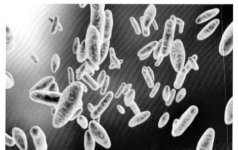

图 3-2-10   彩色扫描电镜下的布鲁氏杆菌(3D 模拟图)

【流行病学】

多种家禽、家畜和野生动物都是布鲁氏菌的自然宿主,目前已知的有 60 多种,其中可长期携带病原菌的易感动物包括绵羊、山羊、猪、牛、马、鹿、犬、兔、啮齿类动物、类人猿和人等,其中羊、牛和猪是布鲁氏菌的主要宿主。实验动物中豚鼠对布鲁氏菌最易感,是研究布鲁氏菌病的最佳实验动物模型。

传染源主要是带菌动物和病畜,特别是流产母畜。布鲁氏菌主要由消化道、呼吸道、皮肤伤口、黏膜等途径感染健康动物。蜱虫也可通过叮咬动物传播此病。

【症状】

布鲁氏菌病的潜伏期可长达一年或几年,甚至终身不发病,短的可在半月内发病。不同种的布鲁氏杆菌宿主动物各不相同,各种动物感染后主要表现为流产、睾丸炎、附睾炎、乳腺炎、子宫炎、关节炎、后肢麻痹或跛行等。

流产是患病动物临床最明显的表现。流产前精神不振、食欲下降、喜饮水、体温升高,阴道流出灰色或灰白色黏性分泌物。流产产出弱胎或死胎,产后多胎衣滞留不下,阴门流出红褐色恶臭液体,引发子宫炎,有的经久不愈,屡配不孕。患病公畜常发生睾丸炎、睾丸肿胀、硬固,有热痛,病程长,后期睾丸萎缩,失去配种能力。有些患畜还可表现关节炎症状,出现跛行、水肿,有些可见眼结膜炎、腱鞘炎、滑液囊炎。

【病理变化】

病理解剖可见患病母畜胎膜水肿、有出血点或严重充血,子宫黏膜有化脓性炎症及脓肿病变,出现输卵管炎、卵巢炎或乳腺炎。公畜睾丸和附睾肿大,出现脓肿和坏死病灶,精囊中常有出血点和坏死病灶。

镜检病理变化主要有 3 种:①渗出变性坏死改变,即肝、脾、淋巴结、心脏、肾等的浆液性炎性渗出,并夹杂少许细胞坏死;②淋巴细胞、单核巨噬细胞的增生性改变,早期尤为明显,常呈弥散性,稍后常伴纤维细胞增殖;③肉芽肿形成,病灶内可见由上皮样细胞、巨噬细胞、淋巴细胞及浆细胞组成的肉芽肿。进一步可发生纤维化,最后造成组织器官硬化。

【诊断】

可根据临床症状和病理变化进行初步诊断,确诊需进行实验室诊断。世界动物卫生组织(OIE)推荐了三种具有高敏感性与特异性的方法:如酶联免疫吸附试验(ELISA)、荧光偏振检测法(fluorescence polarization immunoassay,FPIA)。此外,还有聚合酶链式反应(PCR)方法。

【治疗】

该病是《中华人民共和国传染病防治法》规定的乙类传染病,一旦发现,立即淘汰,并对环境卫生进行严格消毒,及时隔离易感动物,并做好严格检疫。

【预防】

1. 本病应当着重体现"预防为主"的原则,坚持做好预防工作。

2. 引进动物必须严格检疫、隔离,确认健康无病后方可混群。

3. 规范饲养管理制度,定期检疫,淘汰带菌者,隔离易感动物,做好消毒工作。

九、志贺氏菌病

志贺氏菌病是由志贺氏菌(Shigella)引起的一种严重的人畜共患的肠道传染病,也称细菌性痢疾,简称菌痢。

【病原】

志贺氏菌属于肠杆菌科(*Enterobacteriaceae*),志贺氏菌属(*Shigella*),也称痢疾杆菌。志贺氏菌为革兰氏阴性菌,无芽孢,无荚膜,无鞭毛,不运动。形态与其他肠杆菌科类似(图3-2-11)。兼性厌氧菌,在普通培养基上,大多长成圆形、边缘整齐、直径为 2mm 的透明凸起菌落。其中索氏志贺氏菌为 R 型菌落。

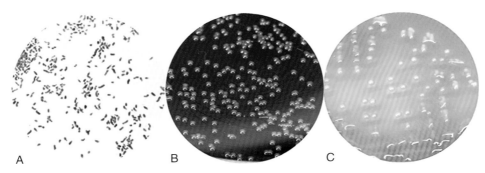

图 3-2-11   志贺氏杆菌
A. 普通光学显微镜下的志贺氏杆菌;B. 血培养基上的志贺氏杆菌菌落;C. 普通培养基上的志贺氏杆菌菌落。

志贺氏菌体外生存力较强,室温下在各物体中可存活 10 天。对日光、热、酸敏感。60℃作用 10min 或直射阳光下 30min 即可将其杀灭。志贺氏菌对各种消毒剂敏感,如苯扎溴铵、过氧乙酸等。0.1% 酚溶液作用 30min 可将其灭活。

【流行病学】

志贺氏菌在自然界主要是在人类和非人灵长类动物间传播。菌痢患者及带菌者都是志贺氏菌病的传染源。可通过消化道感染。苍蝇和蟑螂也是该菌重要的传播媒介。

【症状】

猴的主要症状:

1. 急性典型菌痢   起病急、呕吐拒食、高热、排脓血便。体温和血压在 1~2 天后下降,并出现明显脱水和循环衰竭。一般在 2~3 天内死亡。

2. 急性非典型菌痢   先有水性腹泻,排泄物的黏液量逐渐增加,3~5 天后排脓血便,及时治疗可痊愈。

3. 慢性菌痢急性发作   有菌痢史,呈现急性典型菌痢症状。病程短,症状可在治疗后消失,有的自行痊愈。

4. 慢性迟缓型   有菌痢史,经常发病,稀糊状或水样粪便。症状消失后排羊粪样硬质粪便,被毛粗乱,消瘦,预后不良。

人的主要症状:大部分细菌感染的患者表现为发热、腹泻、里急后重,脓血便持续时间较长,预后良好。

【病理变化】

主要表现为盲肠和结肠出血性结肠炎或化脓性出血性结肠炎,或呈现急性卡他性肠炎的变化,有时可见到溃疡和出血。

【诊断】

根据临床症状和病理变化可做初步判断,确诊则需进行志贺氏菌分离培养及鉴定。

【治疗】

主要对症治疗,使用抗生素治疗志贺氏菌病是公认的标准疗法。

【预防】

1. 加强饲养管理,需要注意环境的消毒和清洁。做好灭蚊灭虫工作,防止其污染器具、垫料等,保证水源和饮食卫生,防止病从口入。

2. 定期检测,及时诊断,及早发现病患及时隔离和消毒,防止疫情蔓延。

十、结核分枝杆菌病

结核分枝杆菌病俗称“结核病”,由结核分枝杆菌复合菌群中的抗酸性杆菌,包括结核分枝杆菌(mycobacterium tuberclosis)、禽分枝杆菌(M.avium)和牛分枝杆菌(M.bovis)引起的传染病,可侵犯全身各器官,以肺结核为最多见。

【病原】

结核分枝杆菌属于分枝杆菌科(*Mycobacteriaceae*)、分枝杆菌属(*Mycobacterium*),革兰氏阳性菌。该菌大小为$(1～4)\mu m \times 0.4\mu m$,无鞭毛,无芽孢,细长略弯曲,呈单个或分枝状排列。结核分枝杆菌培养对营养要求高,专性需氧,生长缓慢,在罗氏培养基上菌落呈乳白色或米黄色,表面干燥、粗糙,呈颗粒或菜花状(图3-2-12)。

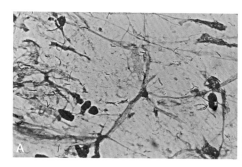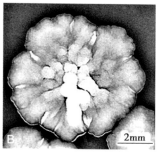

图 3-2-12　结核分枝杆菌

A.普通光学显微镜下的结核分枝杆菌,呈单个或分枝状排列,抗酸红色染色,其他细菌和细胞为蓝色;B.培养基上的结核分枝杆菌菌落,表面干燥、粗糙,呈菜花状。

B 引自:新型抗结核活性化合物 H37Ra 的耐药菌筛选及其菌落表型,姚梦依,钱嘉宁,狄玉昌,等,2020

结核分枝杆菌含有丰富的脂类,在自然环境中的生存能力较强。对干燥、湿冷不敏感。对湿热、紫外线和 70% 乙醇溶液、5% 苯酚、10% 漂白粉敏感,65℃作用 30min 或 95℃作用 1min,均可杀灭该菌。

【流行病学】

结核分枝杆菌的自然宿主为猪、牛、羊、犬、猫、禽类以及人。实验动物中豚鼠对结核分枝杆菌高度敏感,小鼠、兔、猴对结核分枝杆菌复合群也易感。患病动物、开放性结核病患者是主要传染源。该病主要通过呼吸道和消化道感染,也可通过交配和撕咬感染。

【症状】

猴感染结核分枝杆菌,表现消瘦、咳嗽等临床症状。

人感染结核分枝杆菌后,潜伏期长短不一,几个月或几十年,甚至不发病。发病后主要表现为呼吸道症状、咳嗽、咳痰、痰血或咯血,伴有胸闷、胸痛和呼吸困难,患者低热、盗汗、消瘦、乏力等。

【病理变化】

病理解剖可见,豚鼠、兔、猴大体剖检变化相似,肺脏、乳房和/或胃肠黏膜等处有特异性白色或黄色结节。结节切面干酪样坏死或钙化,大小不一,有时有坏死组织溶解和软化排出后形成的空洞。胸膜和肺膜可发生密集的结核结节,状似珍珠。

镜下观察,肺和淋巴结等病变组织常发生增生性或渗出性炎症。增生性炎症主要是结核分枝杆菌周围集结有类上皮细胞和巨噬细胞,形成特异性肉芽组织,典型者结节中央有干酪样坏死。渗出性炎症是有纤维蛋白和淋巴细胞在组织中弥漫性沉积,继而发生干酪样坏死、化脓或钙化。

【诊断】

依据临床特征、病理变化和流行病学特点可做出初步诊断,确诊可利用结核菌素使感染结核杆菌的动物产生迟发性超敏反应。注射结核菌素于动物上眼睑皮内,观察注射部位反应,若出现红肿、化脓、坏死等阳性反应即可确诊。

【治疗】

小型实验动物一般不予治疗,直接淘汰。治疗可用异烟肼、利福平、利福喷汀、链霉素等抗菌治疗,并辅予维生素 B_{12} 辅助治疗会有比较好的效果。

【预防】

我国目前采取的主要防疫措施以检疫和淘汰阳性动物为主,防止传入和扩散,净化实验动物群,加强消毒卫生管理工作,消除传染源。

十一、钩端螺旋体病

钩端螺旋体病(简称钩体病)是由钩端螺旋体(L.interrogans)引起的一种人畜共患病。

【病原】

钩端螺旋体属于钩端螺旋体科(*Spirochaetaceae*),细螺旋体属(*Leptospira*),细螺旋体属共有 6 个种,其中似问号钩端螺旋体对人和动物有致病性。革兰氏染色阴性。根据抗原结构成分,以凝集溶解反应可将本菌分为 23 个血清型,再以交互凝集吸附试验将每群又区分为若干个血清型,共有 200 个血清群。钩端螺旋体很纤细,中央有一根轴丝,螺旋丝从一端盘绕至另一端,整齐而细密,在暗视野检查时,常似细小的珠链状(图3-2-13)。

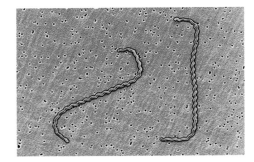

图 3-2-13　钩端螺旋体
彩色透射电子显微镜下钩端螺旋体(模型图)

钩端螺旋体对酸和碱均甚敏感。对干燥、热、日光直射等理化因素均有一定抵抗力。一般常用消毒剂如 0.5% 来苏儿(煤酚皂溶液)、1% 苯酚10~30min 即可杀死。耐低温,在 –78℃可保持毒力数年。

【流行病学】

几乎所有的温血动物都可感染钩端螺旋体,主要发生于猪、牛、犬,其中啮齿目的鼠类是最重要的贮存宿主。鼠类带菌时间长达 1~2 年,甚至终生,是本病自然疫源地的主体。主要通过皮肤、黏膜、消化道感染,也可通过交配、人工授精和在菌血症期间通过吸血昆虫等传播。

【症状】

分为急性型以及亚急性型。急性型动物体温突然升高、食欲废绝、黏膜发黄、血红蛋白尿、出血性素质等。皮肤干裂、坏死和溃疡;亚急性型动物体温升高、食欲下降、黏膜发生黄染、全身水肿、血尿,但死亡率低,一般 2 周后可逐渐恢复。有些动物临诊症状为流产,死胎、木乃伊胎。

【病理变化】

口腔黏膜溃疡,皮肤有干裂坏死灶。皮下、浆膜和黏膜黄染。出血性素质,肾、脾、肺、心脏等实质器官有出血点。有的水肿,以头颈、四肢明显,尸体苍白。脾脏淤血肿大。肝大呈黄褐色,肾表面有灰白色坏死灶。肾小管坏死,肾间质有白色坏死灶,淋巴结肿胀多汁。

【诊断】

钩端螺旋体的血清群和血清型十分复杂,临诊和病理变化也是多种多样,需通过实验室诊断方法才能确诊。主要采用血清学方法:凝集溶解试验,免疫酶联吸附实验(ELISA)。此外聚合酶链式反应(PCR)是检测钩端螺旋体最敏感、特异和快速的检测方法。

【治疗】

小型实验动物,一般不予治疗,直接淘汰。土霉素、链霉素、四环素对钩端螺旋体的疗效最佳,能消除肾脏中的菌体。

【预防】

1. 消除带菌排菌的各种动物,消除和清理被污染的水源、污水、饲料、场舍、用具等以防止传染和散播。

2. 实行预防接种和加强饲养管理,提高动物的特异性和非特异性抵抗力。

十二、支气管败血波氏杆菌病

支气管败血波氏杆菌病是由支气管败血波氏杆菌(Bordetella bronchiseptica,Bb)引起多种动物感染的传染病。

【病原】

支气管败血波氏杆菌属于产碱杆菌科(*Alcaligenaceae*),波氏杆菌属(*bordetella*),为细小球杆菌,革兰氏染色阴性,常呈两极染色,大多单个或成对出现,极少呈链状。大小为 $(0.2~0.3)\mu m \times (0.5~1.0)\mu m$,无芽孢,有鞭毛,可形成荚膜。

该病原对外界理化因素抵抗力低,对紫外线、干燥敏感,常用消毒剂均对其有杀灭作用。液体中,58℃作用 15min 可将其灭活。

【流行病学】

本菌广泛存在于野生动物、家畜及实验动物的呼吸道上皮中,其中兔多呈隐性感染,可长期携带病原菌。患病动物、感染动物,以及被污染的物品、垫料、饲料都是该病的传染源,通过呼吸道感染,通过飞沫、呼吸道分泌物或气溶胶传播。

【症状】

1. 大鼠、小鼠　实验动物大鼠、小鼠目前均无自然感染该菌报道。

2. 豚鼠　幼龄豚鼠发病率及病死率最高,应激情况下可引起暴发。病死或濒死豚鼠无临床症状。非应激性感染豚鼠表现食欲不振或废食、体重减轻、消瘦、被毛蓬松,常见排出水样至脓样鼻分泌物,粘污鼻孔周围,呼吸困难,衰竭死亡。在流行期间常可见妊娠豚鼠死亡或流产。

3. 兔　症状分为鼻炎型、支气管肺炎型和败血型,与多杀巴斯德菌等共同感染时病情加剧。鼻炎型,家兔鼻腔流出浆液性、黏液性或脓性分泌物,当诱因消除或通过治疗后,短时间内恢复正常;支气管肺炎型,鼻炎长期不愈,鼻腔中流出白色黏液脓性分泌物,精神萎靡、呼吸加快、食欲不振、逐渐消瘦,呈犬坐姿势,病程较长,通常 7~60 天死亡;败血型,病菌侵入血液引起败血症,若不治疗很快死亡。急性死亡兔常见口鼻出血(图 3-2-14)。

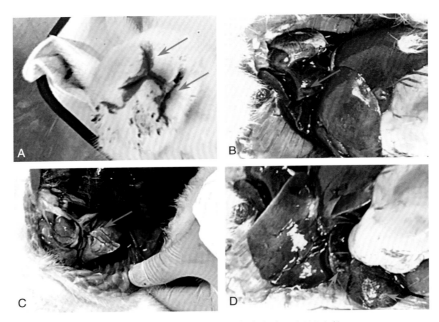

图 3-2-14　急性死亡兔的临床和病理解剖症状

A. 口鼻出血(红色箭头所指);B. 病兔肺脏出血、淤血无弹性(红色箭头所指);C. 正常的兔肺脏呈现粉红色有弹性(红色箭头所指);D. 病兔肝脏呈现黄白色坏死病灶(绿色箭头所指)。

B 引自一例兔支气管败血波氏杆菌病的鉴别诊断,张恒,郭玉广,李芳,等,2017

4. 犬　小周龄幼犬的发病率最高,严重病例可见鼻漏及间歇性剧烈干咳,临床轻微触诊时可引起气管诱咳。听诊在气管及肺区常有粗重的呼吸音。大部分病例可痊愈,有些病例咳嗽常可持续几周。

【病理变化】

病理剖检可见肺炎、气道有脓性渗出物,组织学检查表现为嗜异性感染单核细胞浸润气道及肺泡可见化脓性支气管肺炎。可见肺泡内充满纤维素和脱落的上皮细胞。急性型病兔常见肺出血、淤血无弹性、肝脏坏死有黄白色病灶(见图 3-2-14)。

【诊断】

根据流行特点、临床症状及病理变化可进行初步诊断,确诊必须进行细菌分离培养及鉴定。可以小鼠传代,将病料或初代分离的细菌接种小鼠,死亡后剖检取心血分离鉴定,提高菌株的分离率。

血清学方法主要有:酶联免疫吸附(ELISA)试验及免疫荧光试验(IFA)。

菌株分离培养及鉴定方法:

1. 从脓疮或鼻腔中可直接分离病菌,病料在血琼脂平板中划线培养,制备纯培养物后通过镜检或生化进行鉴定,必要时可进行血清型鉴定。

2. 通过平板凝集试验确诊,即将被检菌与支气管败血波氏杆菌阳性血清在玻璃板上混匀,出现凝集者为阳性(图 3-2-15)。

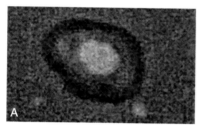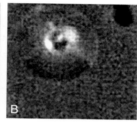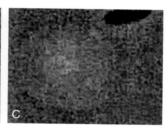

图 3-2-15　平板凝集试验图

A. 支气管败血波氏杆菌阳性有白色凝集沉淀;B. 阴性菌无凝集沉淀;C. 生理盐水阴性对照也无凝集沉淀。

B 引自:一例兔支气管败血波氏杆菌病的鉴别诊断,张恒,郭玉广,李芳,等,2017

【治疗】

患病小型实验动物,一般不予治疗,直接淘汰。治疗可选用抗生素缓解严重感染。选用诺氟沙星、恩诺沙星、卡那霉素或庆大霉素等药剂肌内注射。也可通过剖宫产净化防止乳鼠感染。豚鼠再次给予抗生素治疗易引起肠炎而死亡,慎用。

【预防】

1. 加强饲养管理,定期消毒,保持通风良好。采取严格的消毒管理制度,保证设施的洁净。

2. 引入新购动物须做好严格的检疫、隔离,确认健康无病后方可混群。定期检测病原体,及时发现阳性动物,及时隔离动物群。

十三、铜绿假单胞菌病

铜绿假单胞菌病是由铜绿假单胞菌(Pseudomonas aeruginosa)引起的多种动物的人畜共患传染病。

【病原】

铜绿假单胞杆菌,也称为绿脓杆菌,属于假单胞菌科(Pseudomonadaceae),假单胞菌属(Pseudomonas),中等大小革兰氏阴性短杆菌,两端钝圆,大小为 $(1.5\sim3.0)\mu m \times (0.5\sim1.0)\mu m$,单个或成双排列,偶见短链,无荚膜、无芽孢,有鞭毛,能运动,在普通培养基上发育良好,菌落圆形、光滑带蓝绿色荧光(图 3-2-16)。能分泌两种色素,一种为可溶于氯仿和水中的绿浓菌素,一种为仅溶于水不溶于氯仿的荧光素。菌体代谢物中有一种毒力很强的外毒素 A,是一种致死性外毒素;另一种外毒素磷脂酶 C,是一种溶血毒素。本菌具有 O 抗原、H 抗原、R 抗原、黏液抗原等抗原成分。

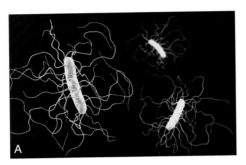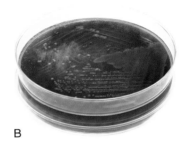

图 3-2-16　铜绿假单胞杆菌

A. 彩色扫描电镜下带多鞭毛的铜绿假单胞杆菌;B. 血平皿上带蓝绿色荧光的铜
绿假单胞杆菌菌落。

铜绿假单胞杆菌对外界环境的抵抗力较强,对干燥、紫外线,以及许多化学消毒剂和抗生素不敏感,需加热 1h 才能将其灭活。

【流行病学】

本菌为条件致病菌,鸡、牛、水貂、猴、豚鼠、兔、大小鼠等动物均可感染。实验动物中,豚鼠最为易感。以接触传播和空气传播为主,在烧伤、外科创伤或术后,或其他疾病如脑膜炎、尿道感染、乳腺炎等,往往为本菌的继发感染创造条件。饲养管理条件低劣或长途运输等应激环境、环境或器具污染可引起暴发。

【症状】

铜绿假单胞杆菌主要引起各种动物的化脓性炎症及败血症。一般情况下不引起临床症状,常以继发或混合感染为主,常为慢性炎症,如中耳炎等。患病小鼠可出现平衡失调、结膜炎、头部肿大、体重下降、浆液性血样鼻分泌物及皮肤感染等症状。兔感染铜绿假单胞杆菌,精神萎靡,食欲减退或废绝,呼吸急促,排棕绿色稀粪,急性型 1~2 天死亡,慢性型的 5~6 天死亡。

病理变化:感染动物常具有败血症症状,可见营养性瓣膜心内膜炎和多灶性出血性肺炎。兔感染严重时见各肠段呈卡他性炎症或黏膜出血,肺部呈暗红色且有点状出血,脾脏肿大呈桃红色,有的兔皮下出现水肿。镜检可见在心脏、肺及其他器官中发现纤维蛋白栓子,可观察到白细胞和一些革兰氏阴性杆菌。

【诊断】

根据临床症状、病理变化初步作出诊断,确诊需要做细菌分离培养与鉴定。也可采用血清学方法如酶联免疫吸附试验(ELISA),或分子生物学方法如聚合酶链式反应(PCR)进行诊断。

【治疗】

患病小型实验动物,一般不予治疗,直接淘汰。治疗可用庆大霉素、多黏菌素、羧苄青霉素(羧苄西林)、环丙沙星等抗生素。可通过剖宫产或胚胎移植净化种群。

【预防】

1. 改善饲养条件,加强饲养管理,控制饲养密度,消除发病诱因。严格做好环境卫生工作,定期做好器具的消毒工作。

2. 引入新购动物须做好严格的检疫、隔离,确认健康无病后方可混群。

3. 定期检测病原体及时发现阳性动物,及时隔离动物群。

第三节　实验动物寄生虫病

一、螨虫病

螨虫病是由螨虫寄生于猪、马、牛、羊、犬、兔等动物所引起的一种皮肤病。如疥螨、痒螨、蠕形螨等均可叮咬动物,吸血,侵害皮肤,引起各种临床症状,甚至严重危害动物的身体健康。

【病原】

螨虫成虫有 4 对足,一对触须,无翅和触角。虫体分为颚体和躯体,颚体由口器和颚基组成,躯体则分为足体和末体。螨虫躯体和足上分布大量毛。前端有口器,食性多样。眼科实验动物主要感染疥螨及痒螨。

疥螨(S.scabiei)(图 3-3-1)属于疥螨科(*Sarcoptidae*),疥螨属(*Sarcoptes*),虫体为圆形,黄白色,体表多皱纹,有肢 4 对,两对伸向前方,另两对伸向后方。雌螨大小为 (0.3~0.5)mm × (0.25~0.4)mm;雄螨大小为 (0.2~0.3)mm × (0.15~0.2)mm。寄生于皮肤表皮内,引起动物的慢性皮肤病。

痒螨(P.communis)(图 3-3-2)属于痒螨科(*Psoroptidae*)痒螨属(*Psorotes*),成虫呈长圆形,大小为 0.5~0.9mm,体表肉眼可见,口器长,呈圆锥形。雌性在腹部靠前有宽阔的生殖孔,后端有纵裂的阴道,阴道背侧有肛门。雄性有尾突,腹面后端两侧有两个吸盘,第 1 对和第 2

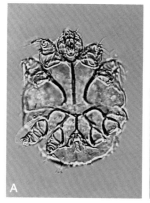
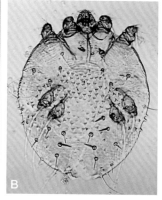

图 3-3-1　疥螨
A. 雄虫;B. 雌虫。
引自:《兽医寄生虫学》(双语版),李国清主译,2006

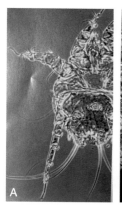
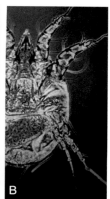

图 3-3-2　痒螨
A. 雄虫;B. 雌虫。
引自:《兽医寄生虫学》(双语版),李国清主译,2006

对足伸向侧前方,第 3 和第 4 对足伸向侧后方。雄性末端有两个大结节,其上各长有数根毛,腹面后部有 2 个性吸盘。雌性在腹部靠前有宽阔的生殖孔,后端有纵裂的阴道,阴道背侧有肛门。寄生于动物体表,引起动物的慢性皮肤病。

【流行病学】

属于接触性传染病,健康动物通过直接接触病畜或污染虫体的设施、器具等感染。螨虫具有宿主特异性,各种变种可以感染猪、犬、猴、兔等动物及人。

【症状】

兔感染疥螨,先由嘴、鼻孔周围和脚爪部开始,随后波及全身。受感染动物不停啃咬脚部或用脚抓挠嘴、鼻等处解痒。患兔脚部出现灰白色痂皮,嘴唇肿胀,影响正常采食。

兔痒螨主要感染耳部,引起外耳道炎症。病兔耳朵下垂,严重者有大量的痂皮,耳郭变形(图 3-3-3),不断摇头,用脚搔耳朵。严重感染的动物,病变可能蔓延至脑部,引起癫痫症状。

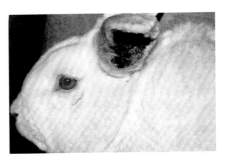

图 3-3-3　兔耳患有严重的兔痒螨病
外耳道含有大量的痂皮,耳郭变形。
引自:《兽医寄生虫学》(双语版),李国清主译,2006

【病理变化】

疥螨感染时,主要表现为剧痒、结痂、脱毛、皮肤增厚等。疥螨寄生时首先在寄生部位形成小结节,而后变成小水疱。渗出液体干燥后形成痂块,被毛脱落,皮肤增厚,病变逐渐向四周蔓延。

痒螨感染时,皮肤奇痒,可见针头至米粒大小的结节,而后出现水疱和脓疱。渗出液可形成浅黄色痂皮。患病动物表现为营养不良、消瘦、贫血,严重感染者全身被毛脱光,死亡。

【诊断】

结合症状,采集患部病料,显微镜下检查,发现虫体即可确诊。

【治疗】

对于患病的小型实验动物,不予治疗,直接淘汰。对症治疗是治疗螨虫病的主要方法。用 14% 的碘酊或 25% 的甲酸苄酯乳剂涂抹患处,进行清创。通过药浴进行治疗,药浴药物主要有溴氰菊酯、二嗪农等。口服或注射药物:伊维菌素或阿维菌素类药物,有效成分剂量为 0.2~0.3mg/kg,严重患病动物应隔离用药 7~10 天再次用药。

【预防】

1. 动物饲养设施定期消毒,加强饲养管理,给予充足的营养,可定期喷洒杀虫剂,防野鼠及其他野生动物进入饲养区。

2. 对患病动物及时隔离,隔离治疗过程中饲养管理人员应注意经常消毒,避免通过手、衣服、器具散布病原。

二、蚤病

蚤病是由蚤寄生于动物体表所引起的寄生虫病。蚤以吸血为主,吸血过程中可引起宿主动物过敏和瘙痒,是重要的疾病携带者和有重大危害的害虫,可传播多种疾病。

【病原】

蚤属于昆虫纲（*Insecta*）、蚤目（*Siphonaptera*）。有许多种属,如有广泛宿主的致痒蚤（pulexirritans）（图3-3-4）、寄生于大鼠的客蚤（xenopsylla）（图3-3-5）和寄生于犬猫的栉首蚤（ctenocephalides）等。蚤目都为小型无翅昆虫,呈棕褐色或棕黄色,虫体两侧扁平,成年蚤体长1~4mm。蚤头部呈三角形,具有刺吸式口器,其头部有触角窝,长有细小的触角,触角为3节。胸部小,具有3对粗大的足,第3对足尤其发达,具有很强的跳跃能力。腹部分为10节,前7节清晰可见,后3节转变为外生殖器。蚤生活史为完全变态发育,包括卵、幼虫、蛹和成虫4个时期（图3-3-6）。

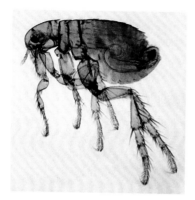

图3-3-4　雄性致痒蚤成虫侧面观
显示六条长足、头、三段胸节和腹部。
引自:《兽医寄生虫学》（双语版）,李国清主译,2006

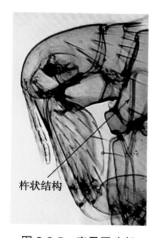

图3-3-5　客蚤属头部
寄生于大鼠,是鼠疫和流行性斑疹伤寒的传播媒介,其中胸垂直的杆状结构有别于其他蚤属。
引自:《兽医寄生虫学》（双语版）,李国清主译,2006

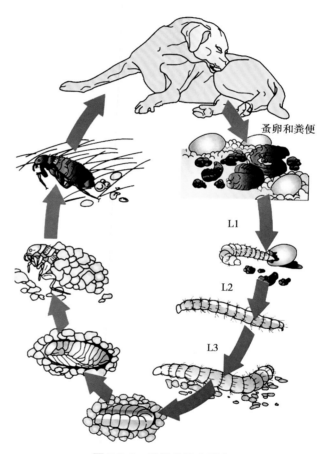

图3-3-6　猫栉首蚤生活史
雌蚤和雄蚤感染犬、猫后2天出现虫卵,大部分卵从毛发上脱落,常集中于宿主休息的地方;虫卵排除4天后孵出第一期幼虫;幼虫以成虫粪便为食,他们像卵一样不断从犬、猫的被毛上掉下来,在温暖湿润的环境中,经过2次蜕皮,2周后三期幼虫开始结茧变蛹;蛹表面粘着一些细沙样颗粒;3~4周后成蚤羽化而出。雌蚤出现的时间比雄蚤早几天,犬和猫感染后,栉首蚤在其身体上重复吸血,直到耗竭而死或被宿主啃咬吞下,一般很少离开其适宜的宿主。
引自:《兽医寄生虫学》（双语版）,李国清主译,2006

【流行病学】

蚤的宿主范围主要是小型哺乳动物,以啮齿类为多。人通过接触犬、猫、实验大鼠、小鼠感染该病。蚤作为体表寄生虫,除成虫寄生于动物体外,在发育期的前3个阶段均可在夏季寄生于动物生活场所的环境中,如犬和猫的窝垫,小鼠或者大鼠的做窝材料中。蚤是某些自然疫源性疾病和传染病的传播媒介及病原体的储藏宿主,如寄生于大鼠的客蚤,就是鼠疫和流行性斑疹伤寒的传播媒介。

【症状】

蚤叮咬吸血的同时会分泌具有毒性及引起变态反应的唾液,刺激动物皮肤,引起动物痒感以及皮肤炎症。患病动物常出现痘疹、红斑和剧烈的瘙痒等过敏性皮炎症状。患病动物啃咬患处,有时出现脱毛、落屑、形成痂皮,皮肤增厚及形成色素沉着的皱襞,大量寄生时,可引起动物贫血,最终衰竭死亡。

【病理变化】

蚤在动物体上大量吸血,主要引起动物皮肤的病理变化。以犬为例,蚤叮咬犬的皮肤,其唾液注入犬的皮肤内,激发犬Ⅰ型、Ⅳ型及嗜碱性粒细胞过敏反应,病理表现为皮肤增厚、形成褶皱、上皮形成鳞屑、皮脂溢出、色素沉着、血管扩张、炎症渗出及炎症细胞浸润。蚤唾液中的特异性抗原可使动物产生IgE,动物血清中可检测到特异性IgE抗体。

【诊断】

蚤类为可见病原,因此可结合病症,在动物被毛中看到虫体即可作出诊断。

【治疗】

对于患病的小型实验动物不予治疗,直接淘汰。治疗可用有机磷类、除虫菊酯类或甲萘威等杀虫药喷洒杀虫。杀虫同时可给予抗生素和止痒药物消除皮肤感染和瘙痒症状。

【预防】

1. 动物饲养设施定期消毒,加强饲养管理,给予动物充足的营养,可定期喷洒杀虫剂,防野鼠及其他野生动物进入饲养区。

2. 对患病动物及时隔离,隔离治疗过程中饲养管理人员应注意经常消毒,避免通过手、衣服、器具散布病原。

三、虱病

虱病是由虱(louse)寄生于动物体表所引起的寄生虫病。虱以吸食动物血液为生,损害动物健康,影响生长发育,并可传播疾病。与眼科实验动物有关的虱品种包括小鼠竹鼠鳞虱、大鼠刺鳞虱、大腹兔虱及猴虱等。

【病原】

虱属昆虫纲(*Insecta*)、虱目(*Anoplura*),是哺乳动物和鸟类的永久性体表寄生虫。虱子主要有两类:吸血虱和食毛虱。吸血虱仅寄生于胎生哺乳动物体表,以吸食宿主的血液为生;食毛虱寄生在鸟类和哺乳类动物的体表,以宿主的皮屑、羽毛和皮脂分泌物为食。虱子为无翅小昆虫,体背腹扁平,一般体长为2.5~10mm不等。体表呈深褐色。身体坚硬且具有韧性,足粗壮,跗节只有一节,其末端有一个大而弯曲的爪。胫节梢端内侧有一个突出的胫指,指上有一个明显的刺。当爪与胫指合拢时,可牢固地握住毛发。雄虱子腹部末端钝圆,常有生殖器的阴茎伸出。雌虱子尾端分叉,形似"W"形凹陷。在嘴角的凹陷处有短小的触角。吸血虱的头部矢状面正中有吸血口针(图 3-3-7)。吸血虱又分许多种,实验动物最常见的是鳞虱(图 3-3-8)。虱的发育属不完全变态发育,主要生活史包括卵、若虫和成虫三个阶段。

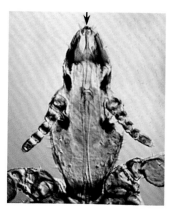

图 3-3-7　吸血虱头部
头部矢状面正中为其吸血口针,箭头所指处为口。
引自:《兽医寄生虫学》(双语版),李国清主译,2006

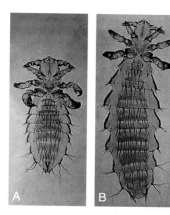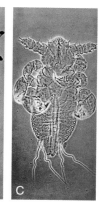

图 3-3-8　鼠的刺鳞虱
A. 雄虱;B. 雌虱;C. 若虫。
引自:《兽医寄生虫学》(双语版),李国清主译,2006

【流行病学】

虱只能在动物身上进行发育,如鳞虱终生寄生在大鼠及小鼠体表,以吸血为生,平均存活天数为 28~35 天。虱病是通过直接或间接接触传播的,饲养管理不良的动物群容易患病,虱也是附红细胞体病、土拉热、败血症和菌血症的潜在媒介。

【症状】

大鼠及小鼠感染虱后,皮肤瘙痒,躁动不安,进行自身啃咬或搔痒,造成皮肤损伤。长期感染可出现表皮角质化、过敏性皮炎及贫血等症状,患病动物表现为消瘦,发育不良,严重者衰竭死亡(图 3-3-9)。

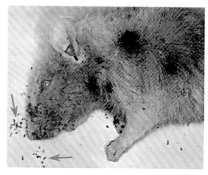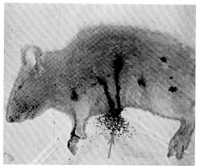

图 3-3-9　大量寄生刺鳞虱导致死亡的小鼠
在白炽灯的照射下,大量虱子逃离小鼠尸体(红色箭头所指)。
引自《兽医寄生虫学》(双语版),李国清主译,2006

【病理变化】

虱感染初期,大鼠及小鼠主要出现皮肤增厚和皮下出血等病理变化,并伴有嗜酸性粒细胞和淋巴细胞渗出。长期感染会导致皮肤增生及单核细胞增多。

【诊断】

结合临床症状,取动物毛发、皮屑在显微镜下观察,发现虱或虱卵即可确诊。

【治疗】

患病的小型实验动物不予治疗,直接淘汰。治疗可使用伊维菌素、辛硫磷等药物。彻底灭虱需要动物体灭虱及环境灭虱相结合。

【预防】

1. 动物饲养设施定期消毒,加强饲养管理,给予充足的营养,定期喷洒杀虫剂,防野鼠及其他野生动物进入饲养区。

2. 对患病动物及时隔离,隔离治疗过程中饲养管理人员应注意经常消毒,避免通过手、衣服、器具散布病原。

四、弓形虫病

弓形虫病是由刚地弓形虫(toxoplasma,gondii)寄生于人和多种温血脊椎动物细胞内所引起的一种人畜共患寄生原虫病。目前只有一个种,一个血清型,但因其在不同地域、宿主的分离株的致病性有所不同而分为Ⅰ、Ⅱ、Ⅲ型。弓形虫感染的急性发病者可致死亡,可引起动物流产、产弱胎、死胎等繁殖障碍。

【病原】

刚地弓形虫属于肉孢子虫科(Sarcocystidae)弓形虫属(Toxoplasma)。为细胞内寄生虫,生活史包括有性生殖和无性生殖两个阶段,5种形态:在中间宿主的各种组织细胞中有速殖子和包囊2种形态;在终末宿主猫的肠上皮细胞内有裂殖体、配子体和卵囊3种形态。

1. 速殖子　这个阶段虫体迅速增殖,又称为滋养体。外形为弓形,一端尖锐,另一端钝圆,大小为$(4\sim7)\mu m \times (2\sim4)\mu m$,细胞核位于中间稍靠近钝端。当滋养体在寄生的细胞内增殖到一定程度时,被细胞膜包裹,称为假包囊,假包囊破裂后滋养体释放出来侵袭其他细胞(图3-3-10)。

2. 包囊　呈圆形或椭圆形,直径为$8\sim150\mu m$,最外层为虫体分泌的一层富有弹性的坚韧囊壁。内含数千个慢殖子。当宿主抵抗力下降时,慢殖子可转变为速殖子而引起急性发作。

3. 裂殖体　见于终末宿主的肠绒毛上皮细胞内,成熟的裂殖体为长椭圆形,内含$4\sim29$个裂殖子,直径为$10\sim15\mu m$。裂殖子的形态为新月形,呈扇形排列,较滋养体小。

4. 配子体　由游离的裂殖子侵入另一个肠上皮细胞发育形成配子母细胞,进而发育为配子体,有雌雄之分。雄配子体又称为小配子体,雌配子体称为大配子体。雌雄配子受精结合发育为合子,最后发育为卵囊。

5. 卵囊　呈椭圆形,大小为$(11\sim24)\mu m \times (7\sim11)\mu m$。有一层透明的囊壁。成熟后每个卵囊具有2个孢子囊,每个孢子囊内有4个子孢子(图3-3-11)。

【流行病学】

本病主要危害中间宿主,呈世界性分布。可自然感染的动物有猪、兔、猫、犬、猴、鸡等。实验动物中以小白鼠、地鼠最敏感。患病动物及隐性感染动物是弓形虫病的传染源,猫及猫

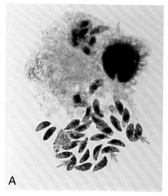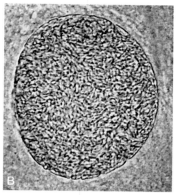

图 3-3-10　刚地弓形虫的速殖子和包囊

A.刚地弓形虫的速殖子和自然感染的猫的肺脏巨噬细胞(吉姆萨
染色),弓形虫的细胞核位于虫体中间稍靠近钝端(红色箭头所指);
B.鼠脑中刚地弓形虫的包囊,包囊内含数千个慢殖子。
引自《兽医寄生虫学》(双语版),李国清主译,2006

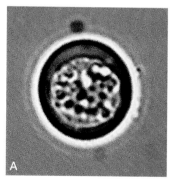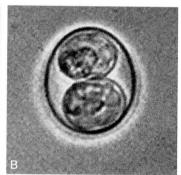

图 3-3-11　刚地弓形虫的卵囊

A.未孢子化的卵囊;B.孢子化的卵囊。
引自《兽医寄生虫学》(双语版),李国清主译,2006

科动物是各种易感动物的主要传染源,也是终末宿主。经口感染是弓形虫病主要途径,可垂直传播。弓形虫生活史见图 3-3-12。

【症状】

　　动物受侵害的部位不同,症状不同。大、小鼠感染后无临床症状,主要危害眼和免疫系统。幼龄鼠可出现角弓反射,排便、排尿紊乱。猫感染后最典型的临床症状是肺炎,表现为精神沉郁,食欲不振,呼吸困难及发热,也可发生流产、死胎等繁殖障碍。慢性病例出现昏迷、贫血、流产、呼吸困难、下痢和神经紊乱。

【病理变化】

　　特征性病变出现在肺部、淋巴结和肝脏中。肺脏常见弥漫性水肿、充血及塌陷。全身淋巴结髓样肿大,灰白色,切面湿润,尤其肠系膜淋巴结最为显著。肝脏呈灰红色,常见病变为弥漫性坏死性肝炎。眼部病变主要包括葡萄膜炎和视网膜脉络膜炎。弓形虫也可以感染脑

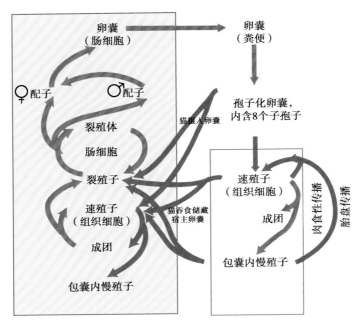

图 3-3-12　刚地弓形虫的生活史

引自《兽医寄生虫学》(双语版),李国清主译,2006

组织,引起神经胶质瘤和坏死性囊肿等神经系统疾病。

【诊断】

弓形虫病常采用血清学方法进行确诊:免疫酶联吸附实验(ELISA)、免疫荧光试验(IFA)、免疫酶试验(IEA)。分子生物学方法包括:聚合酶链式反应(PCR)、环介导等温扩增技术(loop-mediated isothermal amplification,LAMP)等;病原学检测主要是对脏器进行涂片检查,甲醇固定,吉姆萨或瑞氏染色法染色后镜检,其中肺脏涂片的检出率较高。

【治疗】

患病的小型实验动物不予治疗,直接淘汰。治疗以磺胺嘧啶和甲氧苄啶联合用药为主,口服,每天 2 次,15mg/kg,连续 4 周。弓形虫的根本防治手段是研制行之有效、使用方便的疫苗。

【预防】

1. 在实验动物设施周边对野猫进行限制是弓形虫病防控的重点,严防猫粪污染水源和动物饲料。

2. 开放环境中饲养的实验动物应避免与野猫直接接触,消灭野鼠,及时、严格处理可疑病尸。

五、兔脑细胞内原虫病

兔脑细胞内原虫病是由兔脑细胞内原虫(Encephalitozoon cuniculi)寄生在兔等动物的脑部和肾脏所引起的寄生虫病。

【病原】

兔脑细胞内原虫属于丝孢子虫纲(Cnidospora),微孢子虫目(Microsporidia),微粒子虫科

(*Nosematidae*),是一种细胞内寄生性原虫。孢子大小为(1.5~2)μm×(2.5~4)μm,呈卵圆形,一侧扁平,含有核及空泡,壁较厚。孢子一端有极体,并发射出极丝,盘绕在孢子内壁。目前已将兔脑细胞内原虫分为三个品种:品种 I 为兔源性,包括染色体核型 A、B 和 C,主要感染兔、小鼠和人;品种 II 为鼠源性,主要感染小鼠和蓝狐,包括染色体核型 F;品种 III 为犬源性,主要感染犬和人类,包括染色体核型 D 和 E。

【流行病学】

兔脑细胞内原虫的宿主范围广泛,可以危害大鼠、小鼠、仓鼠、豚鼠、犬、猫、猪、猴及人。本病主要通过传染性排泄物传播,也可垂直传播。通常为隐性感染,但在气候变化、长途运输等应激因素下可引起动物出现临床症状。

【症状】

兔脑细胞内原虫感染多数为轻度或慢性隐性感染,只有在严重感染时才出现明显的临床症状。临床症状表现为惊厥、颤抖、偏头,或麻痹、昏睡、打滚、转圈运动和平衡失调等神经症状。有多尿表现,尿液中可检测到蛋白质,病末期出现腹泻,急性病例常出现痉挛性麻痹,2~5 天内死亡。

【病理变化】

兔脑细胞内原虫入侵宿主后通过血液循环到达肾脏组织,在肾小管上皮增殖,逐渐引起上皮细胞肿大、变形并形成假囊。当上皮细胞或假囊被破坏后,虫体进入管腔及周围组织,引起单核细胞、淋巴细胞、嗜酸性粒细胞及少量中性粒细胞浸润,成纤维细胞增生,最终导致间质性肾炎。严重患病动物可出现蛋白尿症状。隐性感染兔的脑组织有典型的肉芽肿形成(图 3-3-13)。

【诊断】

采集病料,通过吉姆萨染色法镜检观察。也可取脑组织固定,常规石蜡切片,HE 染色。

血清学方法包括:免疫荧光试验(IFA)、免疫酶联吸附实验(ELISA)、补给结合试验、免疫过氧化物酶染色、间接凝集反应。亦可以通过聚合酶链式反应(PCR)的方法对其进行检测。

【治疗】

小型实验动物不予治疗,直接淘汰。治疗主要采用芬苯达唑、四环素等。在急性感染时也可使用 0.5~1mg/kg 的地塞米松以缓解症状。

【预防】

动物饲养设施定期消毒,加强饲养管理,给予动物充足的营养,防野鼠及其他野生动物进入饲养区。对患病动物及时隔离。

六、卡氏肺孢子虫病

卡氏肺孢子虫病是由卡氏肺孢子虫(*Pneumocystis carinii* Delanoe et Delanoe)寄生于动物肺组织所引起的寄生虫病,又称卡氏肺孢子虫肺炎,也叫肺孢子菌肺炎(pneumocystis-pneumonia,PCP)。

【病原】

卡氏肺孢子虫为真核单细胞生物,长期以来又被称为肺孢子菌(*Pneumocystis carinii*)和被划归为原虫,又称为卡氏肺孢子(囊)虫。其分类地位尚未明确。但卡氏肺孢子虫细胞膜

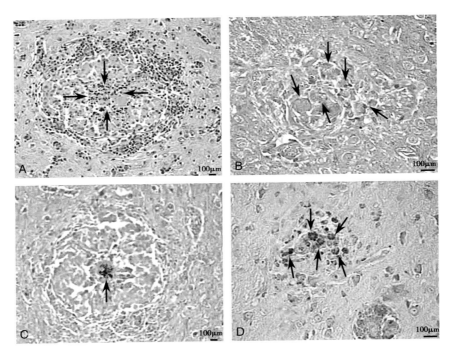

图 3-3-13   兔脑细胞内原虫感染形成的兔脑组织肉芽肿

A. 坏死性肉芽肿,箭头所指为肉芽肿中心的坏死组织(HE 染色,200×);B. 增生性肉芽肿,箭头所指为上皮样细胞中有大量被染成蓝色的兔脑细胞内原虫(改良的革兰氏染色,400×);C. 坏死性肉芽肿,箭头所指为肉芽肿中有被染成蓝色的兔脑细胞内原虫(改良的革兰氏染色,200×);D. 细胞性肉芽肿,箭头所示为上皮样细胞中有大量被染成紫红色的兔脑细胞内原虫(甲基绿派诺宁染色,400×)。

引自:2 种在组织切片上鉴别兔脑炎原虫的新方法,李瑞珍,刘志科,梁莹莹,等,2015

富含 β-1、3- 葡萄糖、几丁质等真菌中存在的特异性物质,其基因序列、基因表达产物等分析结果提示该虫也更接近于真菌,可以认为其属于非典型真菌。生活史中主要有两种型体,即滋养体和包囊。在吉姆萨染色标本中,滋养体呈多态形,大小为 2~5μm,胞质为浅蓝色,胞核为深紫色。包囊呈圆形或椭圆形,直径为 4~6μm,略小于红细胞,经吉姆萨染色的标本,囊壁不着色,透明似晕圈状或环状,成熟包囊内含有 8 个香蕉形囊内小体,各有 1 个核。囊内小体的胞质为浅蓝色,核为紫红色。患病的肺组织或支气管肺泡灌注液做果莫里环六亚甲基四胺银染,可见包囊被深蓝色染色,呈现如下几种形态的外观:压碎的乒乓球,或新月形,或折叠的球体,或扁平的沙滩球状,或瘪了的网球状(图 3-3-14)。

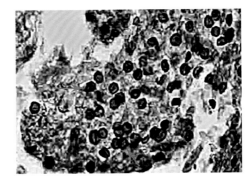

图 3-3-14   患病的肺组织或支气管肺泡灌注液果莫里环六亚甲基四胺银染(GMS 染色)可见卡氏肺孢子虫包囊被染深蓝色(红色箭头所指)

【流行病学】

卡氏肺孢子虫为条件性致病原虫,可寄生于

犬、猪、羊、兔、鼠和人的肺上皮细胞中。一般认为肺孢子虫的感染期为成熟包囊,传播途径可能与咳痰或飞沫传播有关。当宿主免疫力低下时,处于潜伏状态或新侵入的虫体开始进行繁殖,产生大量滋养体和包囊,并在肺组织内迅速扩散导致弥漫性间质性肺炎。

【症状】

1. 流行型也称为间质性浆细胞性肺炎。主要发生于仔畜、营养不良的虚弱动物。患病动物突然高烧、干咳、呼吸和脉搏增快,严重时可出现呼吸困难和发绀。常因进一步呼吸困难而死亡。

2. 散发性低反应性肺孢子虫病多见于先天性免疫缺陷病、抗癌化疗和接受免疫抑制剂治疗的动物。主要症状有发热、干咳、呼吸困难、体重减轻、被毛散乱,最终衰竭死亡。

【病理变化】

感染严重的肺组织内的滋养体数量较多,而包囊数量相对较少。滋养体多黏附在 I 型肺泡上皮细胞膜表面,而包囊则常游离于肺泡内。其典型的病理变化为肺组织发生实变,X 线可见双肺弥漫性浸润阴影,多从肺门开始,呈蝶形向周围迅速扩散。有的融合成小结节状或有空洞形成。双肺纹理明显增粗。肺孢子虫一般多局限于肺内。有的严重感染病例可随血行向肺外扩散或直接侵入其他组织或脏器引起炎症,如肺孢子虫肝炎、结肠炎、中耳炎、眼脉络膜炎等。

【诊断】

实验室诊断主要通过病原学检测的方法,采用吉姆萨染色法染色镜检,观察到滋养体或包囊即可确诊。或通过血清学方法:免疫荧光试验(IFA)及酶联免疫吸附试验(ELISA)等;分子生物学方法有:聚合酶链式反应(PCR)或实时荧光定量 PCR。

【治疗】

本病如得不到及时治疗,病死率很高。感染的小型动物不予治疗,直接淘汰。磺胺类抗菌药是目前首选药物,临床将磺胺甲噁唑(sulfamethoxazole,SMZ)与甲氧苄啶(trimethoprim,TMP)联合用药。

【预防】

加强饲养管理制度,定期清洁和消毒,提高动物免疫力,对动物群定期做病原体检测,淘汰阳性动物。

七、疟原虫病

疟原虫病也称为疟疾(Malaria),是由疟原虫(Plasmodium)寄生于人类及动物所引起的人畜共患寄生虫病。

【病原】

疟原虫属于顶复门(*Apicomplexanparasites*),孢子虫纲(*Sporozoa*),血孢子虫目(*Hemosporidia*),疟原虫科(*Plasmodiidae*),疟原虫属(*Plasmodium*)。基本结构包括核、胞质和胞膜,环状体以后各期尚有消化分解血红蛋白后的最终产物—疟色素。血片经吉姆萨或瑞氏染色法染色后,核呈紫红色,胞质为天蓝至深蓝色,疟色素呈棕黄色、棕褐色或黑褐色。

疟原虫有蚊虫和动物体两个宿主,生殖方式包括蚊体内的有性繁殖和动物体内的无性增殖。疟原虫在红细胞内生长、发育、繁殖,形态变化很大。一般分为三个主要发育期。

1. 滋养体　为疟原虫在红细胞内摄食和生长、发育的阶段。按发育先后,滋养体有早、晚期之分。早期滋养体胞核小,胞质少,中间有空泡,虫体多呈环状,故又称之为环状体(图

3-3-15)。以后虫体长大,胞核亦增大,胞质增多,有时伸出伪足,胞质中开始出现疟色素。

2. 裂殖体　晚期滋养体发育成熟,核开始分裂后即称为裂殖体。核经反复分裂,最后胞质随之分裂,每一个核都被部分胞质包裹,成为裂殖子(图 3-3-16)。

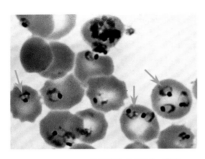

图 3-3-15　人恶性疟原虫感染

人红细胞内疟原虫的环形滋养体(绿色箭头所指)。

引自:《兽医寄生虫学》(双语版),李国清主译,2006

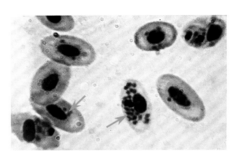

图 3-3-16　鸡红细胞内的鸡疟原虫裂殖体(绿色箭头所指)

引自:《兽医寄生虫学》(双语版),李国清主译,2006

3. 配子体　疟原虫经过数次裂体增殖后,部分裂殖子侵入红细胞中发育长大,核增大而不再分裂,胞质增多而无伪足,最后发育成为圆形、卵圆形或新月形的个体,称为配子体。疟原虫感染导致的贫血、IgM 升高及对肝和脾的损伤,都可以影响动物实验数据的准确性。

【流行病学】

疟原虫主要寄生于人及多种哺乳动物,少数寄生于鸟类及爬行类,一般通过蚊传播,胎儿也可通过母体感染而得罕见的先天性疟疾。已知疟原虫有 130 多种,主要寄生在非人灵长类动物的疟原虫是诺氏疟原虫,还可感染食蟹猴、豚尾猴及黑背叶猴。食蟹猴疟原虫也是一种主要感染非人灵长类的疟原虫,可以感染多斑按蚊和迷走按蚊。另一种感染非人灵长类动物的疟原虫是英氏疟原虫,分布于亚洲的非人灵长类三日疟型的疟原虫,一般不通过按蚊传播,主要感染黑顶猿、猕猴和叶猴等旧大陆非人灵长类。

【症状】

动物感染疟原虫后出现有规律发热、贫血、黄疸,甚至全身衰竭,可见昏睡、抽搐和寒战等症状。

【病理变化】

重度感染病例可导致动物严重贫血、可见皮肤苍白及腹泻。动物脾功能亢进、肿大,肝大,机体 IgM 水平出现增高。

【诊断】

依据临床症状可以对疑似患病动物进行初步诊断。确诊主要通过吉姆萨染色或瑞氏染色血涂片查找疟原虫。或通过血清学检测方法:免疫荧光试验(IFA)和酶联免疫吸附试验(ELISA)等,也可以使用聚合酶链式反应(PCR)结合核酸探针的分子生物学方法进行诊断。

【治疗】

对于感染的小型实验动物不予治疗,直接淘汰。治疗主要使用药物对红细胞内和肝内感染的虫体进行抑制和杀灭。口服或肌内注射磷酸氯喹对红细胞内的感染有效,7mg/kg 连用5天;或使用甲氟喹单次给药20mg/kg。对肝内的感染可以使用伯氨喹0.75mg/kg连用14天。

据我国科学家屠呦呦教授研究发现,青蒿素对疟疾有非常好的治疗效果。青蒿素通过干扰疟原虫体内的表膜-线粒体功能,导致虫体结构全部瓦解,对疟原虫有很好的杀灭作用。

【预防】

预防疟疾最主要是加强卫生管理及杀灭蚊子。应该严格遵守饲养管理制度,定期灭虫灭蚊,保持畜舍清洁、卫生。

八、溶组织内阿米巴病

溶组织内阿米巴病也称为痢疾阿米巴病(entamoebiasis histolytica),是由溶组织内阿米巴(entamoeba histolytica)寄生在动物结肠引起的人畜共患病。

【病原】

溶组织内阿米巴属于内阿米巴科(*Endamoebidae*),内阿米巴属(*Entamoeba*)。生活史主要包括滋养体和包囊两个不同时期。

1. 滋养体分为大滋养体和小滋养体。大滋养体为致病性滋养体,大小为10~60μm,可形成短而钝的伪足,形态多变,具有强的运动性。经过苏木素染色后,可清晰观察到泡状细胞核。核膜内缘有一圈染色质粒,其中央有一颗细小的核仁(图3-3-17)。小滋养体又称肠腔滋养体,大小为7~20μm,运动性差。在大滋养体的食物泡中常含有红细胞,在小滋养体内则无,只含有细菌。小滋养体为非致病性,主要存在于无临床症状的宿主正常粪便中。

2. 包囊　在肠腔内形成包囊的过程称为成囊。包囊呈短棒状,直径为5~20μm。经过碘液染色后为黄色,外包一层透明的囊壁,成熟包囊有4个核,圆形,直径为10~16μm(图3-3-18)。苏木素染色为黑蓝色圆形包囊(图3-3-19)。

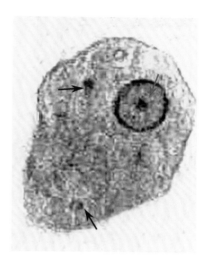

图 3-3-17　溶组织内阿米巴大滋养体苏木素染色图。可见圆形细胞核一个(红色箭头所指),空泡状核膜内缘有一圈染色质粒,其中央有一颗细小的核仁。胞质中被染成黑色的是吞噬的红细胞(蓝色箭头所指)。

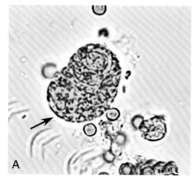
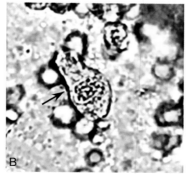
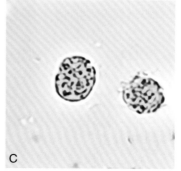

图 3-3-18　自粪便中分离的溶组织内阿米巴碘液染色图
A、B. 椭圆形和不规则形的溶组织内阿米巴滋养体;C. 溶组织内阿米巴包囊。
引自:溶组织内阿米巴5例的粪便鉴定,邓爽,赵红英,韦胜,等,2018

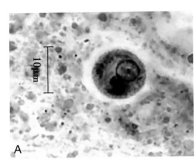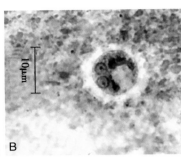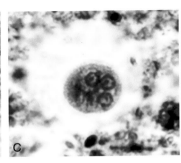

图 3-3-19   苏木素染色的溶组织内阿米巴包囊

包囊内圆形空泡状为细胞核,内有一黑色核仁;A. 为一核包囊;B. 为二核包囊,见有空泡样糖原泡(灰白色的大空泡);C. 为成熟的四核包囊。

【流行病学】

大鼠、小鼠及豚鼠是溶组织内阿米巴的储存宿主。带有包囊的动物和感染性粪便是主要的传染源,通过水、食物、昆虫媒介及接触等途径传播。可以从蟑螂和蝇类的排泄物中检测出虫体。溶组织内阿米巴生活史(图 3-3-20)。

【症状】

虫体在肠壁上形成溃疡,并通过黏膜入侵血管,随着血流移行至宿主动物其他器官,如肝、肺和皮肤等,并造成局部感染。根据临床症状可分为急性型和慢性型。急性型患病动物出现厌食、呕吐、发热、血便等症状;慢性型动物可表现为间歇性腹泻、腹痛、体重下降等症状。

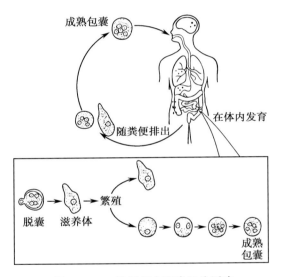

图 3-3-20   溶组织内阿米巴生活史

【病理变化】

宿主肠道的损伤一般发生在盲肠和结肠,典型病变是溃疡,黏膜充血水肿。镜下可见组织坏死并伴有少量的炎症细胞,以淋巴细胞和浆细胞浸润为主。还常见肝胀肿,从针尖大小到葡萄大小不等,脓肿中心液化,其他组织亦可出现胀肿,一旦胀肿破溃进入腹腔,则可引发腹膜炎。

【诊断】

病原学检测主要通过在粪便中检测滋养体和包囊,采用碘液染色镜检的方法。也可以采用间接血凝试验(IHA)等血清学方法检测。

【治疗】

对于感染的小型实验动物不予治疗,直接淘汰。治疗可选用甲硝唑,甲硝唑是目前治疗阿米巴病的首选药物。

【预防】

加强卫生管理、及时清理排泄物、保护水源和食物,对动物群体进行定期筛查、注意公共区域卫生和饲养人员健康状态等都是有效的防治手段。

九、克氏锥虫病

克氏锥虫病也称为美洲锥虫病（American trypanosomiasis）、加斯病（Chagas disease），是由克氏锥虫（trypanosomacruzi）感染人类、灵长类动物和犬所引起的热带寄生虫病。

【病原】

克氏锥虫，也称枯氏锥虫，属于肉足鞭毛门（*SarGOmastigophora*），动鞭毛纲（*Zoomastigophorea*），动基体目（*Kinetoplast*），锥虫属（*Trypanosoma*）。在其生活史中有三种不同的形态，即无鞭毛体、上鞭毛体和锥鞭毛体。无鞭毛体存在于细胞内，球形或卵圆形，大小为 2.4~6.5μm，具有核和动基体，无鞭毛或有很短鞭毛。上鞭毛体存在于锥蝽（俗称"臭虫"）的消化道内，纺锤形，长约 20~40μm，动基体在核的前方游离鞭毛自核的前方发出。锥鞭毛体存在于血液或锥蝽的后肠内（图 3-3-21），长宽为（11.7~30.4）μm ×（0.7~5.9）μm。游离鞭毛自核的后方发出。在血液内，外形弯曲如新月状。侵入细胞或吸血时进入锥蝽消化道，虫体不进行增殖。一般在血液中为锥虫样鞭毛体；在组织假性囊肿中为无鞭毛体形态；虫体在宿主体内一般为首尾相接的环形，通过这种形态特征可与其他锥虫区别。

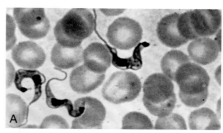
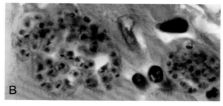

图 3-3-21　克氏锥虫（枯氏锥虫）

A. 自然感染克氏锥虫的犬血液内克氏锥虫的锥鞭毛体（瑞氏染色），蓝灰色圆形和类圆形中间淡然的是犬红细胞；B. 心肌内的无鞭毛体阶段。

引自：《兽医寄生虫学》（双语版），李国清主译，2006

生活史：雌性或雄性的锥蝽的成虫、幼虫、若虫都能感染人和动物。当锥蝽吸取了感染克氏锥虫的人或动物血数小时后，锥鞭毛体在前肠内失去游离鞭毛，约在 14~20 小时后，转变为无鞭毛体，在细胞内以二分裂增殖。然后再转变为球鞭毛体（spheromastigote）进入中肠，发育为上鞭毛体。上鞭毛体以二分裂法增殖，约在吸血后第 3~4 天，上鞭毛体出现于直肠，并附着于上皮细胞上。第 5 天后，上鞭毛体变圆，发育为循环后期锥鞭毛体。当受感染的锥蝽吸血时，鞭毛体随锥蝽粪便经皮肤伤口或黏膜进入人体或动物体内。

【流行病学】

克氏锥虫可以感染 150 多种哺乳动物，犬、猫、小鼠、大鼠及豚鼠等都可以感染。传播方式主要有两种：一是通过动物体或储存宿主→锥蝽→人的方式传播；另一是通过血液传播、垂直传播。

【症状】

通常为隐性感染，无明显临床症状。患病动物有时候会出现嗜睡、食欲不振及抑郁等症状。可出现充血性心力衰竭及心律失常等症状，严重时会出现心肌传导中断，最终导致死亡。

【病理变化】

锥虫侵入处可见单核细胞浸润，间质水肿，皮下组织肌肉细胞中如鞭毛体聚集，假囊形成。淋巴结增生,网状细胞中可见无鞭毛体。有的脑和脑膜中也可见无鞭毛体。

【诊断】

在患病动物组织及血液中检出锥虫即可确诊该病,通过血涂片使用吉姆萨染色,镜检发现锥虫以确诊;也可以通过血液培养和动物接种诊断。亦可通过血清学方法:酶联免疫吸附试验(ELISA)法、免疫层析试纸检测。还可以通过检测美洲锥虫病心肌损伤的生物标志物进行辅助诊断,包括心肌蛋白(肌球蛋白轻链 2 和肌球蛋白重链 2,以及纤维蛋白溶酶原水平的检测)。

【治疗】

小型实验动物不予治疗,直接淘汰。临床上一般使用硝呋莫司或苄硝唑治疗。

【预防】

对环境进行综合整治,通过喷洒拟除虫菊酯类杀虫剂,可有效控制锥蝽滋生。严格筛查动物实验中使用的血液制品,可以有效降低感染率。

十、血吸虫病

日本血吸虫病,也称为日本分体吸虫病,是由日本血吸虫(S.japonicum)寄生于人和牛、羊、猪、犬、猫、啮齿类等多种哺乳动物的门静脉系统和肠系膜静脉的小血管所引起的一种人畜共患寄生虫病。

【病原】

日本血吸虫属于分体科(*Schistosomatidae*)分体属(*Schistosoma*)。成虫为雌雄异体,寄生时呈雌雄合抱状。呈长圆柱形(图 3-3-22),体表有细棘。发育经过虫卵、毛蚴、母胞蚴、子孢蚴、尾蚴 5 个阶段(图 3-3-23)。雄虫粗短,呈乳白色,体表光滑,长 10~22mm,宽 0.5~0.55mm。口吸盘和腹吸盘各一个,口吸盘在体前端;腹吸盘较大,位于口吸盘后方不远处,具有粗而短的柄。自腹吸盘以后,虫体两侧向腹侧内褶,形成抱雌沟,雌虫停留其中,呈合抱状(图 3-3-22、图 3-3-24)。口吸盘内有口,下接食道,两侧有食道腺。食道在腹吸盘前分为 2 支,向后延伸为肠管,至虫体后部 1/3 处合并为一单管,伸达体末端。睾丸 7 枚,呈椭圆形,成单行排列于腹吸盘下。从每个睾丸发出一个输出管汇合成输精管

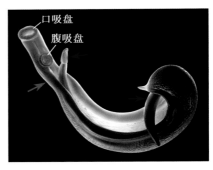

图 3-3-22　日本血吸虫雌雄合抱体(模型图)

红色箭头所指为雄虫,蓝色箭头所指为雌虫,雌虫在雄虫的抱雌沟内。

并延伸扩大为储精囊。生殖孔开口在腹吸盘后抱雌沟内。雌虫较雄虫细长,呈暗褐色,前段细小,后端钝圆;大小为(12~26)mm ×(0.1~0.3)mm;常寄居在雄虫的抱雌沟内;口吸盘和腹吸盘大小相等;卵巢呈椭圆形,位于虫体中部偏后两肠管之间;卵模位于卵巢前方,周围为梅氏腺。管状的子宫内含有 50~300 个虫卵,雌性生殖孔开口于腹吸盘后方;卵黄腺呈分支状,位于虫体后 1/4 处;虫卵呈椭圆形,大小为(70~100)μm ×(50~65)μm,淡黄色,卵壳较薄,无盖,侧方有一小刺,内含毛蚴,排出时可见已发育至毛蚴阶段(图 3-3-23、图 3-3-24)。

【流行病学】

在我国湖北钉螺是日本血吸虫的中间宿主,人、畜和野生动物等终末宿主均为传染源,

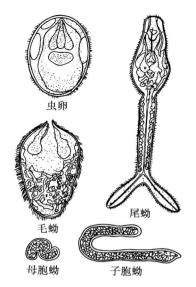

图 3-3-23　日本血吸虫虫卵、毛蚴、母胞蚴、子孢蚴、尾蚴 5 个阶段模拟图

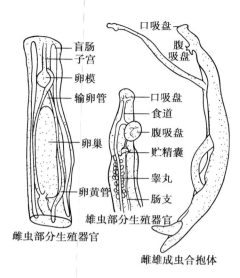

图 3-3-24　日本血吸虫结构模型图

其中主要传染源有：猪、犬、猫、兔、鼠等。尾蚴主要通过皮肤感染。日本血吸虫生活史：血吸虫成虫寄生于人或哺乳动物的肠系膜静脉中（图 3-3-25），雌虫产卵于肠黏膜下层静脉末梢内。一部分虫卵沿门静脉系统流至肝门静脉并沉积在肝组织内，另一部分虫卵经肠壁进入肠腔，随宿主粪便排出体外。不能排出的卵，沉积在肝、肠等局部组织中逐渐死亡、钙化。随粪便排出体外的虫卵，在水中孵出毛蚴，后钻入螺体，发育成尾蚴。尾蚴遇人或哺乳动物，侵入其皮肤后形成童虫，再移至肠系膜静脉寄生，发育为成虫（图 3-3-26）。

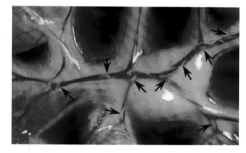

图 3-3-25　日本血吸虫寄生于人或哺乳动物的肠系膜静脉中

见血管内白色的虫体（蓝色箭头所指）。

【症状】

患病动物表现为食欲不振，精神沉郁，行动缓慢。体温达 40~41℃，腹泻，里急后重，粪便带有黏液、血液。后期黏膜苍白，水肿，日渐消瘦，最后衰竭死亡。少量感染时，病程多为慢性经过但能排出虫卵，传播疾病。

【病理变化】

病理变化主要在肝脏、脾脏和肠壁。肝脏表面凹凸不平，表面或切面肉眼可见粟米粒大至高粱米灰白色的虫卵结节（图 3-3-27）。感染初期肝脏肿大，后期肝萎缩、硬化。严重感染时，肠壁肥厚，表面粗糙不平，肠道各段均有虫卵结节，尤以直肠部分更为多见。肠黏膜有溃疡斑，肠系膜淋巴结和脾脏肿大，门静脉血管肥厚。在门静脉和肠系膜静脉内可找到雌雄合抱的虫体。

【诊断】

根据临床症状可对急性大量感染的动物血吸虫病做出初步诊断，但确诊需要病原学检

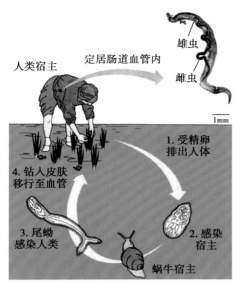

图 3-3-26　日本血吸虫生活史

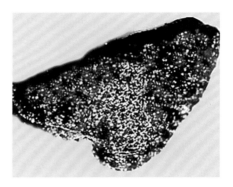

图 3-3-27　感染日本血吸虫的兔肝标本

测或血清学诊断。病原学检测最常用的方法是毛蚴孵化法,临床上常将粪便尼龙绢筛集卵法和毛蚴孵化法两种方法结合使用。死后剖检在门静脉系统查到虫体或虫卵结节也可确诊。我国动物血吸虫常用的血清学诊断方法包括血凝试验(IHA)、免疫酶联吸附实验(ELISA)、环卵沉淀试验(circumoval precipitin test ,COPT)等。

【治疗】

对于小型实验动物不予治疗,直接淘汰。治疗可用下列药物:吡喹酮、青蒿琥酯。

【预防】

血吸虫病防治主要以预防为主,因时因地制宜采取以灭螺为主的综合性防治措施。除了灭螺,人畜定期检查和治疗、药物预防、安全用水、粪便管理也是消灭血吸虫病综合防治措施中的重要环节。

十一、旋毛虫病

旋毛虫病是由旋毛虫(trichinella spiralis)寄生于人、猪、犬、猫等动物所引起的一种人畜共患寄生虫病。

【病原】

旋毛形线虫,简称旋毛虫,属于毛形科(*Trichinellidae*)毛形属(*Trichinella*)。成虫细小,呈线形,白色,雌雄异体,雄虫大小为$(1.2~1.6)$mm × $(0.04~0.05)$mm,雌虫大小为$(3~4)$mm × 0.06mm。前部较细,为食道部;食道的前部无食道腺围绕,其后部均由一列相连的食道腺细胞包裹。后部较粗,包含着肠管和生殖器官。雌雄虫的生殖器官均为单管型。雄虫尾端有泄殖孔,其外侧为一对呈耳状悬垂的交配叶,内侧有 2 对小乳突;缺交合刺。雌虫阴门位于虫体前部(食道部)的腹面中央。胎生。

包囊内的幼虫似螺旋状卷曲,发育完全的幼虫通常有 2.5 个盘转。包囊呈梭形,其长轴与肌纤维平行,有 2 层壁,其中一般含有 1 条幼虫,但有的可达 6~7 条。成虫和幼虫寄生于同一个宿主,宿主感染时,先为终末宿主,后变为中间宿主。旋毛虫成虫寄生于小肠,称之为肠旋毛虫;幼虫寄生于横纹肌,称之为肌旋毛虫(图3-3-28、图3-3-29)。幼虫不耐高温,高温达70℃左右,可杀死包囊中的幼虫。

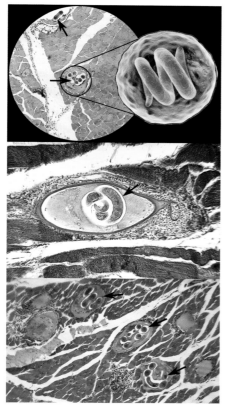

图 3-3-28　旋毛虫包囊

肌肉切片中旋毛虫包囊,见包囊中的幼虫(箭头所指),上图里的放大图是模拟图。

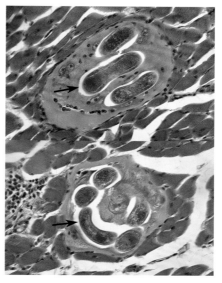

图 3-3-29　肌肉压片中旋毛虫包囊幼虫,见包囊中旋转状的幼虫(黑色箭头所指)

【流行病学】

多种野生动物和人、猪、犬、猫、鼠类等多种哺乳动物均可感染,许多海洋动物、甲壳动物都能感染并传播本病。鼠的旋毛虫感染率较高,而猪则是人类旋毛虫病的主要传染源。

【症状】

临床症状主要表现有胃肠道症状、发热、眼睑水肿和肌肉疼痛。当人感染大量虫体时,症状显著,入侵黏膜的虫体可引起肠炎,严重感染时,带血性腹泻称为肠型旋毛虫病。进入肌肉的肌旋毛虫可引起动物急性肌肉炎、发热、嗜酸性粒细胞增多、心肌炎等症状。轻微感染者不显现症状,严重感染时因呼吸肌麻痹,心肌及其他脏器病变和毒素刺激而死亡。

【病理变化】

肌肉切片和压片中见旋毛虫包囊,包囊内有幼虫(见图3-3-28、图3-3-29)。

【诊断】

生前诊断困难,以肌肉检查发现幼虫为主要诊断手段。包括:压片镜检法、肌肉消化法。发现滋养体或包囊即可确诊。

【治疗】

感染的小型实验动物不予治疗,直接淘汰。动物旋毛虫病由于生前诊断困难,治疗方法研究甚少。但已有研究表明,大剂量的阿苯达唑(按每千克体重 300mg 拌料,连用 10 天)、甲苯达唑等苯并咪唑类药物疗效可靠。

【预防】

预防可加强肉品卫生检疫,控制或消灭饲养场周围的鼠类,加强饲养管理,及时隔离易感动物,注意定期检查、驱虫,饲养人员应注意个人卫生,减少感染和传播。

十二、华支睾吸虫病

华支睾吸虫病由华支睾吸虫(C.sinensis)寄生于猪、犬、猫等动物或人的肝脏、胆囊及胆管内所引起的一种人畜共患寄生虫病。

【病原】

华支睾吸虫属于后睾科(*Opisthorchiidae*)支睾属(*Clonorchis*)。虫体为雌雄同体。整个发育过程包括:虫卵、毛蚴、胞蚴、雷蚴和尾蚴 5 个阶段。虫卵较小,平均为 29~17μm,形似电灯泡,棕褐色上端有卵盖,后端有一小突起,内含毛蚴(图 3-3-30)。成虫呈扁平叶状,表面平滑,前端稍尖,后端钝圆,大小为(10~25)mm×(3~5)mm。口吸盘略大于腹吸盘,腹吸盘位于体前端 1/5 处。消化器官包括口、咽、短的食道及 2 条直达虫体后端的盲肠。2 个分支的睾丸,前后排列在虫体的后 1/3 处。从睾丸各发出一条输出管,两管汇合为输精管。其膨大部形成贮精囊,末端为射精管,开口于雄性生殖腔。缺雄茎和

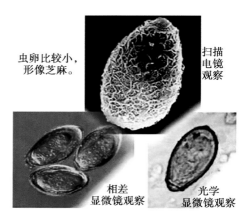

图 3-3-30　华支睾吸虫虫卵

雄茎囊。卵巢分叶,位于睾丸之前。受精囊发达,呈椭圆形,位于睾丸与卵巢之间。劳氏管(扁形动物吸虫纲中与雌性生殖器官有关的一个结构,一端与输卵管相接,另一端开口在身体背面)细长,开口在虫体的背面。输卵管的远端为卵模,周围为梅氏腺。卵黄腺由细小的颗粒组成,分布在虫体两侧(腹吸盘至精囊段),2 条卵黄管汇合后,与输卵管相通。排泄囊呈 S 形状、弯曲,前端达受精囊处,后端经排泄孔开口于虫体末端(图 3-3-31)。

【流行病学】

华支睾吸虫的终末宿主有人、猫、犬、猪、鼠类以及野生的哺乳动物,成虫寄生在终末宿主的肝脏胆管内,这些动物均可排出虫体成为传染源。其发育过程需 2 个中间宿主,第一中间宿主是淡水螺,第二中间宿主是淡水鱼和虾。华支睾吸虫对第二中间宿主的选择性不强,国内已证实的淡水鱼宿主有 12 科 39 属 68 种,主要为养殖的鱼类,动物多因生吃或吃了未煮熟的含有囊蚴的鱼、虾而感染(图 3-3-32)。

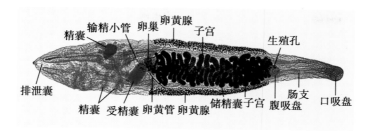

图 3-3-31　华支睾吸虫成虫

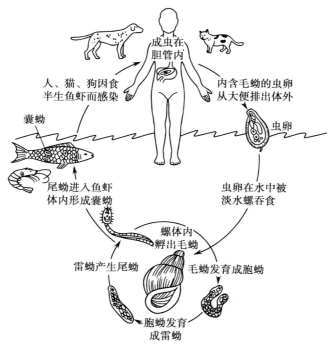

图 3-3-32　华支睾吸虫生活史

【症状】

多数为隐性感染,临床症状不明显。严重感染时表现为消化不良,食欲减退和下痢等症状,最后出现贫血、消瘦或者水肿和腹水等。病程多是慢性经过,往往因并发其他疾病而死亡。

【病理变化】

主要病变在肝和胆,因机械性刺激,引起胆管和胆囊发炎。胆囊肿大,胆管变粗,胆汁浓稠,呈草绿色。感染严重时在门脉区周围可出现结缔组织增生,肝细胞变形萎缩,毛细血管栓塞形成,引起肝硬化或脂肪变性。病理切片常见胆道内华支睾吸虫(图3-3-33)。

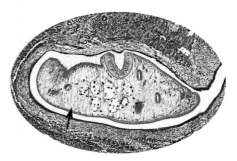

图 3-3-33　胆道内华支睾吸虫(HE 染色)

组织切片见胆道内华支睾吸虫虫体(箭头所指)。

【诊断】

检查方法以离心漂浮法检出率较高,在粪便中查到虫卵即可确诊。近年来也有采用免疫学方法如血凝试验(IHA)和酶联免疫吸附试验(ELISA)进行辅助性诊断。

【治疗】

感染的小型实验动物不予治疗,直接淘汰。治疗可选用丙酸哌嗪、阿苯达唑、吡喹酮等药物。

【预防】

应采取以下综合措施:流行地区的猪、犬和猫均须进行定期检查和驱虫。禁止以生的或未煮熟的鱼、虾喂养犬、猫、猪等动物。加强饲养管理,防止粪便污染水塘,消灭第一中间宿主淡水螺,宜采用捕捉和掩埋的方法。

十三、鞭虫病

鞭虫病,也称为毛尾线虫病,是由毛尾线虫(trichuris trichura),如猪毛尾线虫、绵羊毛尾线虫、球鞘毛尾线虫和狐毛尾线虫等分别寄生于猪和羊等动物的大肠所引起的一种寄生虫病。

【病原】

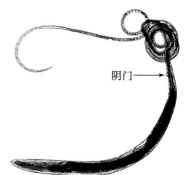

毛尾线虫属于毛尾科(*Trichuridae*)毛尾属(*Trichuris*)。虫体呈乳白色,外形像鞭,故称鞭虫。虫体前部细长像鞭梢,内含由一串单细胞围绕着的食道,后为短粗的体部,形似鞭杆,内有肠和生殖器官(图 3-3-34)。雄虫后端弯曲,泄殖腔在尾端,一根交合刺藏在有刺的交合刺鞘内(图 3-3-35)。雌虫后端顿圆,阴门位于虫体粗细交界处。新鲜虫卵呈棕黄色,腰鼓形,卵壳厚,两端有栓塞,大小为(52~61)μm×(27~30)μm(图 3-3-36)。猪毛尾线虫雌虫长 39~52mm,雄虫长 20~50mm,食道部占虫体全长的 2/3;绵羊毛尾线虫雌虫长 35~70mm,雄虫长 20~80mm,食道部占虫体全长的 2/3~4/5;

图 3-3-34　来自波多黎各猫的毛尾线虫

引自《兽医寄生虫学》(双语版),李国清主译,2006

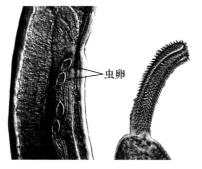

图 3-3-35　异色无尾线虫

左图:雌虫阴道内可见 4 个虫卵;右图:雄虫交合刺鞘伸出。

引自《兽医寄生虫学》(双语版),李国清主译,2006

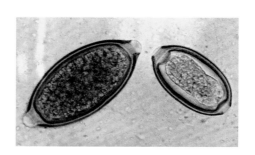

图 3-3-36　犬粪便涂片中的狐毛尾线虫(左)和波氏真鞘线虫(右)虫卵

引自:《兽医寄生虫学》(双语版),李国清主译,2006

球鞘毛尾线虫交合刺鞘的末端膨大呈球形。

【流行病学】

猪、猴、人可感染。鞭虫寄生于猪的盲肠。主要感染途径是摄入粪便污染的土壤或饮水中的虫卵而感染。家蝇或蟑螂等可以携带鞭虫和其他肠道寄生虫虫卵。人的感染主要是通过口-手接触或食入污染食物而感染,也有因性接触感染的报道。

【症状】

患病动物被毛粗乱日渐消瘦,影响其生长发育。轻度感染时,有间歇性腹泻,轻度贫血、腹部不适,胀气。严重感染时(虫体可达数千条),表现为精神沉郁、食欲减退,结膜苍白、贫血、营养失调、顽固性腹泻、消瘦,动物发育受阻,身体极度衰弱,发热,最后极度衰竭而死。

【病理变化】

病变主要局限于盲肠和结肠,引起广泛性的慢性卡他性炎症,有时有出血性肠炎,通常是瘀斑性出血。严重感染时,盲肠、结肠充血、出血、肿胀、间有绿豆大小坏死灶,结肠内容物恶臭。肠黏膜上布满乳白色细针尖样虫体(前部钻入黏膜内),钻入处形成结节。结节呈圆形的囊状物,组织学检查时,可见结节内有虫体和虫卵,数量甚多,并伴显著的淋巴细胞、浆细胞和嗜酸性粒细胞浸润。

【诊断】

根据流行病学资料和临床症状可作出初步诊断,进一步确诊需要实验室检查。生前诊断可用漂浮法检查虫卵。由于虫卵的形态、结构和颜色较为特殊,因此容易鉴别。剖检见到盲肠相应的病变和虫体也可确诊。

【治疗】

感染的小型实验动物直接淘汰,不予治疗。治疗一般可采用下列药物:左旋咪唑、苯硫咪唑。

【预防】

定期驱虫,保持环境卫生。定期消毒,保持饲料和饮水卫生,避免粪便污染。

十四、姜片吸虫病

姜片吸虫病是由布氏姜片吸虫(F.buski)寄生于猪和人的十二指肠内引起的一种人畜共患寄生虫病。

【病原】

布氏姜片吸虫属于片形科(*Fasciolidae*)姜片属(*Fasciolopsis*)。姜片吸虫新鲜时为肉红色,固定后变为灰白色(图3-3-37),虫体大而肥厚,形似斜切的姜片,故称姜片吸虫,雌雄同体。成虫体长20~75mm,宽8~20mm,厚0.5~3mm。体表被有小棘,易脱落。口、腹吸盘均在虫体前端,相距较近。腹吸盘呈漏斗状,大小是口吸盘的4~6倍,消化器官有口、咽、食管和肠管。咽小,食道短,肠管弯曲呈波浪状伸达虫体后端,末端为盲端。2个睾丸,高度分支,前后排列在虫体后部的中央。2条

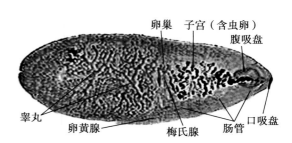

图3-3-37 布氏姜片吸虫
新鲜时为肉红色虫体。

输出管合并为输精管,膨大为贮精囊。雄茎囊发达。生殖孔开口在腹吸盘的前方。卵巢 1 个,呈短的佛手状分支,位于虫体中部稍偏前方。卵巢周围为梅氏腺,无受精囊。充满虫卵的子宫弯曲在卵巢和腹吸盘之间。虫卵较大,卵壳薄而均匀,呈淡黄色,长椭圆形或卵圆形,大小为(130~145)mm × (85~97)mm。虫卵随宿主粪便排出后,在水中孵出毛蚴,毛蚴遇到合适的中间宿主——扁卷螺后,即可入侵体内,经胞蚴、母雷蚴、子雷蚴及尾蚴等发育阶段,尾蚴离开螺体,附着于水生植物上形成囊蚴。

【流行病学】

仔猪、猴子和人可感染。患病动物、隐形感染者和人是主要传染源。猪采食含有囊蚴的水生植物而感染,虫体在猪的十二指肠发育为成虫。

【症状】

姜片吸虫病多侵害幼猪,导致幼猪发育不良,被毛稀疏无光泽;精神沉郁,低头,流涎,眼结膜苍白,呆滞。食欲减退,消化不良。有下痢症状,粪便稀薄,混有黏液。严重时表现腹痛、水泻、浮肿、呕吐、腹水等症状,后期贫血、水肿、精神萎靡,严重可阻塞肠道,引起肠破裂或肠套叠。

【诊断】

根据临床症状和流行病学可作出初步诊断,确诊需作粪便检查,应用直接涂片法和水洗沉淀法查出虫卵便可确诊。

【治疗】

目前比较常用而疗效较好的药物有下列 6 种:吡喹酮、硫双二氯酸、敌百虫和硝硫氰酯。中草药有:槟榔、木香。

【预防】

加强饲养管理,及时隔离感染动物。粪便是主要的传播来源,应及时处理动物粪便,以免人畜互相传播。定期驱虫,消灭中间宿主扁卷螺。

十五、巨吻棘头虫病

猪巨吻棘头虫病是由蛭形巨吻棘头虫(M.hirudinaceus)寄生于猪的小肠内引起的寄生虫病。

【病原】

蛭形巨吻棘头虫属于少棘科(*Oligacanthorhynchidae*)巨吻属(*Macracanthovhynchus*)。其虫体大,呈长圆柱形,淡红色或乳白色,前部较粗,向后逐渐变细,体表有明显的环状皱纹(图 3-3-38A)。头端有一个可伸缩的吻突,吻突上有 5~6 列强大向后弯曲的小钩,每列 6 个(图 3-3-38B)。雌雄虫体大小差别很大,雄虫长 7~15cm,呈长逗点状,尾端有一交合伞。雌虫长 30~68cm。

虫卵呈橄榄球形,深褐色,两端稍尖。卵壳由 4 层组成,外层薄而无色,易破裂;第 2 层厚,褐色,有皱纹;第 3 层为受精膜;第 4 层不明显。卵内含有棘头蚴(图 3-3-39)。虫卵大小为(89~100)μm × (42~56)μm。

【流行病学】

巨吻棘头虫也感染野猪、犬和猫,偶见于人,8~10 月龄的猪感染率较高。中间宿主为金花龟属的金龟子、鳃金龟属的金龟子及其他甲虫。猪的感染率与地理、气候条件、饲养管理

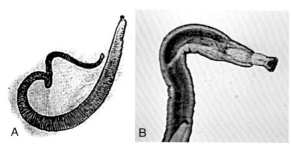
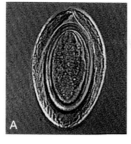

图 3-3-38　猪巨吻棘头虫
A. 成虫,体表有明显的环状皱纹;B. 巨吻棘头虫头部,头端有一个可伸缩的吻突。
B 引自《兽医寄生虫学》(双语版),李国清主译,2006

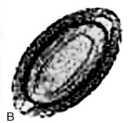

图 3-3-39　巨吻棘头虫虫卵
A. 浣熊的硕大巨吻棘头虫虫卵,内含有棘头蚴;
B. 猪巨吻棘头虫虫卵。
A 引自:《兽医寄生虫学》(双语版),李国清主译,2006

方式等都有密切关系。

【症状】

症状随感染强度和饲养条件的改变而不同。若猪感染虫体数量不多,一般症状不明显;10 月龄以上猪受害严重。严重感染时,可见食欲减退,黏膜苍白,腹痛、拉稀,粪便带血。经过 1~2 个月后,动物消瘦和贫血,生长发育迟缓,若肠壁因溃疡而穿孔引起腹膜炎时,则症状加剧,体温升高(41~41.5℃),腹部紧张,疼痛,不食,起卧抽搐,最终死亡。

【病理变化】

剖检时可见尸体消瘦,黏膜苍白。在空肠和回肠的浆膜上有灰黄或暗红色小结节,周围有红色充血带。肠黏膜发炎严重时肠壁穿孔,吻突穿过肠壁吸着在附近浆膜上,形成粘连。肠壁增厚,有溃疡病灶。严重感染时,肠道充满虫体,有时因肠破裂而致死。

【诊断】

结合流行病学和临床症状可作初步诊断,用直接涂片法和水洗沉淀法检查粪便中的虫卵即可确诊。

【治疗】

感动的小型实验动物不予治疗,直接淘汰。治疗可采用左旋咪唑或伊维菌素。

【预防】

预防本病应做到消灭传染源,定期驱虫,设置诱虫灯,捕杀金龟子等。

十六、蛔虫病

犬猫蛔虫病是由犬弓首蛔虫(toxocaracanis)、猫弓首蛔虫(T. cati)及狮弓蛔虫(toxascarisleonina)寄生于犬、猫的小肠所引起的寄生虫病。

【病原】

1. 犬弓首蛔虫　犬弓首蛔虫寄生于犬的小肠内,头端有 3 片唇,虫体前端两侧有向后延伸的颈翼。食道与肠管连接处有小胃。雄虫长 5~11cm,尾端弯曲,有 1 小锥突,有尾翼。雌虫长 9~18cm,尾端直,阴门开口于虫体前半部(图 3-3-40)。虫卵呈亚球形,大小为(68~85)μm ×(64~72)μm,卵壳厚,表面有许多点状凹陷。

2. 猫弓首蛔虫　猫弓首蛔虫外形与犬弓首蛔虫相似,颈翼前窄后宽,使虫体前端如箭

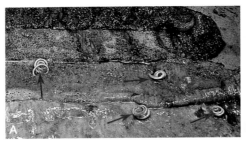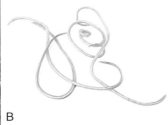

图 3-3-40　犬弓首蛔虫

A. 寄生在犬肠道黏膜上的犬弓首蛔虫(蓝色箭头所指);B. 犬拉出体外的犬弓
首蛔虫

A 引自:《兽医寄虫学》(双语版),李国清主译,2006

镰状。雄虫长 3~6cm,尾部有一小的指状突起。交合刺不均等,长为 1.7~1.9mm。雌虫长
4~12cm。虫卵呈亚球形,具有厚的凹凸不平的卵壳,大小为 65μm × 70μm(图 3-3-41)。

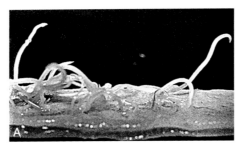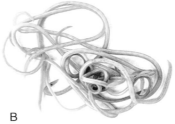

图 3-3-41　猫弓首蛔虫

A. 寄生在猫肠道壁上的猫弓首蛔虫;B. 猫拉在体外的猫弓首蛔虫。

A 引自:《兽医寄生虫学》(双语版),李国清主译,2006

3. 狮弓蛔虫　狮弓蛔虫成虫头端向背侧弯曲,颈翼呈柳叶刀形。无小胃。雄虫长
3~7cm,交合刺 0.7~1.5mm;雌虫长 3~10cm,阴门开口于虫体前 1/3 与中 1/3 的交接处。虫卵
呈偏卵圆形,表面光滑,大小为 (49~61)μm × (74~86)μm(图 3-3-42)。

【流行病学】

犬弓首蛔虫幼虫可感染幼犬、猴、啮齿类动物和人。蛔虫的成虫有严格的宿主特异性,
犬弓首蛔虫感染犬,猫弓首蛔虫感染猫;但犬、猫还可以感染第二种蛔虫,就是狮弓蛔虫,幼
虫可经过胎盘感染胎儿或产后经过母乳感染幼仔。犬弓首蛔虫的储藏宿主为啮齿类动物;
猫弓首蛔虫的储藏宿主为蚯蚓、蟑螂、某些鸟类和啮齿类动物;狮弓蛔虫的储藏宿主为啮齿
类动物、食虫目动物和小型食肉兽。

【症状】

犬轻度、中度感染时,幼虫移行不表现任何临床症状。寄生于小肠的成虫可引起动物发
育迟缓、被毛粗乱、精神沉郁、消瘦,并偶见拉稀。有时可见幼犬、猫呕出或在粪便中排出虫
体。严重感染时,幼虫移行引起肺损伤,引起咳嗽、呼吸加快和泡沫状鼻漏。大部分死亡病
例发生于肺部感染期,经胎盘严重感染的幼犬在分娩后几天内即可发生死亡。

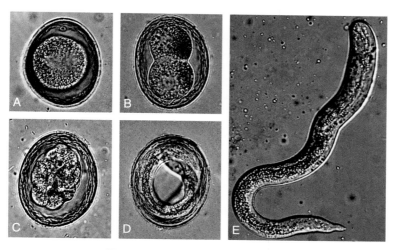

图 3-3-42　狮弓蛔虫虫卵发育过程
A. 新鲜粪便中发现的单细胞虫卵;B. 双细胞阶段的虫卵;C. 桑椹胚阶段的
虫卵;D. 卵壳内含有感染性幼虫的虫卵;E. 体外人工孵化的感染性幼虫。
引自:《兽医寄生虫学》(双语版),李国清主译,2006

【病理变化】
轻度及中度感染时,组织器官无明显损伤。严重感染时,成虫可引起卡他性肠炎、肠黏膜出血或溃疡,肠道部分或完全阻塞;严重时出现肠穿孔、腹膜炎或胆管阻塞、胆管化脓、破裂、肝脏黄染、变硬。幼虫在肺部移行可引起肺炎,有时伴发肺水肿。

【诊断】
根据流行病学和临床症状可作初步诊断。确诊需在粪便中发现特征性虫卵或虫体,尸检时在小肠或胆道出现虫体。

【治疗】
感染的小型实验动物直接淘汰,不予治疗。治疗可选用以下药物:阿苯达唑、左旋咪唑、芬苯达唑、伊维菌素。

【预防】
需做到环境、食具及食物的清洁卫生,及时清除粪便并定期驱虫、灭鼠。

十七、鼠贾第鞭毛虫病

鼠贾第鞭毛虫病是由蓝氏贾第鞭毛虫(giardia lamblia)引起的一种原虫病。

【病原】
鼠贾第鞭毛虫属于动鞭毛虫纲(*Zoomastigophorea*),双滴虫目(*Diplomonadida*),六鞭毛科(*Hexamitidae*)。主要发育过程包括滋养体和包囊两种形态,滋养体通常在小肠黏膜中被发现,形态为两侧对称的梨形,拥有 4 对鞭毛,大小(7~13)μm×(5~10)μm。虫体左右对称,有 1 对卵圆形泡状细胞及两个很大的核仁,且具有 1 对平行而粗壮的轴柱;光学显微镜下形态类似“幽灵”面孔,包囊为卵圆形,成熟包囊的囊内有 4 个核,长度为 15~17μm。通过苏木素染色可以观察到囊壁不着色,细胞核内的核仁清晰可见,位于轴中部半月形的中体形态,称为副基体结构(图 3-3-43)。

【流行病学】

大鼠、小鼠和仓鼠是鼠贾第鞭毛虫的宿主动物，患病动物及无症状的带包囊者为传染源，以后者较为常见，但水狸、麝鼠等生活在水中的动物排放的贾第虫包囊，是导致水型暴发的主要传染源。主要通过消化道感染动物，通过包囊污染的食物、水源、污染的手、苍蝇、蟑螂等传播。

【症状】

感染鼠贾第鞭毛虫后，免疫系统健全的小鼠无明显临床症状；免疫缺陷或断奶前小鼠则可能会出现体重下降或发育滞缓现象。

【病理变化】

镜下可在十二指肠或空肠提取的新鲜样本中观察到滋养体的"落叶"式运动；通过瑞氏染色或吉姆萨染色可以清楚地观察到滋养体的"幽灵"表面；也可以通过碘液染色或三色染色观察到典型的成熟包囊的四核结构。患病动物可见肠黏膜上皮细胞空泡样变或溶解（图 3-3-44）。

【诊断】

可直接取新鲜粪便作涂片镜检，或解剖动物取肠道内容物涂片镜检，亦可用苏木素染色镜检。或采用聚合酶链式反应（PCR）的方法进行检测。

【治疗】

感染的小型实验动物不予治疗，直接淘汰，及时隔离易感动物。治疗可口服给药甲硝唑。针对鼠贾第鞭毛虫感染，采取剖腹取胎或胚胎移植的方式进行生物净化是清除感染的最佳选择。

【预防】

加强饲养管理，严格做好卫生消毒工作。包囊对高压灭菌敏感，可将动物使用过的笼具及垫料进行高压灭菌，定期驱虫，保持畜舍清洁、卫生。

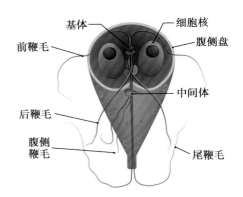

图 3-3-43　贾第鞭毛虫滋养体模型图

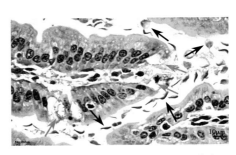

图 3-3-44　感染贾第鞭毛虫动物肠道病理切片 HE 染色

见肠道内有贾第鞭毛虫（黑色箭头所指），肠上皮细胞空泡样变或溶解（见红色箭头所指）。

十八、鼠六丝鞭毛虫病

鼠六丝鞭毛虫病是由六丝鞭毛虫（spironucleusmuris）感染啮齿类大鼠、小鼠所引起的寄生虫病。

【病原】

鼠六丝鞭毛虫属于动鞭虫纲（*Zoomastigophorea*），双滴虫目（*Diplomonodida*），六鞭毛科（*Hexamitidae*）。鼠六丝鞭毛虫的滋养体具有鞭毛虫的共同形态，细长呈梨形（图 3-3-45），大小为 (10~15)μm × (3~4)μm。有两个前核，在身体前段八字排列，还有两个独立的轴杆。它拥有 2 组前鞭毛，分别在身体两侧，每组有 3 根鞭毛为自由形态，而第 4 根鞭毛则通过身体作为后鞭毛。其包囊为椭圆鸡蛋形，大小为 (7.5~13)μm × (4.5~6)μm。在新鲜的包囊中可以观察到两个核,如果包囊内滋养体开始二分裂,则可以观察到两个滋养体和 4 个成熟的核。

【流行病学】

大鼠、小鼠易感。易感动物通过摄取包囊或被污染的食物而感染此病。一个包囊就能导致小鼠感染,潜伏期为 2~8 天。该病的传播与动物的饲养环境相关。

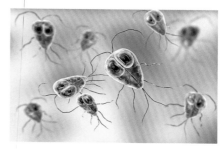

图 3-3-45　彩色扫描电子显微镜下的鞭毛虫(3D 模型图)

【症状】

小鼠及大鼠感染后通常无明显症状,免疫缺陷小鼠及断奶前小鼠一般会出现急性腹泻、被毛杂乱、体重下降、腹胀及蜷缩一团的症状;偶尔会出现死亡的病例。老年动物一般为慢性感染,表现为精神沉郁和体重下降,但很少出现腹泻和死亡。

【病理变化】

感染鼠六丝鞭毛虫动物的肠绒毛和微绒毛变短,肠上皮细胞更新频率加快,上皮淋巴细胞的数量也会增加。光学显微镜下可观察到“之”字形快速涌动的虫体,虫体没有吸盘和波浪膜。

【诊断】

可直接取新鲜粪便作涂片镜检,或解剖动物取肠道内容物涂片镜检,亦可用苏木素染色镜检。也可以采用聚合酶链式反应(PCR)的方法进行检测。

【治疗】

感染的小型实验动物不予治疗,直接淘汰。治疗一般使用二甲硝咪唑、甲硝唑以及磺甲硝咪唑。但有研究表明,以上药物治疗效果欠佳,采用剖腹取胎或胚胎移植方法进行净化是在动物群体内清除感染的最好办法。

【预防】

预防主要通过加强饲养管理制度,定期进行血清学检测,并做好消毒、防疫措施,便可杜绝该病的发生。

十九、纤毛虫病

纤毛虫病是由能够感染动物和人的小袋纤毛虫(ciliate)所引发的人畜共患寄生虫病,也称为小袋虫病。

【病原】

纤毛虫属于纤毛门(*Ciliophora*),小袋虫科(*Balantidiidae*),小袋属(*Balantidium*)。纤毛虫生活史中有滋养体和包囊二个时期。滋养体一般呈椭圆形,无色透明或淡灰略带绿色(图 3-3-46),大小为 $(30\sim150)\mu m \times (25\sim120)\mu m$。虫体表膜上披有纤毛,虫体可借纤毛的摆动迅速旋转前进。虫体富有弹性,极易变形。虫体前端有一个凹陷的胞口,主要通过周围的纤毛吞入食物。在虫体的中、后部有伸缩泡的结构,主要用于调节虫体的水盐平衡(渗透压)。纤毛虫滋养体发育过程中可以形成两种类型的核,称为大核和小核。通常大核为多倍体,主要负责支持虫体的正常功能;小核为二倍体,主要参与遗传功能并发育成为细胞系,小核是纤毛虫接合生殖所必需的。滋养体主要寄生在结肠部位,侵袭结肠黏膜,引起溃疡和黏膜脱落。

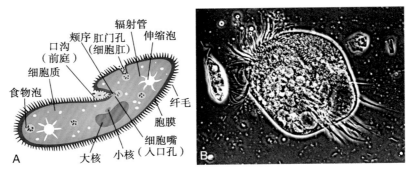

图 3-3-46　纤毛虫

A.纤毛虫结构图;B.结肠内容物中的纤毛虫滋养体。

【流行病学】

猪的感染率较高,是重要的保虫宿主,也是本病重要的传染源。人和灵长类动物主要通过摄取被感染性包囊污染的食物或水源而感染结肠小袋纤毛虫,人感染较少见。

【症状】

患病动物精神沉郁,食欲不振,渴欲增加,消瘦,被毛粗乱。重度感染的动物出现消化功能紊乱、急性痢疾等临床症状。

【病理变化】

低倍显微镜暗视野观察,能够观察到大量小袋虫,虫体既有滋养体,又有包囊。苏木素染色可以清楚区分大核和小核,使用酸性甲基绿可突显大核。镜下包囊体常呈圆形,胞质深染,致密;滋养体常呈椭圆形,胞质疏松,着色较淡。

【诊断】

可直接取新鲜粪便作涂片镜检,或解剖动物取肠道内容物涂片镜检,亦可用苏木素染色镜检。也可以采用聚合酶链式反应(PCR)的方法进行检测。

【治疗】

感染的小型实验动物不予治疗,直接淘汰。治疗可用甲硝唑(别名:灭滴灵,甲硝哒唑、甲硝基羟乙唑、灭滴唑),也可使用盐酸小檗碱或乙酰胂胺等药物。

【预防】

加强饲养环境卫生,及时清除动物排泄物,定期驱虫,保持畜舍清洁、卫生。对动物进行定期健康监测。

二十、兔球虫病

兔球虫病是由艾美耳属(*Eimeria*)的多种球虫寄生于兔的小肠或胆管上皮细胞内引起的以腹泻为主要症状的寄生虫病。

【病原】

该病病原属于孢子虫纲(*Sporozoa*),真球虫目(*Eucoccidiorida*)艾美尔科(*Eimeriidae*),艾美尔属(*Eimeria*)。兔艾美尔球虫为未成熟不具感染性的卵囊,孢子体呈球状,位于卵囊内;而成熟具有感染性的卵囊常含有 4 个孢子囊(图 3-3-47),每个孢子囊内含有 2 个子孢子。卵囊为细长的卵形或椭圆形,淡黄色。根据宿主种类不同,兔艾美尔球虫分为 65 种,但对家

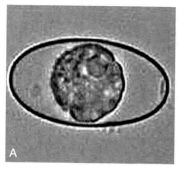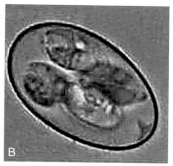

图 3-3-47　肝艾美尔球虫(斯氏艾美尔球)

A. 未孢子化的肝艾美尔球虫(斯氏艾美尔球);B. 孢子化的肝艾美尔球虫(斯氏艾美尔球)。

引自:兔斯氏艾美耳球虫感染模型的建立及病理学初步研究,景瑾,宋鸿雁,蒋荧梅,等,2017

兔有确定影响的共有 11 种,这 11 种艾美尔球虫的寄生部位各不相同,又分为肝艾美尔球虫(斯氏艾美尔球)和肠艾美尔球虫。肝艾美尔球虫寄生于胆管上皮细胞和肝脏,其他艾美尔球虫均寄生于肠上皮细胞内(如肠艾美尔球虫)。不同种的兔艾美尔球虫的包囊大小和细微结构会有不同。图 3-3-48 显示的是常见的 16 种兔艾美尔球虫的包囊形态。

【流行病学】

各种品种和不同年龄的兔都可感染,但以 1~3 月龄的兔最易感而且病情严重,死亡率高;感染的成年兔是重要的传染源。本病感染途径是经口食入含有孢子化卵囊的水或饲料。兔摄入肝艾美尔球虫的感染性卵囊后,在十二指肠内经酶的作用释放出子孢子,然后钻入肠黏膜,再经门脉循环或淋巴循环而移行到肝脏,最后钻入胆管的上皮细胞而开始裂殖增殖。

【症状】

分为肠型、肝型和混合型三类,其中以混合型感染在临床上较为普遍。肠型多发生于 20~60 日龄的幼兔,多表现为急性。表现为不同程度的腹泻,从间歇性腹泻至混有黏液和血液的大量水泻,后因脱水、中毒或继发感染大肠埃希菌等病菌而急性死亡,有的病兔不表现任何症状即死亡。肝型多发生于 30~90 日龄的幼兔,多表现为慢性。患病兔精神不振,腹部肿胀,结膜黄染,病后期多腹泻。

【病理变化】

解剖可见肠壁出血、上皮脱落和溃疡。组织切片镜检见到肠绒毛萎缩、肠上皮细胞肿大或坏死、白细胞渗出,以及处在不同生殖时期的肠球虫。肝球虫感染的病理解剖可见肝大、褪色,出现淡黄色或白色的结节状损伤病灶,病灶突出在肝包膜表层,有些病灶呈扭曲的索状形态。贯穿整个肝实质的损伤病灶,可观察到里面充满胆管渗出液、胆汁或上皮细胞,上皮细胞中有不同时期的球虫卵囊。胆管黏膜的损伤可导致内容物流出,并引起肉芽肿性炎症。

【诊断】

目前针对兔球虫病的诊断主要有病原学诊断方法及分子生物学诊断方法。饱和盐溶液分离法从粪便中检出球虫卵囊即可确诊。分子生物学诊断采用聚合酶链式反应(PCR)的方法对兔艾美尔球虫进行检测。

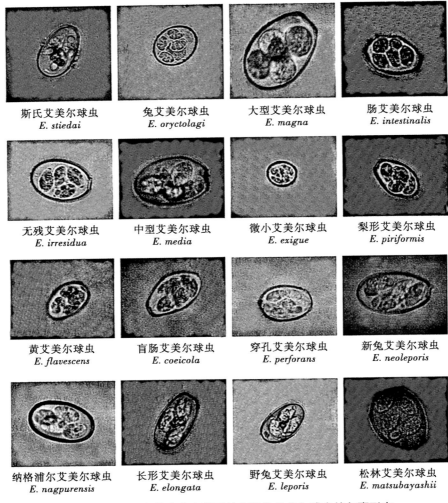

斯氏艾美尔球虫
E. stiedai

兔艾美尔球虫
E. oryctolagi

大型艾美尔球虫
E. magna

肠艾美尔球虫
E. intestinalis

无残艾美尔球虫
E. irresidua

中型艾美尔球虫
E. media

微小艾美尔球虫
E. exigue

梨形艾美尔球虫
E. piriformis

黄艾美尔球虫
E. flavescens

盲肠艾美尔球虫
E. coeicola

穿孔艾美尔球虫
E. perforans

新兔艾美尔球虫
E. neoleporis

纳格浦尔艾美尔球虫
E. nagpurensis

长形艾美尔球虫
E. elongata

野兔艾美尔球虫
E. leporis

松林艾美尔球虫
E. matsubayashii

图 3-3-48　从兔体内分离得到的多种兔艾美尔球虫的包囊形态
引自:河北省部分地区兔球虫种类及感染率调查,崔平,方素芳,顾小龙,等,2010

【治疗】

感染的小型实验动物不予治疗,直接淘汰。治疗主要是以磺胺类药物为主,如磺胺嘧啶和磺胺喹恶啉。

【预防】

应采取综合措施对兔球虫病进行控制,加强饲养管理,严格控制动物饮水、饲料及饲养环境的洁净度。

（苏乔　黄冰）

参 考 文 献

1. 陈溥言.兽医传染病学[M].5 版.北京:中国农业出版社,2005:111-152.

2. 陈杖榴.兽医药理学[M].3 版.北京:中国农业出版社,2009:225-285.

3. 高虹.实验动物疾病[M].北京:科学出版社,2018:157-175,186-189.

4. 李国清.兽医寄生虫学(双语版)[M].北京:中国农业大学出版社,2006:124-152,303-329.

5. 罗满林.动物传染病学[M].北京:中国林业出版社,2016:32-46,49-176.

6. 田克恭,贺争鸣,刘群,等.实验动物疫病学[M].北京:中国农业出版社,2014:30-386,449-1037.

7. 杨光友.动物寄生虫病学[M].成都:四川科学技术出版社,2005:28-90.

8. 中国兽医协会.执业兽医资格考试应试指南(上册)[M].北京:中国农业出版社,2018:234-359,432-453.

9. 中国兽医协会.执业兽医资格考试应试指南(下册)[M].北京:中国农业出版社,2018:839-889,1581-1649.

10. 邹移海,徐志伟,黄韧,等.实验动物学[M].北京:科学出版社,2012:28-110.

11. 董罡.猕猴 B 病毒流行病学调查及其囊膜蛋白表达与表位检测[D].长春:吉林大学,2013.

12. 高虹.人工培养小鼠泰泽氏菌(MT-3T3 细胞)及实验动物泰泽氏病分子病理学检测方法的建立[D].北京:中国医学科学院中国协和医科大学,2002.

13. 卢爱桃.STLV-1/BV 重组蛋白免疫酶联吸附实验(ELISA)诊断试剂盒的研发及液相芯片诊断方法的建立[D].呼和浩特:内蒙古农业大学,2008.

14. 孙涛.猴 B 病毒 gD 蛋白表达、纯化及单克隆抗体的制备[D].昆明:昆明理工大学,2012.

15. 田亮.牦牛源多杀性巴氏杆菌分离鉴定及重组外膜蛋白 omph、ompa 免疫效果的初步的分析研究[D].石河子:石河子大学,2013.

16. 王储.新型整合缺陷 SIV 疫苗在恒河猴模型中的免疫效果评价与机制研究[D].哈尔滨:哈尔滨医科大学,2017.

17. 杨德华.肺炎支原体生物膜形成分析和特性研究[D].浙江大学,博士论文,2018.

18. 安学芳,刘峰松,方明刚,等.鼠痘病毒的分离鉴定及感染性研究[J].中国病毒学,2003,18(6):563-565.

19. 程淼,曹鸿云,王成祥.黄芩对流感病毒 FM1 所致肺炎小鼠病理损伤修复作用的研究[J].吉林中医药,2017,37(10):1033-1037.

20. 崔平,方素芳,顾小龙,等.河北省部分地区兔球虫种类及感染率调查[J].西北农业学报,2010,19(7):21-24.

21. 邓爽,赵红英,韦胜,等.溶组织内阿米巴 5 例的粪便鉴定[J].中国临床新医学,2018,11(11):1129-1132.

22. 基础部病理解剖教研组.旋毛虫病的病理变化——附三例报告[J].北京医学院学报,1975(2):96-135.

23. 景瑾,宋鸿雁,蒋荧梅,等.兔斯氏艾美耳球虫感染模型的建立及病理学初步研究[J].中国兽医学报,2017,37(3):461-465.

24. 康浩然,刘重阳,于勇,等.2017—2018 年我国部分地区牛支原体的分离鉴定及多位点序列分型[J].畜牧兽医学报,2019,50(9):1857-1863.

25. 李六金,姜焕宏,李成,等.应用电镜技术对狂犬病毒 ERA 株污染鼠痘病毒的检出.中国兽药杂志,2001,35(5):11-13.

26. 李瑞珍,刘志科,梁莹莹,等.2 种在组织切片上鉴别兔脑炎原虫的新方法[J].安徽农业科学,2015,43(16):213-215.

27. 李晓波,付瑞,王吉,等.小鼠诺如病毒检测方法团体标准的编制[J].中国比较医学杂志,2019,29(3):79-83.

28. 潘金春,罗银珠,吴瑞可,等.小鼠感染细小病毒的临床特征分析[J].中国实验动物学报,2017,25(1):64-69.

29. 邱立.兔病毒性出血症病毒遗传变异及口服疫苗的研究[D].西北农林科技大学,博士论文,2012.

30. 宋伊宁,徐静,庞建达,等.旋毛虫感染早期小鼠肠道病理变化及免疫调节相关细胞因子表达的研究[J].中国人兽共患病学报,2019,35(8):715-719.

31. 孙伟,邵昱昊,杨崇文,等.果子狸呼肠孤病毒结构的冷冻电镜三维重构［J］.中国预防兽医学报,2013,35(6):440-443.

32. 王安平,吴萌,吴海涛,等.番鸭细小病毒样颗粒的制备与鉴定［J］.中国兽医科学,2019,49(4):468-474.

33. 袁文,张钰,王静,等.一株小鼠诺如病毒的分离和鉴定及全基因组序列分析［J］.病毒学报,2014,30(4):359-367.

34. 张恒,郭玉广,李芳,等.一例兔支气管败血波氏杆菌病的鉴别诊断［J］.黑龙江畜牧兽医,2017(04下):193-196.

35. 张萍,吴玉娥,张钰,等.猴免疫缺陷病毒感染猕猴淋巴结和脾脏的病理学观察［J］.实验动物与比较医学,2012,32(4):265-269.

36. 张跃东,罗薇,张焕容,等.4株鸽源沙门氏菌致病性观察［J］.中国动物传染病学报,2020,28(3):7-13.

37. 姚梦依,钱嘉宁,狄玉昌,等.新型抗结核活性化合物H37Ra的耐药菌筛选及其菌落表型［J］.微生物与感染,2020,15(2):76-81.

38. 赵娜,黄一鸣,潘晶晶,等.诺如病毒研究进展［J］.中国兽医杂志,2017,53(12):69-71.

39. Adams S W.Simian T lymphotropic viruses［J］.LAB Animal,1987(3):33-39.

40. Bhat T K,Jlthendran K P,Kurade N P.Rabbit coccidiosis and its control:a review［J］.World Rabbit Science(France),1996,4(1):37-41.

41. Bowman D D.Georgis'Parasitology for Veterinarians［M］.Amsterdam:Saunders Elsevier,2009.

42. Chamot E,Amari E B,Rohner P,et al.Effectiveness of combination antimicrobial therapy for Pseudomonas 5［J］.aeruginosa bacteremia.Antimicrobial Agents and chemotherapy,2003,47(9):2756-2764.

43. Coudert P.Some peculiarities of rabbit coccidiosis［J］.Colloques de l'INRA(France),1989,49.

44. Danidl M D,King N W,Letvin N L,et al.A new type D retrovirus isolated from macaques with an immunodeficiency syndrome［J］.Science,1984,223(4636):602-605.

45. Green K Y.Caliciviridae:The norovirusesKnipe D,Howley P［M］.Philadelphia:Lippincott Williams and Wilkins,2007:949-979.

46. Henderson K S.Murine norovirus,a recently discovered andhighly prevalent viral agent of mice［J］.Lab Anim,2008,37(7):314-320.

47. Kim M,Lee H,Chang K O,et al.Molecular characterization of murine norovirus isolates from South Korea［J］.Virus R es,2010,147(1):1-6.

48. Lerche NW,Simmons JH.Beyond specific pathogen-free:biology and effect of common viruses in macaques［J］.Comp Med,2008,58(1):8-10.

49. Estep R D,Messaoudi I,Wong SW.Simian herpesviruses and their risk to humans［J］.Vaccine,2010,28(Suppl 2):B78-B84.

50. Nobuo Koizumi,MakiMuto,Seigo Yamamoto.Investigation of reservoir animals of Leptospira in the northern part of Miyazaki prefecture［J］.Japanese Journal of Infectious Diseases,2008,61(6):465-468.

51. Prasad B V V,Matson D O,Smith A W.Three-dimensional structure of calicivirus［J］.Journal of Molecular Biology,1994,240(3):256-264.

52. Romero-Vivas C M E,Cuello-Perez M,Agudelo-Florez P,et al.Cross-sectional study of Leptospira seroprevalence in humans,rats,mice,and dogs in a main tropical sea-port city［J］.American Journal ofTropical Medicine & Hygiene,2013,88(1):178-183.

53. Roberts-Thomson I C,Mitchell G F.Protection of mice against Giardia muris infection［J］.Infection & Immunity,1979,24(3):971-973.

54. Walker D L,Foster L E,Chen T H,et al.Studies on immunization against plague. V. Multiplication and persistence of virulent and avirulent Pasteurella pestis in mice and guinea pigs［J］.Journal of immunology,1953,70(3):245.

第四章

眼科学动物实验室和动物实验的规范管理

第一节 眼科学动物实验室的规范管理

一个单位的动物实验室能顺利开展工作,涉及下面这些工作:①单位实验动物工作的组织构架;②动物实验室的组织构架;③眼科学动物实验室设施的建设和仪器设备的配置;④实验动物管理与使用委员会的设立;⑤实验动物伦理委员会的设立;⑥管理制度和标准操作规程的制定;⑦实验室的人流、物流、动物流管理;⑧实验动物饲料、垫料、笼器具和饮用水的管理;⑨实验动物的质量监测;⑩环境设施的维护和监控;⑪工作人员的继续教育;⑫工作人员的健康管理;⑬实验室安全问题;⑭实验动物使用许可证的申请;⑮实验人员的准入培训和动物实验设计相关原则;⑯动物实验的规范管理等。

一、单位实验动物工作的组织构架

一个单位实验动物工作要顺利开展,首先要有一个合理的组织构架。下面是标准的构架图(图 4-1-1)。

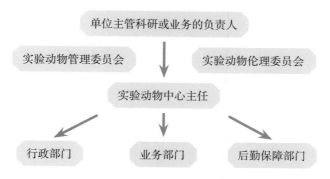

图 4-1-1 单位实验动物工作的组织构架图

注明:实验动物管理委员会和实验动物伦理委员会不受单位主管科研或业务的负责人管理,是不纳入行政编制的两个平行的机构。实验动物管理委员会对单位实验动物工作起到监督、管理和规划的作用;实验动物伦理委员会则对单位的与实验动物有关的所有行为进行伦理方面的监督和审查。

二、动物实验室的组织构架

动物实验室的合理组织构架也是实验动物工作顺利开展的重要保障。下面是标准的构架图(图4-1-2)。

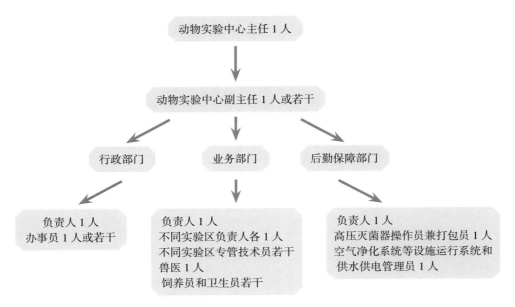

图 4-1-2　动物实验室的组织构架图

注明:①动物实验中心如果规模比较小,副主任设1人即可,或者不设副主任岗位;动物实验中心如果规模比较大,副主任可设2~3人,分管行政、业务和后勤各部门或兼任这些部门的负责人。②行政部门的工作职责主要是负责动物实验中心的人事、财务、工会、动物的订购、实验的接纳和安排事项、许可证的申请和管理、设施使用证明的开具等事务性的工作。③业务部门是动物实验中心的核心部门。其负责所有实验项目实验过程的管理,包括准入实验人员的技术培训、实验过程的技术和硬件的保障、实验过程的监管等。该部门要根据动物实验中心的规模大小于不同的区域要配备足够数量的专管技术员和饲养员。④后勤保障部门要负责整个动物实验设施运行正常,水、电、防火不能出意外,做好设施运行的日常监控和记录等。⑤一个动物实验中心至少配置1名兽医,可按动物实验中心的规模大小专职或者兼职。兽医要负责整个动物实验中心动物疾病的预防和治疗。

三、眼科学动物实验室设施的建设和仪器设备的配置

(一)眼科学动物实验室设施的建设

大、小鼠遗传背景清晰,研究资料丰富;兔子眼球大小与人相似;猴子是非人灵长类动物,与人的遗传背景最相似;豚鼠常用来做近视眼模型。所以大鼠、小鼠、兔子、猴子、豚鼠都是眼科学研究的常用实验动物。按现行实验动物微生物与寄生虫控制国家标准要求大、小鼠分清洁级动物、无特定病原菌动物和无菌动物三个级别,兔子和豚鼠分普通级动物、清洁级动物、无特定病原菌动物和无菌动物四个级别,猴子分普通级动物和无特定病原菌动物二个级别;动物实验室则分普通环境、屏障环境和隔离环境三种环境。不同级别的实验动物要在不同级别的环境进行饲养和实验。普通级动物只能在普通环境进行饲养和实验;清洁级动物和无特定病原菌动物要在屏障环境进行饲养和实验;无菌动物要在隔离环

境进行饲养和实验。眼科学研究常用无特定病原菌动物级别的大、小鼠和普通级动物的兔子、猴子、豚鼠。所以建设大、小鼠屏障环境和兔子、猴子、豚鼠普通环境实验室即可满足需求。

值得注意的是同一个屏障环境不能同时进行清洁级动物和无特定病原菌动物的饲养和实验。如果一个单位都有使用清洁级动物和无特定病原菌动物做研究的,就必须分开建设两个人流、物流和动物流完全独立的屏障环境实验室,分别用于清洁级动物和无特定病原菌动物的饲养和实验。

(二)眼科学动物实验室的仪器设备的配置

眼科学动物实验室的仪器设备分三大类:一般性设备、眼科专用设备和实验室动物质量监测和检测设备。

1. 一般性设备　①高压灭菌器;②实验动物笼具;③洗笼机;④换笼台;⑤生物安全柜;⑥普通冰箱;⑦ –30~–60℃超低温冰箱;⑧ –80℃超低温冰箱;⑨麻醉机;⑩心肺监护仪;⑪无影灯;⑫手术工作台;⑬二氧化碳动物安乐死系统等。

(1)高压灭菌器:用于物品的高压灭菌。一般的设备类型是蒸汽高压灭菌器。高温蒸汽穿透力强,产生的压力和温度在炉体内均衡,灭菌效果有保证。

(2)实验动物笼具:用于动物的饲养。不同动物的饲养笼具其大小有国家标准要求。按不同的动物种类购买符合国家标准要求的笼具即可。大、小鼠的笼具一般有开放式饲养笼具(static cage)(图 4-1-3、图 4-1-4)和独立通风笼具系统。大、小鼠开放式饲养笼具是由不锈钢笼盖和饲养盒组成,放置在笼架进行大、小鼠的饲养(图 4-1-3、图 4-1-4),笼盖是开放式的,笼盒和饲养间是相通的,笼盒里的空气和饲养间的空气自由交换;独立通风笼具系统又有两种模式,一种是主动送风式的笼具系统(individual ventilation cage,IVC)(图 4-1-5),另一种是抽气式的通风笼具系统(exhaust ventilated closed-system cagerack,EVC),也称为通气排风系统(图 4-1-6)。独立通风笼具系统笼盒相互独立,笼盖是密闭带有高效过滤膜生命窗,笼盒和饲养间是不相通的,笼盒里的空气和饲养间的空气不能自由交换,空气必须通过系统的初高效过滤膜送到笼盒内。所以独立通风笼具系统可以避免实验动物产生的过敏性物质及严重的臭气对实验人员的危害,也避免了笼与笼之间动物的微生物、寄生虫和有害物质的交叉污染。目前 IVC 产品比较成熟,笼盒规整便于工作人员操作,国内外大多数实验室都使

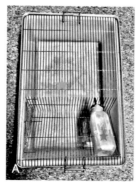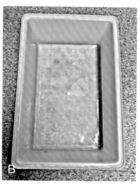

图 4-1-3　大鼠开放式饲养笼盒

A. 饲养笼(绿色星号显示的是不锈钢笼盖,红色星号显示的是饮水瓶);B. 笼盒

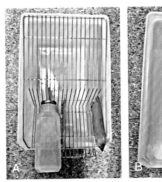
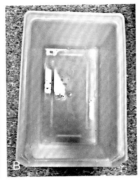

图 4-1-4   小鼠开放式饲养笼盒

A.饲养笼(绿色星号显示的是不锈钢笼盖,红色星号显示的是饮水瓶);B.笼盒

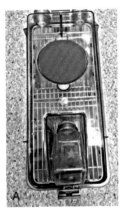
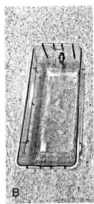
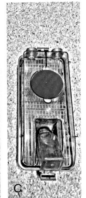

图 4-1-5   小鼠 IVC 饲养笼盒

A.饲养笼(蓝色圆形物是生命窗所在位置,红色星号显示的是饮水瓶);B.笼盒;C.笼盖

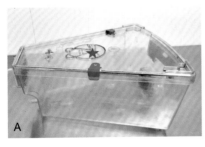
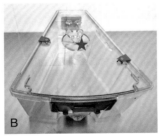
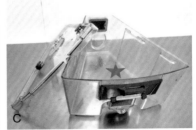

图 4-1-6   小鼠 EVC 饲养笼盒

A、B.饲养笼(蓝色星号显示是生命窗所在位置);C.展示的是分开的笼盖和笼盒(黄色星号显示的是笼盖,紫色星号显示的是笼盒)

用;EVC 笼盒多数形状不规整,不便于实验人员使用,所以使用的实验室较少。IVC 和 EVC 产品的主要区别是 IVC 产品是主动的送风,空气经过滤后被压送到笼盒内,笼盒内产生正压;EVC 产品是主动抽风,通过抽气,笼盒内产生负压,空气被动经过滤后被抽到笼盒内。所以 IVC 适用于非感染性实验,EVC 更适用于感染性实验。不管使用哪种产品,值得注意的是,笼盒的进风口都不要选择位于靠近笼盒底部的位置。因为进风口靠近笼盒底部位置的产品进风口吹出来的风会直接吹向鼠体,不符合大、小鼠的习性,大、小鼠健康极容易出问题。

(3) 洗笼机:用于动物笼具的洗涮,可以降低人力成本。目前市场上有两种类型的产品,一种单纯作大、小鼠笼盒的洗涮,另一种除了可以洗涮大、小鼠笼盒,还可以洗涮兔子、豚鼠和猴子的笼具。一般眼科学动物实验室建设的是普通环境和屏障环境实验室,各带有洗消间,所以普通环境和屏障环境实验室各配置一台洗笼机,普通环境的洗笼机可以洗涮兔子、豚鼠和猴子的笼具,屏障环境的洗笼机可以洗涮大、小鼠笼盒即可。

(4) 换笼台:用于大、小鼠笼盒的更换。换笼台具有空气初、中、高效过滤的功能,进入换笼台工作区的空气达到 5 级空气净化度,达到进行动物手术和细胞培养的要求,所以可以杜绝微生物对动物的污染。

(5) 生物安全柜:放在实验室里用于配置试剂或动物给药。生物安全柜与超净工作台不同,其进入工作区和从工作区排走的空气都是经过初、中、高效过滤的,所以不但对操作的样品和动物有无菌保护作用,对环境和工作人员也有免受生物安全威胁的作用。所以建议动物实验室配置生物安全柜而不是超净工作台。

(6) 普通冰箱:用于需要低温保存的试剂和组织样品的保存。

(7) –30~–60℃超低温冰箱:用于需要 –30~–60℃超低温保存的试剂和组织样品的保存以及动物尸体的保存。实验结束,组织取材后的动物尸体是不能随便放置垃圾箱的,也不能流入市场作为食品卖给人吃。必须先放置在超低温冰箱里保存,每周一次或更长一点时间累积的动物尸体足够多后,交付给有医疗废物处理资质的废物处理中心进行焚烧处理。

(8) –80℃超低温冰箱:用于需要 –80℃超低温保存的试剂和组织样品保存。

(9) 麻醉机:用于动物手术前和手术过程的麻醉。一般小动物大、小鼠不需要麻醉机,所以配备大动物猴子和兔子手术用的麻醉机即可。

(10) 心肺监护仪:用于动物手术过程心肺的监护。一般小动物大、小鼠手术过程不需要做心肺监护。目前市场上主要的产品也是大动物的,所以配备大动物猴子和兔子手术用的心肺监护仪即可。

(11) 无影灯:用于动物手术过程的照明。动物手术时需要一定的照明,无影灯是最好的选择,因为它 360° 无阴影照明。

(12) 手术工作台:用于进行动物手术。最好的手术工作台是带有自动加温装置的。因为动物麻醉后体温会下降,所以手术过程最好有保温措施。

(13) 二氧化碳动物安乐死系统:用于动物安乐死批量处理。实验动物为人类科研和教学做出牺牲的同时,我们也要重视实验动物的伦理和福利,实验结束后是让动物无痛苦地死亡。当动物处理量大时,二氧化碳动物安乐死系统就是最好的选择。

2. 眼科专用设备　①裂隙灯;②OCT 仪;③A/B 超检测仪;④眼底照相机;⑤角膜地形

图检测仪;⑥视网膜成像系统;⑦电生理仪;⑧眼科手术显微镜;⑨眼压计;⑩自动验光机;⑪眼底激光机;⑫超声乳化机;⑬眼内氧浓度测定仪。

凡是人类眼科临床用的检查设备,眼科学动物实验室都可以配备。因为使用实验动物进行的眼科学研究都涉及临床各个病种。所以经费许可的情况下,能配置的眼科专用设备最好都备齐。购买的眼科专用设备优先采购针对动物而设计专用于动物的设备。如果没有针对动物而设计的设备,再考虑采购针对人类临床而设计的设备。

3. 实验室动物质量监测和检测设备　①微生物和寄生虫检测的设备:二氧化碳培养箱、生化培养箱、生物安全柜、倒置生物显微镜、正置生物显微镜、荧光显微镜、水浴箱、超纯水机、普通冰箱、超低温冰箱、普通离心机、超速离心机等,与人类微生物和寄生虫检测的实验室配置的仪器是一样的。②遗传检测的设备:细胞组织破碎仪、核酸提取仪、普通 PCR 仪、RT-PCR 仪、凝胶成像系统等等,与人类遗传检测的实验室配置的仪器是一样的。③实验室环境监控设备:尘埃粒子测定仪、氨浓度测定仪、光照度测定仪、风速仪、紫外线照射质量测定仪等。

一个实验室如果规模不是很大,实验动物微生物、寄生虫和遗传的检测可以委托当地实验动物质量监控部门进行,这样实验室可以不用配备这几方面的设备,并且可以减少实验室的工作量和人力成本。而实验室环境监控设备一般都是小型的设备,环境监控每季度都需要进行一次,所以一般的眼科学动物实验室都应该配置这类设备。

四、实验动物管理与使用委员会的设立

一个单位必须设立实验动物管理与使用委员会,负责整个单位与实验动物相关工作的规划和监管。该委员会不占行政的编制,由单位主管科研和业务的领导兼任主任委员,由单位各个科室主要的骨干兼任委员。一般设主任委员 1 人,副主任委员 1 人,委员 3~5 人,秘书 1 人。如果单位规模足够大,可设副主任委员 2~3 人,委员 7~9 人。不建议组成委员会的人数太多,太多不便于开展工作。委员会要有明确的章程。下面是提供参考的实验动物管理委员会章程范例:

实验动物管理与使用委员会章程(范例,仅供参考)

一、总则

1. 为了加强对我单位实验动物工作的管理,确保实验动物和动物实验的质量,根据国家和 ×× 省有关实验动物管理条例,结合我单位实际情况制定本章程。

2. 实验动物管理与使用委员会(Institutional Animal Care and Use Committee,简称 IACUC))是对整个单位实验动物工作进行研究、咨询、指导、监督的管理机构。

3. 委员会的宗旨是贯彻执行国家和 ×× 省有关实验动物管理法规和政策,指导、规划、监督和协调整个单位实验动物管理工作,不断提高实验动物和动物实验质量,更好地为单位教、医、研服务。

二、组织机构

1. IACUC 设主任委员 1 名,由主管科研工作的单位领导担任;设副主任 1 名,由动物实验中心主任担任;设委员若干名,由单位各科室主要骨干担任;设秘书 1 名,由动物实验中心行政骨干人员担任。

2. 委员会的办公室设在眼科学实验动物中心。眼科学实验动物中心在主任委员的领导下负责组织开展委员会全面工作及各项业务活动,行使管理监督职能,动物中心办公室开展各项日常业务工作。

3. 委员会的成员实行兼职聘任制,一般任期为 4 年。特殊情况可进行个别调整。

三、IACUC 职责和权限

1. 严格执行国家和 ×× 省有关实验动物管理的政策法规及单位有关规章制度并对整个单位实验动物和动物实验工作进行检查监督。

2. IACUC 每年不定期召开委员会会议至少 1 次,对本年度整个单位实验动物和动物实验工作进行规划、总结,并提出下一年度的工作计划。

3. 开展实验动物科学技术交流,宣传实验动物管理法规,介绍实验动物与动物实验新进展,举办进入动物实验室前有关实验动物基础知识培训课。

4. 维护整个单位实验动物与动物实验工作者的有关权益。

5. 依据国家和 ×× 省的实验动物法规,制定和修改单位实验动物管理办法和实施细则。

6. 负责监督所有的动物实验应在有实验动物使用许可证的饲养及实验条件下进行,保障生物安全,防止环境污染,防止实验动物传染病和人畜共患病的发生。

五、实验动物伦理委员会的设立

一个单位必须设立实验动物伦理委员会,负责整个单位与实验动物相关工作的动物伦理审查和监管。中华人民共和国国家质量监督检验检疫总局和中国国家标准化管理委员会于 2018 年 2 月 6 日发布了《实验动物福利伦理审查指南》(下称《指南》;该《指南》于“中国实验动物信息网”上国家标准栏目中可获得),该《指南》于 2018 年 9 月 1 日实施。《指南》对伦理委员会机构的设定、动物伦理福利审查原则和内容作了指导性的规定,也给出了参考性的伦理审查申请表。一个单位的伦理委员会也不占单位的行政编制。《指南》规定伦理委员会至少应由实验动物专家、医师(兽医)、实验动物管理人员、使用动物的科研人员、公众代表(社会代表)等不同方面的人员组成。来自同一分支机构的委员不得超过 3 人。一般设主任委员 1 人,副主任委员 1 人,委员 3~5 人,秘书 1 人。如果单位规模足够大,可设副主任委员 2~3 人,委员 7~9 人。不建议组成委员会的人数太多,太多不便于开展工作。委员会要有明确的章程,任期 3~5 年。实验动物伦理委员会也可以并入实验动物管理与使用委员会

(IACUC),在 IACUC 里增加动物伦理审查和监管的工作内容。下面是提供参考的实验动物伦理委员会章程范例:

实验动物伦理委员会章程(范例,仅供参考)

一、总则

1. 为了加强对我单位实验动物工作的管理,确保实验动物和动物实验的质量,根据国家和 ×× 省有关实验动物管理条例,结合我单位实际情况制定本章程。

2. 实验动物伦理委员会(Animal Experimental Ethical Inspection Committee,简称 AEEIC)是对整个单位实验动物工作进行伦理规范、指导和监督的管理机构。

3. 委员会的宗旨是贯彻执行国家和 ×× 省有关实验动物管理法规和政策,指导、规划、监督和协调整个单位实验动物伦理工作,不断提高实验动物和动物实验质量,更好地为单位教、医、研服务。

二、组织机构

1. 委员会设主任委员 1 名,由动物实验中心主任或技术骨干担任;设副主任 1 名,委员若干名,由学术专家担任。委员中必须有 1 名兽医和 1 名社会人士。设秘书 1 名,由动物实验中心行政骨干人员担任。

2. 委员会的办公室设在眼科学实验动物中心。眼科学实验动物中心在主任委员的领导下负责组织开展委员会全面工作及各项业务活动,行使动物伦理审查和监督职能,实验动物中心办公室开展各项日常业务工作。

3. 委员会的成员实行兼职聘任制,一般任期为 4 年。特殊情况可进行个别调整。

三、AEEIC 职责和权限

1. 严格执行国家和 ×× 省有关实验动物伦理的政策法规及单位有关规章制度,按照国家《关于善待实验动物的指导性意见》对整个单位实验动物和动物实验工作进行伦理监督。

2. 委员会每年不定期召开会议至少 1 次,对本年度整个单位实验动物伦理工作进行规划、总结,并提出下一年度的工作计划。

3. 委员会负责单位教学、科研用动物实验方案的伦理审批,方式可以会议或网上进行审批。以及负责研究项目实施过程中进行伦理监督。提倡动物实验遵循"减少、替代、优化"的"3R"的原则。在条件许可下,建议尽量少使用动物及用低等动物代替高等动物进行实验,并鼓励寻找替代动物实验的其他方案。对不顾及动物福利的实验方案不予批准。

4. 防止实验人员出现恶意或无故骚扰、虐待或伤害实验动物的现象。对实验人员在实验过程中出现肆意虐待实验动物的情况提出处罚意见。

实验动物伦理委员会要对所有的动物实验项目进行不定期的及时的审查。《指南》规定伦理审查的原则有 8 条：①必要性原则；②保护原则；③福利原则；④伦理原则；⑤利益平衡性原则；⑥公正性原则；⑦合法性原则；⑧符合国情原则。《指南》也对伦理审查内容进行了规定（见第五章以及见颁布的《指南》）。

六、管理制度和标准操作规程的制定

一个动物实验室（中心）必须建立完善的管理制度和标准操作规程（standard operating procedures，SOP）。管理制度是指实验室工作的规章规则；标准操作规程（SOP）是指实验室每个环节的工作的操作步骤，具体的做法。管理制度和 SOP 涵盖了整个实验室方方面面的工作。管理制度一般包括实验室管理总则、不同区域实验室管理制度、实验人员管理制度、工作人员管理制度、卫生防疫管理制度、人员物品和动物入室制度、物品消毒灭菌制度、动物饲养管理制度、废弃物管理处理制度、仪器使用和维保制度、实验动物伦理审查制度、准入实验申请制度、常见突发安全事件应急处理预案、设施运行管理制度、实验人员和工作人员培训制度、工作人员体检制度、实验动物购买制度、实验动物入室和检疫制度、危险品和麻醉药保管和使用制度、实验室文件管理制度、不同岗位工作人员的职责、动物疾病预防和治疗制度、动物安乐死制度、动物尸体处理制度、紫外灯使用和效能检测制度等。SOP 一般包括所有工作环节的操作步骤，包括不同区域实验室人员进入规程、实验动物接收规程、实验动物检疫规程、实验动物抓取与固定规程、实验动物采血规程、实验动物给药规程、实验动物麻醉规程、实验动物检查规程、隔离衣穿戴规程、普通环境工作衣穿戴规程、隔离衣和工作衣打包消毒规程、物品消毒灭菌规程、物品传递规程、各种仪器使用规程、环境指标监控和记录规程、各种仪器维护和保养规程、传递窗使用规程、实验间和饲养间消毒规程、动物饲料和饮水添加规程、风淋室操作规程、动物饲养规程等。SOP 的撰写一般要简单明了，步骤清晰，打印过塑张贴在相应工作场所的墙上。下面是一些管理制度和 SOP 的范例，供参考。

眼科学实验动物中心管理总则（范例，仅供参考）

1. 为了加强实验室的规范管理，保障 ×× 眼科中心的科学研究和教学的高水平，特制定本规则。

2. 眼科学实验动物中心的所有工作都要尊重科学，遵守国家和 ×× 省有关实验动物管理法规和管理条例以及国家标准。

3. 针对眼科学实验动物中心各方面的工作要制定完善的管理制度，针对每项工作的每个环节都要制定完善的 SOP。

4. 眼科学实验动物中心原则上不进行实验动物的繁殖配种，只饲养实验的动物，供 ×× 眼科中心和眼科学国家重点实验室科研人员和研究生进行有关临床前实验研究。

5. 实验动物和动物实验实行许可证制度，按 ×× 省实验动物许可证管理要求进行管理。

6. 工作人员实行岗位责任制，要有良好的素质，积极为科研和教学服务。

7. 实验动物中心实行计划管理,合理安排动物饲养和实验;实验人员应服从工作人员的安排、管理和指导。

8. 严格按照标准操作规程进行动物饲养、动物实验及实验准备工作。各类人员、实验动物、用品、污物及动物尸体按规定路线进出实验动物中心。

9. 实验完毕应及时清理实验室及用品,处理污物和动物尸体。遵守实验室检疫制度,实验动物发生传染病时应立即报告和隔离处理。

10. 爱护实验室设备及物品,不能随意拿取或挪动。节约和安全用水、用电。故意或重大过失造成设备及其他物品损坏、丢失,要照价赔偿。

11. 实验人员和工作人员在实验室内要保持安静,不能大声喧哗。

12. 非实验人员严禁进入实验动物中心。

13. 实验室所有的管理制度和标准操作规程的解析权归眼科学实验动物中心行政办公室。

实验人员管理细则(范例,仅供参考)

1. 所有进入眼科学实验动物中心进行实验的人员必须先参加动物实验室准入培训,并通过考核。

2. 所有在眼科学实验动物中心开展的动物实验项目必须由实验者向单位实验动物伦理委员会及实验动物中心办公室提出申请并填写动物实验伦理审查表和动物实验申请表。内容包括:课题名称、实验单位、实验负责人、实验起止时间、所需动物品种(系)、动物性别、数量、体重、经费数额、来源、实验方案是否符合伦理要求等。经审议批准后,由实验动物中心安排实验者具体的实验时间及场所。

3. 实验人员和实验动物中心之间要就具体的实验项目协商好,双方认真履行各自的职责。

4. 实验人员必须提前一周以上向实验动物中心提出动物实验和实验动物寄养的申请,并填写申请单,由实验动物中心工作人员按先后顺序轻重缓急统一安排实验房间和配备人员。

5. 大型仪器使用前后及仪器损坏、故障等均需按要求填写登记单。

6. 登记的实验内容变更时,要向管理人员说明情况,提出变更申请,获得许可,并协商处理相关事宜。

7. 动物笼架、笼盒及饮水瓶等饲养用具由实验动物中心统一配备、消毒。特殊品种品系动物或特殊实验所要求的特殊饲料或笼具原则上由实验人员准备。实验人员自己携带饲料及饲育器具需经管理人员同意,并作消毒处理后方可进入实验动物中心。

8. 管理人员统一规定动物笼架及笼具的放置,实验人员不能随意更改。动物笼盒上要有卡片记录,包括实验者姓名、实验动物进入日期、动物品种(系)、性别及数量等。

9. 实验人员携带进入实验动物中心的物品要做好标记,不得动及与自己无关的实验动物和药品等。凡属固定放置的物品和仪器不得随意搬动,使用完后须擦拭干净。

10. 实验人员进入实验动物中心,必须做好进出登记,也必须脱下外套,与背包一齐置于入口处柜子,更换室内拖鞋或套上一次性使用鞋套,穿戴实验动物中心配备的隔离衣、口罩、帽子和工作手套。实验后要做好各种表格的填写登记。

11. 在实验过程中,若需使用有毒、有害和危害人体健康的材料或试剂,必须事先说明,经实验动物中心审核后按规定程序带入,不得擅自夹带进入实验室,以免影响其他实验人员的健康。同时采取适当的防护措施。

12. 实验人员应妥善处理实验可能造成的污染;实验结束后要清扫实验场面,所有物品及设备归回原位。结束实验的动物要进行安乐死,尸体用黄色塑料袋密封装好,放置在实验动物中心的动物尸体冷藏柜里,同时做好登记。

13. 实验过程中,要注意水、电和火的安全;离开实验动物中心时要关好门窗。

14. 需要在非上班时间进行动物实验的人员应事先办理许可手续,领取"实验动物中心门卡",凭"实验动物中心门卡"进入实验动物中心并做好登记。做完实验要在登记本上详细记录实验动物中心使用区域、使用时间、人员状况及所从事的内容等。

15. 动物实验全部结束,实验者应立即通知管理人员,及时清理、消毒、结账,以便安排下一轮的动物实验。

关于实验动物购买和使用的规定(范例,仅供参考)

根据国家《实验动物管理条例》《实验动物质量管理办法》和《××省实验动物管理条例》(已立法)的规定,禁止在未取得实验动物生产许可证的单位购买实验动物,以及禁止在未取得实验动物使用许可证的实验设施内进行动物实验。因此,为加强实验动物工作的规范管理,特制定以下规定:

1. 实验动物的购买

(1) 在××眼科中心和眼科学国家重点实验室开展实验所需要的实验动物,统一由眼科学实验动物中心进行采购。

(2) 原则上个人及课题组不得自行采购实验动物。若必须自行采购的,需提前在眼科学实验动物中心登记,并且必须在具有实验动物生产许可证的单位购买。购买时要由销售单位开具"实验动物质量合格证"。"实验动物质量合格证"及发票复印件需交回眼科学实验动物中心备案。

2. 实验动物的使用

(1) 所有在××眼科中心和眼科学国家重点实验室开展的动物实验都必须在眼

科学实验动物中心内进行。不允许在眼科学实验动物中心以外的未获得使用许可证的任何场所饲养动物。

（2）实验结束后确需将实验动物拿出眼科学实验动物中心进行组织取材做后续研究的，需填写"实验动物离开眼科学实验动物中心申请表"（见附件），办理相关手续后方可领出。领出的实验动物只能在相关实验室进行组织取材。取材后的动物尸体若不能及时送回眼科学实验动物中心，必须先暂存在相关实验室的冰箱，并在动物离开眼科学实验动物中心后 24h 内交回实验动物中心，同时办理相关登记手续。

（3）若需要取出实验动物到别的实验室进行检查，取出的动物必须在每天晚上九点前交回眼科学实验动物中心。如果检查后需要进行短期饲养(5天内)的，需提前向眼科学实验动物中心管理人员说明，经批准后由眼科学实验动物中心安排场地进行饲养。

（4）饲养在眼科学实验动物中心以外的动物一经发现立即通知保卫科进行没收处理。

（5）需要在 ×× 眼科中心以外单位取回动物进行组织取材的，必需到眼科学实验动物中心备案，并在 24h 内将动物尸体交回眼科学实验动物中心，同时办理相关登记手续。

（6）违反上述规定的个人或课题组将视情节轻重被取消半年以上的动物实验准入资格，并根据《×× 省实验动物管理条例》第四十五条给予当事人处予二千元以上一万元以下的罚款。

（7）进行动物实验操作时要善待动物和防止动物逃逸；同时需注意自身的安全，做好自我保护。

（8）进行动物实验的各课题组和个人务必自觉遵守国家和 ×× 省实验动物工作管理法律法规和标准，杜绝生物安全事故的发生。

附件：实验动物离开眼科学实验动物中心申请表（范例，仅供参考）

课题名称：

动物领取人姓名		联系方式	手机：		Email：	
动物实验伦理编号		动物取出时间		20 年 月 日 时 分		
实验项目负责人		联系方式	手机：		Email：	
所使用实验动物详细信息						
品种 / 品系		性别	♀□ ♂□ 不限□	体重 / 日龄		数量
本次取出实验动物后的实验场所						
本次取出实验动物进行的实验操作						

续表

| 实验动物尸体返还时间 | 20　年　月　日　　时　分 | 管理员签名 | |

声明：

1. 领出的实验动物不得在临床科室进行检查或手术操作。
2. 活体动物不得在眼科学实验动物中心外的地方过夜饲养。
3. 实验的各项操作均符合动物福利和伦理的规定，同时做好生物安全防护，防止动物逃逸。
4. 实验动物领出后 24h 内将交回实验动物尸体给眼科学实验动物中心进行无害化处理。
5. 具有感染性的动物尸体必须按国家规定负责进行灭菌处理后再交回眼科学实验动物中心。
6. 若本人所使用的实验动物不按规定处理，由此引发的生物安全问题，所有责任由本课题组承担。

动物领取人签名：

实验项目负责人签名：

20　年　月　日

注：本表一式两份，一份交眼科学实验动物中心，一份自存。

关于免收动物饲养费的规定（试行）（范例，仅供参考）

根据中心科研发展的需要，现决定免收动物饲养费，有关规定如下：

1. 单位所承担的科研项目，在眼科学实验动物中心开展实验的均免收动物饲养费（如饲料、垫料和耗材），该费用由眼科中心支出，但不包括动物购买费。

2. 由于实验场地问题不能安排在眼科学实验动物中心开展实验的科研项目，经眼科学实验动物中心审核通过后，可由眼科学实验动物中心推荐到 ×× 地区有实验动物使用许可证的单位进行实验。审核的内容为动物实验伦理审查和动物实验准入批准。到 ×× 地区其他单位进行实验所产生的饲养费经眼科学实验动物中心核对和财务科审核后可由单位支出。对于未经批准自行联系在外单位进行实验的研究项目一律不能向单位申请报销。

3. 对于实验结束后不及时处理动物，故意延长动物饲养时间所产生的饲养成本费（饲料、垫料和耗材）由实验人员自行负责。

4. 每个动物实验方案的饲养费限定金额在人民币一万元以内，超过该金额的要报请中心领导批准。

5. 本规定只适用于单位所承担的具有科研合作协议（合同）的项目。不包括没有科研合作协议（合同）和自筹的项目。

以上规定从 ×× 年 × 月 × 日起实施。

附件：动物实验申请和报销流程（范例，仅供参考）

有意进行动物实验的研究人员

↓

向眼科学实验动物中心办公室提出申请

↓

获取动物实验伦理申请表

↓

提交动物实验伦理申请表并获得批准

↓

获取动物实验准入申请表

↓

提交动物实验准入申请表

↓

经眼科学实验动物中心审核实验方案和饲养费用

饲养费在人民币壹万元以内的　　　　饲养费在人民币壹万元以上的

↓

实验人员通过 OA 系统提交中心领导批准

安排进行实验

↓

获批准在眼科学实验动物中心以外单位进行实验的

↓

按实际发生饲养费开具发票

↓

提交眼科学实验动物中心备案和核对

↓

提交财务科审核和报销

屏障环境动物实验室管理实施细则（范例，仅供参考）

一、管理制度

1. 凡申请进入屏障环境动物实验室的单位和个人，必须全面了解屏障环境实验室的各项规章制度和标准操作规程，在屏障环境动物实验室工作人员的指导下，按规定的程序进入实验室，严格执行实验室的各项规程。

2. 实验动物中心根据实验者的计划，提供屏障环境实验室的环境设施、灭菌饲料、饮水、工作服及常规饲养动物器具等。

3. 实验者根据实验的要求所使用的实验动物，一般情况下由实验动物中心工作人员进行统一购买。若有特殊要求的，可自行购置，但必须向具有实验动物生产许可证的单位购买，并附有《实验动物质量合格证明》。

4. 实验者所需要用的物品、器具必须经灭菌处理后，通过传递窗传入动物实验室。

5. 实验者进入屏障环境动物实验室进行实验，要严格遵守各项规章制度，并按照标准操作规程进行动物实验。如有严重违反者，实验动物中心管理人员可拒绝其进入，由此而造成的后果由实验者承担。

6. 实验者在进行实验操作时，发现异常情况，要及时、主动与实验动物中心管理人员联系，以便及时解决。

7. 如动物发生不明原因的死亡，实验者与管理人员双方应立即相互知照，以便及时查明原因，并及时处理动物尸体和进行饲养场所的隔离消毒。

8. 屏障环境动物实验室采取有偿使用的原则，以维持实验室的正常消耗、设施维护等。具体费用按有关标准执行。

二、卫生防疫制度

1. 加强工作人员和准入实验人员的教育培训，培养无菌操作观念及自觉性。

2. 进入屏障环境的物品均执行严格的消毒制度。禁止任何未经消毒的私人物品进入。实验人员需携带物品进入屏障环境时必须得到管理人员的同意，并进行消毒后方可进入。

3. 工作人员及实验人员要定期体检，一年一次。若身体有不适如咳嗽、腹泻、皮肤炎症、局部感染、发烧等，严禁进入屏障环境。

4. 新购进的实验动物必须达到相应的微生物等级，并具有质量合格证明。必要时经检疫后无疫病者方可进入屏障环境。

5. 新购进的动物先放置于检疫室进行检疫观察。检疫过程专人饲养，每日详细观察动物健康情况并做记录。经确认无病后，方可使用。对在检疫过程中发现传染病时，应立即扑杀动物，并对检疫室进行封闭消毒。

6. 屏障环境内,各实验室的门严禁同时开启,应随手关门。

7. 所有区域(包括门窗、墙壁、天花板、衣柜、光管、紫外线管等)及物品每周两次擦拭消毒,之后用消毒液进行喷雾消毒。

8. 夹过病、死动物的镊子要放在盛有防锈消毒液的容器内浸泡消毒。

9. 更换下来的隔离衣要洗涤消毒后才能使用,口罩、手套则使用消毒过的一次性用品。

10. 实验室每天清扫,保持干净,用消毒液拖抹地面及实验台。

11. 每次更换的笼具,彻底清洗干净,消毒好待用。笼架在每次换笼后用消毒液擦拭。

12. 饮水瓶高压消毒(121℃,30min 以上)后再用。

13. 实验人员实验完成后,即时对实验室进行清理消毒。用酒精等消毒液湿毛巾拭抹弄脏的动物室墙壁及地面,并及时将废弃物带出实验室以便及时处理。

14. 定期检查饲料的质量与微生物的污染程度。

15. 定期对实验环境进行检测(空气尘埃测定、落菌数、风速、换气量、换气次数、NH_3 浓度、压差、光照度、温湿度等),每季度一次。

16. 对使用后的物品及时清洗、消毒。实验及饲养后产生的废弃物及时送交医院医疗垃圾处理处,以便尽快按相关规定进行处理。

三、人员、物品、动物入室制度

凡进入屏障环境动物实验室的人员、物品、动物都必须按照特定路线进入。

1. 人员流向

具体操作:在实验动物中心入口处脱下自己的鞋子,放到专用的外部鞋柜里;换上室内的拖鞋;将自己的物品锁进专用衣柜,并签到;在屏障区洗消间洗干净双手;在更衣室一门外再一次签到;脱去拖鞋;进入更衣室一,脱去外衣等并储放在衣柜里;通过淋浴室进入更衣室二;在更衣室二用消毒液擦拭双手,按隔离衣穿戴操作规程穿上高压消毒好的隔离衣、戴上口罩和手套;用隔离衣消毒包布巾包裹门锁开门,进入风淋室,风淋 30s;然后通过清洁走廊进入饲养间和手术室等。工作完毕,从污物走廊进入洗消间;在洗消间脱下口罩和手套;再回到更衣室一,更换回自己的衣服;同时把脱下的隔离衣带出并放置在洗消间内的专用收集设备里。在更衣室一门口和实验动物中心入口处签名,并取回自己的物品;换回自己的鞋子并离开。

程序图：

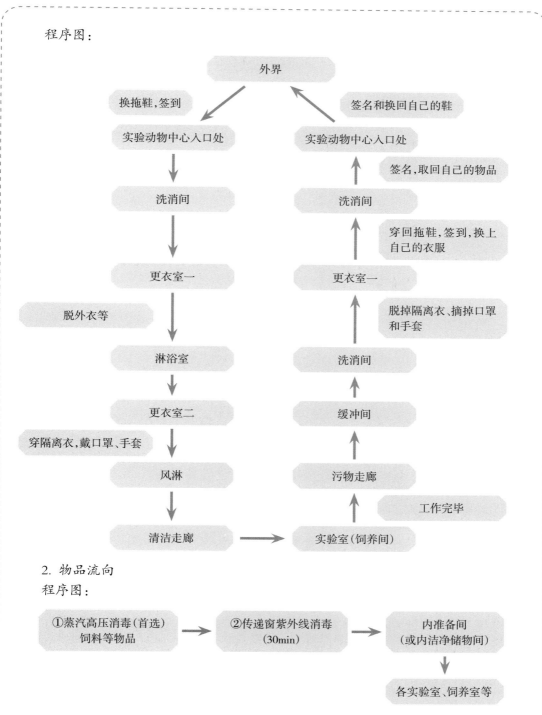

2. 物品流向

程序图：

①蒸汽高压消毒(首选)饲料等物品 → ②传递窗紫外线消毒(30min) → 内准备间(或内洁净储物间) → 各实验室、饲养室等

　　具体操作：高压消毒的饲料、饮水、垫料、笼具和其他用品经高压灭菌器的另一侧门搬出存放到内准备间或内洁净储物间备用；使用时再运到各实验室和饲养室。不能进行高压消毒的物品如鸡蛋等，先用消毒水喷洒外表后放入传递窗内，进行紫外线消

毒30min;开启传递窗内门,在内准备间或内洁净储物间把物品取出,再送至各实验室和饲养室。用过的垫料、笼具、水瓶等物品经污物走廊,送至洗消间清洗消毒。

3. 动物流向

程序图:

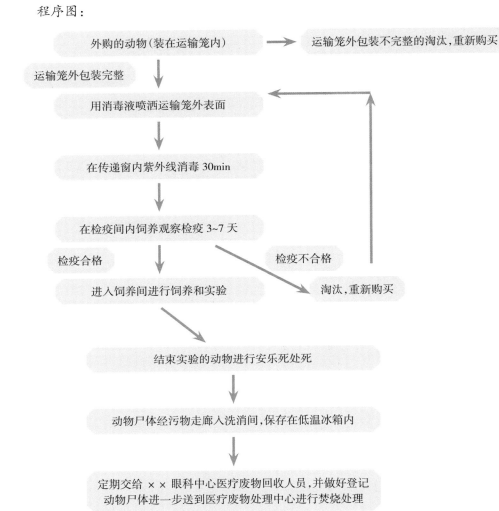

具体操作:新购入的动物应装在运输笼内;检查运输笼外包装是否完整,若完整则用消毒液喷洒外表面并送入检疫室的传递窗内,紫外线消毒30min;工作人员进入检疫间从传递窗内取出运输笼并打开,做好详细的记录,注明品种、品系、体重、性别、数量、购买单位、合格证号等;在检疫间饲养观察3~7天;无异常方可经清洁走廊送入饲养间进行饲养和实验。运输笼外包装不完整以及检疫观察不合格的动物要淘汰,重新购进。结束实验的动物按动物伦理规范进行安乐死处死,动物尸体经污物走廊入缓冲间并存放在低温冰箱内保存,定期交给××眼科中心医疗废物回收人员,并做好登记;动物尸体送到医疗废物处理中心进行进一步的焚烧处理。

四、物品消毒灭菌制度

凡进入屏障环境的物品,根据物品的性质不同采取下列方式之一进行消毒灭菌处理:

1. 高压灭菌器灭菌。

2. 传递窗内喷洒消毒液＋紫外线照射消毒。

五、饲养管理制度

1. 按国家标准规定进行饲养实验动物。

2. 每日要记录室内温、湿度和静压差,观察动物生长状况及饮水瓶是否漏水、饮水和饲料是否足够;要及时处理漏水的笼子和饮水瓶,添加饲料。

3. 每周一、四为换笼时间。每个鼠笼都要装好适量的经高压灭菌后垫料。每次换下的笼具及饮水瓶要及时清洗干净,消毒待用;废弃物要及时处理,防止污染环境。

4. 使用的饲料应符合国家标准,保证营养。每次添加饲料放足 2~3 天的量;每周添加熟鸡蛋和经灭菌处理的葵花籽各一次。

5. 室内照明采用国家标准,昼夜比是 12h∶12h,自动控制。

6. 实验的动物要实行挂牌记录。记录的内容包括动物的品种、品系、数量、体重范围、性别、实验性质、组别、编号和实验者名字。

六、动物实验管理制度

1. 实验专用器具、药品及试剂等由实验人员准备。

2. 实验应在实验台上进行,尽量做到无菌操作。

3. 不能干扰其他人的动物实验及实验动物。

4. 不接纳感染性动物实验。

七、废弃物的处理制度

(一) 动物尸体的处理

1. 实验结束后的动物要按动物伦理要求进行安乐处死。

2. 动物尸体用黄色塑料袋包装密封好,存放在位于洗消间的低温冰箱中。

3. 动物实验室工作人员每周 1~2 次将动物尸体移交给 ×× 眼科中心医疗废物收运人员,进一步按 ×× 省《医疗废物管理条例》送至 ×× 市医疗废物处理中心进行焚烧。

4. 动物尸体移交给医疗废物收运人员时要做好记录。记录内容包括:移交日期、动物尸体重量、移交人签名、接收人签名。

(二) 废弃物的处理

1. 废弃物包括动物粪便、垫料、实验废弃物等。

2. 所有的废弃物都按 ×× 省《医疗废物管理条例》和《医院医疗垃圾废物处理办法》进行收集和操作。

3. 动物的粪便及更换下来的垫料用黑色大塑料袋装好并密封好,实验废弃物按是否有毒是否锐利等放置到专门容器内。当天产生的废弃物当天处理。

4. 每天产生的废弃物当天要移交给 ×× 眼科中心医疗废物收运人员,进一步送至 ×× 市医疗废物处理中心进行处理。

普通环境动物实验室管理实施细则(范例,仅供参考)

一、管理制度

1. 凡申请进入普通环境动物实验室的单位和个人,必须全面了解普通环境动物实验室的各项规章制度和操作规程,在普通环境动物实验室工作人员的指导下,按规定的程序进入实验室,严格执行实验室的各项规程。

2. 实验动物中心根据实验者的计划,提供普通环境动物实验室的环境设施、动物饲料、饮水、工作服及常规饲养动物器具等。

3. 实验者根据实验的要求所使用的实验动物一般情况下由动物实验室工作人员进行统一购买。若有特殊要求的,可自行购置,但必须向具有实验动物生产许可证的单位购买,并附有《实验动物质量合格证明》。

4. 实验者要严格遵守普通环境动物实验室的有关规定,按照相关标准操作规程进行动物实验。如有严重违反者,实验动物中心管理人员可拒绝其进入,由此而造成的后果由实验者承担。

5. 实验者在进行实验操作时,若发现有异常情况,要及时、主动与实验动物中心管理人员联系,以便及时解决。

6. 如动物发生不明原因的死亡,双方应立即相互知照,以便及时查明原因,并及时处理动物尸体和采取隔离、消毒的措施。

7. 普通环境动物实验室采取有偿使用的原则,以维持实验室的正常消耗、设施维护等。具体费用按相关标准执行。

二、卫生防疫制度

1. 对新购入的实验动物,先进检疫室做隔离观察一周。隔离观察的项目包括:精神状况、被毛、粪便、外阴、饮食、雌性怀孕情况、四肢等。检疫期满后没发现异常方可进入饲养间。以防不健康动物进入饲养区而造成污染,保证饲养区动物健康不受影响。

2. 普通环境动物实验室要每天清扫,保持干净。每日用消毒液拖地及擦拭一次实验台和笼架。

3. 每日记录饲养间内温、湿度,观察动物生长状况及饮水器是否漏水等,统计各种动物数量,填写动物饲养报表。

4. 门窗及墙壁、天花板每周打扫一次,并进行喷雾消毒,不允许有灰尘、蜘蛛网及蚊蝇等存在。

5. 每次实验完毕,妥善处理实验可能造成的污染,清扫实验台面和地面,并用消毒液消毒,然后开启紫外线进行消毒。

三、人员、物品、动物入室制度

凡进入普通环境动物实验室的人员、物品、动物都必须按照特定路线进入。

1. 人员流向

程序图:

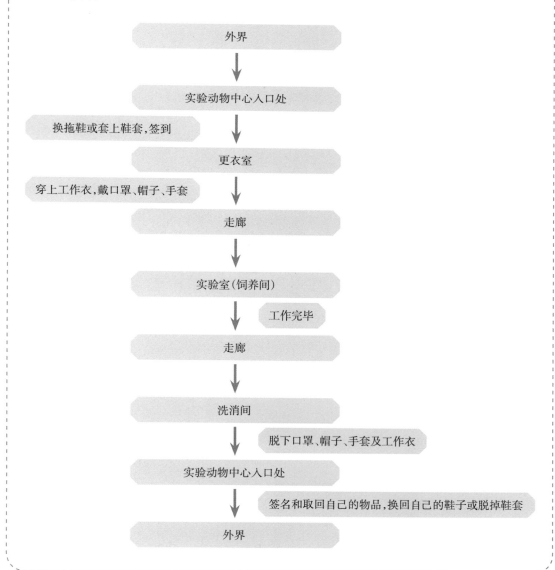

　　具体操作：在实验动物中心入口处将自己的鞋子脱下，放到专用的鞋柜里，换上室内的拖鞋或穿上鞋套；将自己的物品锁进专用衣柜，并签到；然后进入更衣室，穿上工作衣，戴上口罩、帽子和手套；经走廊进入各饲养间或实验室。在工作完毕，经走廊到洗消间，脱下工作衣、口罩、帽子和手套；到实验动物中心入口处签名和取回自己的物品，换回自己的鞋子或脱掉鞋套，然后离开。

　　2. 物品流向

程序图：

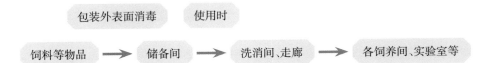

　　具体操作：饲料等物品购进后，用消毒液喷洒包装外表面；待干燥后，放置在储备间内备用；使用时，从储备间取出，经洗消间、走廊进入各饲养间或实验室等。

　　3. 动物流向

程序图：

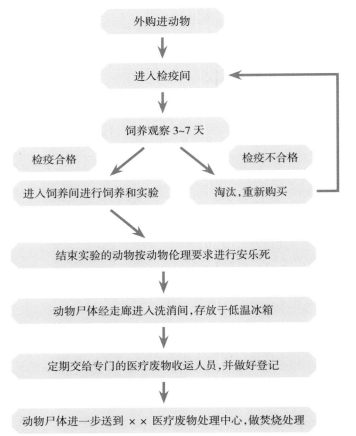

　　具体操作:对新购入的实验动物,工作人员要做好详细的记录,注明品种、品系、体重、性别、数量、购买单位、合格证号等;在检疫间饲养观察 3~7 天,无异常方可经走廊送入饲养间进行饲养和实验。实验结束后,按动物伦理要求进行处死动物,动物尸体经走廊入洗消间,放入低温冰箱保存。然后由工作人员将动物尸体移交给 ×× 眼科中心医疗废物收运人员送至 ×× 市医疗废物处理中心,做进一步焚烧处理。

四、饲养管理制度

　　1. 按国家标准规定进行饲养实验动物。
　　2. 每日要记录室内温、湿度和静压差,观察动物生长状况及饮水器是否漏水;要及时处理漏水的笼子和饮水器,添加饲料。
　　3. 每次换下的笼子或托盘要及时清洗干净,消毒待用;废料要及时处理,防止污染环境。
　　4. 使用的饲料应符合国家标准,保证实验动物的营养。
　　5. 室内照明采用国家标准,昼夜比是 12h∶12h,自动控制。
　　6. 对实验的动物实行挂牌记录。记录的内容包括动物的品种、品系、数量、体重、性别、实验性质、组别、编号和实验者名字。

五、动物实验管理制度

　　1. 实验专用器具、药品及试剂等由实验人员准备。
　　2. 实验应在实验台上进行,尽量做到无菌操作。
　　3. 不能干扰其他人的动物实验及实验动物。
　　4. 不接纳感染性动物实验。

六、废弃物的处理制度

　　(一) 动物尸体的处理
　　1. 实验结束后的动物要按动物伦理要求进行安乐死。
　　2. 动物尸体用黄色塑料袋包装密封好,存放在位于洗消间的低温冰箱中。
　　3. 工作人员每周 1~2 次将动物尸体移交给 ×× 眼科中心医疗废物收运人员,进一步按 ×× 省《医疗废物管理条例》送至 ×× 市医疗废物处理中心进行焚烧。
　　4. 动物尸体移交给医疗废物收运人员时要做好记录。记录内容包括:移交日期、动物尸体重量、移交人签名、接收人签名。
　　(二) 废弃物的处理
　　1. 废弃物包括动物粪便、垫料、实验废弃物等。
　　2. 所有的废弃物都按 ×× 省《医疗废物管理条例》和《医院医疗垃圾废物处理办法》进行收集和操作。
　　3. 动物的粪便及更换下来的垫料用黑色大塑料袋装好并密封好,实验废弃物按是否有毒是否锐利等放置到专门容器内。当天产生的废弃物当天处理。

4. 每天产生的废弃物当天要移交给××眼科中心医疗废物收运人员,进一步送至××市医疗废物处理中心进行处理。

检查室管理规章制度(范例,仅供参考)

1. 进入检查室的实验人员必须熟练使用检查仪器,并获得使用许可。
2. 检查室的空气洁净度为7级,管理要严格按屏障环境的要求。
3. 进行动物检查前要开紫外线灯照射消毒房间30min。
4. 检查完成后,要清理场所,把检查过程中产生的废物放置到专用的垃圾桶内;仪器放回原位;然后也用具有防锈效果的消毒液拭抹工作台、仪器的表面及地板;然后开紫外线灯照射消毒30min。
5. 管理人员要做好检查室的日常使用登记。
6. 进入检查室的实验人员也要做好签到和使用登记;并在管理人员的指导下使用检查仪器。
7. 进入检查室的实验人员如果未经批准擅自使用检查仪器导致仪器损坏,要酌情赔偿。
8. 检查室的紫外灯每半年要进行一次效能测试,并做好测试记录。

常见突发安全事件应急处理预案(范例,仅供参考)

应急处理预案是应对突发事件,控制事故发展,降低事故损失的有效措施。为积极应对可能突发安全事件,预防和减少突发性灾害事件及其造成的损害,保障实验人员的生命与财产安全,维护正常的秩序,特制定本方案。

一、水电事故预防方案

(一)加强日常检查工作

发现问题及时向实验室管理人员及眼科中心总务科反映,并要求及时维修。如发现共性问题应同时向中心领导报告,以便会同有关部门排查处理。

(二)计划停电或停水

接到停电或停水通知后,在实验室内以书面方式在布告栏中公布,同时通知各实验人员取消实验。并做好相应的预后措施。

二、水电事故应急处理方案

（一）跑水事故应急处理方案

发现人员须立即通知实验室管理人员，实验室管理人员应关闭相应区域的上水管总阀，同时通知总务科或行政值班人员迅速查明原因。并同时上报实验室安全责任人。

（二）突然停电应急处理方案

1. 紧急停电时已进入屏障环境的饲养人员在所处的位置原地待命，禁止开启各动物饲养间的门，以减少空气的流动。但若为长时间停电，饲养管理人员应迅速离开，以免人员进出屏障环境而引起的温度升高、室内外空气的对流等而影响动物的健康和质量。未进屏障环境的饲养管理人员在休息室等待，待紧急状况解除后再进入屏障环境。

2. 立即停止实验，关闭正在操作的设备，及时通知电工检查停电的原因，并加以处理。

3. 恢复正常供电后，应逐个启动相关设备，以免瞬间的高启动电流引起的设备故障。启动程序应先启动送风空调箱，再启动排风空调箱，然后启动其他设备。

4. 恢复供电后，详细记录停电的时间、处理方式、恢复供电时间，各动物饲养间的动物情况（死亡、出汗、行动状况等）、设备的运行情况等。

5. 夜间突然停电时应保持镇静，辨别疏散方向，安全有序地转移到室外（走廊安装有应急照明灯），并立即通知眼科中心电工值班人员。由电工值班人员进行对应的处理。

（三）突然停水应急处理方案

1. 断水时，应及时通知总务科或行政值班人员迅速查明原因。并同时上报实验室安全责任人。

2. 动物供水有困难时，应上报实验室安全责任人，由其与中心有关领导协商处理。

3. 平时做好维护和定时更换水过滤装置，并定期做水质检验，以确保动物饮用水的安全。

（四）触电事故应急处理方案

应先切断电源或拔下电源插头，若来不及切断电源，可用绝缘物挑开电线。在未切断电源之前，切不可用手去拉触电者，也不可用金属或潮湿的东西挑电线。触电者脱离电源后，应就地仰面躺平，禁止摇动伤员头部。检查触电者的呼吸和心跳情况，呼吸停止或心跳停止时应立即施行人工呼吸或心脏按压，并尽快联系医疗部门救治。

（五）仪器设备电路事故应急处理方案

操作人员须立即停止实验，切断电源，并向仪器管理人员和实验室汇报。如发生失火，应选用二氧化碳灭火器扑灭，不得用水扑灭。如火势蔓延，应立即向眼科中心保卫处和消防部门报警。

三、火灾的应急处理方案

1. 火灾发现人员要保持镇静，立即切断或通知相关部门切断电源，隔离易燃化学物品；迅速向实验室负责人、保卫处及公安消防部门（119）电话报警，报警时要讲明发生火灾的地点、燃烧物质的种类和数量、火势情况、报警人姓名、电话等详细情况。

2. 按照"先人员、后物资,先重点、后一般"的原则抢救被困人员及贵重物资;疏散其他人员;关闭门窗防止火势蔓延。

3. 对于初起火灾应根据其类型,视火势大小,立即慎选周围适当灭火设备或器具,加以扑灭。

4. 对压缩气体和液化气体火灾事故,应立即切断现场电源、关闭阀门。

5. 对有可能发生爆炸、爆裂、喷溅等特别危险需紧急撤退的情况,应按照统一的撤退信号和撤退方法及时撤退。

6. 若火势有一发不可收拾或蔓延趋势时,除了向单位相关人员联络救援外,并立即向消防单位通报求救。

四、净化空调系统故障处理方案

1. 实验动物设施的空调换气采用24h不间断供应,以每小时10~15次100%新鲜空调为通风。非采暖和制冷期间尽量增加通风量。

2. 定期更换空气滤网,饲养人员以室内气压表检视空气压对流情况。一般情况下,空调箱内的初效过滤器每周更换1次,中效过滤器每季度更换1次,高效过滤器每两年更换一次。

3. 空调兼职人员每天定期巡查,如发现通风不良现象,尽速联络空调维保单位进行处理。

4. 净化空调系统故障时,屏障设施内应停止人员的进出,以免温度的快速上升和室内外空气的对流而造成动物的微生物污染。

5. 送风、排风空调箱出现故障时,且一时不能修复时,以先关闭排风系统再关闭送风系统为原则。可暂时开启送风箱,但尽量降低送风量和风速,一般以动物室内空气压差不超过20Pa为宜。恢复运行时应先开启送风系统,再开启排风系统。

五、高压灭菌器故障处理方案

1. 高压灭菌器由专人负责操作,定期维护和检修,安全阀、压力表等定期送劳动局指定压力容器部门校对。

2. 高压灭菌器出现故障时,应立即停止使用,并紧急联络设备生产厂商或指定的维修公司。

3. 如一时不能修复的,可暂时停止笼具的更换。

4. 长时间不能修复的,笼具更换、清洗后用化学消毒剂浸泡,从缓冲间内喷雾消毒后传入屏障设施内,晾干后使用;其他物品则临时改用辐照灭菌后消毒液喷雾传进屏障设施内。

六、动物咬伤处理方案

1. 向主管或直属上级报告。

2. 如被 SPF 级动物咬伤的,如伤口不大,则可直接在保健科进行处理;如为普通环境动物咬伤时,在接受适当治疗与防治后,需即刻前往医院进行诊治。

3. 向兽医报告并做好相关记录。

七、人员感染处理方案

1. 若实验人员或工作人员持续 3~4 天高烧不退,应怀疑是否动物实验感染。

2. 需即刻前往医院进行诊治,若确诊,则应向保健科和质控科上报,同进通知眼科学实验动物中心主管领导。

3. 眼科学实验动物中心工作人员应立即对感染者接触的实验动物进行排查,排查结果需向上层层汇报。

4. 经确认污染的动物,遵照国家和省实验动物相关法规进行处理,同时对实验设施和工作人员也采取相应的处理措施,并做好相关记录。

八、动物疫病暴发应急预案

1. 实验人员或管理人员发现动物批量发生疾病,立即封锁动物饲养现场。

2. 以最快的速度向眼科学实验动物中心的兽医和领导汇报,并通知实验人员。

3. 以最快的速度对发病区域内的所有动物进行安乐死;动物尸体用塑料袋包装密封好,放置在动物尸体冷藏冰箱内等待检验。

4. 以最快的速度对发病区域进行喷雾消毒,并封闭该区域。

5. 以最快的速度抽取发病动物尸体送 ×× 省实验动物监测所进行检测。

6. 如果检测结果为非传染性疾病,可以开启经消毒清洁后的区域。

7. 如果检测结果为一般性传染性疾病,疫区经消毒后封闭一个月,之后再进行消毒清洁后启用。同时报告当地畜牧兽医主管部门和动物防疫监督机构。

8. 如果检测结果为人畜共患传染性疾病,要逐层上报单位、×× 区和 ×× 市主管当地疾病预防控制机构并做好备案;疫区经消毒后封闭三个月,之后再进行消毒清洁后启用。

9. 冷冻保存的动物尸体在明确检查结果后严格送 ×× 市医疗废物处理中心进行焚烧。

危险品管理制度(范例,仅供参考)

实验室化学药品及试剂溶液品种很多,化学药品大多具有一定的毒性及危险性,对其加强管理不仅保证了实验的需要,也确保了实验人员的安全。危险物品的使用及处理须遵守国内有关法令规定,并参考国外相关之规则或指导手册。

一、属于危险品的化学药品类别

1. 易爆和不稳定物质：过氧化氢、有机过氧化物等。
2. 氧化性物质：氧化性酸、过氧化氢等。
3. 可燃性物质：除易燃的气体、液体、固体，还包括在潮气中会生成可燃气体的物质，如碱金属的氧化物、碳化钙及接触空气自燃的物质如白磷等。
4. 有毒物质。
5. 腐蚀性物质：如酸、碱等。
6. 放射性物质。
7. 精神类药品。

二、实验室危险品存放、使用要求

1. 实验室只存放少量短期内需用的药品，并分类存放。其中属于危险药品中的精神类药品锁在专门的保险柜中，并实行领用经申请、审批、双人登记签字的制度。
2. 易燃易爆试剂应储存于铁柜中，柜的顶部有通风口。严禁在实验室存放 20L 的瓶装易燃液体。易燃易爆药品不要放在冰箱内（防爆冰箱除外）。
3. 相互混合或接触后可以产生剧烈反应、燃烧、爆炸、放出有毒气体的两种以上的化合物称为不相容化合物，不能混放。这种化合物多为强氧化性物质与还原性物质。
4. 腐蚀性试剂宜放在塑料或搪瓷的盘或桶中，以防因瓶子破裂造成事故。
5. 要注意化学药品的存放期限，一些试剂在存放过程中会逐渐变质，甚至形成危害物。如醚类、四氢呋喃、二氧六环、烯烃、液体石蜡等在见光条件下若接触空气可形成过氧化物，放置愈久愈危险。乙醚、异丙醚、丁醚、四氢呋喃、二氧六环等若未加阻化剂（对苯二酚、苯三酚、硫酸亚铁等）存放期不得超过一年。
6. 药品柜和试剂溶液均应避免阳光直晒及靠近暖气等热源。要求避光的试剂应装于棕色瓶中或用黑纸或黑布包好存于柜中。
7. 发现试剂瓶上的标签掉落或将要模糊时应立即贴好标签。无标签或标签无法辨认的试剂都要当成危险物品重新鉴别后小心处理，不可随便乱扔，应交到眼科学国家重点实验室统一进行处理，以免引起严重后果。
8. 化学试剂定位放置、用后复位、节约使用，但多余的化学试剂不得倒回原瓶，应交到眼科学国家重点实验室统一进行处理。

实验动物治疗用药物管理制度（范例，仅供参考）

为加强实验动物治疗用药的规范化管理，根据《中华人民共和国药品管理法》《实验动物管理条例》《中华人民共和国兽药典》和《中华人民共和国兽药规范》特制定本管理制度。

本管理制度中的实验动物治疗用药品(以下简称:药品)指实验动物饲养过程中为了缓解或治疗实验动物疾病症状使用的化学药品。

1. 每年兽医根据上年度治疗用药使用情况制定申领采购计划,经动物中心负责人审批后报药学部统一申领采购。

2. 药品采购到货后,由兽医和安全管理员共同清点药品种类和数量,并在《食品药品入库表》上登记,办理入库。

3. 入库的药品统一上锁储存于实验动物中心兽医室药品柜中。

4. 每个季度由兽医和安全管理员对药品种类和数量进行清点,同时检查库存药品的生产批号和有效期。

5. 过期失效药品按照医疗废弃物销毁处理,由兽医和安全管理员一起进行。所有处理均记录在《药品进销存登记表》上。

6. 兽医根据实际情况使用药品,但须先跟实验负责人沟通并签字确认后才进行治疗,如实登记实验动物诊疗记录。

7. 药品在取用时需在《药品进销存登记表》上登记取用的药品种类和数量,并与实验动物诊疗记录相符合。

拟采购药品目录(范例,仅供参考)

药物种类	类别	名称	备注	线上系统编码
抗生素	酰胺类	氟苯尼考	采购	
	大环内脂类	替米考星	采购	
	β-内酰胺类	青霉素/头孢类	申领	[10401005]青霉素钠注射剂(山东)
				[10402070]头孢呋辛钠注射剂(立健)
	氨基糖苷类	庆大霉素	申领	[10403002]庆大霉素注射液
	多烯类	两性霉素B	申领	[10700017]两性霉素B注射剂(华北)
	喹诺酮类	左氧氟沙星	申领	[37551]左氧氟沙星注射液
抗真菌药	咪唑类	酮康唑	采购	
抗病毒药	抗病毒	利巴韦林	采购	
抗寄生虫药	抗螨虫	伊维菌素	采购	
		多拉菌素	采购	
	抗原虫	地克珠利	采购	
		甲硝唑	申领	[10602008]甲硝唑氯化钠注射液(石药)
	杀虫药	双甲脒	采购	

续表

药物种类	类别	名称	备注	线上系统编码
消化系统药	促消化药	乳酶生片	采购	
		干酵母	采购	
	止泻药	鞣酸	采购	
		高岭土/蒙脱石散	采购	
外周神经系统药	抗肾上腺素药	阿替美唑	采购	
	拟肾上腺素药	肾上腺素	申领	［11407003］肾上腺素注射液
	拟胆碱药	毛果芸香碱	申领	［10119007］毛果芸香碱注射液
		新斯的明	申领	［11301001］新斯的明注射液（甲硫酸新斯的明注射液）
	抗胆碱药	阿托品	申领	［11302001］阿托品注射液
		琥珀胆碱	申领	［11104005］氯化琥珀胆碱注射液
	局部麻醉药	利多卡因	申领	［11103012］利多卡因注射液（湖北）
中枢神经系统药	中枢兴奋药	士的宁	采购	
	镇静药和安定药	水合氯醛	申领	［11201011］水合氯醛溶液
		苯巴比妥	申领	［11201002］苯巴比妥钠注射液
	镇痛药	芬太尼	申领	［11204005］芬太尼注射液（枸橼酸芬太尼注射液）
	全身麻醉药	氯胺酮	申领	［11102001］氯胺酮注射液
	中枢兴奋药	尼可刹米	申领	［11206002］尼可刹米注射液
血液循环系统药	促凝血药	酚磺乙胺	申领	［11502011］酚磺乙胺注射液
	抗凝血药	肝素	申领	［11502019］肝素钠注射液
		阿司匹林	申领	［11205040］阿司匹林肠溶片
皮质激素	皮质激素	地塞米松	申领	［12001008］地塞米松注射液（地塞米松磷酸钠注射液）
解热镇痛药	解热镇痛抗炎药	阿司匹林	采购	
		对乙酰氨基酚（扑热息痛）	采购	
	抗组胺药	马来酸氯苯那敏（扑尔敏）	申领	［11900006］氯苯那敏片
体液和电解质平衡药	水和电解质平衡药	氯化钠	申领	［12400014］0.9% 氯化钠注射液（100ml）
	能量补充药	葡萄糖	申领	［12400045］葡萄糖氯化钠注射液
	酸碱平衡药	碳酸氢钠	申领	［12400023］碳酸氢钠注射液
	血容量扩充剂	右旋糖酐	申领	［11503001］低分子右旋糖酐注射液（右旋糖酐 40 葡萄糖注射液）

续表

药物种类	类别	名称	备注	线上系统编码
维生素	脂溶性	维生素 A	采购	
		维生素 D	采购	
		维生素 E	采购	
	水溶性	维生素 B 族	申领	［12301029］维生素 Bco 注射液（复合维生素 B 注射液）
		维生素 C	申领	［12301037］维生素 C 注射液
皮肤、黏膜消毒防腐药	醇类	乙醇	申领	［12900022］75% 乙醇（75% 医用酒精）
	表面活性剂	苯扎溴铵	申领	［12900036］苯扎溴铵溶液
	卤素	聚维酮碘	申领	［12900030］丽泽溶液（5% 聚维酮碘溶液）
		碘伏	申领	［12900007］安尔碘消毒剂
	过氧化物	过氧化氢	申领	［12701004］双氧水（过氧化氢溶液）

药品进销存登记表（范例，仅供参考）

日期	药品名称	进货	消货	存货

食品药品采购记录表（范例，仅供参考）

采购日期	明细	单价（元）	数量（kg）	总价（元）	采购人	接收人	核对人

人员培训制度和体检制度（范例，仅供参考）

一、准入实验人员培训制度

1. 申请实验的人员必须参加实验室组织的理论和实操培训，并考核合格后才能获得准入实验的资格。

2. 每年两次理论课的培训，培训时间为上半年的 3 月份和下半年的 9 月份。

3. 理论课培训的主题有：①动物实验室基本知识讲座：主要介绍实验室的规章制度，实验室的分布，实验室的人流、物流、动物流的要求，实验动物法律法规和动物实验申请的要求等；②常用动物实验技术简介：主要介绍基本的动物实验技术，包括各种常用实验动物的抓取固定、采血、给药等。

4. 每月最后一周进行准入实验人员实操培训和考核。实操培训主要包括实验室的现场参观，隔离衣的穿戴和常用实验动物的抓取固定等。考核内容主要包括实验室的人流、物流、动物流的正确走向、实操以及隔离衣的正确穿戴等。

5. 最后经过培训的实验人员要通过考试达到 60 分以上才能获得准入实验资格；不合格者要重新参加培训和考试。

二、从业人员培训制度

1. 新进从业人员经 2~3 个月的实际工作后报名参加 ×× 省实验动物学会组织的实验动物技术培训班的学习，并参与上岗考试获得从业人员上岗证。

2. 所有工作人员都要参与科室每月不定期组织的业务学习。

3. 根据工作的需要，每年选派人员参加省、国家和国际的实验动物技术学习。

三、人员体检制度

1. 所有工作人员每年一次进行体检。

2. 体检的项目除了单位规定的常规检查外，如发现有特别的临床症状，还应针对该症状进行相应传染病的检查。

3. 体检医院应为三甲医院。

眼科学实验动物中心工作岗位及岗位职责（范例，仅供参考）

一、眼科学实验动物中心主任

1. 眼科学实验动物中心的工作

（1）根据眼科中心的发展需求，负责眼科学实验动物中心的发展规划和制定发展计划书。

（2）根据发展计划书设定的目标，做好人才培养和工作岗位人才的配置，为创建国际一流眼科中心做好保障。

（3）根据发展计划书设定的目标，落实每个部门的工作。

（4）制定工作人员岗位职责，并负责工作人员年度考评。

（5）制定眼科学实验动物中心年度工作计划和做好年度工作总结。

（6）及时与上层领导和下层工作人员做好沟通，协调好各个部门，保证每样工作顺利进行。

（7）负责眼科学实验动物中心管理制度和标准操作规程的撰写，并且根据实际运行情况进行每两年一次的修订。

（8）向准入实验的研究人员提供动物实验技术指导。

（9）完成每年两次的研究生实验动物学和实验室准入培训课的授课。

（10）做好中国和××省实验动物学会的兼职工作，保障××眼科中心在实验动物工作方面与国家和省实验动物学会有良好的沟通。

2. 实验动物管理委员会和伦理委员会的工作

兼任实验动物管理委员会和实验动物伦理委员会副主任，完成如下工作：

（1）制定实验动物管理和伦理委员会的工作章程，并根据实际工作运行情况每年进行修订一次。

（2）协助实验动物管理委员会主任召开每年一次的委员会议，进行当年的工作总结和做好下年度××眼科中心的实验动物工作计划。

（3）每年不定期召开实验动物伦理委员会议，对开展动物实验的科研项目进行会议评审。

（4）不定时地对开展动物实验的科研项目进行网上快速评审。

二、眼科学实验动物中心副主任职责

1. 眼科学实验动物中心的管理工作

协助眼科学实验动物中心主任进行全面工作的管理，包括如下工作：

（1）接收拟进入眼科学实验动物中心进行动物实验的申请书，进行汇总和归档，并派送主任审批；审批结束后通知实验人员并办理入室手续。

（2）对进入眼科学实验动物中心进行实验的项目进行预算和结算。

（3）负责动物实验的统筹安排，如每个项目具体的实验和动物饲养时间及位置的安排。

（4）负责动物、饲料、垫料等的采购，并审核相关质量证明等材料，做好后勤保障工作。

（5）负责动物实验设施使用证明的开具、汇总和上报××省实验动物质量监测所。

（6）负责麻醉药品申领、管理和使用指导，保障麻醉药品安全使用。

（7）协助主任督促和协调每个部门的工作。

（8）协助主任做好实验动物中心生物安全管理和监督工作,保证实验室安全不出事故。

（9）协助主任做好眼科学实验动物中心管理制度和标准操作规程的撰写,并且根据实际运行情况进行每两年一次的修订。

（10）负责每月一次进行准入实验人员技术培训,并随时提供良好的动物实验技术指导。

（11）参与每年两次的研究生实验动物学和实验室准入培训课的授课。

（12）协助主任做好眼科学实验动物中心发展规划、年度计划和工作总结。

2. 眼科疾病模式动物种子资源库的工作

主管眼科疾病模式动物种子资源库的工作,具体如下:

（1）对眼科中心引进人才已引进的眼科疾病模式动物进行超数排卵、获取胚胎进行冷冻保存。

（2）有意识地从国内外引进其他眼科疾病模式动物,每年至少两种,并获取胚胎进行冷冻保存。

（3）在研究人员需要时,及时提供眼科疾病模式动物,其中包括做好冷冻保存胚胎的复苏、动物假母体内移植和结扎公鼠的准备。

（4）做好眼科疾病模式动物胚胎冷冻保存的登记。

3. 实验动物管理委员会和伦理委员会的工作

兼任实验动物管理委员会和伦理委员会的委员,负责如下工作:

（1）接收动物实验伦理审查的申请,进行初步审查后转发给伦理委员会所有委员进行审查。

（2）对伦理委员会委员审查后的申请表进行汇总、归档,并发放审查批准文件。

（3）协助实验动物管理委员会主任召开每年一次的委员会议,进行当年的工作总结和做好下年度 ×× 眼科中心的实验动物工作计划。

（4）协助实验动物伦理委员会主任每年两次召开实验动物伦理委员会议,对开展动物实验的科研项目进行会议评审。

4. 其他

（1）听从领导的调配,完成临时交付的任务。

（2）和其他工作人员一起共同维护实验动物中心的良好气氛,保证实验室工作的顺利进行。

三、动物实验设施和检查仪器管理技术员

1. 动物实验设施的管理和维护

（1）屏障环境和普通环境动物实验室空气净化及空调系统的管理及维护

A. 每日巡查运行状况,记录温度、湿度、压差和送风次数等;若发现这些指标不符合国家标准要求,要马上调整。

B. 每1~2周进行一次更换初效过滤膜,每季度一次更换新风口过滤膜,每年两次

更换中效过滤膜,每两年一次更换高效过滤膜。

C.每周检修空气净化及空调系统一次,若出现故障,要及时向上层管理人员汇报和与维修部门或厂家联系进行修理。

(2) 环境指标的检测

A.每季度一次对各区每个实验室的温度、湿度、噪声、照度、尘埃粒子数、氨浓度、菌落数进行自查,并做好记录。

B.每年一次向 ×× 省实验动物质量检测所申请环境指标的委托检测,并将检测结果归档备案。

(3) 实验动物饮用水净化系统的管理和维护

A.每天一次巡查普通区初级水净化处理系统和屏障区灭菌水净化处理系统,若发现漏水或水压不够,要及时调整处理。

B.每月一次抽取各区的饮水送检,并做好记录和汇总归档检测报告。

C.每季度一次清洗更换滤料,并做好维护记录。

(4) 监控系统和门禁系统的管理

A.每周一次及必要时查看录像,了解整个实验室的运行情况,及时汇报上层管理人员。

B.每天一次巡查监控系统和门禁系统,检测是否运行正常,做好记录和及时处理故障。

2. 动物实验检查仪器的管理和维护

(1) 制定仪器使用标准操作规程(SOP),并上送档案管理人员归档。

(2) 每月一次对使用人员进行操作培训。

(3) 每天一次对各种仪器进行清洁。

(4) 每天一次记录当天各种仪器使用和运行情况。

(5) 每周一次或必要时对各种仪器进行保养。

(6) 仪器出现故障时,12h 内必须与厂家或维修部门联系进行维修。

3. 动物实验管理工作

(1) 协作普通环境和屏障环境动物实验室管理技术员做好管理工作,必要时顶班完成任务。

(2) 参与每月一次准入实验人员技术培训课;并随时提供良好的动物实验技术指导。

(3) 参与每年两次的研究生实验动物学和实验室准入培训课的授课。

(4) 协助主任和副主任的工作,必要时完成动物实验申请、报批、汇总归档,动物实验时间、场地的安排,动物、饲料、垫料的采购,以及完成动物实验设施使用证明的开具、汇总和上报等工作。

4. 其他

(1) 听从领导的调配,完成临时交付的任务。

(2) 和其他工作人员一起共同维护实验动物中心的良好气氛,保证实验室工作的顺利进行。

四、屏障环境动物实验室管理技术员

1. 负责眼科疾病模式动物的繁殖工作

（1）按研究人员的实验计划进行模式动物繁殖，包括动物合笼、分笼、怀孕鼠的特殊护理、特殊营养供给、仔鼠出生记录、代乳和阴性鼠的处理等。

（2）每天至少一次观察怀孕鼠及仔鼠的生长情况，发现异常情况马上上报。

（3）填写生产记录：内容包括动物谱系、品系、繁殖生产情况等。

（4）按计划提供健康成年小鼠供研究人员使用。

（5）建立模式动物繁殖数据库，科学管理，优化资源。

2. 负责屏障环境动物实验室的管理

（1）做好动物饲养和动物实验的登记，协助主任助理做好屏障区动物实验在时间和场地的合理安排。

（2）每天一次记录屏障区每个饲养室和实验室的温度、湿度和压差，并每周一次汇总上报给动物实验室设施管理员和档案管理员进行归档。

（3）每天至少一次观察屏障区内饲养的动物健康状况并做好记录，发现可疑疾病及时诊断、治疗，通知实验人员并上报。

（4）每天一次清点屏障区内所需的实验物品，如棉签、消毒酒精、一次性注射器、口罩、帽子和隔离衣等，发现短缺要即时补充。

（5）每周一次清点屏障区内饲养的动物存栏数，并做好记录和上报档案管理员归档。

（6）每月一次校正屏障区每个饲养室和实验室的紫外消毒定时器、温度计、湿度计和压差表，并做好校正维护记录。

（7）协作饲养员每周两次进行动物饲养笼的更换，必要时可增加更换次数。

（8）协作饲养员每周一次进行实验室和饲养室的消毒。

（9）每1~2周进行更换一次各实验室和饲养室回风口的过滤膜。

（10）协助设施管理员进行每季度一次的屏障环境指标和动物饮用水的检测，必要时顶班完成任务。

（11）参与每月一次准入实验人员技术培训课；并随时提供良好的动物实验技术指导。

（12）做好接收和检疫新购入动物；并每天一次做好新购入动物健康状况的记录（包括动物精神、活动、饮食、排便以及皮外伤等状况）。

3. 负责实验室物品的消毒灭菌和高压灭菌锅的操作及维护

（1）和饲养员一起做好屏障区隔离衣的打包及消毒灭菌。

（2）负责屏障区动物笼具、垫料消毒灭菌。

（3）负责动物实验用物品准备及消毒灭菌。

（4）保持高压灭菌锅内外表面的干净整洁。

（5）高压灭菌锅使用完后要及时排水，并做好记录。

（6）每月一次进行高压灭菌锅的压缩机排水、加机油，并做好记录。

（7）每月一次进行高压灭菌锅的安全附件检定及更换，并做好记录。

（8）每天都要做好高压灭菌锅使用记录、运行情况和灭菌效果监测记录以及维护记录。

4. 其他

（1）听从领导的调配，完成临时交付的任务。

（2）和其他工作人员一起共同维护实验动物中心的良好气氛，保证实验室工作的顺利进行。

五、普通环境动物实验室管理技术员

1. 普通环境动物实验室的管理

（1）每天上班开始，巡视实验室一次，观察动物的健康情况、饮食情况，并做好记录；如发现可疑疾病及时诊断、治疗，通知实验人员并上报。

（2）每天一次记录普通区每个饲养室和实验室的温度、湿度和压差，并每周一次汇总上报给动物实验室设施管理员和档案管理员进行归档。

（3）每天一次清点普通区实验室内所需的实验物品，如棉签、消毒酒精、一次性注射器、口罩、帽子、工作衣和手术衣等，发现短缺要即时补充。

（4）协助饲养员每天一次进行猴、兔和豚鼠等大动物粪便的清理；必要时清理两次。

（5）每周一次清点普通区饲养的动物数，并做好记录和上报档案管理员归档。

（6）每周一次协作饲养员进行实验室和饲养室的消毒。

（7）每1~2周进行一次更换各实验室和饲养室回风口的过滤膜。

（8）做好接收和检疫新购入动物；并每天一次做好新购入动物健康状况的记录（包括动物精神、活动、饮食、排便以及皮外伤等状况）。

（9）每月一次校正普通区每个饲养室和实验室的紫外消毒定时器、温度计、湿度计和压差表，并做好校正维护记录。

（10）协助主任助理做好普通区动物实验在时间和场地的合理安排，并做好动物饲养和动物实验的登记。

（11）协助设施管理员进行每季度一次的普通环境指标和动物饮用水的检测，必要时顶班完成任务。

（12）参与每月一次准入实验人员技术培训课；并随时提供良好的动物实验技术指导。

2. 协助设施管理和检查仪器管理技术员的工作

（1）协助检查仪器管理技术员进行检查仪器室的管理，必要时顶班完成任务。

（2）协作设施管理员进行实验室空气净化及空调系统的管理及维护，包括每1~2周进行一次更换初效过滤膜，每季度一次更换新风口过滤膜，每年两次更换中效过滤膜，每两年一次更换高效过滤膜，以及每周检修空气净化及空调系统一次。

（3）协助设施管理员每季度进行一次实验室环境指标的检测，包括每个实验室的温度、湿度、噪声、照度、尘埃粒子数、氨浓度、菌落数，并做好记录。

（4）协作设施管理员进行实验动物饮用水净化处理系统管理和维护，包括每季度一次清洗更换滤料，并做好维护记录。

3. 其他

（1）听从领导的调配，完成临时交付的任务。

（2）和其他工作人员一起共同维护实验动物中心的良好气氛，保证实验室工作的顺利进行。

六、屏障环境动物实验室饲养员

1. 屏障环境动物饲养的工作

（1）每天上班开始，巡视一遍饲养的动物，发现异常的或不健康的动物，及时通知屏障区管理员，并协助管理员通知实验人员及处理异常的或不健康的动物。

（2）每天一次给动物添加饲料和饮水，保证实验的动物不缺乏食物和饮水。

（3）每天一次进行屏障区各实验室和饲养室的清扫卫生和用消毒水拖地，包括擦抹门把，保持环境的整洁。

（4）每周两次更换大、小鼠的垫料和饲养笼；必要时可增加更换次数。

（5）每周一次进行实验室和饲养室的消毒。

（6）和卫生员一起及时清洗、消毒更换下来的动物饲养笼，并协助屏障区管理员做好笼具的高压灭菌消毒。

（7）协助屏障区管理员每1~2周进行一次更换各实验室和饲养室回风口的过滤膜。

（8）协助屏障区管理员做好接收和检疫新购入动物。

（9）和屏障区管理员一起做好实验室隔离衣的打包和消毒灭菌。

（10）和屏障区管理员一起做好每周一次动物饲养存栏数的清点。

（11）协助屏障区管理员做好实验室物品(棉签、消毒酒精、一次性注射器、口罩、帽子和隔离衣等)的补给工作。

（12）协助屏障区管理员做好眼科疾病模式动物繁殖工作，包括动物的合笼、分笼、仔鼠的断乳等。

2. 其他

（1）听从领导的调配，完成临时交付的任务。

（2）和其他工作人员一起共同维护实验动物中心的良好气氛，保证实验室工作的顺利进行。

七、普通环境动物实验室饲养员

1. 普通环境动物饲养的工作

（1）每天上班开始，巡视一遍饲养的动物，发现异常的或不健康的动物，及时通知普通区管理员，并协助管理员通知实验人员及处理异常的或不健康的动物。

（2）每天两次给动物添加饲料，必要时添加三次，保证实验的动物不缺乏食物。

（3）每天一次进行普通区各实验室和饲养室的清扫卫生和用消毒水拖地，包括擦抹门把;必要时进行两次,保持环境的整洁。

(4) 每天一次进行猴、兔和豚鼠等大动物粪便的清理;必要时清理两次。

(5) 每周一次进行实验室和饲养室的消毒。

(6) 和卫生员一起每月两次进行大动物笼具的清洗和消毒。

(7) 协助普通区管理员每1~2周进行一次更换各实验室和饲养室回风口的过滤膜。

(8) 协助普通区管理员做好接收和检疫新购入动物。

(9) 和普通区管理员一起做好实验室工作衣和手术衣的打包及消毒灭菌。

(10) 和普通区管理员一起做好每周一次动物饲养存栏数的清点。

(11) 协助普通区管理员做好实验室物品(棉签、消毒酒精、一次性注射器、口罩、帽子、工作衣和手术衣等)的补给工作。

2. 其他

(1) 听从领导的调配,完成临时交付的任务。

(2) 和其他工作人员一起共同维护实验动物中心的良好气氛,保证实验室工作的顺利进行。

八、兽医职责

1. 对整个动物实验室的所有动物的疾病的预防和治疗负责。

2. 发现动物有疾病要及时隔离动物,上报实验室负责人和实验负责人;对不能处死的有价值的动物要及时进行治疗。

3. 发现实验动物发生传染性疾病时,要立即启动隔离和预防控制措施,防止动物疫情扩散,同时上报实验室负责人和实验负责人,以及报告当地畜牧兽医主管部门、动物防疫监督机构;发生人畜共患病时,还应立即报告当地疾病预防控制机构。

4. 发生重大动物疫情时,应该协助实验室负责人按照国家规定立即启动突发重大动物疫情应急预案。

5. 实验室工作人员和实验人员发生动物咬伤或实验器材损伤时,要主动协助受伤人员进行伤口处理并报告医疗卫生管理部门。

6. 负责整个动物实验室的所有动物检疫报告归档和档案管理。

7. 负责整个动物实验室的所有工作人员体检报告归档和档案管理。

8. 参与准入实验人员培训课的授课,完成所负责部分内容的教学任务。

9. 听从领导的临时安排,完成临时工作任务。

九、高压灭菌器操作和物品打包消毒员职责

1. 每天将需要高压灭菌的物品按标准操作规程双层包布打包。

2. 每天将打包好的需要高压灭菌的物品按标准操作规程进行高压灭菌。

3. 每天上下午各一次将高压灭菌区域和打包区域进行清洁一次,物品摆放整齐。

4. 每周一次检查物品高压灭菌效果是否符合要求。

5. 服从领导临时工作的安排,及时完成临时工作。

普通环境动物实验室操作规程（范例，仅供参考）

一、普通环境人员进出规程（仅供参考）

题目:普通环境人员进出规程	SOP—001	第 16 页,共 1 页
制定人:×××	制定日期:××× 年 × 月 × 日	
审核人:×××	审核日期:××× 年 × 月 × 日	
批准人:×××	批准日期:××× 年 × 月 × 日 生效日期:××× 年 × 月 × 日 颁发日期:××× 年 × 月 × 日	
修订人:×××、××	修订日期:××× 年 × 月 × 日	

编写 / 修订记录

版本	摘要	生效日期	编写 / 修订	批准
××× 年	第一次修订	××× 年 × 月 × 日	×××	×××

1. 目的　规范性管理实验室,严格控制动物实验环境不受病原微生物的危害;保护动物的福利;维持环境的生物洁净度;确保动物实验环境的一致性。

2. 适用范围　适用于所有在普通环境设施内劳作的工作人员和实验者。

3. 职责

3.1　设施负责人负责监督、管理。

3.2　工作人员和实验者严格按规程行事。

4. 规程

4.1　在实验动物中心入口处脱下鞋,换上室内拖鞋或穿上鞋套;将鞋放入专用的室外鞋架内,自己随身携带的包及其他物品放入入口处的存包柜里。

4.2　签到,按要求写下姓名、单位、进入时间、进入目的等事项。

4.3　在普通环境洗消间彻底清洗双手,擦干。

4.4　进入更衣室,戴上手套和穿上工作衣。

4.5　带上灭菌的口罩和帽子。

4.6　经走廊进入各饲养间、手术室。

4.7　饲养工作或实验完毕后,回到洗消间。

4.8　脱下帽子、口罩、手套和工作衣,放到指定的容器中。

4.9　经洗消间回到实验动物中心入口。

4.10　在签到表上登记离开时间。

4.11　取回自己的物品,换回鞋,出实验动物中心大门。

******

二、普通环境实验动物进出规程(范例,仅供参考)

题目:普通环境实验动物进出规程	SOP—002	第 27 页,共 1 页
制定人:×××	制定日期:×××年×月×日	
审核人:×××	审核日期:×××年×月×日	
批准人:×××	批准日期:×××年×月×日 生效日期:×××年×月×日 颁发日期:×××年×月×日	
修订人:×××、×××	修订日期:×××年×月×日	
修订人:×××、×××	修订日期:×××年×月×日	

编写 / 修订记录

版本	摘要	生效日期	编写 / 修订	批准
×××年	第一次修订	×××年×月×日	×××	×××
×××年	第二次修订	×××年×月×日	×××	×××

1. 目的　规范性管理实验室,严格控制动物实验环境不受病原微生物的危害;保护动物的福利;维持环境的生物洁净度;确保动物实验环境的一致性。

2. 适用范围　适用于所有在普通环境设施内劳作的工作人员和实验者。

3. 职责

3.1　设施负责人负责监督、管理。

3.2　工作人员和实验者严格按规程行事。

4. 规程

4.1　实验动物进入规程

4.1.1　在检疫间打开装有实验动物的运输笼。

4.1.2　把实验动物饲养在检疫间。

4.1.3　饲养观察 3~7 天。

4.1.4　正常的实验动物转入饲养间进行实验。

4.2　实验动物离开规程

4.2.1　检疫不合格的动物退回购置地。

4.2.2　实验结束后的动物按伦理要求进行处死(在手术室内进行)。

4.2.3　用黄色塑料袋装裹实验动物尸体并密封好。

4.2.4　从走廊传出洗消间。

4.2.5　保存于低温保存箱内。

4.2.6　交给眼科中心的医疗垃圾收运人员,并做好移交登记。

4.2.7　收运人员进一步按 ×× 市关于医疗废物处理有关规定统一处理。

******

三、普通环境实验动物接收规程(范例,仅供参考)

题目:普通环境实验动物接收规程	SOP—003	第28页,共1页
制定人:×××	制定日期:×××年×月×日	
审核人:×××	审核日期:×××年×月×日	
批准人:×××	批准日期:×××年×月×日 生效日期:×××年×月×日 颁发日期:×××年×月×日	
修订人:×××、×××	修订日期:×××年×月×日	
修订人:×××、×××	修订日期:×××年×月×日	

编写 / 修订记录

版本	摘要	生效日期	编写 / 修订	批准
×××年	第一次修订	×××年×月×日	×××	×××
×××年	第二次修订	×××年×月×日	×××	×××

1. 目的　规范性管理实验室,确保实验动物的质量;维持环境的生物洁净度;确保动物实验环境的一致性。

2. 适用范围　适用于普通环境设施内实验动物接收操作活动。

3. 职责

3.1　设施负责人负责监督、管理。

3.2　工作人员严格按规程行事。

4. 规程

4.1　向有实验动物生产许可证、信誉好、动物质量佳、有严格管理和一定规模的单位购买实验动物。

4.2　当动物抵达实验室后,对照运输箱上的标签,核对动物的质量合格证等信息与要求是否相符。

4.3　将动物移入检疫室,打开动物运输箱,观察是否有任何异常行为或疾病的迹象。

4.4　将动物移入饲养笼中,给予足够的饮水及饲料,并贴上标签。动物运输箱随人一起带出。

4.5　在检疫室饲养 3~7 天后,检疫合格后转入饲养间。

******

四、普通环境实验动物检疫规程(范例,仅供参考)

题目:普通环境实验动物检疫规程	SOP—004	第29页,共1页
制定人:×××	制定日期:×××年×月×日	
审核人:×××	审核日期:×××年×月×日	
批准人:×××	批准日期:×××年×月×日 生效日期:×××年×月×日 颁发日期:×××年×月×日	
修订人:×××、×××	修订日期:×××年×月×日	

编写/修订记录

版本	摘要	生效日期	编写/修订	批准
×××年	第一次修订	×××年×月×日	×××	×××

1. 目的　规范性管理实验室,预防传染性疾病发生,避免新引入动物对原有动物及有关人员造成危害,提高实验动物健康水平,保证实验的可靠性。

2. 适用范围　适用于普通环境设施内实验动物检疫操作活动。

3. 职责

3.1　设施负责人负责监督、管理。

3.2　工作人员严格按规程行事。

4. 规程

4.1　新引入动物在检疫间隔离饲养,经3~7天观察,确认无异常后,移入饲养区。

4.2　动物观察内容

4.2.1　被毛:有无光泽、竖毛、出血、污物、脱毛等。

4.2.2　眼:有无眼部分泌物、流泪、白内障、角膜损伤等。

4.2.3　口腔:有无流涎、出血等。

4.2.4　耳:有无外伤、耳壳曲折、中耳炎等。

4.2.5　四肢:有无外伤、弯曲、脱白、肿胀、关节炎等。

4.2.6　肛门:有无腹泻、血便、脱肛等。

4.2.7　精神和食欲:有无沉默、倦怠、动作不活跃、食欲不振、拒食等。

4.2.8　营养状况:有无消瘦、过度肥胖、成长异常。

4.2.9　姿势和步态:有无姿势异常、行走和站立困难、运动失调、跛行等。

******

五、普通环境物品进出规程（范例，仅供参考）

题目：普通环境物品进出规程	SOP—005	第30页，共1页
制定人：×××	制定日期：×××年×月×日	
审核人：×××	审核日期：×××年×月×日	
批准人：×××	批准日期：×××年×月×日 生效日期：×××年×月×日 颁发日期：×××年×月×日	
修订人：×××、×××	修订日期：×××年×月×日	

编写／修订记录

版本	摘要	生效日期	编写／修订	批准
×××年	第一次修订	×××年×月×日	×××	×××

　　1. 目的　规范性管理实验室，严格控制动物实验环境不受病原微生物的危害；保护动物的福利；维持环境的生物洁净度；确保动物实验环境的一致性。

　　2. 适用范围　适用于所有在普通环境设施内劳作的工作人员。

　　3. 职责

　　3.1　设施负责人负责监督、管理。

　　3.2　工作人员严格按规程行事。

　　4. 规程

　　4.1　饲料等物品购买回来后，在洗消间用消毒液喷雾消毒外包装。

　　4.2　放置在储物间内保存备用。

　　4.3　需要使用时，从储物间取出。

　　4.4　经走廊传递到各饲养间等房间。

＊＊＊＊＊＊

六、普通环境清洁消毒操作规程（范例，仅供参考）

题目：普通环境清洁消毒操作规程	SOP—006	第31页，共3页
制定人：×××	制定日期：×××年×月×日	
审核人：×××	审核日期：×××年×月×日	
批准人：×××	批准日期：×××年×月×日 生效日期：×××年×月×日 颁发日期：×××年×月×日	
修订人：×××、×××	修订日期：×××年×月×日	
修订人：×××、×××	修订日期：×××年×月×日	

编写/修订记录

版本	摘要	生效日期	编写/修订	批准
×××年	第一次修订	×××年×月×日	×××	×××
×××年	第二次修订	×××年×月×日	×××	×××

1. 目的　规范性管理实验室,严格控制动物实验环境不受病原微生物的危害;保护动物的福利;维持环境的生物洁净度;确保动物实验环境的一致性。

2. 适用范围　适用于所有在普通环境设施内劳作的工作人员。

3. 职责

3.1　设施负责人负责监督、管理。

3.2　工作人员严格按规程行事。

4. 规程

4.1　饲养间和手术室内环境消毒规程

4.1.1　日常消毒

4.1.1.1　每天在完成饲养、实验等工作后,清理笼架、工作台和打扫地面。

4.1.1.2　废弃物和动物尸体等装入废物桶或专用的塑料袋,经污物走廊传出。

4.1.1.3　用500ppm消佳净或0.5%过氧乙酸消毒液擦拭地面、工作台、笼架、墙壁等。

4.1.2　空气消毒

4.1.2.1　工作前开紫外线灯照射消毒30min。

4.1.2.2　每月用消毒液喷雾消毒一次:取0.5%过氧乙酸溶液装于喷壶中,按照从上到下,从左到右的次序从饲养间的最内角开始背向门口边喷边退,喷向室内可以喷到的每一个角落,最后退至门口。

4.2　饲养间外环境消毒规程

4.2.1　每天早上10:00以前和下午5:00以后清扫外环境地面。

4.2.2　每天用浸泡有消毒液的湿抹布擦拭工作台、凳、门把手等。

4.2.3　每周三下午进行大扫除和消毒:

a. 先打扫墙壁、天花板,不允许有灰尘、蜘蛛网及蚊蝇等存在。

b. 然后从里到外用湿抹布擦拭所有能擦到的地方和物件。

c. 再用500ppm的消佳净等消毒液擦拭一次。

d. 最后取0.5%过氧乙酸溶液进行喷雾消毒:按照从上到下,从左到右的次序喷向室内每一个角落。

4.3　饮水及饮水瓶的清洁消毒规程

4.3.1　将每天更换下来的饮水瓶传到洗消间。

4.3.2　消毒溶液浸泡30min。

4.3.3　用试管刷沿饮水瓶壁的四周旋转洗刷三周以上。

4.3.4　再用毛细管刷刷洗瓶塞。

4.3.5   用自来水冲洗干净饮水瓶及瓶塞。

4.3.6   装上自来水及塞上塞子备用。

4.4   猴饲养设施的清洁消毒规程

4.4.1   猴垫料更换:每天上午 8:00 进行一次。

4.4.1.1   取一个空容器和一袋垫料放于猴饲养间。

4.4.1.2   从笼架上层第一个猴笼开始,取下托盘。

4.4.1.3   把垫料倒入空容器。

4.4.1.4   然后用浸有消毒液的湿毛巾擦拭托盘。

4.4.1.5   换上干净垫料,装上托盘。

4.4.1.6   接着取下第二个猴笼托盘,重复上述操作,直至换完为止。

4.4.2   猴托盘清洁消毒:每周一次。

4.4.2.1   换出的猴托盘层叠平躺放入洗消池中。

4.4.2.2   放水浸泡 1h。

4.4.2.3   左手持托盘,右手持毛刷,边刷边用水冲洗,直至托盘无污物,逐一叠齐。

4.4.2.4   全部清洗完毕,排掉洗消池的水并冲洗干净。

4.4.2.5   将猴托盘放入洗消池中,用 500ppm 消佳净溶液浸泡 30min。

4.4.2.6   取出托盘,口向下将托盘整齐叠放于洗消间内晾干。

4.4.3   猴笼架清洁消毒:每日一次。

4.4.3.1   用湿毛巾按照从上到下,从左到右的次序擦拭各个猴笼一遍。

4.4.3.2   同样的次序用消毒液擦拭一遍。

4.5   兔饲养设施的清洁消毒规程

4.5.1   兔垫料更换:兔子垫料使用人用护理垫片,每天上午 8:00 更换一次。

4.5.1.1   将大黑色垃圾袋套在大垃圾桶内,放在要更换垫料的兔房空地上。

4.5.1.2   将兔子的粪便托盘从兔架底部取出,放在就近的地板上。

4.5.1.3   拿起托盘上护理垫片的四个角,轻轻卷曲起来,将兔子粪便和尿液包裹在垫片内部。

4.5.1.4   将带有兔子粪便和尿液的垫片轻轻放在垃圾桶内的垃圾袋里。

4.5.1.5   重复以上的步骤将所有兔子的粪便托盘上的护理垫片更换完毕。

4.5.1.6   最后将垃圾桶内的黑色垃圾袋口绑紧,通过洗消间传出。

4.5.2   兔笼架清洁消毒规程:每周一次。

4.5.2.1   用湿毛巾按照从上到下,从左到右的次序擦拭各个笼架一遍。

4.5.2.2   同样的次序用消毒液擦拭一遍。

4.6   消毒液的使用原则

4.6.1   0.5% 的过氧乙酸消毒液用于擦拭、喷雾消毒。

4.6.2   500ppm 消佳净消毒液用于浸泡、擦拭消毒。

4.6.3   须在使用时配制。

4.6.4   按各消毒液的用途,以周为单位交替轮换使用。

4.6.5 各消毒剂不能混合配制使用。

4.6.6 必须使用产品有效期内的消毒液。

******

七、普通环境实验动物饲养操作规程(范例,仅供参考)

题目:普通环境实验动物饲养操作规程	SOP—007	第34页,共1页
制定人:×××	制定日期:×××年×月×日	
审核人:×××	审核日期:×××年×月×日	
批准人:×××	批准日期:×××年×月×日 生效日期:×××年×月×日 颁发日期:×××年×月×日	
修订人:×××、×××	修订日期:×××年×月×日	
修订人:×××、×××	修订日期:×××年×月×日	

编写/修订记录

版本	摘要	生效日期	编写/修订	批准
×××年	第一次修订	×××年×月×日	×××	×××
×××年	第二次修订	×××年×月×日	×××	×××

1. 目的 规范性管理实验室,严格控制动物实验环境不受病原微生物的危害;保护动物的福利;维持环境的生物洁净度;确保动物实验环境的一致性。

2. 适用范围 适用于普通环境设施内日常的饲养管理。

3. 职责

3.1 设施负责人负责监督、管理。

3.2 工作人员严格按规程行事。

4. 规程

4.1 每天开始工作前,开启饲养间的紫外线灯照射消毒10~15min。

4.2 工作人员严格按照人员进出程序图进入饲养间。

4.3 观察和记录饲养间的温度、湿度、光照和压差。

4.4 仔细检查实验动物的饮食和健康情况,若有问题,及时处理。

4.5 猴子按一天三次添加饲料,兔子按一天两次添加饲料。

4.6 添加饮水。

4.7 清扫和消毒地面、笼架和墙壁。

4.8 动物污物、垃圾和尸体等倒入指定区域。

4.9 严格按照人员进出程序图离开饲养间。

******

八、普通环境实验人员操作规程（范例，仅供参考）

题目：普通环境实验人员操作规程	SOP—008	第35页，共1页
制定人：×××	制定日期：×××年×月×日	
审核人：×××	审核日期：×××年×月×日	
批准人：×××	批准日期：×××年×月×日 生效日期：×××年×月×日 颁发日期：×××年×月×日	
修订人：×××、×××	修订日期：×××年×月×日	

编写／修订记录

版本	摘要	生效日期	编写／修订	批准
×××年	第一次修订	×××年×月×日	×××	×××

1. 目的　规范性管理实验室，严格控制动物实验环境不受病原微生物的危害；保护动物的福利；维持环境的生物洁净度；确保动物实验环境的一致性。

2. 适用范围　适用于所有在普通环境设施内劳作的工作人员和实验者。

3. 职责

3.1　设施负责人负责监督、管理。

3.2　工作人员和实验者严格按规程行事。

4. 规程

4.1　每天开始工作前，开启手术室的紫外线灯照射消毒30min。

4.2　严格按照人员进出程序图进入饲养间和手术室。

4.3　仔细观察和记录实验动物的健康情况。

4.4　在手术室进行手术和实验操作。

4.5　实验结束，将实验动物送回饲养间。

4.6　做好实验记录。

4.7　打扫和清洁好手术室。

4.8　开启手术室的紫外线灯照射消毒30min。

4.9　严格按照人员进出程序图离开普通区。

******

九、普通环境实验动物尸体、废弃物处理操作规程（范例，仅供参考）

题目：普通环境实验动物尸体、废弃物处理操作规程	SOP—009	第36页，共1页
制定人：×××	制定日期：×××年×月×日	

题目:普通环境实验动物尸体、废弃物处理操作规程	SOP—009	第36页,共1页
审核人:×××	审核日期:×××年×月×日	
批准人:×××	批准日期:×××年×月×日 生效日期:×××年×月×日 颁发日期:×××年×月×日	
修订人:×××、×××	修订日期:×××年×月×日	
修订人:×××、×××	修订日期:×××年×月×日	

编写 / 修订记录

版本	摘要	生效日期	编写 / 修订	批准
×××年	第一次修订	×××年×月×日	×××	×××
×××年	第二次修订	×××年×月×日	×××	×××

1. 目的　规范性管理实验室,严格控制动物实验环境不受病原微生物的危害;保护动物的福利;维持环境的生物洁净度;确保动物实验环境的一致性。

2. 适用范围　适用于所有在普通环境设施内劳作的工作人员和实验者。

3. 职责

3.1　设施负责人负责监督、管理。

3.2　工作人员和实验者严格按规程行事。

4. 规程

4.1　动物尸体的处理规程

4.1.1　实验结束后的动物要按动物伦理要求进行处死,用黄色塑料袋包装密封好。

4.1.2　经污物走廊传到洗消间。

4.1.3　存放在位于洗消间的低温冰箱中并在记录本上做好登记。

4.1.4　每周1~2次将动物尸体移交给××眼科中心医疗废物收运人员,并做好移交登记,进一步按××省《医疗废物管理条例》送至××市医疗废物处理中心进行焚烧。

4.2　废弃物的处理规程

4.2.1　动物的粪便及更换下来的垫料用黑色大塑料袋装好并密封好;实验废弃物按是否有毒是否锐利等放置到专门容器内,并密封好。

4.2.2　经污物走廊传到洗消间。

4.2.3　集中存放在洗消间。

4.2.4　每天移交给××眼科中心医疗废物收运人员,进一步送至××市医疗废物处理中心进行处理。

******

十、普通环境检查室操作规程(范例,仅供参考)

题目:普通环境检查室操作规程	SOP—010	第 37 页,共 1 页
制定人:×××	制定日期:×××年×月×日	
审核人:×××	审核日期:×××年×月×日	
批准人:×××	批准日期:×××年×月×日 生效日期:×××年×月×日 颁发日期:×××年×月×日	
修订人:×××、×××	修订日期:×××年×月×日	

编写 / 修订记录

版本	摘要	生效日期	编写 / 修订	批准
×××年	第一次修订	×××年×月×日	×××	×××

1. 目的　规范性管理实验室,严格控制动物实验环境不受病原微生物的危害;保护动物的福利;维持环境的生物洁净度;确保动物实验环境的一致性。

2. 适用范围　适用于所有在普通环境设施内劳作的工作人员和实验者。

3. 职责

3.1　设施负责人负责监督、管理.

3.2　工作人员和实验者严格按规程行事。

4. 规程

4.1　开紫外线灯照射消毒 30min。

4.2　将待检查的动物从检查室缓冲间送入。

4.3　工作人员或实验人员从检查室缓冲间进入,并更换上检查室内的工作衣。

4.4　检查完毕,将动物送回普通区动物饲养室。

4.5　将检查室收拾整齐和打扫干净。

4.6　用具有防锈效果的消毒液拭抹检查室内的工作台及仪器的表面,并擦拭地板。

4.7　再开紫外线灯照射 30min。

******

屏障环境动物实验室操作规程(范例,仅供参考)

一、屏障环境人员进出规程(范例,仅供参考)

题目:屏障环境人员进出规程	SOP—011	第38页,共2页
制定人:×××	制定日期:×××年×月×日	
审核人:×××	审核日期:×××年×月×日	
批准人:×××	批准日期:×××年×月×日 生效日期:×××年×月×日 颁发日期:×××年×月×日	
修订人:×××、×××	修订日期:×××年×月×日	

编写/修订记录

版本	摘要	生效日期	编写/修订	批准
×××年	第一次修订	×××年×月×日	×××	×××

1. 目的　规范性管理实验室,严格控制动物实验环境不受病原微生物的危害;保护动物的福利;维持环境的生物洁净度;确保动物实验环境的一致性。

2. 适用范围　适用于所有在屏障环境设施内劳作的工作人员和实验者。

3. 职责

3.1　设施负责人负责监督、管理。

3.2　工作人员和实验者严格按规程行事。

4. 规程

4.1　在实验动物中心门外脱下鞋,换上拖鞋;将鞋放入室外鞋架,随身物品放入入口处的存包柜。

4.2　在更衣室入口签到,按要求写下姓名、单位、进入时间、进入目的等事项。

4.3　脱下拖鞋,光脚进入外更衣室,开启红色指示灯。

4.4　将外衣或工作服脱下,挂在外更衣室。

4.5　进入内更衣室,用手消毒液擦拭双手;然后拿取灭菌衣,解开灭菌衣包布,包布放入指定位置,按标准操作规程先戴上一对灭菌手套,再穿上灭菌衣,头发不能露在外面;最后戴上口罩和第二对灭菌手套。

4.6　关闭红色指示灯。

4.7　进入风淋室;关闭风淋室在内更衣室侧的门,风淋自动开启;风淋停止后,打开风淋室在清洁走廊侧的门;进入清洁走廊,关好风淋室门。风淋期间,须慢慢转动身体,让风吹掉身上灰尘;风淋停后,方可进入清洁走廊。

4.8　进入清洁走廊后,可以进入内准备间、检疫室、饲养间和实验室进行工作。

4.9　饲养或实验完毕,经实验室或饲养间进入污染走廊,再到缓冲间出去。

4.10　到洗消间后,将一次性口罩和手套放在指定位置。

4.11　进入外更衣室,开启红色指示灯,更换好衣服后,关闭红色指示灯。换下的灭菌衣放入洗消间指定的容器中。

4.12　在签到表上登记离开时间。

4.13　取回自己的物品,换回鞋,出实验动物中心大门。

******

二、屏障环境隔离衣穿戴操作规程(范例,仅供参考)

题目:屏障环境隔离衣穿戴操作规程	SOP—012	第40页,共1页
制定人:×××	制定日期:×××年×月×日	
审核人:×××	审核日期:×××年×月×日	
批准人:×××	批准日期:×××年×月×日 生效日期:×××年×月×日 颁发日期:×××年×月×日	
修订人:×××、×××	修订日期:×××年×月×日	

编写 / 修订记录

版本	摘要	生效日期	编写 / 修订	批准
×××年	第一次修订	×××年×月×日	×××	×××

1. 目的

规范性管理实验室,严格控制动物实验环境不受病原微生物的危害;保护动物的福利;维持环境的生物洁净度;确保动物实验环境的一致性。

2. 适用范围

适用于所有在屏障环境设施内劳作的工作人员和实验者。

3. 职责

3.1　设施负责人负责监督、管理。

3.2　工作人员和实验者严格按规程行事。

4. 规程

4.1　用手消毒液擦拭双手至肘上部。

4.2　打开隔离衣消毒包。

4.3　一只手拿住手套外翻的套口,提起。

4.4　另一只手插入该侧手套外翻处戴上手套。

4.5　用戴上手套的手插入另一侧手套外翻处并戴上手套。

4.6　穿上带头套的隔离上衣,不可露出头发。

4.7　穿上连脚套的隔离裤,裤子要包裹上衣下摆。

4.8　戴上消毒的口罩。

4.9　依照上面方法再戴上第二双灭菌手套。

******

三、屏障环境风淋室操作规程(范例,仅供参考)

题目:屏障环境风淋室操作规程	SOP—013	第41页,共1页
制定人:×××	制定日期:×××年×月×日	
审核人:×××	审核日期:×××年×月×日	
批准人:×××	批准日期:×××年×月×日 生效日期:×××年×月×日 颁发日期:×××年×月×日	
修订人:×××、×××	修订日期:×××年×月×日	
修订人:×××、×××	修订日期:×××年×月×日	

编写 / 修订记录

版本	摘要	生效日期	编写 / 修订	批准
×××年	第一次修订	×××年×月×日	×××	×××
×××年	第二次修订	×××年×月×日	×××	×××

1. 目的　规范性管理实验室,保持风淋的安全使用,维持屏障环境的生物洁净度。

2. 适用范围　适用于所有在屏障环境设施内劳作的工作人员和实验者。

3. 职责

3.1　设施负责人负责监督、管理。

3.2　工作人员和实验者严格按规程行事。

4. 规程

4.1　风淋室的使用

4.1.1　进入屏障环境的人员应在外更衣室脱去外衣,除下手机等物品。

4.1.2　进入二更衣室,按标准操作规程消毒好手部和穿戴好灭菌隔离衣、帽子、口罩和手套。

4.1.3　进入风淋室后,立即关闭风淋室在内更衣室侧的门,风淋自动启动30s(已设置);风淋期间,须慢慢转动身体,让风吹掉身上灰尘。

4.1.4　风淋结束,打开风淋室在清洁走廊侧的门;进入屏障环境的清洁走廊,关好风淋室门;进入清洁走廊。

4.2　风淋室的维护

4.2.1　风淋室由屏障环境动物实验室主管技术员管理,每季度定期更换初效滤材。

4.2.2　每两年更换风淋室的高效滤材。

4.2.3　应轻开轻关风淋室内、外门。

4.2.4　遇风淋室发生故障时,应及时报专业维修人员修理。一般情况下不准启动手动按钮。

******

四、屏障环境传递窗操作规程(范例,仅供参考)

题目:屏障环境传递窗操作规程	SOP—014	第42页,共2页
制定人:×××	制定日期:×××年×月×日	
审核人:×××	审核日期:×××年×月×日	
批准人:×××	批准日期:×××年×月×日 生效日期:×××年×月×日 颁发日期:×××年×月×日	
修订人:×××、×××	修订日期:×××年×月×日	

编写/修订记录

版本	摘要	生效日期	编写/修订	批准
×××年	第一次修订	×××年×月×日	×××	×××

1. 目的　规范性管理实验室,严格控制动物实验环境不受病原微生物的危害;保护动物的福利;维持环境的生物洁净度;确保动物实验环境的一致性。

2. 适用范围　适用于所有在屏障环境设施内劳作的工作人员和实验者。

3. 职责

3.1　设施负责人负责监督、管理。

3.2　工作人员和实验者严格按规程行事。

4. 规程

4.1　物品的传入

4.1.1　高压灭菌物品的传入

4.1.1.1　开启传递窗外门。

4.1.1.2　用0.5%过氧乙酸消毒液喷洒窗内。

4.1.1.3　去除外包布(两层包布),放入传递窗内。

4.1.1.4　关闭传递窗外门。

4.1.1.5　开紫外灯(≥15min)。

4.1.1.6　关紫外灯。

4.1.1.7　开启传递窗内门,取出物品。

4.1.1.8　关闭传递窗内门。

4.1.2　不能进行高压灭菌的物品,先用 0.5% 过氧乙酸或 75% 酒精擦拭或喷洒待传递物品的表面,然后再由传递窗进行传递,传递方式同上。

4.2　动物的传入

4.2.1　开启传递窗外门。

4.2.2　用 0.5% 过氧乙酸消毒液喷洒窗内。

4.2.3　放入动物运输箱。

4.2.4　向运输箱表面喷洒 0.5% 过氧乙酸消毒液。

4.2.5　关闭传递窗外门。

4.2.6　开紫外灯(≥15min)。

4.2.7　关闭紫外灯。

4.2.8　开启传递窗内门,取出动物运输箱。

4.2.9　向传递窗内喷洒 0.5% 过氧乙酸消毒液。

4.2.10　关闭传递窗内门。

******

五、屏障环境实验动物进出规程(范例,仅供参考)

题目:屏障环境实验动物进出规程	SOP—015	第 44 页,共 2 页
制定人:×××	制定日期:×××年×月×日	
审核人:×××	审核日期:×××年×月×日	
批准人:×××	批准日期:×××年×月×日 生效日期:×××年×月×日 颁发日期:×××年×月×日	
修订人:×××、×××	修订日期:×××年×月×日	

编写 / 修订记录

版本	摘要	生效日期	编写 / 修订	批准
×××年	第一次修订	×××年×月×日	×××	×××

1. 目的　规范性管理实验室,严格控制动物实验环境不受病原微生物的危害;保护动物的福利;维持环境的生物洁净度;确保动物实验环境的一致性。

2. 适用范围　适用于所有在屏障环境设施内劳作的工作人员和实验者。

3. 职责

3.1　设施负责人负责监督、管理。

3.2　工作人员和实验者严格按规程行事。

4. 规程

4.1　实验动物进入规程

4.1.1　开启传递窗外门。

4.1.2　用 0.5% 过氧乙酸消毒液喷洒窗内。

4.1.3　放入动物运输箱。

4.1.4　喷洒 0.5% 过氧乙酸消毒液。

4.1.5　关闭传递窗外门。

4.1.6　开紫外灯（≥15min）。

4.1.7　关闭紫外灯。

4.1.8　开启传递窗内门，取出动物运输箱。

4.1.9　向传递窗内喷洒 0.5% 过氧乙酸消毒液。

4.1.10　关闭传递窗内门。

4.1.11　把实验动物饲养在检疫间。

4.1.12　饲养观察 3~7 天，每日详细观察动物健康状况并做记录和评价。

4.1.13　正常的实验动物转入饲养间进行实验。

4.2　实验动物离开规程

4.2.1　检疫不合格的动物经过检疫间的缓冲间退回设施外和退回购置地。

4.2.2　实验结束后的动物按伦理要求进行处死（在手术室内进行）。

4.2.3　用黄色塑料袋装裹实验动物尸体并密封好。

4.2.4　从污物走廊传出至洗消间。

4.2.5　保存于低温保存箱内并在记录本上做好登记。

4.2.6　交给眼科中心的医疗垃圾收运人员。

4.2.7　收运人员进一步按 ×× 市有关规定统一处理。

******

六、屏障环境实验动物接收规程（范例，仅供参考）

题目:屏障环境实验动物接收规程	SOP—016	第46页,共1页
制定人:×××	制定日期:×××年×月×日	
审核人:×××	审核日期:×××年×月×日	
批准人:×××	批准日期:×××年×月×日 生效日期:×××年×月×日 颁发日期:×××年×月×日	
修订人:×××、×××	修订日期:×××年×月×日	
修订人:×××、×××	修订日期:×××年×月×日	

编写 / 修订记录

版本	摘要	生效日期	编写 / 修订	批准
×××年	第一次修订	×××年×月×日	×××	×××
×××年	第二次修订	×××年×月×日	×××	×××

1. 目的 规范性管理实验室,严格控制动物实验环境不受病原微生物的危害;确保接收实验动物的健康和质量;保护动物的福利;维持环境的生物洁净度;确保动物实验环境的一致性。

2. 适用范围 适用屏障环境实验动物接收活动。

3. 职责

3.1 设施负责人负责监督、管理。

3.2 工作人员按规程行事。

4. 规程

4.1 向有实验动物生产许可证、信誉好、动物质量佳、有严格管理和一定规模的单位购买实验动物。

4.2 当动物抵达实验室后,首先检查带空气过滤装置的运输箱密封情况,然后再对照运输箱上的标签,核对动物的质量合格证等信息与要求是否相符。

4.3 按实验动物进入规程将动物传入屏障环境内。

4.4 将动物移入检疫室的饲养盒中,给予足够的饮水及饲料,并挂上标签。动物运输箱随人一起带出。

4.5 在检疫室饲养观察 3~7 天后,检疫合格后转入饲养间。

******

七、屏障环境实验动物检疫规程(范例,仅供参考)

题目:屏障环境实验动物检疫规程		SOP—017	第 47 页,共 1 页
制定人:×××		制定日期:×××年×月×日	
审核人:×××		审核日期:×××年×月×日	
批准人:×××		批准日期:×××年×月×日 生效日期:×××年×月×日 颁发日期:×××年×月×日	
修订人:×××、×××		修订日期:×××年×月×日	

编写 / 修订记录

版本	摘要	生效日期	编写 / 修订	批准
×××年	第一次修订	×××年×月×日	×××	×××

1. 目的　规范性管理实验室,预防传染性疾病发生,避免新引入动物对原有动物及有关人员造成危害,提高实验动物健康水平;保护动物的福利;维持环境的生物洁净度;确保动物实验环境的一致性。

2. 适用范围　适用于屏障环境设施内实验动物检疫操作活动。

3. 职责

3.1　设施负责人负责监督、管理。

3.2　工作人员严格按规程行事。

4. 规程

4.1　新引入动物先放置在检疫间饲养观察 3~7 天,确认无异常后,移入饲养区和开展实验。

4.2　动物观察内容

4.2.1　皮毛:有无光泽、竖毛、出血、污物、脱毛等。

4.2.2　眼:有无眼屎、流泪、白内障、角膜损伤等。

4.2.3　口腔:有无流涎、出血等。

4.2.4　耳:有无外伤、耳壳曲折、中耳炎等。

4.2.5　四肢:有无外伤、弯曲、脱白、肿胀、关节炎等。

4.2.6　肛门:有无腹泻、血便、脱肛等。

4.2.7　精神和食欲:有无沉默、倦怠、动作不活跃、食欲不振、拒食等。

4.2.8　营养状况:有无消瘦、过度肥胖、成长异常。

4.2.9　姿势和步态:有无姿势异常、行走和站立困难、运动失调、跛行等。

4.3　动物隔离观察 3~7 天,如有异常则整批淘汰。

******

八、屏障环境物品进出规程(范例,仅供参考)

题目:屏障环境物品进出规程	SOP—018	第48页,共1页
制定人:×××	制定日期:×××年×月×日	
审核人:×××	审核日期:×××年×月×日	
批准人:×××	批准日期:×××年×月×日 生效日期:×××年×月×日 颁发日期:×××年×月×日	
修订人:×××、×××	修订日期:×××年×月×日	
修订人:×××、×××	修订日期:×××年×月×日	

编写 / 修订记录

版本	摘要	生效日期	编写 / 修订	批准
×××年	第一次修订	×××年×月×日	×××	×××

续表

版本	摘要	生效日期	编写/修订	批准
×××年	第二次修订	×××年×月×日	×××	×××

1. 目的　规范性管理实验室,严格控制动物实验环境不受病原微生物的危害;保护动物的福利;维持环境的生物洁净度;确保动物实验环境的一致性。

2. 适用范围　适用于所有在屏障环境内劳作的工作人员和实验者。

3. 职责

3.1　设施负责人负责监督、管理。

3.2　工作人员和实验者严格按规程行事。

4. 规程

4.1　高压灭菌的物品操作规程

4.1.1　在洁净贮物间内将高压灭菌器的内侧门打开。

4.1.2　取出高压灭菌好的物品。

4.1.3　放置在洁净贮物间内备用。

4.1.4　使用时,将物品从洁净贮物间取出,经清洁走廊传送到各个饲养间。

4.2　传递窗传递物品操作规程

4.2.1　用0.5%过氧乙酸溶液或70%~75%的消毒酒精喷洒于物品的表面。

4.2.2　将物品放置入传递窗。

4.2.3　开启传递窗紫外线灯照射30min。

4.2.4　在屏障环境内将物品从传递窗内取出。

4.2.5　经清洁走廊将物品传送到各个饲养间或手术室。

******

九、屏障环境清洁消毒操作规程(范例,仅供参考)

题目:屏障环境清洁消毒操作规程		SOP—019	第49页,共3页
制定人:×××		制定日期:×××年×月×日	
审核人:×××		审核日期:×××年×月×日	
批准人:×××		批准日期:×××年×月×日 生效日期:×××年×月×日 颁发日期:×××年×月×日	
修订人:×××、×××		修订日期:×××年×月×日	
修订人:×××、×××		修订日期:×××年×月×日	

编写 / 修订记录

版本	摘要	生效日期	编写 / 修订	批准
×××年	第一次修订	×××年×月×日	×××	×××
×××年	第二次修订	×××年×月×日	×××	×××

1. 目的　规范性管理实验室,严格控制动物实验环境不受病原微生物的危害;保护动物的福利;维持环境的生物洁净度;确保动物实验环境的一致性。

2. 适用范围　适用于屏障环境设施内日常的清洁消毒工作。

3. 职责

3.1　设施负责人负责监督、管理。

3.2　工作人员严格按规程行事。

4. 规程

4.1　饲养间和手术室内环境消毒规程

4.1.1　日常消毒

4.1.1.1　每天在完成饲养、实验等工作后,清理笼架、工作台和打扫地面。

4.1.1.2　将废弃物和动物尸体等装入专用的塑料袋,经污物走廊传出。

4.1.1.3　用500ppm的消佳净等消毒液擦拭地面、工作台、笼架、墙壁等。

4.1.2　空气消毒

4.1.2.1　每天工作前开紫外线灯照射消毒,饲养间照射消毒10~15min,手术室照射消毒30min。

4.1.2.2　每周更换出风口滤材,并用消毒液清洁擦拭进出风口;

4.1.2.3　每月用消毒液喷雾消毒一次:取0.5%过氧乙酸溶液装于喷壶中,按照从上到下,从左到右的次序从饲养间的最内角开始背向门口边喷边退,喷向室内可以喷到的每一个角落,最后退至门口。

4.2　饲养间外环境消毒规程

4.2.1　每天早上8:00和下午5:00清扫外环境地面。

4.2.2　用浸泡有消毒液的湿抹布擦拭工作台、凳、门把手等。

4.2.3　每周三下午进行大扫除和消毒:

a. 先打扫墙壁、天花板,不允许有灰尘、蜘蛛网及蚊蝇等存在。

b. 然后从里到外用湿抹布擦拭凡能擦到的地方、物件。

c. 再用500ppm的消佳净等消毒液擦拭一次。

d. 最后用0.5%过氧乙酸溶液进行喷雾消毒:按照从上到下,从左到右的次序喷向室内可以喷到的每一个角落。

4.3　大小鼠垫料和饲养盒更换及清洁消毒规程(每周两次:周一和周四上午)

4.3.1　取经高压灭菌后带有垫料的鼠盒放于鼠架与操作者之间。

4.3.2　从笼架上层第一个鼠盒开始,取下鼠盒,将笼罩置于鼠架上。

4.3.3　以拇指、示指轻轻提起大鼠或小鼠的尾部轻放于灭菌的鼠盒内。

4.3.4　盖上笼罩放回原处。

4.3.5　将换出的鼠盒逐一叠起。

4.3.6　经污染走廊传出到洗消间。

4.3.7　将换出的鼠盒内的垫料倒在专用于盛装废料的大桶(已装上黑色塑料袋)内。

4.3.8　然后将鼠盒层叠平躺放入洗消池中,放水浸泡后再洗刷干净。

4.3.9　叠好倒放于洗消室内晾干。

4.3.10　晾干的鼠盒进行高压蒸汽消毒。

4.3.11　在屏障环境洁净储物间将消毒好的鼠盒从高压蒸汽灭菌炉内取出,放于洁净储物间备用。

4.3.12　把消毒后的垫料铺在鼠盒里,备用。

4.4　饮水及饮水瓶的清洁消毒规程

4.4.1　将每天更换下来的饮水瓶传出至洗消间。

4.4.2　消毒液浸泡30min。

4.4.3　用试管刷沿饮水瓶壁的四周旋转洗刷三周以上。

4.4.4　再用毛细管刷刷洗瓶塞。

4.4.5　将洗干净的瓶子和瓶塞放在准备好的架子上晾干。

4.4.6　晾干后的瓶子和塞子装备在大盒子内,并以包布包裹。

4.4.7　进行高压蒸汽灭菌30min。

4.4.8　从屏障区洁净储物间内将消毒好的瓶子和瓶塞从高压蒸汽灭菌炉内取出,放于洁净储物间备用。

4.4.9　使用时将包布打开,取出瓶子和瓶塞装上净化水即可使用。

4.5　隔离衣消毒规程

4.5.1　将隔离衣折叠成40cm×40cm的方块。

4.5.2　从上往下按照衣服、裤子摆放。

4.5.3　在其上面放两双医用胶手套(胶手套的套口反向折叠3~5cm)。

4.5.4　放入高压灭菌指示卡。

4.5.5　用包布(两层包布)将其包扎起来。

4.5.6　贴上高压消毒指示标签。

4.5.7　将打包好的隔离衣放入高压蒸汽灭菌器内。

4.5.8　按固体物品消毒程序进行消毒。

4.5.9　消毒好的隔离衣放入更衣室二备用。

4.6　消毒液的使用原则

4.6.1　0.5%的过氧乙酸消毒液用于擦拭、喷雾消毒。

4.6.2　500ppm消佳净消毒液用于浸泡、擦拭消毒。

4.6.3　须在使用时配制。

4.6.4　按各消毒液的用途,以周为单位交替轮换使用。

4.6.5   各消毒剂不能混合配制使用。

4.6.6   必须使用产品有效期内的消毒液。

******

十、屏障环境实验动物饲养操作规程（范例,仅供参考）

题目:屏障环境实验动物饲养操作规程	SOP—020	第 52 页,共 1 页
制定人:×××	制定日期:×××年×月×日	
审核人:×××	审核日期:×××年×月×日	
批准人:×××	批准日期:×××年×月×日 生效日期:×××年×月×日 颁发日期:×××年×月×日	
修订人:×××、×××	修订日期:×××年×月×日	

编写 / 修订记录

版本	摘要	生效日期	编写 / 修订	批准
×××年	第一次修订	×××年×月×日	×××	×××

1. 目的   规范性管理实验室,严格控制动物实验环境不受病原微生物的危害;保护动物的福利;维持环境的生物洁净度;确保动物实验环境的一致性。

2. 适用范围   适用于屏障环境设施内日常的饲养管理。

3. 职责

3.1   设施负责人负责监督、管理。

3.2   工作人员严格按规程行事。

4. 规程

4.1   每天开始工作前,开启饲养间的紫外线灯照射消毒 10~15min。

4.2   工作人员严格按照人员进出程序图进入饲养间。

4.3   观察和记录饲养间的温度、湿度、光照和压差。

4.4   仔细检查实验动物的饮食和健康情况,若有问题,及时处理。

4.5   添加灭菌的饲料。

4.6   更换灭菌的饮水。

4.7   清扫和消毒地面、笼架和墙壁。

4.8   动物污物、垃圾和尸体等倒入指定区域。

4.9   严格按照人员进出程序图离开饲养间。

******

十一、屏障环境实验人员操作规程(范例,仅供参考)

题目:屏障环境实验人员操作规程	SOP—021	第53页,共1页
制定人:×××	制定日期:×××年×月×日	
审核人:×××	审核日期:×××年×月×日	
批准人:×××	批准日期:×××年×月×日 生效日期:×××年×月×日 颁发日期:×××年×月×日	
修订人:×××、×××	修订日期:×××年×月×日	

编写/修订记录

版本	摘要	生效日期	编写/修订	批准
×××年	第一次修订	×××年×月×日	×××	×××

1. 目的　规范性管理实验室,严格控制动物实验环境不受病原微生物的危害;保护动物的福利;维持环境的生物洁净度;确保动物实验环境的一致性。

2. 适用范围　适用于所有在屏障环境内劳作的工作人员和实验者。

3. 职责

3.1　设施负责人负责监督、管理。

3.2　工作人员严格按规程行事。

4. 规程

4.1　每天工作前,开启手术室的紫外线灯照射消毒30min。

4.2　严格按照人员进出程序图进入饲养间和手术室。

4.3　仔细观察和记录实验动物的健康情况。

4.4　在手术室进行手术和实验操作。

4.5　实验结束,将实验动物送回饲养间。

4.6　做好实验记录。

4.7　打扫和清洁好手术室。

4.8　开启手术室的紫外线灯照射消毒30min。

4.9　严格按照人员进出程序图离开屏障区。

******

十二、屏障环境检查室操作规程(范例,仅供参考)

题目:屏障环境检查室操作规程	SOP—022	第54页,共1页
制定人:×××	制定日期:×××年×月×日	
审核人:×××	审核日期:×××年×月×日	

续表

题目:屏障环境检查室操作规程	SOP—022	第 54 页,共 1 页
批准人:×××	批准日期:×××年×月×日 生效日期:×××年×月×日 颁发日期:×××年×月×日	
修订人:×××、×××	修订日期:×××年×月×日	
修订人:×××、×××	修订日期:×××年×月×日	

编写 / 修订记录

版本	摘要	生效日期	编写 / 修订	批准
×××年	第一次修订	×××年×月×日	×××	×××
×××年	第二次修订	×××年×月×日	×××	×××

1. 目的　规范性管理实验室,严格控制动物实验环境不受病原微生物的危害;保护动物的福利;维持环境的生物洁净度;确保动物实验环境的一致性。

2. 适用范围　适用于所有在屏障环境设施内劳作的工作人员和实验者。

3. 职责

3.1　设施负责人负责监督、管理。

3.2　工作人员和实验者严格按规程行事。

4. 规程

4.1　将待检查的 SPF 级动物传入检查室。

4.2　使用授权的仪器使用卡开启检查仪器。

4.3　做好待检查动物的麻醉和保定。

4.4　按仪器使用规程进行动物检查。

4.5　检查完毕,做好仪器使用登记。

4.6　将动物送回饲养间,并待动物苏醒后方可离开。

4.7　将检查室收拾整齐和打扫干净。

4.8　开紫外线灯照射消毒检查间 30min。

******

十三、屏障环境实验动物尸体、废弃物处理规程(范例,仅供参考)

题目:屏障环境实验动物尸体、废弃物处理规程	SOP—023	第 55 页,共 1 页
制定人:×××	制定日期:×××年×月×日	
审核人:×××	审核日期:×××年×月×日	

续表

题目:屏障环境实验动物尸体、废弃物处理规程	SOP—023	第 55 页,共 1 页
批准人:×××	批准日期:×××年×月×日 生效日期:×××年×月×日 颁发日期:×××年×月×日	
修订人:×××、×××	修订日期:×××年×月×日	
修订人:×××、×××	修订日期:×××年×月×日	

编写 / 修订记录

版本	摘要	生效日期	编写 / 修订	批准
×××年	第一次修订	×××年×月×日	×××	×××
×××年	第二次修订	×××年×月×日	×××	×××

1. 目的　规范性管理实验室,对动物尸体、垫料、排泄物等进行无害化处理,避免环境受生物有害性物质的污染,保护实验人员安全,维护动物福利。

2. 适用范围　适用于所有在屏障环境设施内劳作的工作人员和实验者。

3. 职责

3.1　设施负责人负责监督、管理。

3.2　工作人员和实验者严格按规程行事。

4. 规程

4.1　动物尸体的处理规程

4.1.1　实验结束后的动物要按动物伦理要求进行处死,用黄色塑料袋包装密封好。

4.1.2　经污物走廊传到洗消间。

4.1.3　存放在位于洗消间的低温冰箱中。

4.1.4　每周 1~2 次将动物尸体移交给 ×× 眼科中心医疗废物收运人员,并做好移交登记。

4.1.5　进一步按 ×× 省《医疗废物管理条例》送至 ×× 市医疗废物处理中心进行焚烧。

4.2　废弃物的处理规程

4.2.1　动物的粪便及更换下来的垫料用黑色大塑料袋装好并密封好;实验废弃物按是否有毒是否锐利等放置到专门容器内,并密封好。

4.2.2　经污物走廊传到洗消间。

4.2.3　集中存放在洗消间。

4.2.4　每天移交给 ×× 眼科中心医疗废物收运人员,进一步送至 ×× 市医疗废物处理中心进行处理。

******

动物实验仪器操作规程（范例，仅供参考）

一、手术显微镜操作规程（仅供参考）

题目:手术显微镜操作规程	SOP—024	第56页,共2页
制定人:×××	制定日期:×××年×月×日	
审核人:×××	审核日期:×××年×月×日	
批准人:×××	批准日期:×××年×月×日 生效日期:×××年×月×日 颁发日期:×××年×月×日	
修订人:×××、×××	修订日期:×××年×月×日	

编写/修订记录

版本	摘要	生效日期	编写/修订	批准
×××年	第一次修订	×××年×月×日	×××	×××

1. 目的　规范性管理实验室,正确使用手术显微镜。

2. 适用范围　适用于所有在实验动物中心内劳作的工作人员和实验者。

3. 职责

3.1　设施负责人负责监督、管理。

3.2　工作人员和实验者严格按规程行事。

4. 规程

4.1　手术显微镜操作规程

4.1.1　定位垂直运动单元:打开开关面板上的电源开关,用脚踏开关将垂直运动单元的中心(·)和板上的标志(▽)对齐,这样垂直运动单元就定位到中间。

4.1.2　对中X-Y微动装置:按住X-Y微动装置上的对中钮,微动装置在两个方向都移到运动范围的中心。

4.1.3　屈光调节

4.1.3.1　已知手术者屈光度数,调整目镜上的相应刻度进行屈光补偿。

4.1.3.2　未知手术者屈光度数,按以下步骤使用带(□)标志目镜上的刻度测量手术者的屈光度数:

　　a. 逆时针旋转目镜至极限。

　　b. 缓慢地顺时针转动目镜,直到看到(□)标志清晰的图像。

　　c. 在观察最清晰的位置,记下刻度值;该值就是手术者的屈光度数。

　　d. 同样的方法测量操作者的另一只眼睛。

　　e. 调节目镜屈光刻度到相应的值。

4.1.4　调节瞳距

4.1.4.1　已知手术者瞳距,设定即可。

4.1.4.2　未知手术者瞳距,双眼通过目镜观察,握住双目镜筒调节瞳距。

4.1.5　调整光强:旋转光强连续调节钮,设定所需亮度(不要将光强设定太强,以致损伤视网膜)。

4.1.6　对焦距:先用显微镜操作手柄粗调,再用脚踏开关进行微调。

4.1.7　旋转放大倍率调节钮调节放大倍数。

4.1.8　观察区域:握住显微镜操作手柄进行粗调,同时踩脚踏开关上的 X-Y 微动杆进行微调,改变观察区域。

4.2　显微镜的移动和固定

4.2.1　将第一悬臂和第二悬臂放好,避免在保存过程中磕碰。

4.2.2　将第二悬臂升到最高点,然后拧紧第二悬臂垂直运动锁紧钮。

4.2.3　锁紧任何一个手柄和旋钮。

4.2.4　握住立柱和第一悬臂,缓缓地移动显微镜。

4.3　手术显微镜的使用管理

4.3.1　初来做实验者,如不懂使用手术显微镜,须经过工作人员指导,熟悉手术显微镜的基本操作后,才能进行实验。

4.3.2　实验者不能随便移动手术显微镜,如果因实验需要移动,须通知工作人员。

4.3.3　实验者除了开关、调节光源亮度、调焦、调节放大倍数、调节观察区域等按键按钮外,其他部件不能随便乱动,以免造成手术显微镜某个部件疏松或损坏。

4.3.4　使用手术显微镜的实验者,要保持手术显微镜的干净、清洁,特别是实验时使用液体的药品时,要防止液体倒泄到手术显微镜,造成不必要的损失。

4.3.5　使用过程中,若有故障须通知工作人员进行处理,不得擅自操作。

4.3.6　使用时,要先开电源,再开灯;手术或观察结束时,则先关灯,再关电源;离开时务必确定手术显微镜已切断电源。若有违反,经发现后对该实验者做出警告。

4.3.7　手术显微镜如发生其他故障,须通知工作人员联系厂家进行维修,不能擅自进行处理。

4.3.8　手术时间过长时,要停止一会使用手术显微镜(至少 15min),以免灯泡或电路过热对显微镜造成损失;若超过一定时间不用,请关闭显微镜。

4.3.9　结束使用手术显微镜时,对手术显微镜进行护理并用专用的布袋套住重要的部件,防止落尘。

4.3.10　应尽量避免用手接触镜片表面,若不慎碰及则必须及时擦净;镜片如有灰尘,可用拂尘毛笔轻轻拂去;如有油污,可用脱脂棉花蘸 60% 酒精和 40% 乙醚的混合液,轻轻擦拭。

4.4　注意事项

4.4.1　在使用手术显微镜之前,要认真检查是否有损坏;若有,须通知工作人员。

4.4.2　灰尘和潮湿对显微镜的光学部件非常有害,请注意加强对设备的保护。

4.4.3　移动设备时,请遵守相关操作规程。

4.4.4　对光纤接口不能拉拔和弯曲,否则光纤内部可能受损以至降低光强。

******

二、移动式手术无影灯操作规程(范例,仅供参考)

题目:移动式手术无影灯操作规程	SOP—025	第 58 页,共 1 页
制定人:×××	制定日期:×××年×月×日	
审核人:×××	审核日期:×××年×月×日	
批准人:×××	批准日期:×××年×月×日 生效日期:×××年×月×日 颁发日期:×××年×月×日	
修订人:×××、×××	修订日期:×××年×月×日	

编写 / 修订记录

版本	摘要	生效日期	编写 / 修订	批准
×××年	第一次修订	×××年×月×日	×××	×××

1. 目的　规范性管理实验室,正确使用无影灯。

2. 适用范围　适用于所有在动物中心内劳作的实验人员。

3. 职责

3.1　设施负责人负责监督、管理。

3.2　实验人员严格按规程行事。

4. 规程

4.1　无影灯的使用

4.1.1　手术前,用防锈消毒液擦抹无影灯表面。

4.1.2　待消毒液干燥后,接通外接电源。

4.1.3　开启电源,绿色指示灯亮。

4.1.4　拉手柄调节灯头位置。

4.1.5　调节旋钮调整光斑聚焦面亮度和光斑聚焦面的大小。

4.1.6　手术结束后,关闭电源,绿色指示灯熄灭。

4.1.7　切断外接电源。

4.2　注意事项

4.2.1　定期检查无影灯使用情况,尤其注意各连接部位,防止松动或坠落。

4.2.2　手术完毕须切断外接电源,防止变压器长期处于通电状态而被烧坏。

4.2.3　调换灯泡和保险丝时必须切断外接电源。

4.2.4　调换灯泡时必须在灯泡冷却后进行。

******

三、裂隙灯显微镜操作规程(范例,仅供参考)

题目:裂隙灯显微镜操作规程	SOP—026	第59页,共2页
制定人:×××	制定日期:×××年×月×日	
审核人:×××	审核日期:×××年×月×日	
批准人:×××	批准日期:×××年×月×日 生效日期:×××年×月×日 颁发日期:×××年×月×日	
修订人:×××、×××	修订日期:×××年×月×日	

编写/修订记录

版本	摘要	生效日期	编写/修订	批准
×××年	第一次修订	×××年×月×日	×××	×××

1. 目的　规范性管理实验室,正确使用裂隙灯显微镜。
2. 适用范围　适用于所有在动物中心内劳作的工作人员和实验人员。
3. 职责
3.1　设施负责人负责监督、管理。
3.2　实验人员严格按规程行事。
4. 规程
4.1　数字化裂隙灯操作流程
4.1.1　打开电脑、电源盒、闪光单元和裂隙灯。
4.1.2　双击电脑桌面 IMAGEnet2000 图标。
4.1.3　左击菜单栏上的"患者信息"下的子菜单"登记患者",弹出对话框,在内输入动物资料(包括 ID 号、动物编号、性别、疾病诊断、视力、笼位号、实验人员电话号码等)。
4.1.4　左击菜单栏上的"采集"下的"裂隙灯采集",弹出对话框,输入动物的照相编号,左击右下角的"OK",进入图像采集窗口。采集图像后,在 TEMP 文件夹存盘。
4.1.5　在 TEMP 文件夹找到图像,进行复制。
4.1.6　检查完毕后把所有电源关闭,若为连续照相,中间等待时间只需关闭裂隙灯电源,其他的电源可以不关闭。
4.2　普通裂隙灯操作流程
4.2.1　将数码相机接到裂隙灯上。
4.2.2　打开电脑和数码相机。

4.2.3 在电脑上建立自己的文件夹。

4.2.4 打开相机电源时直接进入软件界面或在桌面上双击软件图表进入。

4.2.5 点击远程拍摄,开始拍摄。

4.2.6 选择图片保存位置(自己建立的文件夹)。

4.2.7 选择合适的裂隙角度、宽度、长度、亮度以及背景光的亮度、角度等。

4.2.8 选择相应的放大倍数,对焦清晰后,按键盘上的空格键或 F1 键或点击松开快门进行拍照。

4.3 注意事项

4.3.1 电压要求:设计上可以在两种电压下工作,220V,50/60Hz。

4.3.2 必须接带地线的插座。

4.3.3 必须在干燥、无灰尘及常温(10~30℃)的环境下使用。

4.3.4 通风口释放机器运行产生的热量,不要堵塞通风口,以免损坏机器。

4.3.5 禁止将液体溅在仪器上。

4.3.6 禁止在潮湿环境或有易燃品、麻醉剂等场合中使用。

4.3.7 禁止机器通电工作时将防尘罩盖在机器上。

4.3.8 如果电源线或插头损坏,请不要继续使用仪器。

4.3.9 禁止使用其他仪器专用附件,只能使用其公司推荐的附件。

4.3.10 为确保被检查动物和操作者的安全,外围设备如打印机,必须符合相应的安全标准。

******

四、荧光素眼底血管造影仪操作规程(范例,仅供参考)

题目:荧光素眼底血管造影仪操作规程	SOP—027	第 61 页,共 2 页
制定人:×××	制定日期:××× 年 × 月 × 日	
审核人:×××	审核日期:××× 年 × 月 × 日	
批准人:×××	批准日期:××× 年 × 月 × 日 生效日期:××× 年 × 月 × 日 颁发日期:××× 年 × 月 × 日	
修订人:×××、×××	修订日期:××× 年 × 月 × 日	

编写 / 修订记录

版本	摘要	生效日期	编写 / 修订	批准
××× 年	第一次修订	××× 年 × 月 × 日	×××	×××

1. 目的 规范性管理实验室,正确使用荧光素眼底血管造影仪。

2. 适用范围　适用于所有在动物中心内劳作的工作人员和实验人员。

3. 职责

3.1　设施负责人负责监督、管理。

3.2　实验人员严格按规程行事。

4. 规程

4.1　接通电源开启电脑。

4.2　打开眼底造影机,并打开接口上面的照相机和确保摄像头的电源已接通,如果是做 ICG 还得确保电源盒和监视器电源都已接通并开启;

4.3　双击电脑桌面的 IMAGEent2000 进入 IMAGEent2000,确认当前数据为系统数据库;先登记动物资料,左击菜单栏上的"Patient"(患者信息)下的子菜单选"Register Patient"(登记病人),弹出对话框,在内输入动物资料(包括 ID.Code、动物种属名称、性别、疾病诊断、视力、实验人员电话号码等,其中 ID 号和动物种属名称为必填项目)。

4.4　根据动物检查项目的不同选择不同的采像框。

4.4.1　彩照:左击菜单栏上的"Capture"(采集)下拉子菜单选"Color"(彩照),弹出对话框,输入动物的照相编号,左击右下角的"OK",进入图像采集窗口,将滤光片转到 N 处。将动物头置于仪器颌托上,额头紧贴额箍,对焦拍照,采集完图像后,选择照片打印,删除效果不佳的图片然后存盘(确保存盘为档案盘,格式为 JPG)。

4.4.2　荧光造影:左击菜单栏上的"Capture"(采集)下的子菜单选"Fluorescein"(荧光造影),弹出对话框,输入动物的照相编号,左击右下角的"OK",进入图像采集窗口。在控制面板上按 EX 转上栅滤光片,将动物头置于仪器颌托上,额头紧贴额箍,对好焦,准备打荧光剂,开始推入荧光剂,并按上 TIME 开始计时,按上 BA 栅滤光片进行拍照,采集完图像后,选择照片打印,删除效果不佳的图片然后存盘(确保存盘为档案盘,格式为 JPG)。

4.4.3　ICG:左击菜单栏上的"Capture"(采集)下的子菜单选"ICG",弹出对话框,输入动物的照相编号,左击右下角的"OK",进入图像采集窗口。将滤光片转到 IA 处,因为 ICG 采用红外对焦,所以只能通过 SONY 监视器进行对焦。将动物头置于仪器颌托上,额头紧贴额箍,对焦拍照,采集完图像后,选择照片打印,删除效果不佳的图片然后存盘(确保存盘为档案盘,格式为 JPG)。

4.5　检查完毕后,盖上镜头盖,然后关闭计算机,关闭造影机,切记关闭接口上面的照相机。

******

五、A/B 超仪操作规程(范例,仅供参考)

题目:A/B 超仪操作规程		SOP—028	第 63 页,共 2 页
制定人:×××		制定日期:×××年×月×日	
审核人:×××		审核日期:×××年×月×日	

续表

题目:A/B 超仪操作规程	SOP—028	第 63 页,共 2 页
批准人:×××	批准日期:×××年×月×日 生效日期:×××年×月×日 颁发日期:×××年×月×日	
修订人:×××、×××	修订日期:×××年×月×日	

编写 / 修订记录

版本	摘要	生效日期	编写 / 修订	批准
×××年	第一次修订	×××年×月×日	×××	×××

1. 目的　规范性管理实验室,正确使用 A/B 超仪。

2. 适用范围　适用于所有在动物中心内劳作的工作人员和实验人员。

3. 职责

3.1　设施负责人负责监督、管理。

3.2　实验人员严格按规程行事。

4. 规程

4.1　A/B 超仪的使用

4.1.1　插好 A、B 超探头。

4.1.2　插好电源,在主机背后打开开关按钮。

4.1.3　进入操作界面后选择使用用户。

4.1.4　按下 F9 键输入动物的信息,如动物编号,角膜曲率 K 值等。

4.1.5　A 超:直接按下 F6 键进入 A 超检查界面,做 A 超前要进行角膜表面麻醉。如果图像处于冻结状态,则踩下脚踏开始获取图像。

4.1.6　按下 F7 键进行人工晶状体计算。

4.1.7　按下 Prt Sc 键,再按下打印上的 Print 进行打印。

4.1.8　B 超:直接按下 F5 键进入 B 超检查界面,注意要用耦合剂。如果图像处于冻结状态,则踩下脚踏后开始获取图像。按下 LOOP 键实现电影回放;滚动轨迹球来调节冻结的图像的增益;【 】键调节动态增益;−+ 键调节时间增益;ALT 键进行 ZOOM 缩放;

4.1.9　按下 Prt Sc 键,再按下打印上的 Print 进行打印。

4.1.10　按下 ESC 键退出到开机时的界面,按下主机背后的开关按钮关机。

4.2　备注

4.2.1　视频打印机的打印纸型号是:SONY,UPP_110s,TYPE 1 110mm×20m。

4.2.2　各功能键的作用

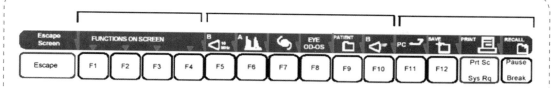

　　ESC：退出或返回上一级菜单；F1-F4：屏幕操作键，在各个界面中功能都不同；F5：激活 10MHz B 超探头；F6：激活 A-scan 模式；F7：IOL（人工晶状体）计算；F8：OD/OS（右／左）眼选择；F9：动物资料；F10：激活 20MHz B 超探头模式（选件）；F11：数据传输（B-scan，A-scan & IOL 计算）至计算机；F12：保存；Prt Sc：打印屏幕。

******

六、压陷式眼压计操作规程（范例，仅供参考）

题目：压陷式眼压计操作规程	SOP—029	第 65 页，共 2 页
制定人：×××	制定日期：×××年×月×日	
审核人：×××	审核日期：×××年×月×日	
批准人：×××	批准日期：×××年×月×日 生效日期：×××年×月×日 颁发日期：×××年×月×日	
修订人：×××、×××	修订日期：×××年×月×日	

编写／修订记录

版本	摘要	生效日期	编写／修订	批准
×××年	第一次修订	×××年×月×日	×××	×××

1. 目的　规范性管理实验室，正确使用压陷式眼压计。

2. 适用范围　适用于所有在动物中心内劳作的工作人员和实验人员。

3. 职责

3.1　设施负责人负责监督、管理。

3.2　实验人员严格按规程行事。

4. 规程

4.1　压陷式眼压计的使用

4.1.1　使用前校正

4.1.1.1　将眼压计放置校验台上，看指针与否指在"0"。

4.1.1.2　将中间的螺钉旋松。

4.1.1.3　如果是"+0"或"−0"则将脚板管逆时针或顺时针微转动，然后再放置校正台上，看"0"位校正与否，直到校正为止。

4.1.1.4　校正后,将中间的螺钉旋紧。

4.1.2　检查前,须先在试板上试验眼压计的灵敏度及准确度,指针应很灵敏地指在零度,否则应将指针卸开擦拭,以减去其与圆柱间不应有的阻力,然后用 75% 酒精或乙醚轻擦脚板以消毒。

4.1.3　检查时,用 0.5% 的丁卡因或 1% 苯丁(butyn)或其他表面麻醉剂,每隔 2~3min 滴眼一次,共滴 2~3 次。

4.1.4　检查者用开睑器分开被检眼的睑裂后,将眼压计垂直放在角膜中央部,记录指针所指的刻度,应使所指的刻度数在 3~7 之间,因为这样是尽可能地使压陷的角膜至同一深度或近于同一深度,以能得到较为准确的结果;应先用 5.5g 砝码,当读数 <3.0 时,应更换,用 7.5g 或 10g 者,15g 砝码很少用;最多可以很快地连续测量 3 次,否则可因测量次数过多,房水被压出眼外而改变眼压结果,甚至可以擦伤角膜上皮,测量后眼内应滴消炎液一滴,再将眼压计脚板用酒精或乙醚擦干保存。

4.1.5　记录方法为将测量所用砝码的重量作为分子,指针所指的刻度为分母,并从眼压计所附带的换算表查出毫米汞柱数,记于其后,如 ××mmHg。

4.2　注意事项

4.2.1　检查时切勿压迫眼球。

4.2.2　检查完后一定要滴抗生素眼药水。

4.2.3　使用前和使用后都要用 75% 的酒精消毒眼压计足板。

4.2.4　使用后,放回盒里,注意护理。

4.2.5　防止仪器沾染灰尘和污物。

4.2.6　仪器应放在通风良好、环境干燥的房间里。

******

七、笔式眼压计操作规程(范例,仅供参考)

题目:笔式眼压计操作规程		SOP—030	第 67 页,共 2 页
制定人:×××		制定日期:××× 年 × 月 × 日	
审核人:×××		审核日期:××× 年 × 月 × 日	
批准人:×××		批准日期:××× 年 × 月 × 日 生效日期:××× 年 × 月 × 日 颁发日期:××× 年 × 月 × 日	
修订人:×××、×××		修订日期:××× 年 × 月 × 日	

编写 / 修订记录

版本	摘要	生效日期	编写 / 修订	批准
××× 年	第一次修订	××× 年 × 月 × 日	×××	×××

1. 目的　规范性管理实验室,正确使用笔式眼压计。

2. 适用范围　适用于所有在动物中心内劳作的工作人员和实验人员。

3. 职责

3.1　设施负责人负责监督、管理。

3.2　实验人员严格按规程行事。

4. 规程

4.1　笔式眼压计的使用

4.1.1　眼压计的校正:每次测量前需先更换乳胶保护套,并进行校正。

校正步骤为:将眼压计的尖端垂直向下,连续按压体部的操作键两次,可见到在眼压计的液晶屏上显示"CAL"字样,等待约 15~20s,液晶屏上将显示"UP"字样,迅速将眼压计的尖端垂直向上,若液晶屏上显示"Good"字样,表明校正成功即可进行眼压测量;若出现"Bad"字样,则需重复上述步骤重新校正,至显示"Good"为止。

4.1.2　测量方法:在动物结膜囊内滴 0.5% 丁卡因滴眼液作表面麻醉后,将测压头换一个乳胶保护套,检查者将眼压计的测压头(传感器)垂直角膜表面,其他手指固定在动物的面颊部,使测压头轻轻接触角膜中央,液晶屏上即可显示数据,此即为测量一次所获得的眼压。将测压头稍稍离开角膜后再次接触角膜,又可得到另一数据,反复操作,需测量 3~6 次,直至听见眼压计发出"滴"声,表明已完成测量,这时可在液晶屏上获得一个多次测量数据的平均值,且该数据必须位于 <0.5% 的斜线所在位置。此数据即为眼压值。同时表明,多次测量眼压值的变异系数小于 5%,该眼压值在液晶屏上呈现时间为 20s。

4.2　注意事项

4.2.1　每天测量前必须按操作步骤校正眼压计。

4.2.2　在测量每个动物前须更换保护套,以避免交叉感染。

4.2.3　测量时让动物平视正前方,自然睁大双眼。对合作不好的动物,检查者可用示指和拇指轻轻分开被检眼的上下眼睑进行测量。

4.2.4　测量时要尽量保持乳胶套干燥,若泪水过多,可用棉签将乳胶套上的泪水吸干。

4.2.5　较长时间不使用眼压计时,应将电池取出。

4.2.6　仪器应放在通风良好、环境干燥的房间里。

******

八、全自动眼压计操作规程(范例,仅供参考)

题目:全自动眼压计操作规程		SOP—031	第69页,共2页
制定人:×××		制定日期:×××年×月×日	
审核人:×××		审核日期:×××年×月×日	

续表

题目:全自动眼压计操作规程	SOP—031	第69页,共2页
批准人:××× 修订人:×××、×××	批准日期:×××年×月×日 生效日期:×××年×月×日 颁发日期:×××年×月×日	
	修订日期:×××年×月×日	

编写／修订记录

版本	摘要	生效日期	编写／修订	批准
×××年	第一次修订	×××年×月×日	×××	×××

1. 目的 规范性管理实验室,正确使用全自动眼压计。

2. 适用范围 适用于所有在动物中心内劳作的工作人员和实验人员。

3. 职责

3.1 设施负责人负责监督、管理。

3.2 实验人员严格按规程行事。

4. 规程

4.1 全自动眼压计的使用

4.1.1 打开电源开关:取下测量帽,打开电源开关;仪器自动完成内部自检,自检后,测量头会移动并停在右眼处(初始位置)。

4.1.2 屏幕出现测量接口:初始化结束后显示左眼。

4.1.3 检查设置:检查及变更所需的测量与打印模式;一般选择 FULL AUTO 或 AUTO 模式。

4.1.4 持续按 CLEAR(DEMO)键2秒钟以上,测示喷气量。

4.1.5 选择被测眼:按 R/L 键进行左右眼选择。

4.1.6 调节测量眼。

4.1.6.1 按 CHIN REST 钮来调节下巴架高度,使被测动物的眼睛同前置架上高度调节标相齐平。

4.1.6.2 向前或向后移动滚轮,调整测量头至合适位置。

4.1.6.3 转动轨迹球,使测量眼位于屏幕合适位置。

4.1.6.4 按 START 键进行测量。

4.1.7 按 R/L 键进行左右眼更换,调整仪器至合适位置,按 START 键进行测量。

4.2 注意事项

4.2.1 在测量进行中确保保护帽清洁。

4.2.2 在测量每位被测动物前,要用酒精或戊二醛擦拭消毒前置架,以避免交叉感染。

4.2.3　须注意设置测量头安全停止位置:为了预防被测动物意外接触仪器喷嘴,在每次更换被测动物时设置 LIMITER 停止测量头移动。确保被测动物将前额牢靠地抵住前置架,并在确定固定位置时从被测动物的一侧察看。如果固定位置不正确,被测动物可能受伤。同样,如果即使 LIMITER 开关按了几次"LIMITER OFF"仍没有消失,停止测量并联系代理商或营业代表。

4.2.4　检查屏幕上是否显示出"LIMITER OFF",如果没有显示按 LIMITER 键。

4.2.5　使被测动物的额头和下巴托上,从旁边观察被测眼,缓慢向显示屏方向转动轨迹球,使测量口逐渐向被测眼方向移动。当测量口上的橡胶物的头部与眼睛之间距离大约为 8mm 时,按 LIMITER 钮。显示屏上会出现"LIMITER OFF"字样。

4.2.6　前后轻轻转动轨迹球,确保测量口不会向前移到安全锁点更远的地方。

******

九、角膜地形图操作规程(范例,仅供参考)

题目:角膜地形图操作规程	SOP—032	第71页,共2页
制定人:×××	制定日期:×××年×月×日	
审核人:×××	审核日期:×××年×月×日	
批准人:×××	批准日期:×××年×月×日 生效日期:×××年×月×日 颁发日期:×××年×月×日	
修订人:×××、×××	修订日期:×××年×月×日	

编写／修订记录

版本	摘要	生效日期	编写／修订	批准
×××年	第一次修订	×××年×月×日	×××	×××

1. 目的　规范性管理实验室,正确使用角膜地形图。

2. 适用范围　适用于所有在动物中心内劳作的工作人员和实验人员。

3. 职责

3.1　设施负责人负责监督、管理。

3.2　实验人员严格按规程行事。

4. 规程

4.1　本角膜地形图仪为手持检查。

4.2　连接好电源线,以及计算机和地形图仪之间的 USB 线,打开电源开关给地形图仪和计算机加电。

4.3　启动 Keratron Scout 软件。

4.4　选"File",然后在其菜单中选择"NewPatient",编辑动物资料,再"Save"即可。

4.5　选中字母排序中刚建立的动物目录 ,然后点击如图  方框选中

按钮即可开始进行测量。测量时注意看仪器屏幕中的白色小三角,如图

三角位于所画黑线下方表明测量距离过远。

4.6　反之如图 三角在黑线上方表示测量距离过近。

4.7　调整测量距离,当三角到黑线位置(测量距离合适时),仪器会自动冻结图像抓拍下来。测量时,为了能拍到好的图像,可能需要多拍几张。

4.8　测量完一只眼睛后,然后继续测量另外一只眼睛,完成一个动物的完整测量。完成后在"File"菜单中选择"Save Test"进行保存。

4.9　选择拍摄效果良好的图像,双击即可出现分析图。

4.10　注意偶尔双击出不了分析图,这可能软件在图像中自己找不到角膜顶点,需要自己去手动点一下角膜顶点(环的中心位置)即可出现分析图。

******

十、检眼镜的操作规程(范例,仅供参考)

题目:检眼镜的操作规程	SOP—033	第73页,共2页
制定人:×××	制定日期:×××年×月×日	
审核人:×××	审核日期:×××年×月×日	
批准人:×××	批准日期:×××年×月×日 生效日期:×××年×月×日 颁发日期:×××年×月×日	
修订人:×××、×××	修订日期:×××年×月×日	

编写 / 修订记录

版本	摘要	生效日期	编写 / 修订	批准
×××年	第一次修订	×××年×月×日	×××	×××

1. 目的　规范性管理实验室,正确使用检眼镜。

2. 适用范围　适用于所有在动物中心内劳作的工作人员和实验人员。

3. 职责 实验者按规程行事。

4. 规程

4.1　直接检查法

能将眼底像放大约 15~16 倍,所见为正像,可看到的眼底范围小,但较细致详尽,亦可方便地用于检查眼的屈光间质。检查用具为直接检眼镜,自带光源,在观察孔内装有 −25D—0—+25D 球面透镜转盘,可于检查时用来矫正检查者与被检动物的屈光不正。

4.1.1　彻照法检查眼屈光间质(角膜、房水、晶状体、玻璃体)有无混浊。动物麻醉或固定,用开睑器打开眼睑。将检眼镜转盘拨到 +8D—+12D,使检眼镜的光线自 10~16cm 远射入被检眼内,此时通过镜的观察孔可看到被检眼瞳孔区呈现一片橘红色眼底反光。然后由远而近依次观察被检眼的角膜、前房、晶状体及玻璃体(一直可以看到离正视眼底约 4mm 处)。如屈光间质有混浊改变,则在橘红色的反光中可见到黑影,固定的黑影是角膜或晶状体的混浊。检查时还可将正镜片度数逐步减小,度数越小越接近眼底,用以估计混浊的位置。

4.1.2　检查眼底:动物麻醉或固定,用开睑器打开眼睑。检查右眼时,检者右手拿检眼镜,站在(或坐在)动物的右侧,以右眼观察眼底(称为"三右")。检查左眼时相反"三左"。检查时,检者与动物尽量靠近,但不要触及动物的睫毛和眼、面部。在检眼镜的光线透入被检眼内的同时,检者通过观察孔窥见动物眼底,如不能看清,可旋转正、负球面透镜转盘,即能得到清晰的眼底像。

4.2　间接检查法

动物麻醉或固定,用开睑器打开眼睑。间接检眼镜能将眼底放大 4.5 倍,所见为倒立的实像,看到的范围大,一次所见可达 25°~60°,立体感强,景深宽,对视网膜脱离、皱襞等不在眼底同一平面上的病变,可以同时看清。如配合巩膜压迫器,亦可看清锯齿缘乃至睫状体扁平部等眼底最周边的部分。检眼镜上配有半透明、半反射的侧视镜,可作为示教用。

4.3　注意事项

4.3.1　检眼镜用以检查眼的屈光间质(角膜、房水、晶状体及玻璃体)和眼底(视盘、视网膜及脉络膜),是眼科的常用检查设备。检查在暗室进行。一般不必散瞳。如需详细检查,可滴一两滴扩瞳药。

4.3.2　检查时,检者用拇指、示指持 +13D~+28D 的透镜,以无名指及小指靠在动物额部作为依托,并提起上睑,透镜在被检动物眼前 4~9cm 范围内移动,直至见到眼底影像为止。

4.4　仪器护理

4.4.1　如果镜片有油污时,可用脱脂棉花蘸 60% 酒精和 40% 乙醚的混合液,轻轻擦拭,除去油污。

4.4.2　镜片表面应尽量避免与手和人体其他部位接触,如果因操作不慎接触后,应及时擦拭干净,以保证镜片能长期使用。

4.4.3　仪器应放在通风良好、干燥的环境中。

******

十一、电子天平操作规程(范例,仅供参考)

题目:电子天平操作规程	SOP—034	第 75 页,共 2 页
制定人:×××	制定日期:×××年×月×日	
审核人:×××	审核日期:×××年×月×日	
批准人:×××	批准日期:×××年×月×日 生效日期:×××年×月×日 颁发日期:×××年×月×日	
修订人:×××、×××	修订日期:×××年×月×日	

编写 / 修订记录

版本	摘要	生效日期	编写 / 修订	批准
×××年	第一次修订	×××年×月×日	×××	×××

1. 目的　规范性管理实验室,正确使用电子天平。

2. 适用范围　适用于实验人员和工作人员。

3. 职责

3.1　设施负责人负责监督、管理。

3.2　工作人员和实验者严格按规程行事。

4. 规程

4.1　电子天平的使用

4.1.1　调水平:调整地脚螺栓高度,使水平仪内空气泡位于圆环中央。

4.1.2　开机:接通电源,按开关键直至全屏自检。

4.1.3　预热:天平在初次接通电源或长时间断电后,至少需要预热 30min。为取得理想的测量结果,天平应保持在待机状态。

4.1.4　校正:首次使用天平必须进行校正,按校正键 CAL ,BT 系列电子天平自动进行内部校准直至出现 g,校正结束。

4.1.5　称量:使用除皮键 Tare ,除皮清零。放置样品进行称量。

4.1.6　关机:天平应一直保持通电状态(24h),不使用时将开关键关至待机状态,使天平保持保温状态,可延长天平使用寿命。

4.2　注意事项

4.2.1　仪器允许存放环境温度:5~40℃,不可以存放在温度过高或过低、易碰撞、剧烈震动、风吹、湿度较大的环境里。

4.2.2　不能擅自搬动仪器。

4.2.3　使用仪器后,若仪器被污染则必须进行清洁。

4.2.4　仪器清洁前,请将仪器与工作电源断开。清洁时仅应使用中性清洗剂浸湿的毛巾擦拭,同时不要让液体渗到仪器内部。在用湿毛巾擦完后,再用一块干燥的软毛巾擦干。

******

设施设备操作规程(范例,仅供参考)

一、低温保存箱操作规程(范例,仅供参考)

题目:低温保存箱操作规程	SOP—035	第77页,共2页
制定人:×××	制定日期:×××年×月×日	
审核人:×××	审核日期:×××年×月×日	
批准人:×××	批准日期:×××年×月×日 生效日期:×××年×月×日 颁发日期:×××年×月×日	
修订人:×××、×××	修订日期:×××年×月×日	

编写 / 修订记录

版本	摘要	生效日期	编写 / 修订	批准
×××年	第一次修订	×××年×月×日	×××	×××

1. 目的　规范性管理实验室,正确使用低温保存箱,维持环境的生物洁净度。

2. 适用范围　适用于实验人员和工作人员。

3. 职责

3.1　设施负责人负责监督、管理。

3.2　工作人员和实验者严格按规程行事。

4. 规程

4.1　MDF-U333低温保存箱的使用

4.1.1　将设备通电,显示当前保存室温度。

4.1.2　按下 SET 键,第二位数字闪烁。

4.1.3　用 ▲ 键和 ▲ 键将温度调到所需的温度。

4.1.4　按下 SET 键,储存设定温度并显示当前保存室温度。

4.2　MDF-U333 低温保存箱的管理

4.2.1　经批准在本动物中心做实验的人员,可以在低温保存箱存放常规性动物实验结束后的动物尸体;感染性的动物尸体不得进行存放。

4.2.2　存放的动物尸体须用塑料袋密封好,并摆放整齐,保持低温保存箱清洁干净。

4.2.3　感染性的动物尸体必须按有关规定进行化学处理或高压灭菌后用塑料袋密封好,再存放在低温保存箱。

4.2.4　工作人员会定期对低温保存箱内的动物尸体进行清理。每次在动物尸体清理后,应关闭低温保存箱电源,用温水加消毒液擦拭清洁低温保存箱,用消毒液拖擦周围地面,30min 后重新启动低温保存箱电源。

4.2.5　当低温保存箱不正常运行或损坏时,请勿继续使用,切断电源并告知动物中心工作人员,由工作人员通知专业人员来维修。

4.2.6　低温保存箱开门时间不得过长,会削弱整机效率,而且增加运转时的负荷。

4.2.7　低温保存箱电源断电后,需等候 5min 以上才能通电,以免损坏压缩机。

4.2.8　不得在低温保存箱旁使用可燃性喷雾剂如喷漆和涂料,会有引燃的危险。

4.2.9　注意安全使用,勿将水溅到低温保存箱后部。因电气部分的绝缘会因水削弱。

4.2.10　虽然保存室温度值可在 −18℃到 −40℃之间设定,但是在环境温度为 30℃时空载下的保证温度为 −30℃。

4.2.11　设备的除霜状态以手动操作启动(按下 DEF 键约 5 秒),而且以手动操作停止。

******

二、普通冰箱使用规程(范例,仅供参考)

题目:普通冰箱使用规程	SOP—036	第 79 页,共 2 页
制定人:×××	制定日期:×××年×月×日	
审核人:×××	审核日期:×××年×月×日	
批准人:×××	批准日期:×××年×月×日 生效日期:×××年×月×日 颁发日期:×××年×月×日	
修订人:×××、×××	修订日期:×××年×月×日	

编写／修订记录

版本	摘要	生效日期	编写／修订	批准
×××年	第一次修订	×××年×月×日	×××	×××

1. 目的　规范性管理实验室,安全使用冰箱,维持环境的生物洁净度。

2. 适用范围　实验使用的物品、药品。

3. 职责

3.1　设施负责人负责监督、管理。

3.2　工作人员和实验者严格按规程行事。

4. 规程

4.1　冰箱使用规程

4.1.1　经批准在本动物中心做实验的人员,可以在普通冰箱存放符合规定的物品。

4.1.2　实验者所存放的物品,需经过本中心工作人员的检查和同意,才能把物品放入普通冰箱,不得擅自放入。

4.1.3　本中心普通冰箱为公用,不承担保管责任,贵重物品请自行妥善保管。

4.1.4　存放的物品不得具有污染性、传染性、毒性、挥发性等危险性。

4.1.5　存放的物品必须密封好,不得污染其他物品,并做好标记:实验者姓名、物品名称、存放日期、物品存放注意事项、物品有效期等。

4.1.6　存放的物品不能乱放,须摆放整齐,并保持清洁干净。

4.1.7　实验者不能私自取用他人物品,如不得不使用,必须经过物主同意,并告知本中心工作人员。

4.1.8　每过一定时期,本中心工作人员就会对普通冰箱进行清理,没有标注所有者或已过有效期的物品,工作人员会根据物品的性质采取相应的措施,代为处理。

4.2　注意事项

4.2.1　注意安全使用,勿将水溅到冰箱后部。电气部分的绝缘会因水削弱。

4.2.2　不要在冰箱旁使用可燃性喷雾剂如喷漆和涂料,会有引燃的危险。

4.2.3　开门时间不能过长,会削弱整机效率,而且增加运转时的负荷。

4.2.4　电源断电后,需等候5min以上才能通电,以免损坏压缩机。

4.2.5　不要将挥发性化学品如乙醚和苯等放入冰箱里,会有引爆危险。

4.2.6　当冰箱不正常运行或损坏时,请勿继续使用。切断电源后,打电话叫专业人员来维修。如果电源线损坏,为了避免事故,必须由制造商、代理服务处或具有同等资格的人员进行维修。

******

三、脉动真空灭菌器的使用规程（范例，仅供参考）

题目：脉动真空灭菌器的使用规程	SOP—037	第81页，共2页
制定人：×××	制定日期：×××年×月×日	
审核人：×××	审核日期：×××年×月×日	
批准人：×××	批准日期：×××年×月×日 生效日期：×××年×月×日 颁发日期：×××年×月×日	
修订人：×××、×××	修订日期：×××年×月×日	

编写 / 修订记录

版本	摘要	生效日期	编写 / 修订	批准
×××年	第一次修订	×××年×月×日	×××	×××

1. 目的　规范性管理实验室，正确使用脉动真空灭菌器。

2. 适用范围　高温、高压灭菌消毒操作活动。

3. 职责

3.1　设施负责人负责监督、管理。

3.2　工作人员严格按规程行事。

4. 规程

4.1　脉动真空灭菌器的使用

4.1.1　打开出水阀，将管道中的冷凝水排放干净，关闭出水阀。

4.1.2　打开蒸汽发生器进水阀。

4.1.3　开空气压缩机电源，当空气压缩机压力达到规定值（4~7MPa），打开设备动力电源和控制电源。

4.1.4　把B-D试验包放入灭菌器内蒸汽口上方，关闭前门。

4.1.5　打开在灭菌器右侧的加热开关。

4.1.6　当夹套压力到达0.21MPa时，进行预热，为程序运行做好准备。

4.1.7　预热完后进行B-D试验。

4.1.8　待进行B-D实验经检验合格后，打开前门，将已准备好的消毒物品（注：灭菌包裹捆扎不易过紧，外贴化学指示胶带，内置化学指示卡）放入灭菌室内，包与包之间应留有空隙，四周不要贴于壁器和门板。

4.1.9　关闭前密封门，根据被灭菌物品选择灭菌程序，检查灭菌参数是否正确，启动运行程序。

4.1.10　做好灭菌效果的监测，记录存档，便于追踪调查。

4.1.11　灭菌结束后，待室内压力回零后，打开后门或前门取出物品。

4.1.12 打开前门或关闭后门再打开前门。

4.1.13 关闭触摸屏电源。

4.1.14 切断设备控制电源和动力电源或空气压缩机电源。

4.1.15 关闭供水阀门及压缩空气阀门。

4.1.16 排除蒸汽发生器中的剩余存水。

4.1.17 关闭在灭菌器右侧的加热开关。

4.1.18 待内腔降温后,将内室污物清洗干净,每周进行一次小保养,每月进行一次大保养。

4.2 注意事项

4.2.1 灭菌设备工作在高温状态下,应注意别烫伤。

4.2.2 合格的灭菌物品应注明灭菌日期。

4.2.3 已灭菌的物品不得与未灭菌物品混放。

4.2.4 设备必须严格接地。

4.2.5 开关门过程中,用力不要过猛,以免撞坏门开关,并应密切注意门升降情况,如有异常,立即取消操作,查看故障原因,并排除。

4.2.6 门挡条上的密封门的定位组件调整时不易太紧或太松,以门无法外开为准。

4.2.7 当设备出现故障或停电时,若需开门,必须在确认内室压力为零时,用随设备所配棘轮扳手,将门升起,然后打开门。

4.2.8 严禁用手直接接触安全阀手把,应用螺丝刀或栓一布条拉动,防止蒸汽对操作者造成伤害。

4.2.9 每隔半年,应打开门罩,给链轮、链条、丝杆等处加油润滑。

******

四、激光尘埃粒子计数器操作规程(范例,仅供参考)

题目:激光尘埃粒子计数器操作规程		SOP—039	第85页,共1页
制定人:×××		制定日期:×××年×月×日	
审核人:×××		审核日期:×××年×月×日	
批准人:×××		批准日期:×××年×月×日 生效日期:×××年×月×日 颁发日期:×××年×月×日	
修订人:×××、×××		修订日期:×××年×月×日	

编写/修订记录

版本	摘要	生效日期	编写/修订	批准
×××年	第一次修订	×××年×月×日	×××	×××

1. 目的　规范性管理实验室,正确使用激光尘埃粒子计数器。

2. 适用范围　实验室环境指标监测活动。

3. 职责

3.1　设施负责人负责监督、管理。

3.2　工作人员严格按规程行事。

4. 规程

4.1　开机,预热 20min。

4.2　按"确认"进行确认。

4.3　"零计数过滤器"与"采样品"用短管连接,摁"采样",调整后面板"流量调节",使前面板流量计浮子中心在刻度线,抽气泵工作应在 20min 之内,0.3μm 的计数连续三遍为"0"。

4.4　拔下"零计数过滤器",将采样长管接"采样口",可根据需要使用三角架。

4.5　1min 后(蜂鸣器响两声),液晶显示屏会把 0.3μm 至 5.0μm 的计数都显示出来。

4.6　按"打印",把数据打印出来。

4.7　安装打印纸方法

4.7.1　打开仪器上盖板的纸兜盖。

4.7.2　按指示灯左按钮①,使指示灯熄灭。

4.7.3　再按另一按钮②,使压纸轮转动,这时用手将热敏纸送入压纸轮下面入纸口处(将纸端剪成梯形或三角形,打印面朝下),纸会快速进入压纸轮,直到从压纸轮正前方露出为止,再次按按钮②,使压纸轮停止转动。

4.7.4　再按一下按钮①,使指示灯亮,说明打印机与仪器已联机(注意热敏纸正反面,可用手指划线判断,有黑色线条的为打印面)。

4.7.5　将仪器盖板上的纸兜盖合上;数据打印完毕,不可用力撕纸,以免卡纸。

4.7.6　热敏打印机的数据,不宜长期保存,请复印数据。

＊＊＊＊＊＊

五、电源开关定时控制器操作规程(范例,仅供参考)

题目:电源开关定时控制器操作规程	SOP—040	第86页,共1页
制定人:×××	制定日期:××× 年 × 月 × 日	
审核人:×××	审核日期:××× 年 × 月 × 日	
批准人:×××	批准日期:××× 年 × 月 × 日 生效日期:××× 年 × 月 × 日 颁发日期:××× 年 × 月 × 日	
修订人:×××、×××	修订日期:××× 年 × 月 × 日	

编写 / 修订记录

版本	摘要	生效日期	编写 / 修订	批准
×××年	第一次修订	×××年×月×日	×××	×××

1. 目的　规范性管理实验室,正确使用电源开关定时控制器。

2. 适用范围　适用于实验人员和工作人员。

3. 职责

3.1　设施负责人负责监督、管理。

3.2　工作人员和实验者严格按规程行事。

4. 规程

4.1　设定之前,将控制面板左上角的电源频率调节至所需赫兹(Hz)。

4.2　设定目前时间:顺时针转动控制面板中央的圆盘,将代表目前时间的数字对着"▲"标志。

4.3　设定开灯时间:将代表开灯时间的红色"时间设定别针"安置在圆盘上开启电源的时间位置。

4.4　设定关灯时间:将代表关灯时间的白色"时间设定别针"安置在圆盘上关闭电源的时间位置。

4.5　将控制面板右上角上的手动"ON—OFF"开关顺时针转动至"ON"的位置。

4.6　若停电等原因延误了时间,必须重新进行设定。

******

六、中央空调系统管理规程(范例,仅供参考)

题目:中央空调系统管理规程	SOP—041	第87页,共1页
制定人:×××	制定日期:×××年×月×日	
审核人:×××	审核日期:×××年×月×日	
批准人:×××	批准日期:×××年×月×日 生效日期:×××年×月×日 颁发日期:×××年×月×日	
修订人:×××、×××	修订日期:×××年×月×日	

编写 / 修订记录

版本	摘要	生效日期	编写 / 修订	批准
×××年	第一次修订	×××年×月×日	×××	×××

1. 目的　规范性管理实验室,规范空调管理,保障实验室正常运行;维持环境的生物洁净度;确保动物实验环境的一致性。

2. 适用范围　适用于工作人员。

3. 职责

3.1　设施负责人负责监督、管理。

3.2　工作人员和空调维修人员严格按规程行事。

4. 规程

4.1　每天开始工作前,工作人员查看空调运行状况,并记录机房温湿度。

4.1.1　检查机房主机运行情况,如有异常,立即通知空调维修人员。

4.1.2　检查排风机是否正常,相对应的绿色按钮亮,表示通电,运行正常。

4.1.3　查看四台空调机对应的液晶操作屏,如有故障,按恢复键进行处理,并通知空调维修人员检查。

4.2　每天结束工作前,工作人员查看空调运行状况,并记录机房温湿度;检查项目同 4.1。

4.3　机组在运行过程中不得触摸除开关以外的任何电子部件,也不可随意按动急停按钮,否则会发生严重故障。

4.4　空调维修人员定期检查电器线路和电器设备,保证各电器部件性能安全、可靠稳定、接线牢固。

4.5　如发生火灾,立即关掉电源总开关,用灭火器扑灭火灾,同时报告领导。

4.6　除实验室工作人员外,禁止闲杂人员进出机房,以免发生事故。

4.7　机组工作环境要符合以下条件:

4.7.1　远离汽油、酒精、油制品等易燃气体,以防发生爆炸。

4.7.2　定期更换初、中效过滤系统(初效过滤每周一次;中效过滤每半年一次)。

4.7.3　保持机房里的清洁。

******

七、IVC 设备运行及维护保养操作规程(范例,仅供参考)

题目:IVC 设备运行及维护保养操作规程	SOP—042	第 88 页,共 2 页
制定人:×××	制定日期:×××年×月×日	
审核人:×××	审核日期:×××年×月×日	
批准人:×××	批准日期:×××年×月×日 生效日期:×××年×月×日 颁发日期:×××年×月×日	
修订人:×××	修订日期:×××年×月×日	

编写/修订记录

版本	摘要	生效日期	编写/修订	批准
×××年	第一次修订	×××年×月×日	×××	×××

1. 目的　规范性管理实验室,严格控制动物实验环境不受病原微生物的危害;保护动物的福利;维持环境的生物洁净度;确保动物实验环境的一致性。

2. 适用范围　适用于 IVC 的操作活动。

3. 职责

3.1　设施负责人负责监督、管理。

3.2　工作人员严格按规程行事。

4. 规程

4.1　日常运行

4.1.1　每日 8:20 和 16:20 巡查设备运行是否正常。

4.1.2　测试笼盒气密性及卡位是否正常。

4.1.3　记录相关参数(温湿度、换气次数)。

4.1.4　检查设备的送排风管道是否紧固。

4.1.5　检查笼盒内动物的状态及活动情况。

4.2　维护保养

4.2.1　每周对设备进行一次清洁维护,保证设备的清洁、润滑、紧固、防腐蚀。

4.2.2　每月检查 IVC 主机壳控制系统及报警系统的各种开关、换能器、电池、指示氖灯、表头和保险丝的接触状况、运行状况,确保机组运行正常。

4.2.3　1 周更换一次初效过滤膜。

4.2.4　1 年更换一次高效过滤器。

4.3　应急情况处理

4.3.1　当实验室停电或 IVC 系统出现故障无法正常运行时,应该尽快查明原因,并寻求电工班或 IVC 技术工程师的帮助,尽快解决问题。

4.3.2　如果停电立即打开所有动物的饲养笼盖上的生命窗保护盖,留下可以让动物呼吸的气孔,保证实验动物存活。

4.3.3　长时间停电检修完毕恢复供电后,立即开启 IVC 系统,在 IVC 系统正常运行 10min 后方可盖上笼盖上的生命窗保护盖,卡上卡子。

4.3.4　做好应急预案启动记录。

******

八、微电解无菌水设备标准操作规程(范例,仅供参考)

题目:微电解无菌水设备标准操作规程	SOP—043	第 90 页,共 2 页
制定人:×××	制定日期:××× 年 × 月 × 日	
审核人:×××	审核日期:××× 年 × 月 × 日	
批准人:×××	批准日期:××× 年 × 月 × 日 生效日期:××× 年 × 月 × 日 颁发日期:××× 年 × 月 × 日	
修订人:×××	修订日期:××× 年 × 月 × 日	

编写 / 修订记录

版本	摘要	生效日期	编写 / 修订	批准
××× 年	第一次修订	××× 年 × 月 × 日	×××	×××

1. 目的　规范性管理实验室,严格控制动物实验环境不受病原微生物的危害;保护动物的福利。

2. 适用范围　适用于所有在屏障环境内劳作的工作人员。

3. 职责

3.1　设施负责人负责监督、管理。

3.2　工作人员严格按规程行事。

4. 规程

4.1　日常使用

4.1.1　设备采用定时自动开关机,正常运行时间段为 7:00~17:00。

4.1.2　饲养人员进入屏障环境前先确认设备是否正常运行(面板显示 M1 表示设备运行正常)。

4.1.3　设备必须正常运行 30min 以上才可以取水使用。

4.2　日常维护

4.2.1　水箱、微电解与管道清洗

4.2.1.1　每月清洗一次。

4.2.1.2　准备食品级无水柠檬酸 500g。

4.2.1.3　打开水箱盖,倒入无水柠檬酸。

4.2.1.4　开启水机循环 2h。

4.2.1.5　循环 2h 后停机备,打开排污阀将水箱内水排空。

4.2.1.6　关闭排污阀,开启设备自动运行,待水箱水满后再次打开排污阀将水排空。

4.2.1.7　最后关闭排污阀让设备自动运行 2h。

4.2.2　超滤膜冲洗

4.2.2.1　每月冲洗一次。

4.2.2.2　打开旁通阀和排污阀,关闭出水阀,冲洗 10min。

4.2.2.3　冲洗完后关闭旁通阀和排污阀,打开出水阀。

4.2.3　回水滤芯更换

4.2.3.1　每 2 周更换一次。

4.2.3.2　关闭进水阀。

4.2.3.3　用塑料扳手拧开回水滤器外壳,取出旧滤芯。

4.2.3.4　换上新滤芯,并用塑料扳手拧紧回水滤器外壳。

4.2.3.5　开启进水阀。

4.2.4　超滤膜及水箱空气滤芯更换

4.2.4.1　每 1 年更换一次。

4.2.4.2　定期通知厂家及时更换。

******

九、测氨仪标准操作规程(范例,仅供参考)

题目:测氨仪标准操作规程	SOP—044	第 92 页,共 1 页
制定人:×××	制定日期:×××年×月×日	
审核人:×××	审核日期:×××年×月×日	
批准人:×××	批准日期:×××年×月×日 生效日期:×××年×月×日 颁发日期:×××年×月×日	

编写 / 修订记录

版本	摘要	生效日期	编写 / 修订	批准
×××年	第一次修订	×××年×月×日	×××	×××

1. 目的　规范性管理实验室,严格控制动物实验环境不受不良因子的危害;保护动物的福利。

2. 适用范围　适用于所有在动物实验室内劳作的工作人员。

3. 职责

3.1　设施负责人负责监督、管理。

3.2　工作人员严格按规程行事。

4. 规程

4.1　准备工作

4.1.1　多孔硅胶活化:将 80~100 目的硅胶浸泡在酸性溶液中 24h,然后用无氨超

纯水洗净至无 BH_4^+,减压烘干,纯氮封存。

4.1.2　吸氨玻璃管处理:用无氨超纯水洗净吸氨玻璃管,干燥,用 0.1mol/L 的 KOH溶液浸泡2h,在105℃下减压烘干,放在干燥器中冷却至室温,然后充氮封装待用。

4.1.3　装管:取 80~100 目的活化硅胶和助色剂均匀装管,边装边敲打玻璃管至无空隙,用少量无纺布塞住两端,捣实熔封。

4.2　检测步骤

4.2.1　快速打开氨吸收检测管的两端,一端接预动力采样器,另一端暴露在被检测室的空间。

4.2.2　再打开预动力采样阀门,取气样 5min。

4.2.3　注入显色剂,显色 3~5min。

4.2.4　将玻璃管中显色部分的颜色与氨含量比色板对照,确定氨的含量。

******

动物实验技术操作规程(范例,仅供参考)

一、常用实验动物编号操作规程(范例,仅供参考)

题目:常用实验动物编号操作规程	SOP—045	第 93 页,共 1 页
制定人:×××	制定日期:×××年×月×日	
审核人:×××	审核日期:×××年×月×日	
批准人:×××	批准日期:×××年×月×日 生效日期:×××年×月×日 颁发日期:×××年×月×日	
修订人:×××、×××	修订日期:×××年×月×日	

编写 / 修订记录

版本	摘要	生效日期	编写 / 修订	批准
×××年	第一次修订	×××年×月×日	×××	×××

1. 目的　规范性管理动物实验,对分组后的实验动物进行标记编号。

2. 适用范围　适用于实验动物编号标记的活动。

3. 职责　实验负责人选用合适的编号方法。

4. 规程

4.1　颜料涂染法

4.1.1　使用的颜料一般有3%~5%苦味酸溶液(黄),2%硝酸银溶液(咖啡色)和0.5%中性品红溶液(红色)等。

4.1.2　用毛笔或棉签蘸取上述溶液,在动物体的不同部位涂上斑点,以示不同号码。

4.1.3　编号的原则是:先左后右,从上到下。一般把涂在左前腿上的计为1号,左侧腹部计为2号,左后腿为3号,颈部计为4号,腰背部为5号,尾基部为6号,右前腿为7号,右侧腰部为8号,右后腿计为9号。左脸为10号,鼻梁为20号,右脸为30号,若动物编号超过10或更大数字时,可组合使用。见下图。

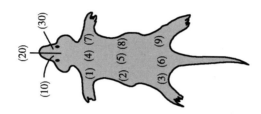

4.2　号牌法

用金属制的牌号固定于实验动物的耳上,大动物可系于颈上。

******

二、实验动物分组规程(范例,仅供参考)

题目:实验动物分组规程		SOP—046	第94页,共1页
制定人:×××		制定日期:×××年×月×日	
审核人:×××		审核日期:×××年×月×日	
批准人:×××		批准日期:×××年×月×日 生效日期:×××年×月×日 颁发日期:×××年×月×日	
修订人:×××、×××		修订日期:×××年×月×日	

编写/修订记录

版本	摘要	生效日期	编写/修订	批准
×××年	第一次修订	×××年×月×日	×××	×××

1. 目的　规范性管理动物实验,根据实验的需要,正确分组动物。

2. 适用范围　适用于实验动物分组的操作活动。

3．职责

3.1　实验负责人负责监督、管理。

3.2　实验人员严格按规程行事。

4．规程

4.1　分组原则：实验动物分组应严格按照随机分组的原则进行，使每只动物都有同等机会被分配到各个实验组与对照组中去，以避免各组之间的差别。

4.2　建立对照组

4.2.1　自身对照组：自身对照是把实验动物本身在实验处理前、后两个阶段的各项相关数据，分别作为对照组和实验组的结果并进行统计学处理。此法可排除生物间的个体差异。

4.2.2　平行对照组：有正对照组和负对照组两种。给实验组动物某种处理，而给正对照组用同样方法进行处理，但并不采用实验所要求的药物或手段，负对照组则不给任何处理。

4.2.3　具体分组时，应避免人为因素，随机把所有的动物进行编号，然后令其双数为 A 组(实验组)，单数为 B 组(对照组)即可或反之。如果要分若干个组时，应该用随机数字表示进行完全随机分组。

******

三、常用实验动物捉拿固定操作规程(范例，仅供参考)

题目：常用实验动物捉拿固定操作规程	SOP—047	第 95 页，共 2 页
制定人：×× ×	制定日期：×× ×年 × 月 × 日	
审核人：×× ×	审核日期：×× ×年 × 月 × 日	
批准人：×× ×	批准日期：×× ×年 × 月 × 日 生效日期：×× ×年 × 月 × 日 颁发日期：×× ×年 × 月 × 日	
修订人：×× ×、×× ×	修订日期：×× ×年 × 月 × 日	

编写 / 修订记录

版本	摘要	生效日期	编写 / 修订	批准
×× ×年	第一次修订	×× ×年 × 月 × 日	×× ×	×× ×

1．目的　规范性管理动物实验，实验人员正确捕捉、固定动物的标准操作，不损害动物健康，防止被动物咬伤，保证实验顺利进行。

2．适用范围　适用于所有在动物中心内劳作的实验人员和工作人员。

3．职责

3.1　工作人员负责监督。

3.2 实验者严格按规程行事。

4. 规程

4.1 小鼠抓取固定规程

4.1.1 用手抓取

4.1.1.1 用一只手抓取鼠尾从尾尖部起 1/3 处并提起,置于鼠笼或实验台向后拉。

4.1.1.2 小鼠向前爬行时,用另一只手拇指和示指抓住颈背部到背中央的皮肤以固定其头部。

4.1.1.3 翻转抓住颈背部的手,另一只手拉住小鼠尾部,再用抓住颈背部的手的小指按住尾根部使小鼠整个呈一条直线,无名指夹住小鼠一侧的后肢。

4.1.2 固定架固定

4.1.2.1 尾静脉注射用合适的小鼠固定架固定。

4.1.2.2 打开鼠固定器筒盖,手提鼠尾,让动物头对准鼠筒口并送入筒内,调节鼠筒长短合适后,露出尾巴,固定筒盖即可进行尾静脉注射或采血等。

4.2 大鼠的抓取固定规程

4.2.1 大鼠的抓取基本同小鼠,抓取时为避免咬伤,可带上帆布手套。

4.2.2 用拇指和示指捏住鼠耳,余下三指紧捏鼠背皮肤,置于左掌心中,右手可进行各种实验操作。

4.2.3 尾静脉注射固定同小鼠。

4.2.4 如果大鼠体积太长,可由第二人协助固定后肢。

4.3 豚鼠的抓取固定规程

4.3.1 用手抓取

4.3.1.1 抓取幼小豚鼠时,用两手捧起来。成熟动物则用左手抓起来,用手固定。

4.3.1.2 先用手掌迅速扣住豚鼠背部,抓住其肩胛上方皮肤,以拇指和示指环握颈部,中指和无名指轻轻扣住胸廓,另一只手托住臀部。

4.3.1.3 或像抓取大鼠一样抓住双耳和颈背部皮肤,另一只手托住臀部。

4.3.1.4 固定的方式基本同大鼠。

4.3.2 固定器保定同小鼠保定程序。

4.3.3 注意事项

4.3.3.1 豚鼠较为胆小易惊,不宜强烈刺激和受惊,所以在抓取时,必须稳、准和迅速;也不能单独抓取腰腹部。

4.3.3.2 如果在实验时豚鼠频繁挣扎,不宜采用此方法,因为操作者的拇指、示指会随动物的挣扎越抓越紧而引起豚鼠窒息。

4.4 兔的抓取固定规程

4.4.1 用手抓取

4.4.1.1 以右手抓住兔颈背部的毛皮提起,然后左手托其臀部或腹部把兔从笼里拿出来。

4.4.1.2 让兔体重重量的大部分集中在左手上。不能单纯采用抓双耳或抓提腹部。

4.4.2　盒式固定:用兔专用保定器保定兔子,露出头部。适用于兔耳采血、耳血管注射等情况。

4.5　猴的抓取固定规程(不锈钢笼内保定)

4.5.1　操作步骤:缓慢拉动杠杆,使猴笼的后壁向前滑动,逐步缩小猴的活动空间;当空间缩小到猴被夹的前后壁之间不能转身时,停止进一步挤压;随即将猴的双前肢从笼隙拉出笼外并紧紧握住,使猴更加固定,另一人戴上防护手套推开笼门,抓住猴头,然后小心地将双前肢反背于猴的身后,由笼中提出猴子。

4.5.2　注意事项

4.5.2.1　挤压装置要易于移动。

4.5.2.2　挤压的空间须适宜,太紧使猴对实验人员产生恐惧和敌意,不利于实验;太松猴可转身躲避或攻击注射器等实验器械。

＊＊＊＊＊＊

四、常用实验动物给药操作规程(范例,仅供参考)

题目:常用实验动物给药操作规程	SOP—048	第97页,共3页
制定人:×××	制定日期:×××年×月×日	
审核人:×××	审核日期:×××年×月×日	
批准人:×××	批准日期:×××年×月×日 生效日期:×××年×月×日 颁发日期:×××年×月×日	
修订人:×××、×××	修订日期:×××年×月×日	

编写／修订记录

版本	摘要	生效日期	编写／修订	批准
×××年	第一次修订	×××年×月×日	×××	×××

1. 目的　规范性管理动物实验,规范实验动物给药方法,保证实验顺利进行。

2. 适用范围　适用于所有在动物中心内劳作的实验人员。

3. 职责

3.1　实验负责人负责监督、管理。

3.2　实验人员严格按规程行事。

4. 规程

4.1　皮下注射

4.1.1　将需要进行注射的部位进行皮肤消毒;

4.1.2　注射时以左手拇指和示指提起皮肤;

4.1.3　右手将连有针头的注射器刺入皮下,固定后即可进行注射;

4.1.4　一般小鼠在背部或前肢腋下,大鼠在背部或侧下腹部;豚鼠在后大腿内侧、背部等脂肪少的部位;兔在背部或耳根部注射。拔针后轻按针孔片刻,防止药液逸出。

4.2　皮内注射

4.2.1　将需注射的局部脱去被毛,并进行消毒。

4.2.2　用左手拇指和示指按住皮肤并使之绷紧,在两指之间,用注射器针头紧贴皮肤表层刺入皮内,然后再向上挑起并再稍刺入,即可注射药液,此时可见皮肤表面鼓起一白色小皮丘。

4.3　肌内注射

4.3.1　将需要进行注射的部位进行皮肤消毒。

4.3.2　注射时垂直迅速将注射针刺入肌肉,回抽针栓如无回血,即可进行注射。

4.3.3　大、小鼠等小动物作肌内注射时,用左手抓住鼠两耳和头部皮肤,右手取连有针头的注射器,将针头刺入大腿外侧肌肉,将药液注入。

4.3.4　猴肌内注射在前臂、臀部肌肉丰满处。

4.4　腹腔注射

4.4.1　固定动物。

4.4.2　将需要进行注射的部位进行皮肤消毒。

4.4.3　将针头刺入左或右侧腹部皮下,沿皮下向前推进约 0.5cm。

4.4.4　再使针头与皮肤呈 45° 角方向穿过腹肌刺入腹腔,此时有落空感,回抽无肠液、尿液后,固定针头,缓缓推入药液。

4.4.5　大、小鼠:针头于左(或右)下腹部刺入皮下。为避免伤及内脏,可使动物处于头低位,使内脏移向上腹。兔:进针部位为下腹部的腹白线离开 1cm 处。

4.5　静脉注射

4.5.1　大、小鼠尾静脉注射

4.5.1.1　将动物固定在固定器中,使尾巴露出。

4.5.1.2　用 45~50℃ 的温水浸润尾部 30s 或用酒精擦拭使血管扩张和使表皮角质软化。

4.5.1.3　用示指和中指从下面托起尾巴,以无名指和小指夹住尾巴的末梢,大拇指再轻轻按住尾部。

4.5.1.4　右手持注射器(连 5 号细针头),使针头与静脉平行(小于 30° 角),从尾下四分之一处(约距尾尖 2~3cm)处进针。

4.5.1.5　刺入后先缓注少量药液,如无阻力,表示针头已进入静脉,可继续注入。

4.5.1.6　用左手指将针和尾一起固定,解除对尾根部的压迫后便可进行注射。

4.5.1.7　如有白色皮丘出现,说明未入血管,应重新向尾部方向移动针头再次穿刺。

4.5.1.8　一般推进速度为 0.05~0.10mL/s,一次注射量为每 10g 体重 0.05~0.25mL。

4.5.1.9　注射完毕后把尾部向注射侧弯曲以止血或以消毒棉签(棉球)止血。

4.5.1.10　如需反复注射,应尽可能从末端开始,以后向尾根部方向移动注射。

4.5.1.11　注意:鼠尾静脉有三根,左右两侧及背侧各一根。两侧尾静脉比较容易固定,多被采用。

4.5.2　兔耳缘静脉注射

4.5.2.1　固定好动物。

4.5.2.2　拔去注射部位的被毛。

4.5.2.3　用手指弹动或轻揉兔耳,使静脉充盈。

4.5.2.4　消毒注射部位。

4.5.2.5　左手示指和中指托住注射部位的耳缘,大拇指顺势按在耳上面固定住兔耳。

4.5.2.6　右手持注射器(连6号针头)从静脉远心端刺入血管内。

4.5.2.7　当针头有回血时,移动拇指于针头上以固定针头。

4.5.2.8　将药液以均匀的速度注入。

4.5.2.9　注射完毕,拔出针头。用消毒棉球压迫针眼片刻。

4.5.2.10　注意:兔耳部血管分布清晰,耳中央为动脉,耳外缘为静脉。内缘静脉深不易固定,故不用;外缘静脉表浅易固定,常用。

4.5.3　猴静脉注射

4.5.3.1　固定好动物。

4.5.3.2　拔去注射部位的被毛。

4.5.3.3　消毒注射部位。

4.5.3.4　在静脉血管的近心端用橡皮带扎紧,使血管充盈。

4.5.3.5　从静脉血管的远心端将注射针头平行血管刺入,回抽如有回血,即可放开橡皮带,将药液缓缓注入。

4.5.3.6　注射完毕后应压迫止血。

4.5.3.7　多采用后肢外侧的小隐静脉进行注射。

4.6　几种常用的动物不同给药途径的注射剂量

单位:mL

注射途径	小鼠	大鼠	豚鼠	兔	狗
腹腔	0.2~1.0	1~3	2~5	5~10	5~15
肌肉	0.1~0.2	0.2~0.5	0.2~0.5	0.5~1.0	2~5
静脉	0.2~0.5	1~2	1~5	3~10	5~15
皮下	0.1~0.5	0.5~1.0	0.5~2	1.0~3.0	3~10

4.7　经口给药

4.7.1　小鼠、大鼠(或豚鼠)灌胃

4.7.1.1　将灌胃针接在注射器上,吸入药液。

4.7.1.2　左手抓住鼠背部及颈部皮肤将动物固定,体位为头高尾低或垂直体位;右手持注射器,将灌胃针插入动物口中,压迫动物的头部,使口腔与食道成一直线。

4.7.1.3 将灌胃针沿咽后壁徐徐插入食管,针插入时应无阻力。若感到阻力或动物挣扎时,应立即停止进针或将针拔出,以免损伤或穿破食道以及误入气管。

4.7.1.4 一般灌胃针插入小鼠深度为 3~4cm,大鼠或豚鼠为 4~6cm。

4.7.1.5 常用的灌胃量小鼠为 0.2~1mL,大鼠 1~4mL,豚鼠为 1~5mL。而一次灌胃能耐受的最大容积小鼠为 0.5~1.0mL,大鼠 4~7mL,豚鼠为 4~7mL。

4.7.2 兔、猴灌胃

4.7.2.1 固定好动物。

4.7.2.2 将特制的扩口器放入动物口中,扩口器之宽度可视动物口腔大小而定,灌胃时将扩口器放于动物上下门牙之后,并用绳将它固定于嘴。

4.7.2.3 将带有弹性的橡皮导管(如导尿管),经扩口器上的小圆孔插入,沿咽后壁进入食管,此时应检查导管是否正确插入食管,可将导管外口置于一盛水的烧杯中,如不发生气泡,即认为此导管是在食管中,未误入气管,即可将药液灌入。

4.7.2.4 灌胃结束后,先拔出灌胃管,再拿出扩口器。

4.7.2.5 一次灌胃能耐受的最大容积兔为 80~150mL,猴为 200~500mL。

4.8 其他途径给药

4.8.1 呼吸道给药:呈粉尘、气体及蒸气或雾等性状存在的药物或毒气,均需要通过动物呼吸道给药。如一般实验时给动物乙醚作吸入麻醉。

4.8.2 皮肤给药:为了鉴定药物或毒物经皮肤的吸收作用、局部作用、致敏作用和光感作用等,均需采用经皮肤给药方法。如兔和豚鼠常采用背部一定面积的皮肤脱毛后,将一定药液涂在皮肤上,药液经皮肤吸收。

******

五、实验动物采血的操作规程(范例,仅供参考)

题目:实验动物采血的操作规程	SOP—049	第 100 页,共 5 页
制定人:×××	制定日期:×××年×月×日	
审核人:×××	审核日期:×××年×月×日	
批准人:×××	批准日期:×××年×月×日 生效日期:×××年×月×日 颁发日期:×××年×月×日	
修订人:×××、×××	修订日期:×××年×月×日	

编写 / 修订记录

版本	摘要	生效日期	编写 / 修订	批准
×××年	第一次修订	×××年×月×日	×××	×××

1. 目的 规范性管理动物实验,掌握血液的正确采集操作技术。

2. 适用范围 适用于所有在动物中心内劳作的实验人员。

3. 职责

3.1 实验负责人负责监督、管理。

3.2 实验人员严格按规程行事。

4. 规程

4.1 大小鼠采血操作规程

4.1.1 尾部采血

4.1.1.1 剪尾采血

a. 固定动物并露出鼠尾。

b. 用手轻揉,或浸在 45℃左右的温水中数分钟,使尾部血管充盈。

c. 将尾部毛剪去后消毒再将尾擦干,用锐器剪去尾尖 0.3~0.5cm,让血液自由滴入盛器或用血红蛋白吸管吸取。

d. 采血结束,伤口消毒并压迫止血。

e. 也可在尾部作一横切口,割破尾动脉或静脉,收集血液的方法同上。

f. 每鼠一般可采血 10 余次以上。小鼠每次可取血 0.1mL,大鼠 0.3~0.5mL。

4.1.1.2 尾静脉穿刺

a. 固定动物并露出鼠尾。

b. 将鼠尾用温水擦拭,再用酒精消毒和擦拭,使鼠尾充血。

c. 用 7 号或 8 号注射针头,刺入鼠尾静脉,拔出针头时即有血滴出,一次可采集 0.1~0.5mL。

d. 如果长期反复取血,应先靠近鼠尾末端穿刺,再逐渐向近心端穿刺。

4.1.2 眼眶静脉丛采血

4.1.2.1 按鼠乙醚麻醉标准操作规程将鼠浅麻醉。

4.1.2.2 采用侧眼向上固定鼠体位,左手拇示两指从背部较紧地握住鼠的颈部(大鼠采血需带上纱手套),同时防止动物窒息。

4.1.2.3 取血时左手拇指及示指轻轻压迫鼠的颈部两侧,使眼球充分外突,眶后静脉丛充血。

4.1.2.4 右手持长颈(3~4cm)硬质玻璃滴管(毛细管内径 0.5~1.0mm),使采血器与鼠面呈 45°的夹角,由眼内角在眼睑和眼球之间向喉头方向刺入,针头斜面先向眼球,刺入后再转 180°使斜面对着眼眶后界。刺入深度,小鼠约 2~3mm,大鼠约 4~5mm。

4.1.2.5 当感到有阻力时即停止推进,同时,将针退出约 0.1~0.5mm,边退边抽血。

4.1.2.6 若穿刺适当,血液能自然流入毛细管中。当得到所需的血量后,即除去加于颈部的压力,同时将采血器拔出,并用消毒纱布压迫眼球 30 秒,以防止术后穿刺孔出血。

4.1.2.7 体重 20~25g 的小鼠每次可采血 0.2~0.3mL;体重 200~300g 大鼠每次可采血 0.5~1.0mL。间隔 3~7 天采血部位大致修复。

4.1.3　心脏采血

4.1.3.1　穿刺法

a. 将动物放入乙醚罐进行吸入麻醉。

b. 麻醉后的动物仰卧位保定。

c. 剪去心前区被毛。

d. 用75%酒精消毒皮肤。

e. 在左胸3~4肋间用左手示指摸到心搏最强处,右手持注射器垂直进入胸腔,血液随心搏的力量自然进入注射器。

f. 采血完毕,缓慢抽针,压迫止血。

4.1.3.2　开胸法

a. 将动物放入乙醚罐进行吸入麻醉。

b. 打开胸腔,暴露心脏。

c. 用针头刺入右心室,吸取血液。

d. 小鼠采血量约0.5~0.6mL;大鼠约0.8~1.2mL。

e. 采血完成后过量麻醉处死动物。

4.1.4　股动(静)脉采血

4.1.4.1　先由助手握住动物,采血者左手拉直动物下肢,使静脉充盈。或者以搏动为指标,右手用注射器刺入血管,采血。

4.1.4.2　采血完成后用消毒棉球(签)压迫止血。

4.1.4.3　小鼠采血量约0.2~0.8mL,大鼠约0.4~0.6mL。

4.2　兔采血操作规程

4.2.1　耳缘静脉采血

4.2.1.1　固定好动物。

4.2.1.2　拔去采血部位的被毛。

4.2.1.3　用手指弹动或轻揉兔耳,使静脉充盈。

4.2.1.4　消毒采血部位。

4.2.1.5　左手示指和中指托住采血部位的耳缘,大拇指顺势按在耳上面固定住兔耳。

4.2.1.6　右手持注射器(连6号针头)从静脉远心端刺入血管内。

4.2.1.7　当针头有回血时,移动拇指于针头上以固定针头。

4.2.1.8　以均匀的速度抽取血液。

4.2.1.9　采血完毕,拔出针头;用消毒棉球压迫针眼片刻。

4.2.1.10　一次最多可采血5~10mL;可多次重复使用。

4.2.2　耳中央动脉采血

4.2.2.1　固定好动物。

4.2.2.2　拔去采血部位的被毛。

4.2.2.3　用左手固定兔耳,右手持注射器。

4.2.2.4　在兔耳中央找到一条较粗的、颜色较鲜红的血管即为中央动脉。

4.2.2.5　在中央动脉的末端,沿着动脉平行地向心方向刺入动脉。

4.2.2.6　抽取注射器内管,血液流进针筒。

4.2.2.7　采血完毕,拔出针头。用消毒棉球压迫针眼片刻。

4.2.2.8　一次可采血 10~15mL。

4.2.3　心脏取血

4.2.3.1　将动物进行麻醉。

4.2.3.2　麻醉后的兔仰卧位固定。

4.2.3.3　剪去心前区被毛。

4.2.3.4　用 75% 酒精消毒皮肤。

4.2.3.5　在左胸 3~4 肋间用左手示指摸到心搏最强处,右手持注射器垂直进入胸壁,经左侧 3~4 肋间垂直胸壁穿刺,约 3cm 即可。

4.2.3.6　血液随心搏的力量自然进入注射器。

4.2.3.7　采血完毕,缓慢抽针,压迫止血。

4.2.3.8　经 6~7 天后,可以重复进行心脏采血。

4.2.3.9　心脏取血需注意以下几点

a. 动作宜迅速,以缩短在心脏内的留针时间和防止血液凝固;

b. 针头已进入心脏但抽不出血时,应将针头稍微后退一点;

c. 在胸腔内针头不应左右摆动以防止伤及心、肺。

4.2.3.10　一次可取血 20~25mL。

4.3　豚鼠采血操作规程

4.3.1　耳缘剪口采血

4.3.1.1　将豚鼠固定。

4.3.1.2　用 75% 酒精对耳缘消毒。

4.3.1.3　用锐器割破耳缘,在切口边缘涂抹 20% 柠檬酸钠溶液,防止血液凝固。

4.3.1.4　血液自切口处流出,用收集瓶收集。

4.3.1.5　取血完毕用消毒棉球压迫止血。

4.3.1.6　一次可采血 0.5mL 左右。

4.3.2　心脏采血

4.3.2.1　将豚鼠固定。

4.3.2.2　剪去心前区被毛。

4.3.2.3　用 75% 酒精消毒皮肤。

4.3.2.4　在左胸 3~4 肋间用左手示指摸到心搏最强处,右手持注射器垂直进入胸壁。

4.3.2.5　当感到有落空感时,若针尖随心搏而动,已刺入心脏。

4.3.2.6　血液随心搏的力量自然进入注射器。

4.3.2.7　采血完毕,缓慢抽针,压迫止血。

4.3.2.8　心脏取血需注意以下几点

a. 动作宜迅速,以缩短在心脏内的留针时间和防止血液凝固。

b. 针头已进入心脏但抽不出血时,应将针头稍微后退一点。

c. 在胸腔内针头不应左右摆动以防止伤及心、肺。

4.3.2.9　成年豚鼠每周采血应不超过 10mL 为宜。

4.3.3　肌动脉采血

4.3.3.1　将豚鼠进行麻醉。

4.3.3.2　麻醉后的豚鼠仰卧位固定在手术台上。

4.3.3.3　剪去腹股沟区的被毛,用 75% 酒精消毒皮肤。

4.3.3.4　切开长约 2~3cm 的皮肤,使股动脉暴露及分离。

4.3.3.5　用镊子提起股动脉,远端结扎,近端用止血钳夹住,在动脉中央剪一小孔,用无菌玻璃小导管或聚乙烯、聚四氟乙烯管插入,放开止血钳,血液即从导管口流出。

4.3.3.6　取血完毕用消毒棉球压迫止血。

4.3.3.7　一次可采血 10~20mL。

4.4　猴采血操作规程

4.4.1　毛细血管采血

4.4.1.1　手指采血

a. 将猴前肢或后肢从笼的间隙拉出。

b. 任意取前、后肢任何一个指(常用示指或中指),酒精消毒后用三棱针穿刺采血。

c. 取血完毕用消毒棉球压迫止血。

4.4.1.2　手掌采血

a. 将猴前肢从笼的间隙拉出。

b. 在手掌大鱼际或小鱼际有毛与无毛的分界线附近,酒精消毒后用三棱针穿刺采血。

c. 取血完毕后用消毒棉球压迫止血。

4.4.2　外颈静脉采血

4.4.2.1　将猴进行麻醉。

4.4.2.2　麻醉后的猴固定在手术台上,侧卧,头部略低于台面,助手固定猴的头部与肩部。

4.4.2.3　剪去颈部的被毛。

4.4.2.4　用 75% 酒精消毒皮肤,可见位于上颌角与锁骨中点之间的怒张的外颈静脉。

4.4.2.5　用左手拇指按住静脉,右手持连有 6(1/2) 号针头的注射器,将针头逆血流方向刺入外颈静脉取血,取血完毕用消毒棉球压迫止血。

4.4.3　动脉采血

4.4.3.1　将猴进行麻醉。

4.4.3.2　麻醉后的猴固定在手术台上。

4.4.3.3　伸展后肢向外伸直,暴露腹股沟三角动脉搏动的部位,剪去被毛。

4.4.3.4　用 75% 酒精消毒皮肤。

4.4.3.5　左手中指、示指探摸股动脉跳动部位,并固定好血管,右手取连有 5(1/2) 号针头的注射器,针头由动脉跳动处直接刺入血管。若刺入动脉一般可见鲜红血液流入注射器;有时还需微微转动一下针头或上下移动一下针头,方见鲜血流出。

4.4.3.6　取血完毕用消毒棉球压迫止血。

4.4.3.7　股动脉可触及,取血量多,优先选用。肱动脉与桡动脉也可用。

4.4.4　后肢隐静脉采血

4.4.4.1　将猴进行麻醉。

4.4.4.2　麻醉后的猴固定在手术台上。

4.4.4.3　伸展后肢向外伸直,暴露后肢小腿内侧的隐静脉的部位,剪去被毛。

4.4.4.4　用 75% 酒精消毒皮肤。

4.4.4.5　用胶管捆绑采血后肢膝盖的上方,使隐静脉充分扩张。

4.4.4.6　左手中指、示指探摸隐静脉部位,并固定好血管,右手取连有 5(1/2) 号针头的注射器,针头直接刺入血管。若刺入血管一般可见鲜红血液流入注射器;有时还需微微转动一下针头或上下移动一下针头,方见鲜血流出。

4.4.4.7　取血完毕用消毒棉球压迫止血。

4.4.4.8　隐静脉明显可见,取血量多,优先选用。

******

六、实验动物被毛的去除规程(范例,仅供参考)

题目:实验动物被毛的去除规程	SOP—050	第 105 页,共 2 页
制定人:× × ×	制定日期:× × ×年 × 月 × 日	
审核人:× × ×	审核日期:× × ×年 × 月 × 日	
批准人:× × ×	批准日期:× × ×年 × 月 × 日 生效日期:× × ×年 × 月 × 日 颁发日期:× × ×年 × 月 × 日	
修订人:× × ×、× × ×	修订日期:× × ×年 × 月 × 日	

编写 / 修订记录

版本	摘要	生效日期	编写 / 修订	批准
× × ×年	第一次修订	× × ×年 × 月 × 日	× × ×	× × ×

1. 目的　规范性管理动物实验,消除动物被毛对实验操作和结果的影响。

2. 适用范围　适用于所有在动物中心内劳作的实验人员。

3. 职责

3.1　实验负责人负责监督、管理。

3.2　实验人员严格按规程行事。

4. 规程

4.1　剪毛

4.1.1　固定动物,暴露剪毛区域。

4.1.2　将弯头剪毛剪紧贴待剪毛区皮肤,剪去被毛。

4.1.3　剪毛时注意以下几点

a. 把剪刀贴紧皮肤,不可用手提起被毛,以免剪破皮肤。

b. 按一定的方向依次剪毛,不要乱剪。

c. 剪下的被毛集中放在一个容器内,勿遗留在手术野和实验台周围,以保证手术区的清洁。

4.2　拔毛

4.2.1　固定动物,用 75% 酒精消毒待拔毛区域。

4.2.2　用拇指和示指轻轻拔去被毛。

4.3　脱毛

4.3.1　剪短被毛,以节省脱毛剂,并减少对皮肤的刺激反应。

4.3.2　用棉球蘸脱毛剂,在所需局部涂一薄层。

4.3.3　2~3min 后,用温水洗去脱落的被毛。

4.3.4　用纱布擦干局部,涂一层油脂即可。

4.3.5　常用脱毛剂的配方

4.3.5.1　硫化钠 3g、肥皂粉 1g、淀粉 7g,加水适量调成糊状。

4.3.5.2　硫化钠 8g、淀粉 7g、糖 4g、甘油 5g、硼砂 1g,加水 75mL。

4.3.5.3　硫化钠 8g,溶于 100mL 水中。

以上脱毛剂配方适用于兔、大鼠、小鼠等小动物的脱毛。

4.3.5.4　硫化钠 10g、生石灰 15g,溶于 100mL 水内,此配方适用于狗等大动物的脱毛。

******

七、实验动物的麻醉操作规程(范例,仅供参考)

题目:实验动物的麻醉操作规程	SOP—051	第 107 页,共 2 页
制定人:×××	制定日期:××× 年 × 月 × 日	
审核人:×××	审核日期:××× 年 × 月 × 日	
批准人:×××	批准日期:××× 年 × 月 × 日 生效日期:××× 年 × 月 × 日 颁发日期:××× 年 × 月 × 日	
修订人:×××、×××	修订日期:××× 年 × 月 × 日	

编写 / 修订记录

版本	摘要	生效日期	编写 / 修订	批准
×××年	第一次修订	×××年×月×日	×××	×××

1. 目的　规范性管理动物实验,遵守动物伦理道德,减少实验动物在实验过程中的紧张和痛苦,并且便于实验操作。

2. 适用范围　适用于所有在动物中心内进行操作的实验人员。

3. 职责

3.1　实验负责人负责监督、管理。

3.2　实验人员严格按规程行事。

4. 规程

4.1　麻醉方法

4.1.1　吸入法

4.1.1.1　准备一个密闭的蒸发容器,其大小根据大、小鼠体积而定。

4.1.1.2　用多个棉球蘸取乙醚等挥发性麻醉药,然后迅速转入蒸发容器内,让其挥发,随后把待麻醉动物投入容器内,约隔4~6min,将麻醉后动物立即取出固定和进行实验。

4.1.1.3　准备一个装有乙醚等挥发性麻醉药的棉球小烧杯,在动物麻醉变浅时套在鼻上使其补吸麻药。

4.1.2　腹腔给药麻醉:多用于大小鼠和豚鼠。

4.1.2.1　用75%酒精对需要进行注射的部位进行皮肤消毒。

4.1.2.2　以左手抓住动物,使腹部向上,右手将注射针头于左(或右)下腹部刺入皮下,使针头向前推0.5~1.0cm,再以45°角穿过腹肌,固定针头,缓缓注入药液。为避免伤及内脏,可使动物处于头低位,使内脏移向上腹。

4.1.3　静脉给药麻醉:多用于较大的动物,如兔、狗等。

4.1.3.1　注射器抽好药。

4.1.3.2　将动物固定在固定架上,对进针部位进行皮肤消毒。

4.1.3.3　用左手固定动物,右手取注射器,使针头与静脉平行(小于30°),逆血流方向刺入静脉,若回抽有血进针头即可推入药物。

4.1.3.4　注射完毕后用消毒棉球压迫止血。

4.2　常用麻醉剂的用法及剂量

麻醉剂	动物	给药方法	剂量 /mg·kg^{-1}	常用浓度 /%	维持时间
戊巴比妥钠	豚鼠	腹腔	40~50	2	2~4h 中途加上 1/5 量,可维持 1h 以上
	大鼠	腹腔			
	小鼠	腹腔			

续表

麻醉剂	动物	给药方法	剂量 /mg·kg^{-1}	常用浓度 /%	维持时间
戊巴比妥钠	兔	腹腔	40~50	3	2~4h 中途加上 1/5 量,可维持 1h 以上
		静脉	30		
	猴	静脉	4~5	2.5	
舒泰	猴	肌肉	4~6	—	2h 以上
盐酸赛拉嗪 * 联合舒泰 **	猴	静脉(盐酸赛拉嗪),肌肉(舒泰)	赛拉嗪(0.1mg/kg)+舒泰(0.2mg/kg)	盐酸赛拉嗪 10%+舒泰 5%	2h 以上
盐酸赛拉嗪联合戊巴比妥	兔	肌肉(赛拉嗪),静脉(戊巴比妥)	赛拉嗪(0.1mg/kg)+戊巴比妥(30mg/kg)	盐酸赛拉嗪 10%+戊巴比妥 3%	45~60min

* 盐酸赛拉嗪即是速眠新Ⅱ。** 联合用药镇痛和麻醉效果互补,使镇痛和麻醉都达到最佳状态。

4.3　水合氯醛注射剂量

4.3.1　小鼠用量:按 430mg/kg 计,腹腔注射。具体用量参见下表:

裸小鼠重量 /g	4.3% 注射毫升数 /mL	10% 注射毫升数 /mL	裸小鼠重量 /g	4.3% 注射毫升数 /mL	10% 注射毫升数 /mL
17	0.20~0.22	0.070	24	0.28~0.30	0.1
18	0.21~0.23	0.075	25	0.30~0.32	0.104
19	0.22~0.24	0.078	26	0.32~0.33	0.108
20	0.24~0.26	0.083	27	0.33~0.36	
21	0.25~0.27	0.087	28	0.40	
22	0.26~0.28	0.091	29	0.40	
23	0.27~0.29	0.095			

4.3.2　小鼠用量注意事项

4.3.2.1　此剂量为裸小鼠的用量,有毛鼠体重按 80% 折算后,再查找剂量。

4.3.2.2　低于 16g 的小鼠按 0.01mL/g 进行腹腔注射(不需折算)。

4.3.2.3　由于水合氯醛是属于水合醛类镇静药,其安全剂量下无法提供足够的镇痛作用,同时腹腔注射给药过程中还存在难以避免的严重肠道刺激,增加致癌致突变风险。虽然实际使用时发现大、小鼠使用效果不错,但包括安乐死在内各项动物实验已经不再推荐使用水合氯醛进行镇静和麻醉用。这里提供的水合氯醛剂量表仅供参考。

4.4　麻醉注意事项

4.4.1　静脉注射必须缓慢,同时观察肌肉紧张性、角膜反射和对皮肤夹捏的反应。当这些活动明显减弱或消失时,立即停止注射。

4.4.2　配制的药液浓度要适中,不可过高,以免麻醉过急;但也不能过低,以减少注入溶液的体积。

4.4.3　因麻醉期间,动物的体温调节功能往往受到抑制,出现体温下降,可影响实验的准确性,麻醉时常需注意对动物进行保温。保温的方法有实验桌内装灯、电褥、台灯照射等。无论用哪种方法加温都应根据动物的肛门体温而定。常用实验动物正常体温:猫为 38.6℃ ±1.0℃,兔为 38.4℃ ±1.0℃,大鼠为 39.3℃ ±0.5℃。

4.4.4　在冬季,麻醉剂在注射前应加热至动物体温水平。

******

八、实验动物的急救操作规程(范例,仅供参考)

题目:实验动物的急救操作规程	SOP—052	第 109 页,共 2 页
制定人:×××	制定日期:×××年 × 月 × 日	
审核人:×××	审核日期:×××年 × 月 × 日	
批准人:×××	批准日期:×××年 × 月 × 日 生效日期:×××年 × 月 × 日 颁发日期:×××年 × 月 × 日	
修订人:×××、×××	修订日期:×××年 × 月 × 日	

编写 / 修订记录

版本	摘要	生效日期	编写 / 修订	批准
××× 年	第一次修订	×××年 × 月 × 日	×××	×××

1. 目的　规范性管理动物实验,减少实验进行中因麻醉过量、大失血、过强的创伤、窒息等动物的死亡率。

2. 适用范围　适用于所有在动物中心内进行实验的实验人员。

3. 职责

3.1　实验负责人负责监督、管理。

3.2　实验人员严格按规程行事。

4. 规程

4.1　注射强心剂

4.1.1　用 75% 酒精进行注射部位皮肤消毒。

4.1.2　肌肉注射 0.1% 肾上腺素 1mL,必要时直接作心脏内注射。

4.1.3　注射肾上腺素后,如动物心脏已搏动但极为无力时,可从静脉或心腔内注射 1% 氯化钙 5mL。

4.1.4　每种动物的给药剂量可根据说明书使用。

4.2　注射呼吸中枢兴奋药

4.2.1　用 75% 酒精进行注射部位皮肤消毒。

4.2.2　从静脉注射洛贝林或尼可刹米。

4.2.3　给药剂量如下（每种动物的用量可根据说明书使用）

4.2.3.1　尼可刹米：每只动物一次注入 25% 尼可刹米 1mL。

4.2.3.2　洛贝林：每只动物一次可注入 1% 洛贝林 0.5mL。

4.3　动脉快速注射高渗葡萄糖液

4.3.1　用 75% 酒精进行注射部位皮肤消毒。

4.3.2　用动脉注射操作规程经动物肌动脉逆血流加压、快速、冲击式地注入 40% 葡萄糖溶液。

4.3.3　注射量根据动物而定，狗可按 2~3mL/kg 计算。

4.4　动脉快速输血、输液

4.4.1　用 75% 酒精进行注射部位皮肤消毒。

4.4.2　用动脉注射操作规程在动物股动脉插一软塑料套管，连接加压输液装置（血压计连接输液瓶上口，下口通过胶皮管连接塑料套管）。

4.4.3　当动物发生临床死亡时，即可加压（180~2000mmHg）快速从股动脉输血和低分子右旋糖酐。

4.5　人工呼吸

双手压迫动物胸廓进行人工呼吸。

******

九、实验动物安乐死操作规程（范例，仅供参考）

题目：实验动物的安乐死操作规程	SOP—053	第 111 页，共 2 页
制定人：×××	制定日期：××× 年 × 月 × 日	
审核人：×××	审核日期：××× 年 × 月 × 日	
批准人：×××	批准日期：××× 年 × 月 × 日 生效日期：××× 年 × 月 × 日 颁发日期：××× 年 × 月 × 日	
修订人：×××、×××	修订日期：××× 年 × 月 × 日	
修订人：×××、×××	修订日期：××× 年 × 月 × 日	

编写 / 修订记录

版本	摘要	生效日期	编写 / 修订	批准
××× 年	第一次修订	××× 年 × 月 × 日	×××	×××
××× 年	第二次修订	××× 年 × 月 × 日	×××	×××

1. 目的　规范性管理动物实验,遵守实验动物伦理,根据实验的需要,正确处死动物,减轻动物死亡的痛苦。

2. 适用范围　适用于所有在动物中心内进行实验的实验人员。

3. 职责

3.1　设施负责人负责监督、管理。

3.2　实验人员严格按规程行事。

4. 规程

4.1　小鼠颈椎脱臼法

4.1.1　按小鼠抓取固定规程固定动物。

4.1.2　一只手抓住小鼠尾根向后拉,同时另一只手拇指与示指向下按住鼠颈部并突然发力,将脊髓与脑髓拉断,小鼠便立即死亡。

4.2　大鼠、豚鼠、兔及大动物安乐死方法

4.2.1　过量麻醉致死法

4.2.1.1　固定好动物。

4.2.1.2　根据药物性质选择合适的注射方法,常用为腹腔注射、皮下注射、心内注射或静脉注射。

4.2.1.3　麻醉剂以 25~30 倍于深麻醉的剂量注射。

4.2.1.4　经口或注射 DDT 致死(LD50):大(豚)鼠:经口 0.4g/kg,皮下 0.9g/kg。兔:经口 0.3g/kg,皮下 0.25g/kg;静脉 0.043g/kg。

4.2.2　急性失血法

4.2.2.1　给以动物轻度的麻醉。

4.2.2.2　暴露股三角区,用锋利的手术刀在股三角区做一个约 10cm 的横切口,把股动、静脉全切断,立即喷出血液。

4.2.2.3　用一块湿纱布不断擦去股动脉切口周围处的血液和血凝块,同时不断的用自来水冲洗流血,使股动脉切口处保持畅通,动物 3~5min 内即可致死。

4.2.2.4　采用此种方法,动物十分安静,对脏器无损伤,对活杀采集病理切片标本是一种较好的方法。

4.3　二氧化碳过量麻醉处死法

4.3.1　将动物放入密闭箱,然后关闭密闭箱和开启二氧化碳进气阀。

4.3.2　当动物出现站立不平衡或瞌睡时再维持开启二氧化碳进气阀约 1min。

4.3.3　此时仍需要紧闭密闭箱,直到动物不动、无呼吸、瞳孔散大和无眼动,即完成安乐死处理。

******

十、大小鼠剖检标准操作规程（范例，仅供参考）

题目：大小鼠剖检标准操作规程	SOP—055	第 118 页，共 2 页
制定人：×××	制定日期：××× 年 × 月 × 日	
审核人：×××	审核日期：××× 年 × 月 × 日	
批准人：×××	批准日期：××× 年 × 月 × 日 生效日期：××× 年 × 月 × 日 颁发日期：××× 年 × 月 × 日	
修订人：×××、×××	修订日期：××× 年 × 月 × 日	

编写 / 修订记录

版本	摘要	生效日期	编写 / 修订	批准
××× 年	第一次修订	××× 年 × 月 × 日	×××	×××

1. 目的　规范性管理动物实验，实验人员按标准操作规程进行大、小鼠脏器的采集。

2. 适用范围　适用于大、小鼠尸检操作。

3. 职责

3.1　实验负责人负责监督、管理。

3.2　实验人员严格遵守操作规程。

4. 规程

4.1　用镊子夹住眼球根部将其摘出，检查结膜、视网膜。

4.2　沿环枕关节横断颈部，使头颈分离，再去掉头盖骨，用镊子提起脑膜，用剪刀剪开，检查颅腔液体含量、颜色、透明度等情况。用镊子钝性剥离大脑与周围的连接，然后将大脑从颅腔内取出。

4.3　取出垂体，检查有无肿大、充血。

4.4　动物取背卧位，使其四肢摊开，剥去下颌部和颈部皮肤，取出淋巴结和唾液腺。

4.5　沿腹部正中线切开剑突至肛门之间的腹前壁，再沿最低位肋骨分别向左右两侧切开侧腹壁至脊柱两旁，完全暴露腹腔器官。观察有无积液、血液和炎性渗出物。

4.6　用镊子夹住胸骨剑状突，剪断横膈膜与胸骨的连接，然后提起胸骨，在靠近胸椎基部，剪断左右胸壁的肋骨，将整个胸壁取下。

4.7　分离出淡黄色的一对胸腺。

4.8　分离出心脏。

4.9　用镊子夹住气管向上提起,剪断心脏与胸膜连接的韧带,将肺脏取出。

4.10　将下颌骨的两下颌支内侧与舌连接的肌肉剪断,将咽、喉、气管、食管与周围组织分离一并取出。

4.11　在腹腔左侧可见到红色的脾脏,一手用镊子将脾脏提起,一手持剪刀剪断韧带,取出脾脏。

4.12　胰脏靠近胃大弯和十二指肠,可将胰脏连同周围的脂肪组织一同取出,浸入10% 甲醛溶液中,数秒后胰脏变硬成灰白色,脂肪不变色,此时可剔除脂肪。

4.13　用镊子提起胃贲门部,切断靠近贲门的食管,一边牵拉,一边切断周围韧带,使胃同周围组织分离,然后按着十二指肠、空肠、回肠、盲肠、结肠、直肠的顺序,切断这些肠管的肠系膜根部,将胃肠从腹腔内取出,动作要轻,以免拉断肠管。

4.14　一手提起动物让其直立,使肝脏自然下垂,切断肝脏周围的血管和韧带,使其自然滑落。

4.15　用镊子剥离肾上腺周围的脂肪,将肾上腺取出。

4.16　用镊子剥离肾脏周围的脂肪,将肾脏取出。

4.17　采出膀胱和生殖器。

4.18　骨盆腔脏器采出先切离直肠与盆腔上壁的结缔组织,雌性动物还要切离子宫与卵巢,再由骨盆腔下壁切离膀胱颈、阴道及生殖腺,最后将肛门、阴门做圆形切离,即可取出骨盆腔脏器。

4.19　注意事项:以上各体腔的打开和脏器的取出,是进行尸体系统剖检的程序,但程序的规定和选择,应服从于检查的目的,视具体情况,可适当地改变或取舍某些剖检步骤。

******

十一、病理组织学检查材料的采集与送检标准操作规程(范例,仅供参考)

题目:病理组织学检查材料的采集与送检标准操作规程		SOP—056	第120页,共1页
制定人:×××		制定日期:×××年 × 月 × 日	
审核人:×××		审核日期:×××年 × 月 × 日	
批准人:×××		批准日期:×××年 × 月 × 日 生效日期:×××年 × 月 × 日 颁发日期:×××年 × 月 × 日	
修订人:×××、×××		修订日期:×××年 × 月 × 日	

编写 / 修订记录

版本	摘要	生效日期	编写 / 修订	批准
×××年	第一次修订	×××年 × 月 × 日	×××	×××

1. 目的　规范性管理动物实验,实验人员按标准操作规程进行病理组织学检查材料的采集与送检。

2. 适用范围　适用于病理组织的采集及送检操作。

3. 职责

3.1　病理负责人负责监督、管理。

3.2　实验人员和工作人员严格遵守操作规程。

4. 规程

4.1　病理组织学检查材料应及时采取,及时固定,以免自溶和出现死后变化,影响诊断。

4.2　所切取的组织,应包括病灶和其邻近的正常组织两部分,以便看病灶周围的炎症反应变化和便于对照观察;选取的组织材料,要包括各器官的主要结构,如肾应包括皮质、髓质、肾乳头及被膜。

4.3　选取病料时,切勿挤压(可使组织变形)、刮抹(使组织缺损)、冲洗(水洗易使红细胞和其他细胞过分吸水而胀大甚至破裂)。

4.4　选取的组织不宜太大,一般为 3.0cm×2.0cm×0.5cm 或 1.5cm×1.5cm×0.5cm。

4.5　尸检取标本时,可先切取稍大的组织块,待固定一段时间(数小时至过夜)后,再修整成适当大小并换固定液继续固定。

4.6　常用的固定液是 10% 甲醛(福尔马林),固定液量为组织体积的 5~10 倍,容器用大小适宜的广口瓶。

4.7　当类似组织块较多,易造成混淆时,可分别固定于不同的小瓶,并附上标记(用铅笔写在废相纸反面直接放进固定液或在瓶外标记);或将组织切成不同的形状,也可将用铅笔标明的小纸片和组织块一同用纱布包裹,再行固定。

4.8　将固定好的病理组织块,用浸渍固定液的脱脂棉,放置于广口瓶或塑料袋内并将口封固,再用干棉花包好装入木盒包装,连同尸检记录及有关材料一同送出。

******

七、实验室的人流、物流、动物流管理

实验室的人流、物流、动物流规范性管理是很重要的,直接关系到整个动物实验室和实验动物的质量问题。屏障环境和普通环境实验室的人流、物流、动物流的规范管理要求不一样,可以参考动物实验室管理制度的范例。一般要求如下:

(一)普通环境动物实验室的人流、物流、动物流管理

1. 人员流向程序图(图 4-1-7)

具体操作:在实验动物中心入口处将自己的鞋子脱下,放到专用的鞋柜里,换上室内的拖鞋或穿上鞋套;将自己的物品锁进专用衣柜,并签到;然后进入更衣室,穿上工作衣,戴上口罩、帽子和手套;经走廊进入各饲养间或实验室。在工作完毕,经走廊到洗消间,脱下工作

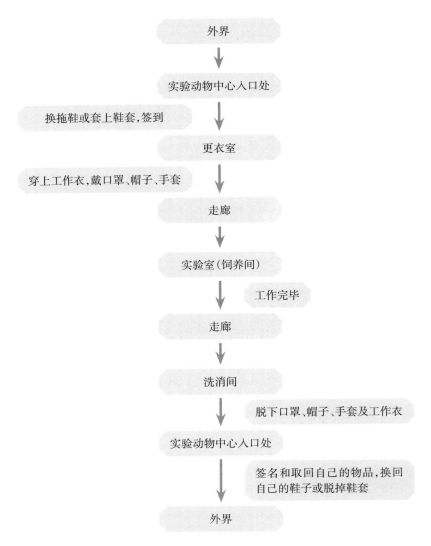

图 4-1-7 普通环境人员流向程序图

衣,摘下口罩、帽子和手套;到实验动物中心入口处签名和取回自己的物品,换回自己的鞋子或脱掉鞋套,然后离开。

2. 物品流向程序图(图 4-1-8)

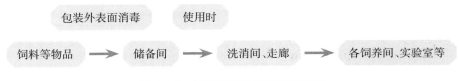

图 4-1-8 普通环境物品流向程序图

具体操作:饲料等物品购进后,用消毒液喷洒包装外表面;待干燥后,放置在储备间内备用;使用时,从储备间取出,经洗消间、走廊进入各饲养间或实验室等。

3. 动物流向程序图(图 4-1-9)

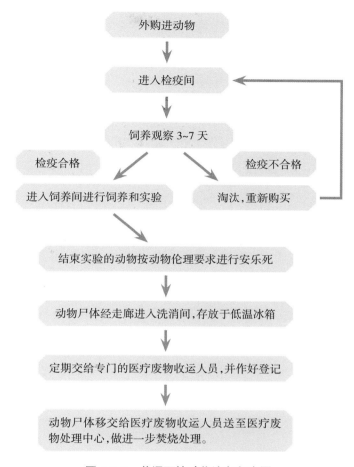

图 4-1-9　普通环境动物流向程序图

具体操作:对新购入的实验动物,工作人员要做好详细的记录,注明品种、品系、体重、性别、数量、购买单位、合格证号等;在检疫间饲养观察 3~7 天,无异常方可经走廊送入饲养间进行饲养和实验。实验结束后,按动物伦理要求进行安乐死处死动物,动物尸体经走廊入洗消间,放入低温冰箱保存并做好登记。然后由工作人员定期将动物尸体移交给医疗废物收运人员送至医疗废物处理中心,做进一步焚烧处理。

(二)屏障环境动物实验室的人流、物流、动物流管理

1. 人员流向程序图(图 4-1-10)

具体操作:在实验动物中心入口处脱下自己的鞋子,放到专用的外部鞋柜里;换上室内的拖鞋;将自己的物品锁进专用衣柜,并签到;在屏障区洗消间洗干净双手;在更衣室一门外再一次签到;脱去拖鞋;进入更衣室一,脱去外衣等并储放在衣柜里;通过淋浴室进入更衣室二;在更衣室二用消毒液擦拭双手,按隔离衣穿戴操作规程穿上高压消毒好的隔离衣、戴上口罩和手套;用隔离衣消毒包布巾包裹门锁开门,进入风淋室,风淋 30s;然后通过清洁走廊进入饲养间和手术室等。工作完毕,从污物走廊进入洗消间;在洗消间脱下口罩和手套;再

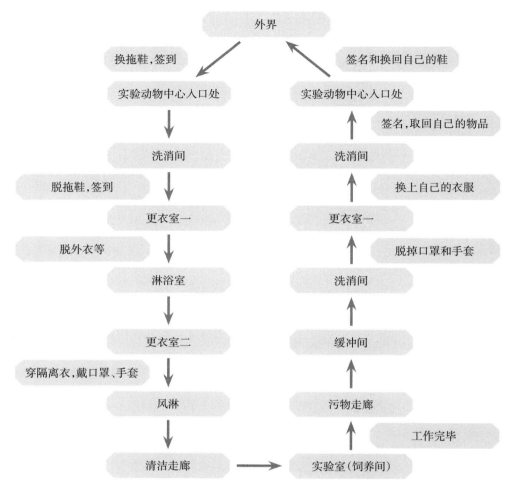

图 4-1-10   屏障环境人员流向程序图

回到更衣室一,更换回自己的衣服;同时把脱下的隔离衣带出并放置在洗消间内的专用收集设备里。在更衣室一门口和实验动物中心入口处签名,并取回自己的物品;换回自己的鞋子并离开。

2. 物品流向程序图(图 4-1-11)

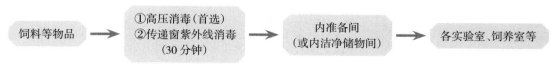

图 4-1-11   屏障环境物品流向程序图

具体操作:高压消毒的饲料、饮水、垫料、笼具和其他用品经高压灭菌器的另一侧门搬出存放到内准备间或内洁净储物间备用;使用时再运到各实验室和饲养室。不能进行高压消毒的物品如鸡蛋等,先用消毒水喷洒外表后放入传递窗内,进行紫外线消毒 30min;开启传递窗内门,在内准备间或内洁净储物间把物品取出,再送至各实验室和饲养室。用过的垫料、笼具、水瓶等物品经污物走廊,送至洗消间清洗消毒。

3. 动物流向程序图(图 4-1-12)

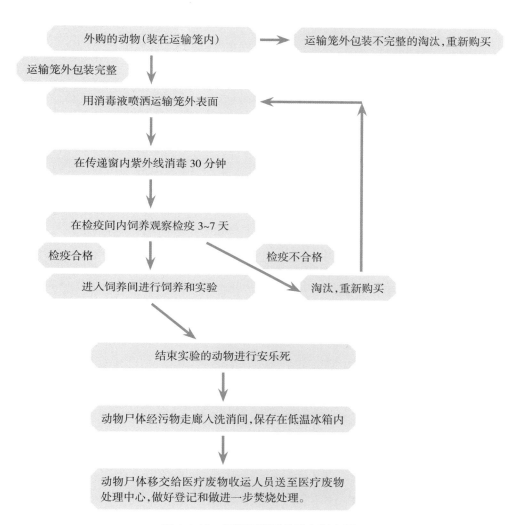

图 4-1-12　屏障环境动物流向程序图

具体操作:新购入的动物应装在运输笼内;检查运输笼外包装是否完整,若完整则用消毒液喷洒外表面并送入检疫室的传递窗内,紫外线消毒 30min;工作人员进入检疫间从传递窗内取出运输笼并打开,做好详细的记录,注明品种、品系、体重、性别、数量、购买单位、合格证号等;在检疫间饲养观察 3~7 天;无异常方可经清洁走廊送入饲养间进行饲养和实验。运输笼外包装不完整以及检疫观察不合格的动物要淘汰,重新购进。结束实验的动物进行安乐死。动物尸体用包装袋装好,经污物走廊入缓冲间,入洗消间,保存在低温冰箱内;动物尸体定期移交给医疗废物收运人员送至医疗废物处理中心,做进一步焚烧处理。

八、实验动物饲料、垫料、笼器具和饮用水的管理

用于饲养实验动物的饲料、垫料、笼器具和饮用水都有国家标准或团体标准或地方标准或行业标准要求,可上中国实验动物信息网(https://www.lascn.net/)质量标准栏目(https://www.lascn.net/Category_1192/Index.aspx)查询。

总体来说,饲料要满足实验动物正常的生理要求;如果是繁殖育种的动物还需要满足繁殖育种的营养要求;垫料要无毒、吸水和柔软不伤皮肤;笼器具要用无毒不生锈的材料制造,边角圆滑不伤皮肤。

饮用水于不同微生物控制级别的实验动物不同有不同的要求,如下几点意见是需要注意的:①普通级动物直接饮用城市饮用水即可,不需要无菌。无特定病原菌(SPF)级和无菌级别的实验动物要使用无菌水,即在城市饮用水的基础上要达到无菌,无菌的含部分离子水或纯净水即可。②无菌的含部分离子水比无菌的纯净水对动物的健康更有利,因为动物体内需要离子。③无菌的含部分离子水可以使用城市饮用水经过高压灭菌,或使用自动化的纯水系统制备;无菌的纯净水可以使用自动化的超纯水系统制备。④使用城市饮用水经过高压灭菌制备无菌的含部分离子水比较烦琐,工作量大,增加人力成本;使用自动化的纯水系统制备含部分离子水虽然增加早期投入,但设施运行期间人力成本低,工作量小,是一个实验动物中心最优的选择。⑤使用自动化的纯水系统制备含部分离子水要注意的是,位于管道内的水一天24h都要处于流动状态,拟保持水的新鲜度。⑥目前市场上还有低电压处理的无菌水,建议最好不要使用。因为低电压处理的无菌水主要是靠低电压产生一些杀菌离子,这些杀菌离子半衰期一般48h,喝进动物体内可能对动物健康产生不好的作用。

九、实验动物的质量监测

一般动物实验室仅接纳实验动物进行实验,不进行动物繁殖,所以原则上不需要做动物质量的监测。但如果实验项目周期长,动物需要饲养在半年以上的,则最好进行动物质量监控,每半年按国家标准要求进行动物健康监测一次,拟保准实验室洁净质量的控制。

十、环境设施的维护和监控

按现行的国家标准要求(中国实验动物信息网 https://www.lascn.net 质量标准栏目 https://www.lascn.net/Category_1192/Index.aspx)实验动物环境设施分三个等级:普通环境、屏障环境和隔离环境。不同的环境设施在温度、最大日温差、相对湿度、最小换气次数、动物笼具处气流速度、相同区域最小静压差、空气洁净度、沉降菌最大平均浓度、氨浓度、噪音、最小工作照度、动物照度和昼夜明暗交替时间这些指标的要求是不同的。一个动物实验室一年365天,每天24h都要按照国家标准要求进行运行。所以,日常工作中要对上述的指标进行监控和记录,及时发现设施的故障和进行维护。一般是温度、最大日温差、相对湿度和相同区域最小静压差每天上下午各一次要进行观察和记录;最小换气次数、动物笼具处气流速度、空气洁净度、沉降菌最大平均浓度、氨浓度、噪音、最小工作照度、动物照度和昼夜明暗交替时间这些指标要一个季度检测一次并记录。

一个动物实验室,保持标准的空气洁净度是最重要的。进入屏障环境和隔离环境的空气是需要经过初、中、高效过滤的,空气洁净度达到7级甚至5级。为了保证这个空气质量,

一般空气洁净机房的新风口和初效过滤膜需要每周更换一次,中效过滤膜需要 3~6 个月更换一次,高效过滤膜需要 2~3 年更换一次。这更换的频率视当地的空气质量而定。空气质量差更换的频率就高,这可以通过实验室静压差和气流速度调节的情况来判断。空气质量差,灰尘就大,过滤膜容易堵塞,实验室静压差和气流速度就不好调节,就需要更换滤膜了。

十一、工作人员的继续教育

一个动物实验室的所有工作人员的专业水平和职业素养一定要能满足岗位的工作需求。所以工作人员要不断进行再教育。一般通过下面几个途径不断提高工作人员的专业水平和职业素养:①定期组织科室业务和素质教育学习。一般每周组织一次的科室学习比较合适。通过讨论和解决科室的日常工作存在的问题进行业务和职业素质的学习。②安排新进工作人员参加“实验动物从业人员上岗培训班”的学习,考取从业资格证。③不定期选派工作人员参加各种实验动物与动物实验培训班的学习。④选派工作人员参加国内外实验动物与动物实验学术会议。⑤鼓励工作人员在做好本职工作的基础上参加在职硕士和博士课程的学习。⑥鼓励工作优秀的人员积极向中国共产党靠拢。借力党组织的各种素质教育活动,不断提高工作人员的职业素质。

在工作人员的继续教育中,特别要注意有意识地培养业务骨干,从德、能、勤、绩、廉各方面进行培养,不断提高他们的综合素质。业务骨干是任何工作环节的关键,高水平和高素质的工作骨干往往会让工作事半功倍。

十二、工作人员的健康管理

关于实验动物的国家法律法规如《实验动物管理条例》规定,从事实验动物工作的人员要定期进行体检,不得患有人畜共患病。所以体检项目除了普通的常规的检查项目外,最好与实验动物有关的人畜共患病如大、小鼠流行性出血热、小鼠淋巴细胞性脉络丛脑膜炎、犬狂犬病、弓形虫、猕猴疱疹病毒Ⅰ型和猴结核杆菌等也要作为常规体检的项目。

工作人员的健康体检要设立规章制度和档案管理,每年的健康体检报告都要存档。患有与实验动物有关的人畜共患病的工作人员要隔离治疗,不能从事直接接触实验动物的岗位的工作,以免发生人到动物再到人的疾病传播,留下生物安全隐患。

工作人员的健康体检一般一年一次,必要时可以半年一次或临时安排检查。

十三、实验室安全问题

动物实验室同样涉及安全问题,这包括水电安全事故、火灾事故、净化空调系统突发故障、动物咬伤事故、人员感染事故、动物疫情事故、危险物品泄漏事故、感染性实验的威胁等。

针对实验室生物安全事故必须制定有生物安全应急预案和处理小组(参考第四章第一节常见突发事件应急处理预案和危险品管理制度范例)。

值得注意的是,日常工作中实验室的火灾事故部门负责人要直接负责;水电、净化空调系统和危险品都要安排专人管理;危险品要存储在防爆防腐的保险柜里,实行双人管理和存取登记制度;动物咬伤、人员感染、动物疫情等兽医要负责日常管理和处理。感染性动物实验和使用具有传染性病毒载体进行的动物实验不得在正压的动物实验室进行。如果一个单位感染性动物实验和使用具有传染性病毒载体进行的动物实验比较多的话,最好建设一个负压的感染性动物实验室,按照国家有关生物安全等级不同的微生物安排在不同等级的负压的感染性动物实验室进行实验研究。

十四、实验动物使用许可证的申请

任何一个单位的动物实验设施必须获得当地政府主管部门(一般是各省科学技术厅)授予的实验动物使用许可证才能开展动物实验工作。按 2002 年 1 月 1 日实施的国家《实验动物许可证管理办法(试行)》规定,申请实验动物使用许可证的组织和个人,必须具备下列条件:①使用的实验动物及相关产品必须来自有实验动物生产许可证的单位,质量合格;②实验动物饲育环境及设施符合国家标准;③使用的实验动物饲料符合国家标准;④有经过专业培训的实验动物饲养和动物实验人员;⑤具有健全有效的管理制度;⑥法律、法规规定的其他条件。按 1997 年 12 月 11 日实施的国家《实验动物质量管理办法》规定,从事动物实验和利用实验动物生产药品、生物制品的单位。取得使用许可证必须具备下列基本条件:①使用的实验动物,必须有合格证;②实验动物饲育环境及设施符合国家标准;③实验动物饲料符合国家标准;④有经过专业培训的实验动物饲养和动物实验人员;⑤具有健全有效的管理制度;⑥有关法律、行政法规规定的其他条件。

当一个单位的动物实验室具备了申请实验动物使用许可证时,即可按政府实验动物主管部门的要求向政府主管部门或授权单位提交书面申请材料:政府主管部门或授权单位会进行书面审核:申请材料审核通过后会组织专家进行现场评审。现场评审一般包括现场人员考试、管理制度、SOP 和记录、现场硬件条件等进行全方位的现场考察。只有现场通过评审,政府实验动物主管部门方可发放实验动物使用许可证。

实验动物使用许可证有效周期为 5 年,到期要提前 3~6 个月向政府实验动物主管部门提出续证申请;续证评审的程序和新证申请评审的程序是一样的。实验动物使用许可证有效周期内实行年检管理制度。如果单位法人有变动、动物实验设施面积有增减,都需要向政府实验动物主管部门报备,主管部门会视情况再决定是否需要现场重新评审。

十五、实验人员的准入培训和动物实验设计相关原则

(一) 实验人员的准入培训

所有拟进入动物实验室进行实验的人员都必须通过准入实验前培训方可批准进入实验室开展动物实验(见第四章第二节眼科学动物实验的规范管理的准入实验培训内容)。

(二) 动物实验设计相关原则

动物实验方案一定要科学设计,既要符合生物统计学的要求,也要符合动物伦理与福利的要求。一般动物实验方案的设计有如下几个原则:①实验动物选择原则;②动物实验分组原则;③实验动物伦理原则。

1. 实验动物选择原则　有相似性原则、重复性原则、相匹配性原则和易行性/经济性原则。

(1) 相似性原则:是指选用的实验动物其结构、功能、代谢、疾病特点、基因型和表现型分布与人相似。非人灵长类动物:猴子、树鼩等其结构、功能和代谢最与人类相似;已建立的疾病模型动物其疾病特点最与人类疾病特点相似;封闭群动物其群体基因型和表现型的分布最与人类相似。

（2）重复性原则：是指复制的动物模型疾病的发生发展及药物的疗效在个体之间和实验批次之间是可重复的。近交系动物和杂交 F1 代动物基因型一致，故个体之间和批次之间差异小重复性好，优于封闭群动物，封闭群动物又优于杂交群动物。

（3）相匹配性原则：是指使用的实验动物的等级要与动物实验室的等级相匹配。普通级实验动物要在普通环境动物实验室进行饲养和实验，SPF 级实验动物和清洁级实验动物要在屏障环境动物实验室进行饲养和实验，无菌动物要在隔离环境动物实验室进行饲养和实验。

（4）易行性 / 经济性原则：是指在不影响实验结果的前提下可选择最易获得、最经济和最易饲养管理的实验动物。非人灵长类动物虽然与人类相似性最好，但最昂贵，饲养管理最复杂，所以可选用疾病特点与人相似的模型小动物。

2. 动物实验分组原则　有随机分组原则和配对分组原则。

（1）随机分组原则：是指将动物随机分配到各个实验组和对照组。

（2）配对分组原则：是指在存在明显个体差异的情况下，将差异小的个体配对再随机分配到实验组和对照组。如小鼠 6~8 周龄存在年龄差异，可以分成 6~7 周龄和 7~8 周龄两群动物后再随机分配到各实验组和对照组；1.5~2.5kg 兔存在体重差异，可以分成 1.5~2.0kg 和 2.0~2.5kg 两群动物后再随机分配到各实验组和对照组。

3. 实验动物伦理原则　国内外主要通行的是 3R 原则，即减少原则（reduction）、替代原则（replacement）和优化原则（refinement）。有关 3R 原则的具体内容请看第五章第一节。

综合以上各种原则，一个科学的动物实验方案应该是在满足生物统计学和动物福利伦理要求的前提下，使用的实验动物其疾病的发生发展和发病机理与人类的疾病最为相似，又最经济和容易获得以及容易饲养。

第二节　眼科学动物实验的规范管理

一个动物实验室会接收许多研究人员进入进行实验，为了保证所有实验项目能顺利进行必须要进行规范管理。动物实验规范管理总流程如下（图 4-2-1）：

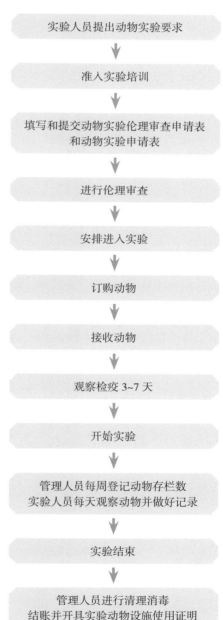

图 4-2-1　动物实验规范管理总流程图

1. 实验人员提出动物实验要求　所有有意向进入动物实验室进行实验的人员先向动物实验室办公室提出口头申请,报名参加实验室准入实验培训,并领取动物实验伦理审查申请表和动物实验申请表。

2. 准入实验培训　动物实验室办公室要给提出进入实验的人员安排准入实验前的培训。培训内容包括:①实验室简介和规章制度;②常用动物实验技术简介(包括常用实验动物的规范抓取固定、静脉给药和取血、心脏抽血、眼角取血、腹腔注射、皮下注射、灌胃、大体解剖和取材等);③现场参观和实操(包括实验室的分布与流程、实验室主要规章制度、隔离衣的穿戴、仪器的操作、人员出入登记、常用动物实验技术等)。

3. 填写和提交动物实验伦理审查申请表和动物实验申请表　参加完准入实验培训并考核合格的研究人员可以填写动物实验伦理审查申请表和动物实验申请表并提交至动物实验室办公室。

(1) 动物实验伦理审查申请表的填写可以参考第五章第一节"实验动物福利与伦理"里的"动物实验伦理委员会审查申请表"。申请表的内容包括实验申请者的姓名、单位、职称、实验项目名称、拟用动物品种、品系、级别、数量、详细的实验方案等。实验方案里涉及实验动物福利与伦理的内容要详细交代清楚。

(2) 动物实验申请表的内容应包括实验者姓名、职务或职称、单位、联系电话、实验名称、经费来源、实验方案简介、拟在什么局域开展实验、实验费用预算等。下表是供参考的动物实验申请表。不同的单位可以根据实际情况增减申请表的内容。

眼科学实验动物中心动物实验申请表(范例,仅供参考)

姓名		性别		职务		单位		
年级		专业		联系电话		导师/课题负责人		照片
动物实验名称								
项目名称								
项目编号			动物实验伦理编号					
申请在_____区工作起止时间			年　月　日至　年　月　日					
申请在_____区工作起止时间			年　月　日至　年　月　日					
课题简介:								
拟在_____区进行的实验工作:								
(提示:简述需要进行的实验内容,包括实验动物品种、品系、等级、数量、实验方法等。)								

续表

动物实验饲养费核算: 一、分组核算 二、总额 (提示:①按如下眼科学实验动物中心动物饲养收费标准进行计算动物饲养费:大鼠 3.00 元/(只·日);小鼠 2.00 元/(只·日);兔 3.50 元/(只·日);猴 10.00 元/(只·日)。②如安排到外单位进行实验的,则按该单位的收费标准进行预算。)

声明:我已熟知眼科学实验动物中心的各项规章制度和操作规程,并将严格遵守实验室的相关规定。如违反,自愿接受处罚。 签名:

申请人签名	导师/课题负责人意见	眼科学实验动物中心意见	中心领导意见
签名: 　年　月　日	签名: 　年　月　日	签名: 　年　月　日	签名: 　年　月　日

4. 伦理审查　伦理审查有两种模式:会议审查和网上审查。会议审查即是召集实验动物伦理委员会的委员集中一起开会,对提交上来的实验方案进行审查,实验申请者现场汇报,伦理委员会的委员专家针对伦理问题进行提问并给出修正意见。这种模式的优点是实验申请者当场即可获得专家的指导;缺点是伦理委员会的委员经常因为工作的繁忙不能到齐开会,所以评审时间不好安排,并且有限的会议时间审查的项目有限,不能按照需要及时完成审查任务。第二种模式是网上审查,即是伦理委员会办公室的秘书或工作人员将收集上来的伦理申请表通过网络发送到各位委员专家的邮箱,专家们自行安排时间近期完成审核。每份实验方案评审委员都要填写"动物实验伦理审查表决票"(参考"实验动物福利与伦理管理"部分的相关内容。)。有伦理问题的实验方案通过书面反馈到伦理委员会办公室,再由办公室的秘书或工作人员反馈回实验申请者进行修改。最后通过伦理审查的实验方案由实验动物伦理委员会出具"动物实验伦理审查报告"(参考"实验动物福利与伦理管理"部分的相关内容),给出审查结果:该实验方案符合动物福利伦理要求,通过动物实验伦理审查,准予开展动物实验。

中华人民共和国国家质量监督检验检疫总局和中国国家标准化管理委员会 2018 年 2 月 6 日发布的《实验动物福利伦理审查指南》(下称《指南》)对伦理审查的原则和内容作了指导性规定。该《指南》在中国实验动物信息网国家标准栏目中可获得。

关于伦理审查及申请表的填写要注意的几点问题:①关于动物使用数量问题。原则上动物的使用数量要符合统计学的最低要求。如果达不到统计学的最低要求的实验数据是不可用的,所进行的动物实验是无效的,也就是说所使用的动物尽管数量很少但也遭受了不合理的损害。②关于动物实验周期的问题。动物实验的周期也要满足实验数据采集的要求,要能够达到实验研究的目的。如果达不到要求,实验周期再短动物遭受的损害都是不合理的。③关于氯丙醛作为麻醉药使用问题。氯丙醛对啮齿类动物大、小鼠的麻醉效果非常好,大、小鼠痛觉消失维持稳定和时间持久,麻醉效果比戊巴比妥钠等其他麻醉剂的效果都要佳。但在麻醉和镇静剂的归类中氯丙醛是属于镇静剂,所以,国际上不认可它作为麻醉剂给大、小鼠使用。如果作为麻醉剂使用,在文章发表时会经常受到指责,故伦理审查时要注意这个问题。④关于动物安乐死方法的问题。安乐死方法有许多种,总的来说,小批量的小鼠和100g以下的小大鼠可以使用颈椎脱臼法处死;小批量的100g以上大鼠、豚鼠、兔子过量麻醉处死或麻醉后断头或放血处死;大批量的小鼠、大鼠、豚鼠和兔子则使用二氧化碳安乐死仪器批量处死;大动物猴子、小型猪和狗则麻醉后断头或放血处死;鱼类实验动物可以低温速冻处死。⑤关于双眼手术问题。不允许动物同时双眼进行手术。要保证有一只健康的眼睛保障动物的日常采食、饮水等生活活动。⑥关于实验批次的重复次数问题。从统计学的角度,相同的实验在满足动物个数的前提下不主张重复实验,以免无意义地增加动物的使用数量。过多的批次是无谓的动物消耗,不符合动物伦理要求。

5. 订购动物　使用的实验动物必须从有实验动物生产许可证的单位采购。

6. 接收动物　动物运输到实验室后,如果是无特定病原体级动物(specific pathogen free animal,SPF animal)或清洁级的动物(clean animal,CL animal)如大、小鼠,首先要先检查外包装,确定无破损后,用消毒剂喷洒外包装表面,然后放置传递窗内,开启紫外灯消毒半小时,最后在屏障环境内侧将整个运输笼移入屏障环境的检疫间。如果是普通级动物如豚鼠、兔子、猴子、狗、小型猪,则需要确认动物没有怀孕和表面正常,才移入普通环境检疫间。在这接收动物的过程要审核随动物送到的实验动物生产许可证、动物近3个月内的检疫报告和动物质量合格证;核对购买动物的品种、品系、性别、数量、体重等信息;并做好接收登记。下表是供参考的动物接收登记表。

实验动物接收登记表(范例,仅供参考)

日期	实验者	品种品系	等级	动物规格			数量/只	单价	来源	质量合格证号	许可证号	备注
				体重	日龄	性别						

7. 动物检疫观察　动物购入接收后先进入每个区的检疫间,进行适应性的饲养检疫观察。检疫观察的时间一般3~7天。因为动物从一个地方运输到另一个地方,体内的生理状况会有一个变化期。虽然现在实验动物饲养的环境都有相同的国标要求,但动物从一个饲养场所换到另个场所以及运输的影响,体内的生理指标还是会有波动的。一般动物到一个新的地方后要有3~7天的适应性饲养才会稳定体内各项生理指标。另外,也必须要有3~7天的适应性饲养检疫观察,观察动物无异常后才能进入实验饲养室开始进行实验。如果发现异常必须马上处理,退货或处死。一般检疫观察的指标有:精神状态、皮毛光亮度、四肢皮肤的异常、肛门的清洁度、饮水等。下表是供参考的检疫登记表。

检疫登记表（范例，仅供参考）

购置日期	品系	精神	被毛	排泄物	外阴	饮食	雌性怀孕情况	四肢	备注	记录人

8. 实验期的管理　适应性饲养检疫观察期结束未发现异常的动物即可开始进行实验。实验期间实验人员或实验室管理技术员要每天观察动物的情况，包括精神状况、饮食情况、排便情况等；每周结束时要做好每个实验项目的动物存栏数量和动物处理情况登记。下表是供参考的动物存栏数量和动物处理情况登记表。

动物存栏数量和动物处理情况登记表（范例，仅供参考）

日期	动物品系名称 1			动物品系名称 2			动物品系名称 3			动物品系名称 4			备注
	买入	取材	饲养量	买入	取材	饲养量	买入	取材	饲养量	买入	取材	饲养量	

9. 实验结束的管理　一个实验项目结束后，要尽快做这三件事：①饲养场地的清洁消毒。尽快安排工作人员对动物饲养场所和笼具进行清洁卫生、喷撒或用抹布抹擦消毒液，为接纳下一个实验项目做好准备。②给实验人员做好费用的结算。③给实验人员开具实验动物设施使用证明。

（黄　冰　黎韦华　袁友朋）

参 考 文 献

1. 陈之昭 . 眼科疾病的动物模型［M］. 陈大年，魏来，主译 . 北京：人民卫生出版社，2017：1-130.
2. 刘恩岐 . 人类疾病动物模型［M］.2 版 . 北京：人民卫生出版社，2014：270-293.
3. 魏世辉，王志军 . 眼科实验动物学［M］. 北京：人民军医出版社，2010：1-148.
4. 徐国景，唐利军，易工城，等 . 实验动物管理与使用技术手册［M］. 武汉：湖北科学技术出版社，2008：1-346.
5. 杨培增，陈家祺，葛坚，等 . 眼科学基础与临床［M］. 北京：人民卫生出版社，2006：1-938.
6. 杨威，饶军华 . 实验猴解剖生理、组织病理学及在医药研究中的应用［M］. 广州：中山大学出版社，2016：107-335.
7. 张薇，张永斌，陈嘉，等 . 实验动物从业人员培训教程［M］. 广州：中山大学出版社，2016：1-103.
8. Michael Balls.3R 和仁慈准则［M］. 程树军，译 . 北京：科学出版社，2014：32-87.
9. 中华人民共和国国家标准 . 实验动物配合饲料维生素的测定［S］. 中华人民共和国国家质量监督检验检

疫总局,2001:1-15.

10. 中华人民共和国国家标准.实验动物配合饲料常规营养成分的测定[S].中华人民共和国国家质量监督检验检疫总局,2001:1-4.

11. 中华人民共和国国家标准.实验动物哺乳类实验动物遗传质量控制.中华人民共和国国家质量监督检验检疫总局,2010:1-14.

12. Chen H,Wen F,Li H,et al.The types and severity of high myopic maculopathy in Chinese patients[J]. Ophthalmic physiol opt,2012,32(1):60-67.

13. Fang Duan,Jingyu Liao,Liping Lin,et al.Prevalence of laboratory critical results in eye patients from an eye hospital in Southern China[J/OL].BioMed Research International,2017,2017:8920350.

14. Li Z,Cui D,Ao S,et al.Reliability of ocular aberration measurements in children with moderate and low myopia under scotopic conditions[J/OL].J Ophthalmol,2018,11:2043718.

15. Wenjuan Zhao,Fang Duan,Zhongting Li,et al.Evaluation of regional bulbar redness using an image-based objective method[J].Int J Ophthalmol,2014,7(1):71-76.

16. Yang M,Yang Y,Lei M,et al.Experimental studies on soft contact lenses for controlled ocular delivery of pirfinedone:in vitro and in vivo[J].Drug Deliv,2016,23(9):3538-3543.

17. Yang Y,Zhong J,Dun Z,et al.Comparison of efficacy between endoscopic cyclophotocoagulation and alternative surgeries in refractory glaucoma:a meta-analysis.Medicine,2015,94(39):e1651.

18. Yang YF,Wang XH,Pi MS.Long-term outcomes of domestic hunan aqueous drainage implantation in refractory glaucoma.Eye Science,2011,26(4):225-229.

19. Zhang X,Wen F,Zuo C,et al.Clinical features of punctate inner choroidopathy in Chinese patients.Retina, 2011,31(8):1680-1691.

20. Zhongting Li,Fang Duan,Liping Lin,et al. A new approach of delivering siRNA to the cornea and its application for inhibiting herpes simplex keratitis.Current Molecular Medicine,2014,14(9):1215-1225.

第五章

实验动物福利、伦理及国际实验动物管理评估与认证

第一节　实验动物福利和伦理

一、实验动物福利与伦理出现的必然性

（一）实验动物自然属性与社会属性的必然

与人相似，实验动物也具有一定的行为活动能力，如交配繁衍、认知甚至感知情感的特性，这是实验动物的自然属性。每一种实验动物都是自然界的物种之一，都在自然界中生存并发展，作为个体与自然界中其他生物发生着各种各样的关系，这是实验动物的社会属性。基于自然属性与社会属性，实验动物必然产生对生存资源的获得权利及社会情感的需求权利。实验动物生命本质与生存繁育权益和条件要求，统称为福利（权益）；人类在生产与使用实验动物的活动中，与实验动物所发生的形式内容和利益盈亏关系，统称为伦理问题。

（二）社会发展的必然

动物福利与伦理的发展经历了漫长而曲折的过程，与人类社会的发展密切相关。社会发展过程中动物与人的关系经历了多次变迁，如古希腊自然目的论"动物为人类而存在"、基督教神学目的论"人类统治动物"、近代的"动物机器论"，这些理论均认为动物处于被支配的地位，动物感觉不到痛苦，人可以任意地处置动物，对动物没有任何的道德义务。随着达尔文进化论的出现，发现了人与动物之间的亲缘关系，在活体解剖动物的过程中人们逐渐认识到动物有感觉能力，对痛苦有应激反应，动物并不是一个简单的机器，而是"有感知的存在"，由此动物福利观念逐步形成。善待动物的同时有助于人类道德的发展，动物逐渐成为道德和立法的主体。1822 年，英国的"人道主义者"马丁提出了禁止虐待动物的方案并获得通过，首次以法律条文的形式规定了动物的利益，是动物福利保护史上的里程碑。1866年，美国建立了第一个动物福利组织"美国防止虐待动物协会"。1966 年美国通过了《动物福利法》，规定了对实验动物的人道照顾，它是当时唯一一部规定在试验、展示、运输与贩卖动物时应如何管理的联邦法规。近年来我国开始重视实验动物福利与伦理，1988 年颁布了《实

验动物管理条例》,2006 年颁布了《关于善待实验动物的指导性意见》,2018 年颁布了《实验动物福利伦理审查指南》(GB/T 35892—2018)。此外为推动实验动物福利与伦理的发展形成了各种独立的组织,如 AAALAC(Association for Assessment and Accreditation of Laboratory Animal Care international,国际实验动物管理评估与认证协会)、NC3Rs(National Centre for the Replacement,Refinement and Reduction of Animals in Research,英国 3Rs 国家中心)、ICCVAM(Interagency Coordinating Committee on the Validation of Alternative Methods,美国替代方法验证机构间协调委员会)、CCARE(Chinese Center for Alternative Research & Evaluation,中国替代方法研究评估中心)等。

二、实验动物福利与伦理的内涵

(一) 实验动物福利的内涵

《关于善待实验动物的指导性意见》指出实验动物福利即善待实验动物,在饲养管理和使用实验动物活动中采取有效措施,保证实验动物能够受到良好的管理与照料,为其提供清洁舒适的生活环境,提供保证健康所需的充足食物、饮水和空间,使实验动物减少或避免不必要的伤害、饥渴、不适、惊恐、疾病和疼痛。福利管理的三个原则包括动物的基本需求得到满足,痛苦被减至最小,尽可能使动物处于康乐状态。国际上通认的说法,动物福利包括"五大自由":

1. 享受不受饥渴的自由　提供动物保持良好健康和精力所需要的食物和饮水,即生理福利。

2. 享有生活舒适的自由　提供适当的房舍或栖息场所,让动物能够得到舒适的睡眠和休息,即环境福利。

3. 享有不受痛苦、伤害和疾病的自由　保证动物不受额外的疼痛,预防疾病并对患病动物进行及时的治疗,即卫生福利。

4. 享有生活无恐惧和无悲伤的自由　保证避免动物遭受精神痛苦的各种条件和处置,即行为福利。

5. 享有表达天性的自由　保证提供足够的空间、适当的设施以及与同类伙伴聚集的自由,即心理福利。

(二) 实验动物伦理的内涵

实验动物伦理是指在实验动物生产和使用过程中,人对实验动物的伦理态度和伦理行为的规范,包括尊重实验动物的生命价值和动物福利,在动物实验中平衡实验目的、公众利益和实验动物的生命价值。1959 年英国动物学家罗歇尔(W.M.S.Russell)和微生物学家布鲁克(R.L.Burch)在《人道主义实验技术原理》一书中提出了"3R"原则:

1. 替代(Replacement)原则　尽可能采用低等动物或无知觉的试验材料替代高等实验动物。包括绝对替换品(用无生命的组织细胞或计算机系统取代实验动物)以及相对替代品(用进化程度低等的动物取代高等脊椎动物)。

2. 减少(Reduction)原则　即使用较少的动物获取相对等的信息或使用一定数量的动物获得最大信息(在不增加动物疼痛的情况下)。这种方法依赖于对实验设计的优化、试验技术的更新、统计方法的选择等。

3. 优化(Refinement)原则　是指对饲养管理和动物实验程序进行改善来达到增进动物

福利或最大限度地减少或消除疼痛和痛苦。包括饲养管理和动物实验方案的优化和操作人员技术技能的提高。

"3R"原则不仅是时代发展与社会进步的体现,同时也为科学发展提供了新思路和新方法。"3R"原则提出以来,开拓了人们理性投入生命科学研究的思路,使得仁慈科学成为良好科学的前提,并激励科学家投入替代技术开发。如使用水生实验动物代替哺乳类实验动物来进行环境污染评价,用猪眼代替整体动物进行眼刺激试验,随着生物材料基因编辑和微型生理系统新兴技术的发展,推动了脏器芯片(organ-on-a-chip)和微器官培养(organoid cultures)等 3D 培养技术在实验动物替代中的应用。

三、实验动物福利与伦理的管理要求

(一) 国家管理要求

1.《实验动物管理条例》　于 1988 年 10 月 31 日经国务院批准由国家科学技术委员会颁布。该条例第六章第二十九条规定:"从事实验动物工作的人员对实验动物必须爱护,不得戏弄或虐待。这是我国最早对实验动物的福利和伦理提出要求"。

2.《关于善待实验动物的指导性意见》　于 2006 年由国家科技部颁布,这是我国第一份专门针对动物福利要求的文件。文件提出了善待实验动物的概念,实验动物生产和使用单位应设立实验动物管理委员会(或实验动物道德委员会、实验动物伦理委员会等)以保障实验动物福利和伦理,制定了实验动物在运输、饲养管理、应用过程中的指导性意见及善待实验动物的相关措施。

3.《实验动物福利伦理审查指南》(GB/T35892—2018)　于 2018 年 2 月 6 日发布,2018 年 9 月 1 日实施。本标准规定了实验动物生产、运输和使用过程中的福利伦理审查和管理的要求,包括审查机构、审查原则、审查内容、审查程序、审查规则和档案管理等。其中审查原则有:必要性原则、保护原则、福利原则、伦理原则、利益平衡性原则、公正性原则、合法性原则和符合国情原则。

(二) 地方管理条例

1.《广东省实验动物管理条例》　2010 年 6 月 2 日经广东省第十一届人民代表大会常务委员会第十九次会议通过,于 2010 年 10 月 1 日起施行。该条例第四章第二十七条规定:"鼓励共享实验动物的实验数据和资源,倡导减少、替代使用实验动物和优化动物实验方法"。第二十八条规定:"实验动物生产、使用活动涉及实验动物伦理与物种安全问题的,应当遵照国家有关规定,并符合国际惯例"。第二十九条规定:"从事实验动物工作的人员在生产、使用和运输过程中应当维护实验动物福利,关爱实验动物,不得虐待实验动物"。第三十条规定:"对实验动物进行手术时,应当进行有效的麻醉;需要处死实验动物时,应当实施安死术"。第三十一条规定:"从事实验动物生产、使用的单位和个人,在开展动物实验项目时,应当制定保证实验动物福利、符合实验动物伦理要求的实验方案;有条件的应当设立实验动物福利伦理组织,对实验方案进行审查,对实验过程进行监督管理"。

2.《北京市实验动物管理条例》　于 2004 年颁布实施,第七条规定:"从事实验动物工作的单位和个人,应当维护动物福利。"

3.《湖北省实验动物管理条例》　于 2005 年颁布实施,第二十九条规定:"从事实验动物工作的单位和个人,应当关爱实验动物,维护动物福利,不得戏弄、虐待实验动物。在符合科学原则的前提下,尽量减少动物使用量。减轻被处置动物的痛苦。鼓励开展动物实验替代方法的研究与应用。"

4.《云南省实验动物管理条例》 于 2007 年颁布实施,第二十八条规定:"从事实验动物工作的单位和个人,应当善待实验动物,维护动物福利,不得虐待实验动物。逐步开展实验动物替代、优化方法的研究与应用,尽量减少动物使用量。对不再使用的实验动物活体,应当采取尽量减轻痛苦的方式进行妥善处置。"

5.《黑龙江省实验动物管理条例》 于 2009 年颁布实施,第五条规定:"动物实验设计和实验活动应当遵循替代、减少和优化的原则。从事实验动物工作的单位和人员应当善待实验动物,维护实验动物福利,减轻实验动物痛苦。对不使用的实验动物活体,应当采取尽量减轻痛苦的方式进行妥善处理。"

6.《吉林省实验动物管理条例》 于 2017 年颁布实施,第二十八条规定:"从事实验动物工作的单位或个人,应当维护动物福利,不得虐待实验动物,必须处死的动物应当采取安乐死。"

（三）其他标准

1.《实验动物机构质量和能力的通用要求》(GB/T27416—2014) 在国家科技部、国家质量监督检验检疫总局和国家认证认可监督管理委员会的支持下,中国合格评审国家认可中心于 2014 年颁布,是我国实验动物许可管理模式的重要补充。该标准对实验动物相关的管理、建筑、兽医、安全、职业健康安全等内容的通用要求进行了全面系统的描述,坚持动物福利与动物质量是息息相关、环环相扣的理念,关注动物的福利和质量为核心内容,同时强调人员的职业健康与安全的要求。此外对环境丰富化、安死术、人道终止时机等术语进行了详细的描述。

2.《实验动物福利伦理审查指南》(GB/T35892—2018) 规定了实验动物生产、运输和使用过程中的福利伦理审查和管理的要求,包括审查机构、审查原则、审查内容、审查程序、审查规则和档案管理等内容,适用于实验动物福利伦理审查及质量管理。

3.《医疗器械生物学评价》(GB/T16886.2—2011) 第 2 部分动物福利要求中给出了建议和指南,以利于进一步减少动物总体数量、优化试验方法以减轻或消除动物的疼痛或痛苦,以及采用其他不需要动物试验的科学有效的方法来替代动物试验。

4.《中华人民共和国药典》(2010 年版) 要求检定用动物除有规定外均应用清洁级或清洁级以上的动物。应尽量采用准确的化学方法、物理或细胞学方法取代动物试验进行生物制品质量检定,以减少用动物做实验。

5.《实验动物管理与使用指南(*Guide for the Care and Use of Laboratory Animals*)》 国际实验动物管理评估及认证协会(AAALAC)是世界公认的实验动物管理和使用、动物福利认证机构之一,AAALAC 在评估实验动物护理和使用项目时采用《实验动物管理与使用指南(*Guide for the Care and Use of Laboratory Animals*)》(以下简称 *Guide*)对申请机构的动物管理和使用、福利进行评估。截至 2018 年 10 月,中国大陆已有 75 个实验动物相关机构通过了 AAALAC 认证,这是我国实验动物福利伦理与国际接轨的重要标志。*Guide* 把实验动物的福利与伦理要求作为管理要求的重要内容,"人性化饲养管理"是该指南的核心要求,提倡实施人性化饲养管理计划,建立一个重视和鼓励人性化饲养管理和尊重动物的实验环境的实验动物管理机构。*Guide* 除了关键概念外,主要内容包括动物饲养管理和使用计划,动物的环境、饲养和管理,兽医保健,动物设施总体规划等 4 大部分。该指南描述了"3R"原则、伦理和福利、实验设计和数据统计、研究和测试方法学等多种概念。明确动物饲养管理和使用计划管理的原则和制度建立的要求,IACUC(Institutional Animal Care and Use Committee, 机构实验动物管理和使用委员会)、OHSC(Occupational Health and Safety Committee,职业健康与安全委员会)和兽医等组织机构的职责内容,强调研究计划的审查与监督管理。对实验动物所生活的小环境与大环境的温湿度、通风、空气、水质、光照、噪音与振动、环境丰富及动物占用空间、饲料、垫料、饮水等均做出了明确要求。此外以动物的健康为中心提出各项管理措施,同时强调实验前、中、后全过程应贯穿减轻疼痛的原则,此外要求动物的麻醉、安乐死和人道终点的选择应成为保证动物福利关键的审查点。该指南还要求动物设施总体规划中除了考虑科学、成本等因素外,还应围绕动物健康、福利与安全等因素,分别对设施走廊、门窗、地面、墙壁天花、排水、进排风、照明与动力、空调等系统等做出具体要求。

(陈梅丽)

四、眼科学动物实验伦理审查程序和相关参考表格

（一）眼科学动物实验伦理审查程序

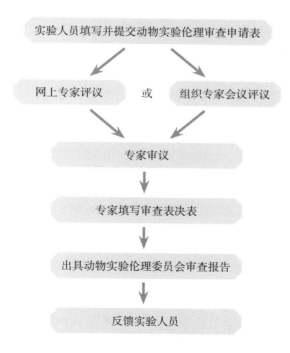

（二）眼科学动物实验伦理审查相关参考表格

1. 动物实验伦理委员会审查申请表(图 5-1-1,范例,仅供参考),下图是在中华人民共和国国家质量监督检验检疫总局和中国国家标准化管理委员会于 2018 年 2 月 6 日发布的《实验动物福利伦理审查指南》提供的参考性伦理审查申请表的基础上,结合眼科学研究的需求制定的"眼科学实验动物伦理委员会审查申请表",仅供参考。

XXX(单位名称)
实验动物伦理委员会审查申请表

Application Format of Animal Experimental Ethical Inspection to Ethics Committee of XXX(单位英文名称)

受理编号(No.):

实验名称(Study title):	
课题来源和编号(Sponsor sources and No.):	
课题名称(Program):	
动物实验设施使用许可证编号(Name and certificate number of the facility):	
课题负责人(Principal Investigator):	邮箱(Email):
动物实验负责人(Contact Person):	邮箱(Email):
实验时间(Experimental period): 年 月 日至 年 月 日	申请日期(Application date): 年 月 日

参与动物实验操作人员姓名、相关专业证书编号，经验、培训、资质和能力的描述
Name and certificate number, Description of experience/training/competency of the individuals carrying out the research.

现有动物实验设施条件是否与拟开展动物实验的规范性要求相匹配的描述
Conformity of facility condition and proposed to carry out experiment requirement

眼科学实验动物中心具有实验动物使用许可证，配套有眼科学实验仪器，实验室完全按照国家和广东省实验动物管理条例和 SOP 进行管理和运作，制度健全，操作规范，完全符合本研究所需要的实验条件。

其他：（请描述）。

实验方案（Experimental Scheme）:
撰写提纲:
一、动物实验的必要性
1. 简述研究背景
2. 动物实验的必要性
（提示：要交待清楚是否有非动物实验可替代，以及是否有体外实验作为基础。）
3. 所选动物品种的必要性
（提示：要交待清楚是否没有更小型的实验动物可以替代，以及选择的实验动物种类是否是必需的。）
二、研究方案
1. 实验分组
（提示：要交待清楚实验动物的品种、品系、每组动物数量、饲养周期。每个小组在符合统计学要求的情况下，要使用最小数量的实验动物。饲养周期是在满足实验要求的情况下，设计为最短。）
2. 研究方法和内容
（提示：a.要详细介绍手术方案／造模方案／给药方案；b.要介绍清楚动物的麻醉和保定、麻醉药名称和剂量、给药途径、术中和术后动物的护理、观察指标、实验结束后动物安乐死方法；c.要交待清楚动物购进后适应性饲养 3~7 天开始实验；d.只允许单眼手术操作；e.允许的动物安乐死方法：小批量小鼠处死是颈椎脱臼法，大批量小鼠处死是二氧化碳处死法；小批量 100g 以下体重的大鼠处死是颈椎脱臼法，小批量 100g 以上体重的大鼠处死是麻醉后断颈法或过量麻醉法，大批量大鼠处死是二氧化碳处死法；乳鼠处死可放置在 4℃ 碎冰上 5min 低温麻醉后用剪刀断头或二氧化碳处死法；兔子处死是麻醉后空气栓塞法或过量麻醉法；猴子的处死是麻醉后放血法或过量麻醉法；f.动物手术使用的麻醉药和麻醉方案选择请看下面表格。）

图 5-1-1　动物实验伦理委员会审查申请表

拟使用动物信息 Animal to be used	动物来源(Animal origin)：		
	实验动物生产许可证编号(Certificate number)：		
	实验动物质量合格证(Certification of fitness)：□有　□无,说明(instructions)：		
	品种/品系(breed/strain) □大鼠 rat　□小鼠 mice　□裸鼠 nude mice　□豚鼠 guinea pig □兔 rabbit　□犬 dog　□灵长类 primary animal □转基因动物 genetically modified animal □其他（具体说明）others		等级(Grade) □普通(CV) □清洁(CL) □SPF(GF) □其他(others)
	数量(Number)：　　只（♀；♂）	体重(Weight)：　　g/kg	月龄(Age)：　　M
	选择实验动物种类和数量的原因(Reasons for the choice of species and numbers of animals tibe used.)		
拟开展动物实验的详细信息 Detailed information of the experiments on animals	详细列出对动物可能造成的所有可预期的伤害，包括动物运输、每个实验方案动物饲养方式、实验操作步骤中等可能产生伤害或不适的细节以及拟采取的防控措施。（请在□打√） Description of the overall harms expected to be experienced by the animals-including details of the likely adverse effects of each protocol, cage breeding and the steps which will be taken to control these adverse effects.（please √ in the□） □动物运输过程中因运输工具、路途遥远等客观条件均不可控，难免对实验动物造成影响，本项目始终坚持在具有生产许可证的单位购入动物，其配备有专业的运输团队，力争将动物运输过程中对动物造成的伤害降至最低。运输过程中给动物提供充足的饲料及饮水，有合适活动空间，减少动物因缺氧、缺食、缺生存空间导致的死亡；运输过程中保持运输笼具的平整摆放，固定笼具，避免因晃剧烈导致动物死亡。 □所有实验动物购进后均适应性饲养 3~7 天开始实验,眼科学实验动物中心配有专人负责动物喂养，根据实验动物的习性提供舒适的生存环境，定时检查实验动物生存状态，保证小鼠有合适的生存及活动空间，提供充足的饲料及饮用水，杜绝饲养过程中对实验动物造成不必要的伤害。 □实验过程中有可能因手术造模、给药等实验操作对动物造成伤害。因此实验者实验前熟练各种操作技术，减少因操作不熟练造成动物的痛苦。实验过程中进行动物的术前、术中的麻醉；保证麻醉药在保质期内，给药规范、足量，使动物无痛苦，又不至于麻醉过量致死；实验中每一步操作都集中注意力，造模环节整个手术过程应注意动作轻柔，提高造模成功率，避免给动物造成不必要的伤害；减少毒性药物使用，实在无法避免须使用有毒性药物时应按起效的最小计量给药，将实验动物的痛苦降至最低；术后一周内对术眼进行镇痛和抗炎处理。 □其他：（请描述）。		

图 5-1-1(续)　动物实验伦理委员会审查申请表

拟使用的动物手术麻醉药和麻醉方案选择(直接在相应的位置标上黄色)：
Choose animal surgery anesthetics and anesthesia scheme（To mark with yellow in the corresponding place.）：

种类	戊巴比妥 mg/kg	途径	舒泰50 mg/kg	途径	速眠新II&戊巴比妥 速眠新II mg/kg	戊巴比妥 mg/kg	途径	速眠新II&舒泰50 速眠新II mg/kg	舒泰50 mg/kg	途径	右美托咪定&丙泊酚 右美托咪定 μg/kg	丙泊酚 mg/(kg·h⁻¹)	途径
小鼠	35	I.V.	–	–	–	–	–	–	–	–	–	–	–
小鼠	50	I.P.	–	–	–	–	–	–	–	–	–	–	–
大鼠	25	I.V.	–	–	–	–	–	–	–	–	–	–	–
大鼠	50	I.P.	–	–	–	–	–	–	–	–	–	–	–
兔	30	I.V.	–	–	0.1~0.2	25~30	I.M.	–	–	–	–	–	–
兔	40	I.P.	–	–				–	–	–	–	–	–
猴			4~6	I.M.	1	20~35	I.M.	0.2	4	I.M.	1	8	I.V 泵注

注：I.V.为静脉内注射；I.P.为腹腔内注射；I.M.为肌肉内注射。
　　舒泰50（注射用盐酸替来他明盐酸唑拉西泮）规格50mg/ml；速眠新II（盐酸赛拉嗪注射液）规格20mg/ml
　　*麻醉前给药：阿托品 0.01~0.05mg/kg
温馨提示：本表麻醉方案及剂量为动物中心根据实际工作经验总结得出，无明确标准出处；数据仅供参考。

主要观察指标 Main observation target

仁慈终点或实验终结的指标（请在□打√）
Humane endpoint or experimental terminative indicator（please √ in the□）
□实验过程中，因以下原因，动物不能正常完成实验，将执行仁慈终点，中止动物实验，执行动物安乐死：
1. 体重剧烈减少20%以上、无法采食或饮水等；
2. 注射后出现眼部严重感染、溃烂等眼部症状；
3. 发生其他造成剧烈痛苦的并发症状；
4. 无法控制的出血现象伴随体温过低，体温变化2℃及以上，心率和呼吸频率加快30%及以上或明显下降；
5. 持续性的非诱导行为改变如自残，焦虑不安或长时不动；
6. 对外界刺激的反应强烈或肌肉反应微弱，处于昏迷前期状态；
7. 其他：不愈合的伤口、严重持续性呕吐或下痢、明显的器官及五官功能损伤、动物遭受疼痛不适时的行为及生理现象；
8. 其他：（请描述）。
□当研究的科学目标已经达到，即可实验终结；或当实验结果与预期不符且改进方案无效即实验终结。

动物处死方法（请在□打√）Death conduct（please √ in the□）
　□过量麻醉
　□戊巴比妥钠120mg/kg，大小鼠静脉注射
　□CO_2吸入
　□麻醉后颈椎脱臼（适用于小鼠和体重小于200克的大鼠）
　□麻醉后放血
　□其他：

（左侧竖排）拟开展动物实验的详细信息　Detailed information of the experiments on animals

图 5-1-1(续)　动物实验伦理委员会审查申请表

	非处死动物的处置方式 Not for the death of the animal disposition □继续使用 Continue to use □保存在机构 Save in the agency □放生野外 Release to the wild □其他，详细说明 Others, detailed description
	动物替代、减少动物用量、降低动物痛苦伤害的主要措施。Major measure for 3Rs
	是否使用有毒（害）物质（感染、放射、化学毒、其他）。 Poisonous(harmful)material(infection,radiate,chemical poison and other)being used □否 no □是 yes　　详细说明 Others, detailed description

利害分析的小结，说明为何预期的利益多于害处。 A summary of the harm-benefit analysis-why the expected benefits be considered to out-weigh the predicted harms.
相关的补充说明或辅助证明文件。Supplementary instruction or any auxiliary documents for investigate.
信息公开和保密要求：说明哪些信息需要保密。哪些信息可以公开。 Declaration for the information disclosure and confidentiality requirements, declaring the information need to be kept secret, the information can be disclosed.
对实验动物伦理委员有无回避要求。Claiming jurors for being debarb.

图 5-1-1（续）　动物实验伦理委员会审查申请表

声明(Statement)：

　　我将自觉遵守实验动物福利伦理原则，随时接受委员会的监督与检查，如违反规定，自愿接受处罚。

(I will conscientiously abide by the ethical principles of animal welfare, at any time accepted the Commission's supervision and inspection, such as violation of the regulations, voluntary acceptance of punishment.)

　　课题负责人签名(Signature of Principal Investigator)：　　　　　　联系电话 (Telephone)：

　　动物实验负责人签名(Signature of Contact Person)：　　　　　　联系电话 (Telephone)：

主管兽医师意见 Opinion of Veterinary of institution

主管兽医师签（章）
Signature(stamp) of Veterinary

年　　　　月　　　　日

图 5-1-1（续）　动物实验伦理委员会审查申请表

2. 动物实验伦理审查表决票(图 5-1-2,范例,仅供参考)。下图中条件要全部符合,才视为符合动物福利伦理要求;否则,需要调整实验方案。

XXX(单位名称)
动物实验伦理委员会审查表决票

实 验 名 称				
项 目 来 源				
项目申请人		受 理 编 号		
审 查 形 式	会议/通讯	审 查 时 间		
具 体 审 查 内 容				
评 审 条 目	评 审 说 明		是	否
1.动物实验的必要性	实验方案是否科学、合理。			
	是否没有非动物实验可以替代。			
	是否有体外实验作为基础。			
2.使用实验动物种类的合理性	是否没有更小型的实验动物可以替代。			
	选择的实验动物种类是否是必需的。			
3.使用实验动物数量的合理性	在符合统计学要求的情况下,是否使用最小数量的实验动物。			
4.手术方案是否符合伦理要求	手术前是否实施动物麻醉。			
	选择的麻醉药物和麻醉途径是否合理。			
	在满足实验要求的情况下手术方式是否可以将动物的痛苦减到最低。			
5.动物护理措施是否符合伦理要求	手术后采用的动物护理措施是否能将动物的痛苦减到最低。			
	是否给予最好的营养和饲养环境。			
6.实验周期的合理性	在满足实验要求的情况下,实验周期是否最短。			
7.实验结束后动物的处理是否符合伦理要求	是否采用将痛苦减到最低的处死方式处理实验结束后的动物,如麻醉处死（安乐死术）。			
审 查 结 果	□ 同意	□ 不同意		□ 修改后同意

审查人签名:

图 5-1-2　动物实验伦理审查表决票

3. 动物实验伦理审查报告（图 5-1-3，范例，仅供参考）

XXX（单位名称）
实验动物伦理委员会审查报告
Ethics Committee review of animal experiments of XXX(单位英文名称)

实 验 名 称 (Study title)			
项 目 来 源 (Project sources)			
动物实验负责人 (Contact Person)		受 理 编 号 (Acceptance number)	
审 查 形 式 (Auditing)	通讯 (Communication)	审 查 时 间 (Processing time)	

审查结果(Results of the review)：

　　该实验方案符合动物福利伦理要求，通过动物实验伦理审查，准予开展动物实验。

XXX（单位名称）实验动物伦理委员会
Institutional Animal Ethics Committee of XXX(单位英文名称)

伦理委员会主任委员签章（Signature of Ethics Committee Director）：

时 间（time）：

图 5-1-3　动物实验伦理审查报告

（黄 冰　黎韦华）

第二节 国际实验动物管理评估与认证

　　AAALAC International 是一个私营的非政府组织,它通过自愿的评估和认证促进在科学领域人道地对待动物。截至 2018 年 10 月全球共 47 个国家近千家制药或生物技术公司、学校、医院或其他研究机构获得了 AAALAC International 认证,其中中国大陆有 75 家机构通过认证,这是我国实验动物福利和伦理与国际接轨的重要体现。AAALAC 在评估实验动物护理和使用项目时采用 3 个主要的标准,即《实验动物护理和使用指南(Guide for the Care and Use of Laboratory Animals)》(以下简称《指南》)、《农业实验动物护理和使用指南(Guide for the Care and Use of Agricultural Animals in Research and Teaching)》以及《欧洲保护用于实验和其他科学目的的脊椎动物的公约(European Convention for the Protection of Vertebrate Animals)》。

一、国际实验动物管理评估与认证要点

(一)实验动物的使用应遵循的原则

　　①考虑替代方案(体外试验、计算机模拟和 / 或数学模型)以减少或替代动物的使用;②动物的使用应对人类和动物健康、增进知识或对社会有所贡献;③选择合适的动物等级、品系和数量;④避免或将不安、不适和疼痛降到最低;⑤使用适当的镇静剂、镇痛药和麻醉药;⑥建立人道终点;⑦提供充分的兽医保健;⑧动物的运输和饲养由符合要求的人员操作;⑨活体动物手术只能由合格的有经验的人员或在其监督下开展。

(二)设施的建设或维护

　　设施建设或维护是为适应动物居住和生长环境而进行的,也是保证人员健康和环境安全的必要前提。设施建设或维护的目标是保证动物质量和实验质量,随着社会发展和人类动物福利意识的增强,动物福利目标也逐渐成为设施建设或维护的主要目标。主要内容包括:设施的选址、设计、建造、材料选择等,不同动物和试验都对设施的建设有不同的标准要求,目前主要遵循的国家标准见表 5-2-1。

表 5-2-1　实验动物与动物实验设施的建设主要遵循的国家标准

标准号	标准名称	标准实施时间
GB14925—2010	实验动物环境及设施	2011.10.1
GB50447—2008	实验动物设施建筑技术规范	2008.12.1
GB19489—2008	实验室生物安全通用要求	2009.7.1
GB50346—2011	生物安全实验室建筑技术规范	2012.5.1

　　《指南》指出动物房舍空间的大小应满足动物福利的基本要求,同时需要考虑动物种类、健康状况、生理需求、繁殖性能、生长期、行为表现、社交活动、运动、安全、相互干扰等对空间的要求。如需单独饲养的动物、体重和个体大的动物、活跃的动物、繁殖期的动物等都需要考虑更大的生活空间。良好的空间应该没有高度的限制(特别是大动物,如非人灵长类动物)。对于群居饲养的动物,需要提供更多的活动自由度(如围场或栏舍)等。

（三）组织机构的建立及其职责

1. 机构动物管理和使用委员会（IACUC）

（1）IACUC组织架构：IACUC应具有充分的权威，具备充足的资源（如人员安排、组织培训、仪器设备及设施等的协调能力）。IACUC成员应包括至少1名兽医师、至少1名动物科学方面具有经验的科研人员，至少1名无科研背景的成员，至少1名公众代表（不应为实验动物的使用者，或是机构雇员或其家庭成员）。对于拥有多个管理部门的大型机构，每个部门不应有超过3名具有投票权的IACUC成员。

（2）IACUC职能：负责监督和评定整个机构的动物管理和使用计划及其各项内容，保证机构在从事与动物相关的活动时，以人道和科学的方式管理和使用实验动物，并符合法规和标准的要求。①审核及批准动物使用的申请及其变更的申请；②定期检查动物设施；③定期审核计划；④持续性评估动物的管理和使用；⑤建立动物管理和使用相关事件的接收和审查机制。IACUC至少半年组织一次全面的自查会议，自查内容参考表5-2-3。

2. 职业健康与安全委员会（OHSC）

（1）OHSC组织架构：OHSC应由1名机构管理层的成员承担管理职责，此外应保证至少1名经自由选举产生的员工代表参与机构的职业健康与安全的事务。

（2）OSHC职能：①确保机构职业安全与健康管理体系文件的建立、实施和更新；②确保向IO（Institutional Official，机构负责人）提交工作报告，以供评审及改进；③应对所有实验开展风险和员工健康影响评估；④应告知、培训全体员工关于健康与安全管理要求与保护规程。OHSC的成员也是IACUC的重要成员之一。危害的识别与风险评估是职业健康与安全工作的基础，通过评估分析工作场所或工作过程中存在的危险来源、程度及后果，提出适应的防护级别、防护要求及应急措施，以避免或最大限度地减少安全事件的发生。风险评估应是主动的、持续的，而不是一次性的。对于可能出现的新的风险源，必须由实验者提交风险评估报告，交由OHSC和IACUC进行评审。

3. 人员配备

（1）IO：实验动物机构应指定一名IO，能代表机构高级管理层的个人，对于动物饲养管理和使用计划承担最基本的责任，负责为计划配备资源。主治兽医、IACUC成员以及其他人员（如动物设施管理人员、职业健康安全人员、科学家）应定期将需求向机构负责人反映。

（2）AV（Attending Veterinarian，主治兽医）：主治兽医对机构内所有使用的实验动物健康和福利负责，机构必须赋予主治兽医足够的权威，包括有权接触所有的动物和资源用于建立兽医保健项目。兽医的首要职责是监督所使用的动物福利和临床保健措施是否到位。兽医人员必须具备一定的经验和专业技术，应接受过相应培训，能对机构内使用的动物健康和福利进行评价。评价福利或健康措施的标准包括动物身体、生理和行为学等方面的指标，不同动物物种相关的评价指标不一样。涉及动物福利与保健的主要环节有：①动物采购与运输；②疾病预防（包括隔离检疫、疾病治疗与监测）；③疾病、伤残或相关后遗症的后期管理；④外科与手术期间的护理；⑤疼痛与痛苦的控制；⑥麻醉与镇痛的措施；⑦安乐死等。

（3）其他人员：如动物饲养和管理操作人员，仪器设备维护管理人员，档案管理人员等。

4. 人员管理

（1）培训和教育：所有参与到动物饲养管理和使用中的人员都必须经过充分的教育和培训，了解实验动物科学的基本原理以确保高质量的实验数据和动物福利。机构有义务为员工培训创造条件,IACUC 有义务对所提供的培训方案进行监督并评价其有效性,计划内所有人员的培训都必须做好相应培训记录。

(2) 员工职业保健和安全:建立员工的职业保健和安全计划(OHSP),应能识别工作中潜在的危害并评估其风险,并对潜在危害有控制和预防策略;设施的设计、设备的选择和操作程序应能减低工作人员物理伤害或健康风险;配备一定的防护装备以确保员工的安全和个人防护;对于使用有害因子的动物实验应建立完整的操作规程,确保员工接受必要的培训,掌握相关技术,确保能安全开展实验。

(3) 动物福利事件的汇报:保护动物福利是与实验计划相关的每个员工的责任。机构必须建立汇报和调查动物福利相关事件的程序,员工应了解汇报动物福利相关事件机制的重要性。动物福利事件的汇报机制,包括如何汇报,汇报给谁等详细说明。汇报机制应醒目地张贴在设施内和相关的机构网站上,汇报流程应包括一套匿名汇报机制。

5. 管理制度或操作规程的编制与宣贯　一般的管理制度与操作规程包括如下几大类:IACUC 标准操作规程、OHSC 标准操作规程、设施(仪器设备)管理操作规程、实验技术标准操作规程、兽医护理标准操作规程、饲养管理标准操作规程。所有的管理制度或操作规程必须符合《指南》要求,结合各单位的实际情况来编制、审核与实施。在实施前应有必要的培训与宣贯。

6. IACUC 对动物使用方案的审查要点　一般审查要点包括以下几点:①申请使用动物的理由和目的;②描述动物使用程序;③替代用方法的可行性和适宜性的说明;④阐明申请动物种类和数量的理由;⑤实验项目是否是不必要的重复;⑥饲养和饲喂要求是否符合要求;⑦说明试验操作对于动物福利的影响;⑧动物镇静、镇痛和麻醉措施;⑨外科手术,包括多项手术操作的实施,术后的护理和观察;⑩预期或选择的实验终点描述和理由;⑪对研究过程中产生可能影响动物福利的状况制定相应的预案;⑫动物安乐死或处置方法;⑬实施程序的员工应受到充分的培训并具备相关经验,了解自己的角色和职责;⑭对危险物品的使用以及工作环境的安全防护措施。

7. 动物使用方案批准后的监督　监督要点包括:①实验室检查,如麻醉机和管控药品的使用和处理,实验室压差温湿度等环境条件等;②兽医或 IACUC 对某些操作进行选择性检查,与已批准的动物方案进行对比;③动物饲养管理人员、兽医人员和 IACUC 成员对实验动物的观察;④审查方案相关的健康和安全问题;⑤审查麻醉和手术记录;⑥审查对动物有影响的不良反应或非预期的实验结果。

8. 外科手术　手术过程是福利审查的重要内容,方案中应制定详细的手术计划,术者应经适当培训并具有一定的手术经验,手术必须经 IACUC 批准。手术过程应尽量减少动物的痛苦和伤害。

9. 临床护理和管理　包括术后、疾病、伤残或相关后遗症的后期管理。临床护理必须由经过培训的技术人员来实施,应制定紧急兽医护理预案。要求机构应具有资质的动物医护工作人员、设施设备、技术、器材药品等。通常动物术后应在观察室中待其复苏情况稳定后,方可移至动物观察室(或兽医治疗室)。动物术后机能、代谢处于应激状态,情绪不稳定,伤口可能未愈合,应当单笼饲养,以利于观察护理,也防止发生动物之间的伤害。对存在机能低下、饮食或运动功能下降的,还应在设施条件或环境方面予以保障,如提供保温、特殊饲料与笼具等。此外应有临床护理日记,包括观察动物状态、临床症状、用药情况等并详细记录检测结果。通过分析护理日记,可对动物的疾病及术后恢复作出判断,为护理与监测手段措施的调整提供依据,也为相关实验数据的总结、分析等提供依据。

10. 疼痛与痛苦的控制、麻醉与镇痛的措施　机构／手术实验室必须制定动物麻醉操作的相关规程。实验动物麻醉的原则为避免动物承受不必要的痛苦、不影响实验结果和操作可行等。适当的麻醉不但能减轻动物的痛苦,也能减少或避免研究人员承受过多的精神压力。动物实验一般选用全身麻醉,较少采用局部麻醉。常用的麻醉剂有:戊巴比妥钠、乌拉坦、水合氯醛、氯胺酮＋噻拉嗪合剂、丙泊芬和异氟烷等,各种麻醉剂的适用动物、剂量及给药途径均不一致,机构必须制定常用麻醉剂的参考用量和用法参考表,供实验者使用。

11. 安乐死术　安乐死术是指采用可迅速引起动物意识丧失而死亡的方法,毫无疼痛或痛苦地处死动物的手段。具体手段需要依据动物的品种、年龄和实验类型而定。实施可预见和可控的安乐死术必须按主治兽医和 IACUC 制定和批准的标准方法来执行。动物安乐死一般分为化学与物理方法两大类。

(1) 化学方法:①药物吸入法,将有毒气体或挥发性麻醉剂经动物呼吸道吸入体内而致死。一般适用于成年啮齿类动物,常用药物包括 CO_2 和吸入式麻醉药物(如乙醚、异氟烷等)。优点是操作简单,相对安全,耗费较低,是啮齿类动物和其他小型实验动物的首选。需要注意的是:在使用时,不应将有意识的小鼠直接放入 100% CO_2 环境中,这样会引起动物的不适和痛苦,应该使其先处于诱导期(建议充入 CO_2 流量为每分钟容器体积 10%~30%),提供空气或氧气,再持续增加 CO_2 浓度,直到出现呼吸心跳停止。使用此法时,容器内勿装入过多动物造成拥挤,且勿同时放入不同品种的动物。②药物注射法,注射过量的药物使动物迅速死亡。此法适用于所有动物,常用于较大的动物,如兔、猴、猪、犬等。大动物特别是猴或猪需要配合镇静剂一起使用,常用氯胺酮和噻拉嗪,方法为静脉或肌肉注射。动物麻醉后,静脉快速推注 10% 氯化钾 5~10mL 后,检查动物体征,对外界刺激无反应、眼睑反射丧失、呼吸和心跳停止,证实动物死亡。静脉注射氯化钾多用于兔、犬安乐死,使动物心肌失去收缩能力,心脏急性扩张,致心脏弛缓性停跳而死亡,常用浓度为 10% 氯化钾,致死量兔 5~10mL,犬 20~30mL,猫 5~8mL。

(2) 物理方法:即利用物理的力量将动物快速处死,包括颈椎脱臼法、急性放血法、断头法、击昏法、空气栓塞法等。啮齿动物中一般常用颈椎脱臼法、断头法等。①颈椎脱臼法,用力快速将动物脊髓与脑髓断开,动物很快丧失意识(5~10s),痛苦减少,动物内脏不受损害,易操作,常用于体重 <100g 的啮齿类动物。②断头法,即使用断头器或剪刀快速切断延髓,使头颅与身体迅速分离。主要用于哺乳纲啮齿目、兔形目、两栖纲、鸟纲、鱼纲等实验动物。③放血法,用手术刀切开或剪刀剪开或注射器插入颈总动脉、股动脉、腹主动脉等,放血直至动物死亡。主要用于大动物放血安乐死。为了更好实施物理类方法,确保动物福利,一般采用混合法,如首先对动物使用镇静剂(二氧化碳、苯巴比妥或氟烷等),再采用物理方法实施安乐死。这样既避免了大量麻醉剂的使用,又减轻了动物的痛苦且避免了物理方法所需要的较高的技术熟练程度。此类方法比较残忍,容易对实验人员的心理产生负面影响;要求操作者要有丰富的技术经验和技能。对于未受过训练的人员贸然使用物理方法,很可能导致动物不能完全死亡而承受巨大的痛苦。

(3) 其他:对于啮齿类动物胎儿或新生儿安乐死,AVMA 指出由于哺乳动物的胚胎和胎儿对疼痛或者低氧环境不敏感,一般情况是小鼠、大鼠、仓鼠为 15 天 / 豚鼠为 35 天后,其感觉神经才慢慢发育完成,开始感知痛觉,为此在其感觉神经发育完成前,其安乐死的方法应特殊对待。如果确认是无意识的出生 5 天的新生动物可以通过液氮快速冷冻进行安乐死,但是超过 5 日龄的新生动物,需要先进行麻醉后再放到液氮中。在新生动物时期(小鼠为小于 5 日龄,大鼠和仓鼠为小于 10 日龄)可直接采取物理方法如颈椎脱臼法、断头法进行安乐死;吸入二氧化碳也是可接受的,但是时间很长,对于刚出生的乳鼠可能需 50min,并且需使用额外的物理方法确保动物死亡(颈椎脱臼、断头、双侧气胸),超过 10 日龄的小鼠、大鼠、仓鼠可按照成年动物的方法进行安乐死。所有动物的安乐死,最终步骤须确认动物是否已经死亡。人员需检查动物的心跳是否完全停止、瞳孔是否放大。停止呼吸的单一现象不能作为判断动物是否死亡的依据,因为动物往往先停止呼吸,数分钟之后才停止心跳,在使用 CO_2 进行安乐死时尤其明显。

12. IACUC 审查中其他需注意内容

(1) 动物保定:动物保定是用手工或借助其他器械,部分或全部限制动物的正常活动能力,以达到检查、采集样本、给药、治疗或其他操作的目的。保定措施的原则如下:①不可认为保定装置是饲养动物的正常方式;②保定装置必须在动物使用方案中说明;③不应简单地以保定装置作为控制或管理动物的便利方法;④应考虑保定的替代方法;⑤保定时间应限制在为完成科研项目所需的最低限度;⑥拟使用保定装置的动物应对其进行训练;⑦对于不能适应保定方法的动物应在实验中撤换;⑧如发现因保定而引起损伤或发病时,应安排兽医护理;⑨损伤、发病或发生明显的行为变化,动物必须暂停或永远不再接受保定;⑩保定的目的以及保定的时间应向参与实验的工作人员明确解释清楚。

(2) 非医用级别化学药品和物质的使用:医用级别化学药品和物质的使用,能避免实验过程中毒素的引入和其他不必要的副作用产生。在所有动物实验中,如果有医用级别的化学物,应尽量用医用级别的。如需使用非医用级别的化学药品或物质,需要在动物使用方案中解释理由,并经 IACUC 批准。

(3) 单个动物实施多项外科手术:仅在如下情况才允许单个动物实施多项外科手术:①这类手术是单个科研项目的主要组成部分;②为临床诊疗所必须;③需经课题负责人阐明理由。

(4) 机构间合作动物的监管:机构之间的合作有可能引起机构间对于动物饲养管理和使用监管方面的职责的不明确,合作机构之间应制定书面文件(如合同、协议或备忘录等)说明动物的饲养管理和使用权限,并约定动物实验的 IACUC 审核和监督由哪一方负责。

二、国际实验动物管理评估与认证申请及现场检查

(一) 认证过程

1. 提交申请书(program discription,PD)　申请书(模版可以从 www.aaalac.org 下载)是认证申请的重要文件,是 AAALAC 及评审专家评估实验动物机构全面情况及现场评审的重要依据,实事求是填写各项内容的管理措施与规程,是保证评审专家确认机构运行符合度的前提条件。认证一般是在设施及 SOP 运行一年后进行。

2. 确认及缴费　PD 提交之后会收到 AAALAC 确认邮件,并对 PD 进行审查,同时要求根据申请设施面积的大小缴纳申请费用。

3. 现场检查　AAALAC 将会指派至少 2 名专家进入申请机构开展现场检查,并形成检

查报告。现场检查的主要内容见下文相关部分内容。

4. 会议审议　AAALAC 每年召开三次会议(1 月、5 月和 9 月),所以申请单位的申请将会在现场检查结束后的最近一次会议进行审议,在会议前至少有 4 名 AAALAC 专家审查现场检查报告。会议审议期间,访问申请机构的理事会成员将担任代表介绍申请机构的情况并提出意见。会议后根据讨论内容,AAALAC 理事会会在审议会议后 4~8 周内作出评审结论。

5. 后续要求　如果申请机构通过了 AAALAC 认证,将需要每年提交一份"年度报告"。报告需提供目前开展项目的信息,并解释前一年对动物护理和使用项目所做的变更,之后每三年开展一次复评审。

（二）PD 文件主要包括内容

1. 前言　包括机构名称,机构职能,制定机构动物福利和使用计划遵循的标准,主要负责人、学历及具体工作内容,机构涉及动物的相关研究内容,研究经费来源等。

2. 动物福利与使用计划　包括计划管理(人员职责和培训管理、设施设备管理、个人卫生与防护管理等),项目监控管理(计划审批流程、项目修改流程、特殊考虑如人道终点、实验终点、饮食饮水限制等审查),项目通过后的审查(确保实验过程与计划的一致性),审查过程与频率。

3. 动物环境管理　包括温湿度、通风和空气质量、噪音、笼具、垫料、环境丰富措施。

4. 饲养管理　包括饲料、饮水等物品的卫生、营养管理,废物处理、虫害防治,种群管理等。

5. 兽医护理　包括动物采购与运输、预防医学、临床护理和管理、手术管理、疼痛与焦虑管理、麻醉与镇痛管理、安乐死管理等。

6. 硬件设施管理　包括建筑规划布局、设施内部材料的使用设计及管理,空调系统,能源与光照系统,存储区、灭菌设施、特殊设施、手术设施、安全与访问控制设施等。

7. 附表　机构图、动物使用统计表、疼痛分级、设施与相应的动物饲养种类与数量表、设施平面图、人员健康评价表、研究计划审查表等。

（三）现场检查

1. 现场检查的一般日程见表 5-2-2。

表 5-2-2　AAALAC 现场评估日程表

时长	内容	参与人
10min	机构负责人介绍参会人员	机构负责人,检查人员,IACUC 成员
10min	IACUC 主席介绍机构运行情况	
10min	评审专家介绍 AAALAC 情况	
2h	PD 的检查	检查人员,IACUC 成员
1h	与 IACUC 成员进行午餐时间	
2h	实验室考察	
2h	文件审查	
15min	现场评审专家闭门会议	检查人员
15min	闭幕式	检查人员,IACUC 成员

2. 现场检查内容　评审专家组会依据检查内容进行分工,包括文件检查和实验室现场考察,并对检查的项目分为"可接受""小缺陷""明显缺陷"和"不适用"四种情况进行认定。具体检查内容可参考下表。

A=acceptable 可接受
M=minor deficiency 小缺陷
S=significant deficiency(is or may be a threat to animal health or safety)明显缺陷
NA=not applicable 不适用

Ⅰ. Semiannual Program Review Checklist 动物管理和使用计划审查清单 Institutional Policies and Responsibilities 机构的方针和政策				
1. Animal Care and Use Program 动物管理和使用计划	A*	M	S	NA
Responsibility for animal well-being is assumed by all members of the program (Guide,p 1)[must]动物管理和使用计划中的所有人员对机构的动物福利负责				
IO has authority to allocate needed resources (Guide,p 13)机构负责人有权对资源进行调配				
Resources necessary to manage program of veterinary care are provided (Guide,p 14)[must]为兽医护理的开展提供了必要的资源保障				
Sufficient resources are available to manage the program,including training of personnel in accord with regulations and the Guide(Guide,pp 11,15)为动物管理和使用计划的开展提供了充足的资源,如按照相关条例和 Guide 的要求开展人员培训				
Program needs are regularly communicated to IO by AV and/or IACUC(Guide,p 13)依据动物管理和使用计划要求,兽医和 IACUC 定期同机构负责人进行沟通				
Responsibilities for daily animal care and facility management are assigned to specific individual(s) when a full-time veterinarian is not available on site (Guide,p 14)[must]当全职兽医不在时,日常的饲养管理和设施管理都有专门人员负责				
Inter-institutional collaborations are described in formal written agreements(Guide,p 15)和外单位的合作项目都具备正式的书面协议				
Written agreements address responsibilities,animal ownership,and IACUC oversight(Guide,p 15)书面协议中明确了各方的权责,动物的归属,IACUC 监督职能等				
2. Disaster Planning and Emergency Preparedness 灾难应对计划和紧急操作程序	A*	M	S	NA
Disaster plans for each facility to include satellite locations are in place (Guide,p 35,p 75)[must]每个设施都有相应的灾难应对计划				
Plans include provisions for euthanasia(Guide,p 35)[must]计划中包含了紧急情况下的动物安乐死方案				
Plans include triage plans to meet institutional and investigators' needs (Guide,p 35)灾难应对计划应该包含紧急情况下伤病动物的优先处置方案(优先处置方案:根据紧迫性和救活的可能性去选择救治)				

续表

Plans define actions to prevent animal injury or death due to HVAC or other failures（Guide，p 35）计划中应该包含相关措施以防止动物因为 HVAC 或其他事故而受伤或死亡			
Plans describe preservation of critical or irreplaceable animals（Guide，p 35）计划中应该描述在紧急情况下如何保存那些至关重要或不可替代的动物（如珍贵的遗传工程动物）			
Plans include essential personnel and their training（Guide，p 35）计划中应包括相关责任人和人员的培训			
Animal facility plans are approved by the institution and incorporated into overall response plan（Guide，p 35）动物设施的应急计划经过机构的批准，并且纳入到整个机构的应急响应计划中			
Law enforcement and emergency personnel are provided a copy and integration with overall plan is in place（Guide，p 35）政府法律执行部门和紧急联络人对机构的灾难应对计划审核，并纳入当地的整个应对计划中			
3. IACUC	A*	M	S	NA
Meets as necessary to fulfill responsibilities（Guide，p 25）［must］满足 IACUC 因履行职责所必需的要求			
IACUC Members named in protocols or with conflicts recuse themselves from protocol decisions（Guide，p 26）［must］直接参与动物研究或与其具有利益冲突的 IACUC 成员主动回避动物研究计划的决议			
Continuing IACUC oversight after initial protocol approval is in place（Guide，p 33）动物研究计划通过后，IACUC 一直对其执行情况进行监督			
IACUC evaluates the effectiveness of training programs（Guide，p 15）IACUC 评估培训计划的有效性			
4. IACUC Protocol Review-Special Considerations IACUC 审查动物研究计划 - 特殊考虑	A*	M	S	NA
Humane endpoints are established for studies that involve tumor models，infectious diseases，vaccine challenge，pain modeling，trauma，production of monoclonal antibodies，assessment of toxicologic effects，organ or system failure，and models of cardiovascular shock（Guide，p 27）对于涉及肿瘤模型、感染疾病、疫苗、疼痛模型、创伤模型、生产单克隆抗体、毒性评价、器官或系统衰竭、心血管休克模型等研究，需要设定人道终点			
For pilot studies，a system to communicate with the IACUC is in place（Guide，p 28）对于预实验，应该具备一套行之有效的和 IACUC 进行联系的机制			
For genetically modified animals，enhanced monitoring and reporting is in place（Guide，p 28）对遗传修饰动物，加强监控和报告			
Restraint devices are justified in the animal use protocols（Guide，p 29）［must］对于使用保定设备的动物研究计划都经过了审查和评估			
Alternatives to physical restraint are considered（Guide，p 29）研究计划中的动物保定考虑过备选或替代方案			

续表

Period of restraint is the minimum to meet scientific objectives（Guide，p 29）在满足科学需要的前提下，尽量减少动物保定的时间			
Training of animals to adapt to restraint is provided（Guide，p 29）对动物进行训练使之适应保定			
Animals that fail to adapt are removed from study（Guide，p 29）撤换实验中不能适应保定操作的动物			
Appropriate observation intervals of restrained animals are provided（Guide，p 29）在保定过程中给动物提供适当的间隔，并对动物进行观察			
Veterinary care is provided if lesions or illness result from restraint（Guide，p 30）［must］对因保定造成损伤或疾病的动物提供兽医护理			
Explanations of purpose and duration of restraint are provided to study personnel（Guide，p 30）向参与实验的工作人员解释保定的目的和保定时间			
Multiple surgical procedures on a single animal are justified and outcomes evaluated（Guide，p 30）对同一动物进行多项活体外科手术应该要被评判，手术结果要被评估			
Major versus minor surgical procedures are evaluated on a case-by-case basis（Guide，p 30）某一手术属于大型还是小型，应该由兽医和 IACUC 依据每个操作的不同来评估			
Multiple survival procedure justifications in non-regulated species conform to regulated species standards（Guide，p 30）对不受管控的动物进行多项活体外科手术时，其要求和受管控的动物一致			
Animals on food/fluid restriction are monitored to ensure nutritional needs are met（Guide，p 31）对饮食或饮水限制的动物进行监控确保其营养需求得到了保证			
Body weights for food/fluid restricted animals are recorded at least weekly（Guide，p 31）饮食或饮水限制的动物每周至少记录一次体重			
Daily written records are maintained for food/fluid restricted animals（Guide，p 31）饮食或饮水限制动物书面的日常记录保存备查			
Pharmaceutical grade chemicals are used，when available，for animal-related procedures（Guide，p 31）医用级别的化学药品用于动物相关操作			
Non-pharmaceutical grade chemicals are described，justified，and approved by IACUC（Guide，p 31）非医用级别的化学药物的使用需要在动物研究计划中描述，并经过 IACUC 的审核和通过			
Toe-clipping only used when no alternative，performed aseptically and with pain relief（Guide，p 75）只有在无其他备选方案时，剪趾法标记动物才能允许使用，过程要求无菌操作并对动物进行镇痛			
5. IACUC Membership and Functions IACUC 成员和功能	A*	M	S	NA
IACUC is comprised of at least 5 members，appointed by CEO（PHS Policy，IV.A.3.）IACUC 成员由机构负责人指派，并不少于 5 人			

续表

Members include a veterinarian,a scientist,a nonscientist,and a nonaffiliated non-lab animal user(Guide,p 24)成员包括兽医,科研人员,非科研人员,公众人员(无隶属关系的非实验动物使用人员)			
IACUC authority and resources for oversight and evaluation of institution's program are provided(Guide,p 14)IACUC 具有权威和配备相关资源(如员工,培训,电脑等设备)以保证其对机构的动物管理和使用计划进行监督和评估			
IACUC conducts semiannual evaluations of institutional animal care and use program(PHS Policy,IV.B.)IACUC 开展动物管理和使用计划半年查			
Conducts semiannual inspections of institutional animal facilities(PHS Policy,IV.B.)IACUC 开展机构动物设施半年检查			
IACUC organizationally reports to the Institutional Official(PHS Policy,IV.A.1.b.)IACUC 定期或不定期地向机构负责人报告			
Methods for reporting and investigating animal welfare concerns are in place(Guide,p 23)[must]具有报告和调查动物福利相关事件的方法			
Reviews and investigates concerns about animal care and use at institution(PHS Policy,IV.B.)调查机构动物管理和使用计划的相关事件			
Procedures are in place for review,approval,and suspension of animal activities(PHS Policy,IV.B.)有相应的程序用于审查,批准和监督动物研究计划			
Procedures are in place for review and approval of significant changes to approved activities(PHS Policy,IV.B.)有相应的程序审查和批准已通过的动物研究计划中的大修改			
Policies are in place for special procedures(e.g.,genetically modified animals,restraint,multiple survival surgery,food and fluid regulation,field investigations,agricultural animals)(Guide,p 27-32)针对特殊实验流程(遗传修饰动物使用,保定,多项活体外科手术,饮食和饮水限制,现场研究,农畜动物使用)制定专门的管理制度			
Requests for exemptions from major survival surgical procedure restrictions are made to USDA/APHIS(Guide,p 30)[must]对于要求免去大型活体外科手术中相关限制的研究必须报经有关管理机构的批准			

6. IACUC Training IACUC 培训	A*	M	S	NA
All IACUC members should receive 所有 IACUC 应该接受的培训				
Formal orientation to institution's program(Guide,p 17)正式的介绍机构的动物管理和使用计划				
Training on legislation,regulations,guidelines,and policies(Guide,p 17)法律、法规,指导方针和政策				
Training on how to inspect facilities and labs where animal use or housing occurs(Guide,p 17)培训如何检查动物使用和饲养的场所(如实验室,动物房)				
Training on how to review protocols as well as evaluate the program(Guide,p 17)培训如何审查和评估动物研究计划				
Ongoing training/education(Guide,p 17)继续教育				

续表

7. IACUC Records and Reporting Requirements IACUC 记录和报告	A*	M	S	NA
Semiannual report to the IO（PHS Policy, IV.B.）提交机构负责人的半年查报告				
Submitted to IO every 6 months 每 6 个月向机构负责人提交半年查报告				
Compiles program review and facility inspection(s) results (includes all program and facility deficiencies) 报告内容包括动物管理和使用计划及设施的检查结果（所有的不符合项）				
Includes minority IACUC views 包括 IACUC 的意见				
Describes IACUC-approved departures from the Guide or PHS Policy and the reasons for each departure 包括 IACUC 通过的和 Guide 或其他政策相违背的项目和理由				
Distinguishes significant from minor deficiencies 不符合项要区分明显缺陷和小缺陷				
Includes a plan and schedule for correction for each deficiency identified 不符合项的整改计划和时间安排				
Records（PHS Policy, IV.E.）记录				
IACUC meeting minutes and semiannual reports to the IO are maintained for 3 years IACUC 会议记录和提交机构负责人的半年检查报告要保存 3 年				
Records of IACUC reviews of animal activities include all required information IACUC 审查动物研究计划的所有材料需要记录备案				
Records of IACUC reviews are maintained for 3 years after the completion of the study 动物研究计划完成后，所有材料需要保存 3 年				
8. Veterinary Care（See also next section-Veterinary Care）兽医护理	A*	M	S	NA
An arrangement for veterinarian(s) with training or experience in lab animal medicine is in place including backup veterinary care 安排训练有素或是经验丰富的兽医人员提供实验动物医疗服务				
Veterinary access to all animals is provided（Guide, p 14）[must]兽医有权接触到机构内使用的所有动物				
Direct or delegated authority is given to the veterinarian to oversee all aspects of animal care and use（Guide, p 14）[must]赋予兽医相应的职权监督动物管理和使用计划的所有内容				
Veterinarian provides consultation when pain and distress exceeds anticipated level in protocol（Guide, p 5）[must]当研究过程中动物出现超出预期的疼痛和应激时，兽医提供相关的咨询意见				
Veterinarian provides consultation when interventional control is not possible（Guide, p 5）[must]当干预控制已经不可能时，兽医提供相关的咨询和建议				
If part time /consulting veterinarian, visits meet programmatic needs（Guide, p 14）机构雇佣的兼职或顾问兽医应该依据动物管理和使用计划的要求到现场参与工作				
Regular communication occurs between veterinarian and IACUC（Guide, p 14）IACUC 和兽医之间应该进行定期的交流和沟通				

续表

	A*	M	S	NA
Veterinarian(s) have experience and training in species used(Guide,p 15)[must] 兽医应该针对动物的使用具有相应的经验和接受培训				
Veterinarian(s) have experience in facility administration/management(Guide,p 15)兽医在设施管理上具有经验				
9. Personnel Qualifications and Training 人员资质和培训	A*	M	S	NA
All personnel are adequately educated,trained,and/or qualified in basic principles of laboratory animal science. 所有人员需要接受培训,了解实验动物科学基本原理 Personnel included 人员包括:[must]				
Veterinary/other professional staff(Guide,p 15-16)兽医和专业人员				
IACUC members(Guide,p 17)IACUC 成员				
Animal care personnel(Guide,p 16)动物饲养人员				
Research investigators,instructors,technicians,trainees,and students(Guide,pp 16-17)研究人员、技术指导、技术人员、培训人员和学生				
Continuing education for program and research staff provided to ensure high quality care and reinforce training(Guide,pp 16-17)项目负责人和研究人员的继续教育项目应该是高水平的,并能对成员现有知识技术进行强化				
Training is available prior to starting animal activity(Guide,p 17)人员培训应该是在开展相关动物操作前				
Training is documented(Guide,p 15)培训需要备案				
Training program content includes 培训项目包括:(Guide,p 17)				
Methods for reporting concerns(Guide,p 17)报告问题方法和流程				
Humane practices of animal care(e.g.,housing,husbandry,handling)人道地进行动物饲养管理(圈养,饲喂和常规操作)				
Humane practices of animal use(e.g.,research procedures,use of anesthesia,pre- and post-operative care,aseptic surgical techniques and euthanasia(Guide,p 17)人道地使用动物(实验操作,麻醉,术前和术后护理,无菌手术技术和安乐死)				
Research/testing methods that minimize numbers necessary to obtain valid results(PHS Policy,IV.A.1.g.)常用研究或检测方法在获得实验结果所需要的最少的动物数量				
Research/testing methods that minimize animal pain or distress(PHS Policy,IV.A.1.g.)常用研究或检测方法如何减轻动物的疼痛或应激				
Use of hazardous agents,including access to OSHA chemical hazard notices where applicable(Guide,p 20)培训如何使用有害物质				
Animal care and use legislation(Guide,p 17)动物管理和使用相关的法律法规				
IACUC function(Guide,p 17)IACUC 功能				
Ethics of animal use and Three R's(Guide,p 17)伦理和 3R				
10. Occupational Health and Safety of Personnel 人员的职业健康和安全	A*	M	S	NA
Program is in place and is consistent with federal,state,and local regulations(Guide,p 17)[must]具备职业健康安全计划并与国家和地方法律法规一致				

Program covers all personnel who work in laboratory animal facilities（Guide，p 18）职业健康安全计划将动物设施中所有人员包含在内			
Changing，washing，and showering facilities are available as appropriate（Guide，p 19）更衣、清洗和淋浴设施可用			
Hazardous facilities are separated from other areas and identified as limited access（Guide，p 19）危险物品存储和使用设施应该与其他区域分开并对人员进出进行限制			
Personnel training is provided based on risk（e.g.，zoonoses，hazards，personal hygiene，special precautions，animal allergies）（Guide，p 20）基于不同的风险，对相关人员提供针对性的培训（人畜共患病，危险品，个人卫生，特殊的预防措施，过敏原）			
Personal hygiene procedures are in place（e.g.，work clothing，eating/drinking/smoking policies）（Guide，p 20）具备个人卫生措施（工作服，设施内饮食、饮水和抽烟的管理措施）			
Procedures for use，storage，and disposal of hazardous biologic，chemical，and physical agents are in place（Guide，p 21）使用、存储和销毁有害的生物、化学和物理制品的措施			
Personal Protective Equipment for the work area is appropriate and available（Guide，p 21）工作区域具备相应可用的个人防护设备			
Program for medical evaluation and preventive medicine for personnel includes 人员医疗评估和预防医学项目			
Pre-employment evaluation including health history（Guide，p 22）新进人员入职前的医疗评估（包括健康史）			
Immunizations as appropriate（e.g.，rabies，tetanus）and tests as appropriate（Guide，p 22）预防接种（如狂犬病、破伤风）和检测			
Zoonosis surveillance as appropriate（e.g.，Q-fever，tularemia，Hantavirus，plague）（Guide，p 23）人畜共患病的监控（如 Q 热、兔热、汉坦病毒、鼠疫）			
Procedures for reporting and treating injuries，including accidents，bites，allergies，etc.（Guide，p 23）人员伤害的报告和处理措施，包括事故、抓咬、过敏原			
Promotes early diagnosis of allergies including preexisting conditions（Guide，p 22）建立过敏原的早期监控机制			
Considers confidentiality and other legal factors as required by federal，state and local regulations（Guide，p 22）［must］在国家或地方法规的指导下，注意相关的机密性和其他医学和法律因素			
If serum samples are collected，the purpose is consistent with federal and state laws（Guide，p 22）［must］人员的血液样品收集，必须遵照相关法律和法规			
Waste anesthetic gases are scavenged（Guide，p 21）实验中产生废的麻醉气体要处理			

续表

Hearing protection is provided in high noise areas（Guide，p 22）高噪音区域要对人员的听力进行保护			
Respiratory protection is available when performing airborne particulate work（Guide，p 22）当工作产生气溶胶时，人员使用呼吸保护装置			
Special precautions for personnel who work with nonhuman primates，their tissues or body fluids include 对操作非人灵长类，及其组织和体液的人员采取专门的防护措施			
Tuberculosis screening provided for all exposed personnel（Guide，p 23）所有操作非人灵长类人员进行结核病检查			
Training and implementation of procedures for bites，scratches，or injuries associated with macaques（Guide，p 23）培训人员熟练掌握操作猕猴时的咬、抓或其他意外伤害的处理措施			
PPE is provided including gloves，arm protection，face masks，face shields，or goggles（Guide，p 21）个人防护措施包括，手套、护臂、口罩、面罩或护目镜			
Injuries associated with macaques are carefully evaluated and treatment implemented（Guide，p 23）操作猕猴时的意外伤害要仔细评估和治疗			
Occupational safety and health of field studies is reviewed by OSH committee or office（Guide，p 32）现场实验（如，现场采样或野外实验）的职业安全和健康需要经过职业健康和安全委员会的审核			
11. Personnel Security 人员安全措施	A*	M	S	NA
Preventive measures in place include pre-employment screening，and physical and IT security（Guide，p 23）预防措施包括对员工进行雇佣前的筛选，确保人身和信息技术安全（主要指员工骚扰和攻击，设施非法侵入，恶意伤害和破坏）			
12. Investigating & Reporting Animal Welfare Concerns 调查报告动物福利事件	A*	M	S	NA
Methods for investigating and reporting animal welfare concerns are established（Guide，p 23）[must]建立动物福利事件调查和举报机制			
Reported concerns and corrective actions are documented（Guide，p 24）事件的报告和整改记录在案			
Mechanisms for reporting concerns are posted in facility and at applicable website with instructions（Guide，p 24）报告动物福利事件的流程应张贴在机构的醒目位置和公布在网站上			
Includes multiple contacts（Guide，p 24）包括多种联系途径			
Includes anonymity，whistle blower policy，nondiscrimination and reprisal protection（Guide，p 24）包括匿名举报机制，服从相关的揭发人政策，非歧视对待以及预防和保护可能的报复行为			

Ⅱ. Veterinary Care 兽医护理检查清单				
1. Clinical Care and Management 临床护理和管理	A*	M	S	NA
Veterinary program offers high quality of care and ethical standards（Guide，p 105）［must］兽医项目提供了高质量的护理和伦理标准				
Veterinarian provides guidance to all personnel to ensure appropriate husbandry，handling，treatment，anesthesia，analgesia，and euthanasia（Guide，p 106）兽医给所有人员提供相关技术指导，以确保动物的饲养管理、操作、治疗、麻醉、镇痛和安乐死符合要求				
Veterinarian provides oversight to surgery and perioperative care（Guide，p 106）兽医监督手术过程和围手术期的护理				
Veterinary care program is appropriate for program requirements（Guide，pp 113-114）兽医护理项目满足动物管理和使用计划的要求				
Veterinarian（s）is familiar with species and use of animals and has access to medical and experimental treatment records（Guide，p 114）兽医熟悉不同的动物，和动物的使用，并且能够查阅动物的医疗和实验中的操作记录				
Procedures to triage and prioritize incident reports are in place（Guide，p 114）具有动物的分类优先治疗程序，和事故的优先报告程序				
Procedures are in place to address 具备的处置程序：				
Problems with experiments to determine course of treatment in consultation with investigator（Guide，p 114）动物研究计划实施过程中动物治疗需要与研究人员协商				
Recurrent or significant health problems with the IACUC and documentation of treatments and outcomes（Guide，p 114）对于经常发生的或是重大的健康问题，在和IACUC协商后兽医有权采取相应措施，治疗方案和结果记录在案				
Veterinary review and oversight of medical and animal use records（Guide，p 115）兽医审查和监督医疗记录和动物使用记录				
Procedures established for timely reporting of animal injury，illness，or disease（Guide，p 114）［must］建立了紧急情况（动物受伤、疾病和死亡）报告程序				
Procedures established for veterinary assessment，treatment，or euthanasia（Guide，p 114）［must］建立紧急情况下对动物进行的兽医评估、处理或安乐死程序				
Veterinarian is authorized to treat，relieve pain，and/or euthanize（Guide，p 114）［must］兽医有权对动物进行治疗，减轻痛苦或是安乐死				
2. Animal Procurement and Transportation/Preventive Medicine 动物的采购、运输和预防医学	A*	M	S	NA
Procedures for lawful animal procurement are in place（Guide，p 106）［must］有程序确保动物生产商的合法性				
Sufficient facilities and expertise are confirmed prior to procurement（Guide，p 106）采购动物前确认有足够的场地和人员进行饲养				
Procurement is linked to IACUC review and approval（Guide，p 106）动物的采购应该和IACUC审查批准的内容一致				

续表

Appropriate records are maintained on animal acquisition(Guide,p 106)购进的动物需要相关的文件和记录			
Animal vendors are evaluated to meet program needs and quality(Guide,p 106)评估动物销售商,以确保满足研究计划的要求和动物质量达标			
Breeding colonies are based on need and managed to minimize numbers(Guide,p 107)动物繁殖在满足需要的前提下尽量减少种群数量			
Procedures for compliance with animal transportation regulations,including international requirements,are in place(Guide,p 107)[must]具有动物运输的规程,以保证过程与相关国内外规定一致			
Transportation is planned to ensure safety,security and minimize risk(Guide,p 107)有计划的组织动物运输,确保过程安全,防护得当,将风险降至最低			
Movement of animals is planned to minimize transit time and deliveries are planned to ensure receiving personnel are available(Guide,pp 107-108)减少动物转运的时间,确保动物到达后有人员接收			
Appropriate loading and unloading facilities are available(Guide,p 109)机构有动物装卸措施			
Environment at receiving site is appropriate(Guide,p 109)动物接收现场的环境符合,减少动物暴露风险且确保人员安全			
Policies in place on separation by species,source,and health status(Guide,pp 109,111-112)相关规程保证物种、来源和健康状态对动物进行分开饲养			
Procedures in place for quarantine to include zoonoses prevention(Guide,p 110)包括以预防人畜共患病为目的的动物检疫规程			
Quarantined animals from different shipments are handled separately or physically separated(Guide,p 110)不同批次的动物分别或是在不同的房间中完成检疫			
Procedures in place for stabilization/acclimation(Guide,pp 110-111)具备动物的稳定适应规程			
Policies in place for isolation of sick animals(Guide,p 112)具备生病动物的隔离规程			
Program is in place for surveillance,diagnosis,treatment and control of disease to include daily observation(Guide,p 112)具备监控、诊断、治疗和疾病控制措施,以及与此相关的日常观察流程			
Diagnostic resources are available for preventive health program(Guide,p 112)具备诊断资源用于动物预防医学项目			
3. Surgery 手术	A*	M	S	NA
Surgical outcomes are assessed and corrective changes instituted(Guide,p 115)手术结果要进行连续而全面的评估,并及时修正其变化			
Researchers have appropriate training to ensure good technique(Guide,p 115)[must]手术操作人员接受培训以提高其手术技术			

续表

	A*	M	S	NA
Pre-surgical plans are developed and include veterinary input (e.g., location, supplies, anesthetic and analgesic use, peri-operative care, recordkeeping) (Guide, p 116) 兽医参与制定术前计划(包括手术地点,手术物品,麻醉剂和镇痛药物的使用,围手术期的护理,记录保存)				
Aseptic surgery is conducted in dedicated facilities or spaces, unless exception justified and IACUC approved (Guide, p 116) 无菌手术在制定设施开展,对于例外情况,需要合理的原因并获得 IACUC 的批准				
Surgical procedures including laparoscopic procedures are categorized as major or minor (Guide, pp 117-118) 手术过程按要求分为大型或小型,包括进行腹腔镜操作				
For nonsurvival surgery, the site is clipped, gloves are worn and instruments and area are clean (Guide, p 118) 对非存活手术,手术位置仍需要缝合,人员穿戴手套,器械和场地保持清洁				
Aseptic technique is followed for survival surgical procedures (Guide, pp 118-119) 活体外科手术按照无菌操作流程进行				
Effective procedures for sterilizing instruments and monitoring expiration dates on sterile packs are in place (Guide, p 119) 具备有效的程序对器械的灭菌效果和灭菌物品的有效期进行监控				
Procedures for monitoring surgical anesthesia and analgesia are in place (Guide, p 119) 具备相关程序监控手术的麻醉和镇痛				
Post-operative monitoring and care are provided by trained personnel and documented (e.g., thermoregulation, physiologic function, analgesia, infection, removal of skin closures) (Guide, pp 119-120) 由训练有素的人员进行术后监控和护理,包括体温调节,生理功能,镇痛,感染,移去缝合线				
4. Pain, Distress, Anesthesia and Analgesia 疼痛应激,麻醉和镇痛	A*	M	S	NA
Guidelines for assessment and categorization of pain, distress and animal wellbeing are provided during training (Guide, p 121) 疼痛和应激的评估和分类具有相应的指导方针,并对人员进行培训				
Selection of analgesics and anesthetics is based on professional veterinary judgment (Guide, p 121) 在专业的兽医指导下选择麻醉剂和镇痛药物				
Painful procedures are monitored to ensure appropriate analgesic management (Guide, p 122) 监控动物的疼痛以保证镇痛药物的及时使用				
Nonpharmacologic control of pain is considered as an element of postprocedural care (Guide, p 122) 非药物措施镇痛措施可以考虑作为术后护理的一部分				
Procedures are in place to assure antinoception before surgery begins (Guide, p 122) [must] 具备相应的措施以确保手术操作前动物已经有效的被麻醉				
Guidelines for selection and use of analgesics and anesthetics are in place and regularly reviewed and updated (Guide, p 122) 具有选择和使用镇痛和麻醉药物的指导方针,并定期审核和更新				
Special precautions for the use of paralytics are in place to ensure anesthesia (Guide, p 123) 确保麻醉而使用神经肌肉阻断剂				

续表

5. Euthanasia 安乐死	A*	M	S	NA
Methods are consistent with AVMA Guidelines on Euthanasia unless approved by the IACUC（Guide，p 123）安乐死方案和美国兽医医学协会的指导方针一致，例外情况需要得到 IACUC 的批准				
Standardized methods are developed and approved by the veterinarian and IACUC that avoid distress and consider animal age and species（Guide，pp 123-124）在避免痛苦的前提下，根据动物的种类和年龄，制定标准的安乐死方案，并经过兽医和 IACUC 的批准				
Training is provided on appropriate methods for each species and considers psychological stress to personnel（Guide，p 124）根据动物的品种对实施安乐死的人员进行培训，需要考虑安乐死实施人员的心理状态				
Procedures and training are in place to ensure death is confirmed（Guide，p 124）[must]具备安乐死判断确认程序，并根据程序对人员进行培训				
6. Drug Storage and Control 药品的存放和管控	A*	M	S	NA
Program complies with federal regulations for human and veterinary drugs（Guide，p 115）[must]人用或是兽用药品需要依据国家相关法规制定存放和管控计划				
Drug records and storage procedures are reviewed during facility inspections（Guide，p 115）在设施的日常和半年查过程中，需要审查药品进出记录和存放流程				
Procedures are in place to ensure analgesics and anesthetics are used within expiration date（Guide，p 122）[must]具备相应程序保证镇痛和麻醉药物在有效期内使用				
Anesthetics and analgesics are acquired，stored，and their use and disposal are recorded legally and safely（Guide，p 122）麻醉和镇痛药物的购买，存储，使用和销毁等程序安全合法并记录在案				

Ⅲ. Semiannual Facility Inspection Checklist 设施检查清单 The Facility For Nonhuman Primate 动物设施 Location 地点：实验楼				
1. Location 位置	A*	M	S	NA
animal areas separate from personnel areas（Guide，p 134）动物区域和人员办公区域分开				
separation of species（Guide，p 111）不同种类的动物分开饲养				
separation by disease status（Guide，p 111）依据健康状况将动物分开饲养				
security and access control（Guide，p 151）安保和门禁				
2. Construction 建筑（主要检查硬件设施是否具备，是否损坏）	A*	M	S	NA
corridors（Guide，p 136）走廊				
animal room doors（Guide，p 137）动物房门				
exterior windows（Guide，p 137）外窗				

floors（Guide，p 137）地板				
drainage（Guide，p 138）排水				
walls and ceilings（Guide，p 138）墙壁和天花板				
heating ventilation and air conditioning（Guide，p 139）供暖，通风和空调系统				
power and lighting（Guide，p 141）能源和光照				
noise control（Guide，p 142）噪音控制				
vibration control（Guide，p 142）震动控制				
environmental monitoring（Guide，p 143）环境监控				
3. Room/Cage 动物房和笼具（主要检查参数是否达到，查记录）	A*	M	S	NA
temperature and humidity（Guide，p 43）温湿度				
ventilation and air quality（Guide，p 45）通风和空气质量				
illumination（Guide，p 47）光照				
noise and vibration（Guide，p 49）噪音和震动				
4. Primary Enclosure（初级设施主要指笼具）	A*	M	S	NA
space meets physiologic，behavioral，and social needs（Guide，pp 51，55-63）笼舍空间满足动物生理，行为和社会需要				
secure environment provided（Guide，p 51）笼具安全牢固				
durable，nontoxic materials in good repair and no risk of injury（Guide，p 51）笼具采用耐用无毒的材料，便于维护，使用中人员和动物无受伤的风险				
flooring is safe and appropriate for species（Guide，p 51）笼底安全并适于动物生活				
adequate bedding and structures for resting，sleeping，breeding（Guide，p 52）为动物提供垫料或相应的设施供动物休息、睡觉和繁殖				
objective assessments of housing and management are made（Guide，p 52）对饲养条件和管理进行客观的评估				
procedures for routine husbandry are documented（Guide，p 52）日常饲养管理有专门的记录程序				
socially housed animals can escape or hide to avoid aggression（Guide，p 55）群养动物能够逃离或隐藏以避免打斗（主要指灵长类）				
cage height provides adequate clearance（Guide，p 56）笼舍具备一定高度保证有空余				
animals express natural postures，can turn around，access food and water，and rest away from urine and feces（Guide，p 56）［must］动物在笼舍中能够保持自然的姿势，能够转身，能够获得食物和水，并能远离粪便和尿				
rationale for Guide/GB14925 space exceptions approved by IACUC and based on performance indices（Guide，p 56）依据效果（performance）标准，IACUC 通过采用不同于 guide 或 GB14925 规定的动物生活空间的理由				

续表

single housing of nonhuman primates is for shortest duration possible（Guide，p 60）非人灵长类只进行短时间的单独饲养			
5. Environmental Enrichment，Behavioral and Social Management 环境丰富度，行为和社会管理 A* M S NA			
structures and resources promote species typical behavior（Guide，pp 52-54）通过设施结构（如非人灵长类提供栖木或蔽障）和相关资源（如啮齿类的垫料）激发动物特有的天性			
novelty of enrichment is considered（Guide，p 53）考虑更新丰富度物品增加环境丰富度（如新的玩具）			
species specific plans for housing including enrichment，behavior and activity are developed and reviewed regularly by IACUC，researchers and veterinarian（Guide，pp 53，58，60，63）制定不同动物专门的饲养计划，包括丰富度，行为和活动，并定期经过 IACUC，研究人员和兽医的共同审查			
animal care personnel receive training to identify abnormal animal behaviors（Guide，p 53）饲养人员经过训练，能够鉴别动物的异常行为			
stability of pairs or groups is monitored for incompatibility（Guide，p 64）定期监控群居动物，以发现不适合群养的动物			
single housing is justified for social species（Guide，p 64）群居动物进行单独饲养前需要进行判定			
single housing is limited to the minimum period necessary（Guide，p 64）尽量缩短群居动物的单独饲养时间			
additional enrichment for single housed animals is provided（Guide，p 64）增加单独饲养动物的丰富度项目			
single housing is reviewed regularly by IACUC and veterinarian（Guide，p 64）动物的单独饲养定期经过 IACUC 和兽医审查			
habituation to routine procedures is part of enrichment program（Guide，p 64）训练动物习惯于常规操作是丰富度项目的一部分			
6. Food 食物 A* M S NA			
feeding schedule and procedures including caloric intake management（Guide，pp 65-67）依据日常能量消耗，制定饲喂的时间和流程			
contamination prevention（Guide，p 65）防止饲料污染			
vendor quality control（Guide，p 66）饲料经销商的质量控制			
storage in sealed containers（Guide，p 66）散装饲料存储于密闭容器			
expiration date labeling（Guide，p 66）标记饲料的有效期			
vermin control（Guide，p 66）虫害鼠害控制			
rotation of stocks（Guide，p 66）少量多次购买饲料，优先使用保质期内的旧饲料			
7. Water 水 A* M S NA			
ad libitum unless justified（Guide，pp 67-68）观察判断动物能够适应饮水装置，自由饮水			

续表

QC procedures（Guide, pp 67-68）水的质控流程			
8. Sanitation 灭菌	A*	M	S	NA
cleaning and disinfection of microenvironment（Guide, pp 70-71）小环境的清洁消毒			
cleaning and disinfection of macroenvironment（Guide, p 72）大环境的清洁消毒			
assessing effectiveness（Guide, p 73）清洁消毒效果			
9. Waste Disposal 废弃物处理	A*	M	S	NA
procedures for collection（Guide, pp 73-74）废弃物的收集程序			
procedures for storage and disposal（Guide, pp 73-74）废弃物存储和销毁程序			
hazardous wastes are rendered safe before removal from facility（Guide, pp 73-74）［must］有害废弃物离开设施前的无害化处理			
animal carcasses（Guide, pp 73-74）动物尸体处理			
10. Pest Control 虫害防止	A*	M	S	NA
regularly scheduled（Guide, p 74）有规律的定期进行			
documented program including control of rodent pests and insecticide use（Guide, p 74）记录鼠害虫害的控制程序和杀虫剂的使用情况			
11. Emergency, Weekend, and Holiday Animal Care 紧急情况和节假日的动物饲养管理	A*	M	S	NA
care provided by qualified personnel every day（Guide, p 74）节假日由具有资质的人员进行动物饲养管理			
provision for accessible contact information（Guide, p 74）提供相关人员的联系信息			
monitoring of backup systems（Guide, p 143）检查备用系统，保证节假日或紧急情况能够运行			
veterinary care available after hours, weekends, and holidays（Guide, p 74, 114）［must］下班时间，节假日提供必要的兽医护理			
a disaster plan that takes into account both personnel and animals（Guide, p 75）制定人员和动物的灾害应急预案			
12. Identification 动物标识	A*	M	S	NA
cage/rack cards contain required information（Guide, p 75）笼卡具备必要的信息			
13. Recordkeeping 记录保存	A*	M	S	NA
clinical records accessible and contain appropriate information（Guide, pp 75-76）临床记录便于查看并包含必要的信息			
records are provided when animals are transferred between institutions（Guide, p 75）研究机构之间运输动物时应提供相应记录的信息			
14. Storage 物品存储	A*	M	S	NA
adequate space for equipment, supplies, food, bedding and refuse（Guide, p 141）足够的空间用于设备，日常用品，食物，垫料和废弃物存储			

续表

	A*	M	S	NA
bedding in vermin-free area and protected from contamination(Guide,p 141)垫料存储于无鼠害虫害区域并且采取措施防止污染				
food in vermin-free,temperature and humidity controlled area and protected from contamination(Guide,p 141)食物存储于无鼠害虫害区域并且采取措施防止污染				
refuse storage is separate(Guide,p 141)垃圾分类存储				
carcass and animal tissue storage is separate,refrigerated below 7℃ and cleanable(Guide,p 141)尸体和动物组织存储于7℃以下,与其他废弃物分开				
15. Personnel 人员	A*	M	S	NA
adequate space for locker rooms,administration and training(Guide,p 135)足够的区域用于更衣,行政办公和培训				

Ⅳ. Cagewash 笼具清洗消毒检查清单 Location 地点:动物设施洗消间				
1. Construction and Operation 设施和操作	A*	M	S	NA
dedicated central area for sanitizing cages and equipment is provided(Guide,p 143)专门的区域集中进行笼具和设备的消毒				
cage-washing equipment meets need(Guide,p 143)笼具清洗设备符合要求				
doors,windows,floors,drainage,walls,ceilings(Guide,pp 136-138)门,窗,地板,排水,墙,天花板符合要求				
convenient to animal areas/waste disposal(Guide,p 143)洗消间邻近动物饲养区域和废弃物处理区域				
ease of access(including door size)facilitates use(Guide,p 143)物品和人员方便进出洗消间				
sufficient space for staging and maneuvering(Guide,p 143)足够宽敞利于设备的运送和调动				
safety precautions/clothing/equipment used for waste disposal/prewash/acid wash(Guide,p 143)在进行废弃物处理和物品清洗时,具有安全操作规程,并配备工作服和安全设备				
traffic flow clean to dirty with no contamination of clean equipment by dirty equipment and appropriate air pressurization(Guide,p 143)物流通道从干净到污染,确保物品不被污染,此外利用压差来控制气流防止污染				
insulation and/or sound attenuation present as needed(Guide,p 143)洗消间有较好的隔音效果				
utilities are appropriate(Guide,p 143)工程设计合理				
ventilation meets heat and humidity load(Guide,p 143)通风系统保证满足洗消间产生的热气和蒸汽排放需要				
safety features(e.g.,SOPs,warning signs,eyewash stations)are in use(Guide,p 143)具备相应的安全措施并可用,如 SOP,警示标志,洗眼器等				

续表

	A*	M	S	NA
functioning safety devices to prevent entrapment in washer/sterilizers（Guide，p 143）笼具清洗消毒机、高压锅等大型清洗消毒设备配备安全装置防止人员困在里边				
cage wash temperatures are monitored and records are available（Guide，p 73）监控并记录笼具清洗消毒机使用过程中的温度				
appropriate clean cage storage（Guide，p 141）清洗消毒后的笼具存放在洁净环境中				

V. Special Facilities：Aseptic Surgery 特殊设施（无菌手术）检查清单
Location 地点：动物设施手术室

	A*	M	S	NA
1. General Considerations 总则				
location minimizes traffic/contamination（Guide，p 144）手术间位于人员物品流动较少和污染可能小的区域				
functional components（surgical support，animal preparation，surgeon scrub，operating room，postoperative recovery）are designed and separated（physically or otherwise）（Guide，p 144）手术区域各个房间（如手术物品准备间，动物准备间，人员准备间，手术操作间，术后恢复间）功能明确并合理的分隔开				
appropriate drug storage，control，expiration date monitoring（Guide，pp 115，122）药品有效的存储和监管，有效期被监控				
safe sharps disposal system（Guide，p 74）利器处置恰当				
adequate records of anesthesia and perioperative care（Guide，p 122）麻醉和术后护理过程有记录				
aseptic procedures in use for all survival surgery（Guide，pp 118-119）所有活体手术采用无菌操作				
2. Operating Room 手术间				
effective contamination control procedures（Guide，p 144）具备有效的污染控制程序				
effective cleaning procedures/dedicated tools（Guide，p 145）具备有效的清洁程序和专用工具				
interior surfaces smooth and impervious to moisture（Guide，p 145）手术间墙面和地面光滑且防潮				
HVAC system meets Guide requirements（Guide，p 145）HVAC 系统满足 Guide 要求				
lighting safe and appropriate（Guide，p 145）照明系统安全可靠				
outlets safe and appropriate（Guide，p 145）电力输出安全可靠				
scavenging of anesthetic gases implemented（Guide，p 145）麻醉气体用后回收处理				

续表

	A*	M	S	NA
3. Surgical Support 手术辅助区				
facility for washing,sterilizing,storing instruments and supplies（Guide,p 145）配备清洗,灭菌,存储设备和常用物品的设施				
autoclave monitoring procedures are implemented（Guide,pp 119,145）高压灭菌过程被监控				
storage of autoclaved materials maintains sterility（Guide,p 145）高压灭菌后的物品存储于无菌的洁净环境中				
cold sterilization procedures are appropriate（Guide,p 119）采用低温灭菌				
4. Animal Preparation:contains large sink to facilitate cleaning of animal and operative site（Guide,p 145）动物准备区:具有大型洗涤槽,以供动物和手术场地的清洗				
5. Surgeon Scrub:outside operating room,non-hand-operated sink（Guide,p 145）洗手区域:在手术室外,洗手池自动出水				
6. Postoperative Recovery:allows adequate observation,easily cleaned,supports physiologic functions,minimizes risk of injury（Guide,p 145）手术恢复区:便于对动物进行观察,易于清洁,满足动物正常的生理需要,减少受伤的风险				
7. Dressing Area:place for personnel to change（Guide,p 145）更衣区:用于手术操作人员进行更衣				

Ⅵ. Special Facilities:Procedure Areas,Non-survival Surgeries,Laboratories,Rodent Surgeries,Imaging,Whole Body Irradiation,Hazardous Agent Containment,Behavioral Studies 其他特殊设施(普通操作区,实验室,啮齿类手术,危险物品管控)检查清单 Location 地点:啮齿类和豚鼠设施				
1. General Considerations 总则	A*	M	S	NA
labs used to house animals only when scientifically required and limited to minimum period necessary（Guide,p 134）只有特殊研究需要且经过 IACUC 批准后,才能在实验室饲养动物,且将该过程尽量缩短				
drug storage,control,and expiration dates（Guide,pp 115,122）药品试剂专门存放,管理有序,有效期明确				
sharps disposal（Guide,p 74）锐器妥善处理				
anesthetic monitoring（Guide,p 120）麻醉过程被监控				
scavenging of anesthetic gases（Guide,p 21）麻醉气体回收处理				
safety features（e.g.,SOPs,safety signs,eyewash stations,secure gas cylinders）are in place（Guide,p 19）具有安全措施(SOP,安全标识,洗眼器,气瓶固定)				
carcass disposal（Guide,pp 73-74）尸体妥善处理				
2. Additional Concerns for Survival Surgery:(rodent and minor procedures only)存活手术过程(啮齿类和小操作流程)	A*	M	S	NA
rodent survival surgery clean and uncluttered,not used for anything else during surgery（Guide,p 144）啮齿类手术操作区干净整洁,手术期间不用做其他操作				

续表

	A*	M	S	NA
records of peri-operative care（Guide，p 120）围手术期有记录				
aseptic procedures（Guide，pp 118-119）无菌操作规程				
autoclave monitoring procedures（Guide，pp 119，145）高压灭菌监控程序				
storage of autoclaved materials（Guide，p 145）高压物品存储				
cold sterilization procedures are appropriate（Guide，p 119）采用低温灭菌				
3. Hazardous Agent Containment 危险品控制：	A*	M	S	NA
facility adheres to APHIS，USDA and CDC Select Agent Regulations and other federal，state and local regulations including security measures（Guide，p 148）［must］危险物品使用遵照国家和地方的相关法律法规，并制定安全措施				

（陈梅丽）

参 考 文 献

1. GB/T27416—2014，实验动物机构质量和能力的通用要求［S］.中华人民共和国国家质量监督检验检疫总局，中国国家标准化管理委员会.

2. 王建飞，周艳，刘吉宏，等.实验动物饲养管理和使用指南［M］.上海：上海科学技术出版社，2012：22-36.

3. 张薇，张永斌，陈梅丽，等.实验动物从业人员培训教程［M］.广州：中山大学出版社，2016：8-10.

4. 郭欣.动物福利科学兴起的哲学研究［D］.南京：南京农业大学，2016.

5. 顾慈怡，戚诚伟.对美国动物保护立法实践的评析［J］.中国商界，2010（10）：309-310.

6. 管傅文，李程程，孟爱明.实验动物替代研究进展［J］.中国药理学与毒理学杂志，2016，30（10）：1088.

7. Janet C.Garber，R.Wayne Barbee，Joseph T.Bielitzki，et al.Guide for the Care and Use of Laboratory Animals［M］.Washington：the National Academies Press，2011：1-76，105-145.

第六章

眼科学动物实验常用的操作技术

第一节　基本操作技术

我们要使用实验动物进行眼科学的研究,势必就要掌握动物的基本操作技术。最常使用的基本操作技术包括动物的抓取与固定、动物麻醉、动物的口服或静脉给药、动物的采血、实验室隔离衣的穿戴等,下面我们详细介绍。

一、抓取和固定

（一）大、小鼠的抓取与固定

1. 仪器和设备　大、小鼠固定器。

2. 方法　①先用一只手抓取鼠尾提起;②置于鼠笼或实验台后轻轻向后拉;③在鼠向前爬行时,用另一只手拇指和示指抓住大、小鼠的两耳和颈部皮肤;④将鼠体置于手心中,把后肢拉直;⑤以无名指按住鼠尾,小指按住后腿即可;如果大鼠体积太大,可由第二个人协助固定后肢(图 6-1-1~ 图 6-1-8)。

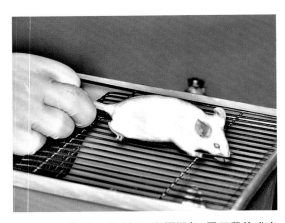

图 6-1-1　先用一只手抓取鼠尾提起,置于鼠笼或实验台后轻轻向后拉

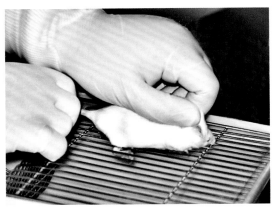

图 6-1-2　在鼠向前爬行时,用另一只手拇指和示指抓住小鼠的两耳和颈部皮肤

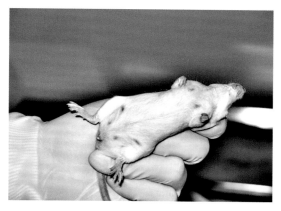

图 6-1-3　将鼠体置于手心中,把后肢拉直

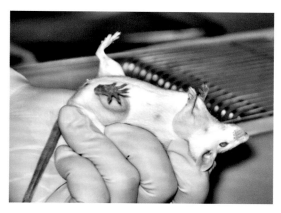

图 6-1-4　以无名指按住鼠尾,小指按住后腿即可

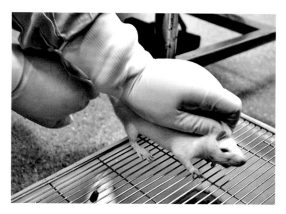

图 6-1-5　大鼠的操作与图 6-1-2 小鼠的一样

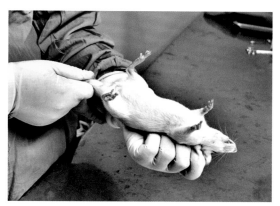

图 6-1-6　如果大鼠体积太大,可由第两个人协助固定后肢

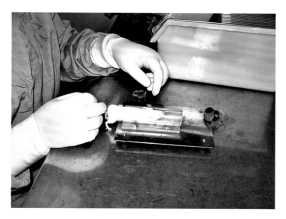

图 6-1-7　将小鼠放入固定架,进行后续操作

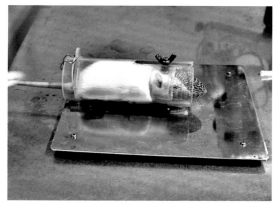

图 6-1-8　将大鼠放入固定架,进行后续操作

3. 注意事项　抓住大、小鼠的两耳和颈部皮肤时,以能固定住动物为准,不宜抓住过多的皮肤,以免牵拉颈部皮肤过多而勒住颈部引起动物窒息。

(二) 兔子的抓取与固定

1. 仪器和设备　兔子固定器。

2. 方法　①以一只手按住兔子的双耳和颈背部;②抓住兔子的双耳和颈背部的毛皮提起;③然后另一只手托其臀部,让其体重重量的大部分集中在这一只手上;④将兔子放入盒式固定器内,露出头部(图 6-1-9~ 图 6-1-12)。

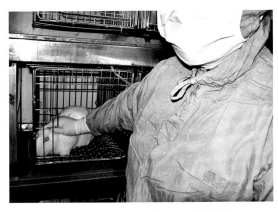

图 6-1-9　按住兔子的双耳和颈背部

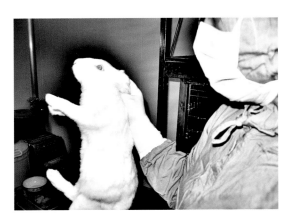

图 6-1-10　一只手抓住兔子双耳和颈背部的毛皮提起

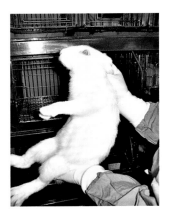

图 6-1-11　另一只手托其臀部,让兔子体重落在这一只手上

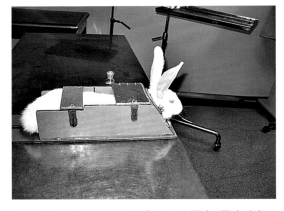

图 6-1-12　将兔子放入盒式固定器内,露出头部

3. 注意事项　不能单纯抓提兔子的双耳或抓提背腹部的皮毛;盒式固定适用于兔耳采血、耳血管注射等情况。

(三) 豚鼠的抓取与固定

1. 仪器和设备　无须固定仪器。

2. 方法 ①先用一只手掌迅速扣住鼠背;②抓住其肩胛上方,以拇指和示指环握颈部,中指和无名指轻轻扣住胸廓;或像抓取大鼠一样抓住双耳和颈背部皮肤;③另一只手托住豚鼠臀部(图 6-1-13~ 图 6-1-18)。

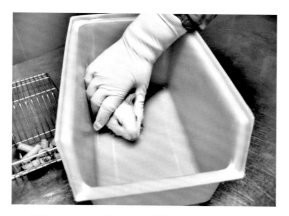

图 6-1-13 先用一只手掌迅速扣住豚鼠背部

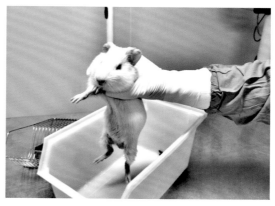

图 6-1-14 抓住其肩胛上方,以拇指和示指环握颈部

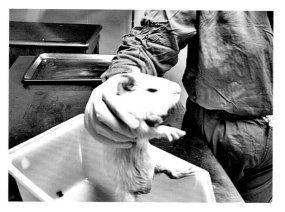

图 6-1-15 中指和无名指轻轻扣住胸廓

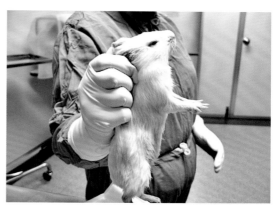

图 6-1-16 或像抓取大鼠一样抓住双耳和颈背部皮肤

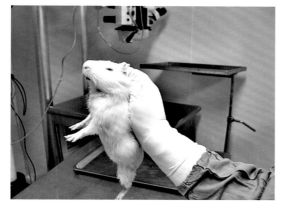

图 6-1-17 或像抓取大鼠一样抓住双耳和颈背部皮肤

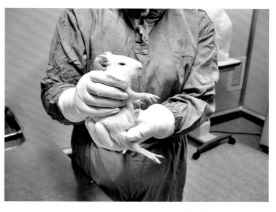

图 6-1-18 另一只手托住豚鼠的臀部

3. 注意事项 ①豚鼠较为胆小易惊,不宜强烈刺激和受惊,所以在抓取时,必须稳、准和迅速;②豚鼠的腹腔内器官包膜都比较薄,特别是肝脏和肾脏包膜,所以不能单纯抓取背腹部,否则会由于抓取突然造成腹压增高引起腹腔内器官包膜破裂和内出血,造成动物死亡。

（四）猴子的抓取和固定

1. 仪器和设备 猴子固定椅。

2. 方法 ①将笼子的拉杆向前拉,将猴子紧迫在笼子的前方;②可以小心将一侧后肢或前肢拉出笼外进行采血或静脉给药;③也可以皮下或肌肉注射适量的麻醉药,让猴子处于半麻醉不清醒状态;④抓住猴子的两前肢向后提起;⑤放入猴子固定椅进行固定（图 6-1-19~图 6-1-26）。

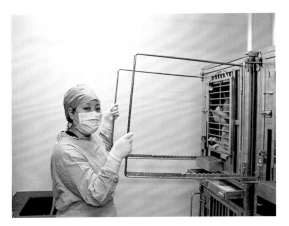

图 6-1-19 将笼子的拉杆向前拉

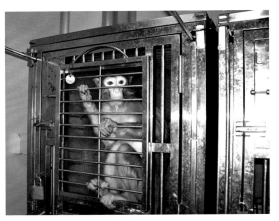

图 6-1-20 将猴子紧迫在笼子的前方

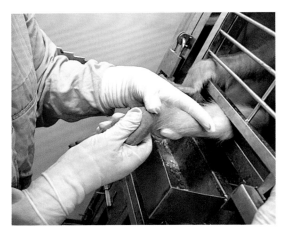

图 6-1-21 可以小心将一侧后肢或前肢拉出笼外进行采血或静脉给药

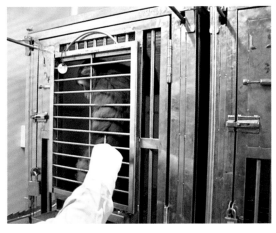

图 6-1-22 也可以皮下或肌肉注射适量的麻醉药

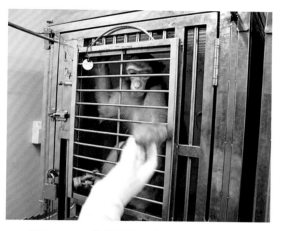

图 6-1-23 让猴子处于半麻醉不清醒状态

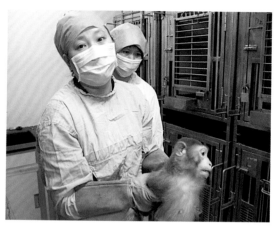

图 6-1-24 抓住猴子的两前肢提起

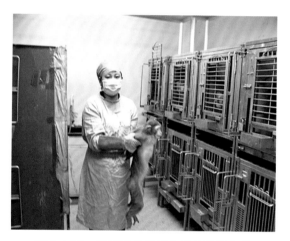

图 6-1-25 猴子两前肢是向后背被提起的

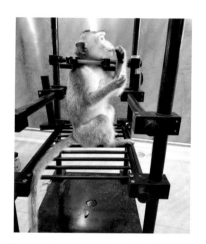

图 6-1-26 将猴子放进猴椅进行固定

3. **注意事项** ①如果猴子是在大笼子群养,则需要用柔软的渔丝绳特质的网兜抓取猴子;②猴子智商比较高,做实验前一周就要开始做感情培养,每天给些水果等好吃的食物喂予猴子,正式操作时猴子会配合些。

(黄 冰 黎韦华)

二、麻醉

(一) 仪器和设备

小动物麻醉机、大动物麻醉机(图 6-1-27、图 6-1-28)。

麻醉机一般由四个部分组成:①氧气和其他辅助气体及流量计;②麻醉剂挥发罐;③混合气体的输出系统;④废气回收系统。氧气和其他辅助气体的氧气浓度没有明确规定,一般直接使用普通的医用氧。另外部分麻醉机使用 N_2O 和氧气双气瓶供气,可减少麻醉剂的用量,但目前国内双气瓶供气的麻醉机较少采用。气体钢瓶使用普用的氧气钢瓶即可,气体钢

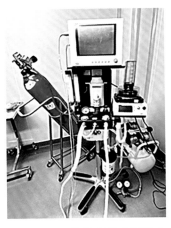

图 6-1-27　带着麻醉功能的大
动物监护机

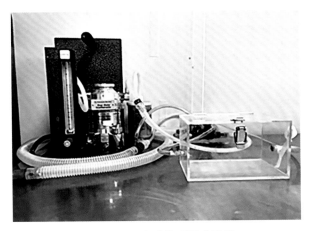

图 6-1-28　小动物呼吸麻醉机

瓶使用时需配套气体减压阀。对于麻醉机的使用,要求气瓶输出的气体压力不高于 0.4MPa。国外有专用型的减压阀,其输出的气体压力不可调,固定为 50PSI 大动物麻醉机。

（二）方法

分局部麻醉和全身麻醉两大类。局部麻醉的特点是动物意识清醒,局部区域麻醉无知觉。全身麻醉的特点是动物意识不清醒,全身各区域也无知觉。局部麻醉又分:①表面麻醉,如眼部滴眼（常用丁可因等眼药水滴眼）和咽喉喷雾（常用利多卡因喷雾剂喷喉）;②浸润麻醉,如手术切口逐层注射给药（常用普鲁卡因和利多卡因麻醉药）;③区域麻醉,如手术区周围部位注射给药（常用普鲁卡因和利多卡因麻醉药）。全身麻醉又分:①吸入麻醉,如经呼吸道吸入挥发性麻醉药（常用乙醚和氯仿麻醉药）;②注射麻醉,如经静脉、腹腔或肌肉注射非挥发性麻醉药（常用戊巴比妥钠、硫喷妥钠、盐酸氯胺酮、氯丙嗪和水合氯醛等麻醉药）。

小鼠、大鼠、豚鼠等动物体型小,易于保定和腹腔注射,起效较快。兔耳缘静脉明显,且温顺,不需绑定即可进行静脉注射麻醉。对于易伤人的猴子、犬、猫和体型较大、不易绑定的猪,可先通过肌内注射速眠新、氯胺酮或地西泮,待其肌肉松弛、不具有反抗力时,再视麻醉程度和实验需要,对其进行静脉麻醉,犬、猫一般通过后肢的小隐静脉注射,猪一般通过耳缘静脉注射。在注射麻醉药物时,先用麻醉药总量的三分之二,密切观察动物生命体征的变化,如已达到所需麻醉的程度,余下的麻醉药则不用,避免麻醉过深抑制延脑呼吸中枢导致动物死亡。麻醉药的剂量和注射途径见表 6-1-1~ 表 6-1-5。

（三）全身麻醉常用的药品

1. 苯巴比妥钠　此药麻醉时间为 3~6h,常在实验前 0.5h 至 1h 用药,使用剂量及方法为:狗腹腔注射 80~100mg/kg,静脉注射 70~120mg/kg。兔腹腔注射 150~200mg/kg。苯巴比妥钠高剂量时对动物呼吸有明显抑制,一般不用于大小鼠实验。

2. 乌拉坦（氨基甲酸乙酯）　无色透明结晶,麻醉持续时间 2h 左右,属于比较温和的麻醉药,安全度大。多数实验动物都可使用,更适合于小动物,主要用于大小鼠和兔的麻醉,麻醉时多用腹腔注射,兔也可使用耳缘静脉注射,常用剂量为 1 000mg/kg,浓度为 20%。但在做静脉注射时必须溶在生理盐水中,配成 5% 或 10%,及每公斤体重注射 10~20mL。乌拉坦

表 6-1-1　麻醉药的剂量及注射途径

种类	戊巴比妥		硫喷妥钠		盐酸氯胺酮		水合氯醛		乌拉坦	
	mg/kg	途径	mg/kg	途径	mg/kg	途径	mg/kg	途径	g/kg	途径
小鼠	0.15	IV	0.25	IV	0.25	IM	400	IP	/	/
	0.6	IP	0.5	IP	0.1	IP				
大鼠	30~50	IP	40	IP	40~160	IP	300	IP	0.75	IP
	30~40	IV	20	IV	50	IV				
豚鼠	40	IP	55	IP	22~44	IM	200~300	IP	1.50	IP
	30	IV								
兔	30~50	IP	25~50	IV	44	IM	/	/	1.0	IP
	30~50	IV			15~200	IV			0.85~1.25	IV
地鼠	35	IP	40	IP	/	/	200~300	IP	/	/
犬	30	IV	25	IV	/	/	125	IV	1.0	IV
小型猪	20~30	IV	9~10	IV	10~15	IM	/	/	/	/
猫	25	IV	28	IV	22~33	IM	300	IV	1.25~1.50	IV,IP
猴	20~30	IV	15~20	IV	11~44	IM	/	/	/	/
	30~35	IP			28~45	IV				
羊	30	IV	/	/	/	/	/	/	/	/

IV:静脉注射;IP:腹腔注射;IM:肌肉注射。

表 6-1-2　小鼠(mouse)麻醉剂量表

药物	剂量 / 体重	途径 *
麻醉前给		
atropin 阿托品	0.002~0.005mg/100g	IV,IM,SC
	0.12mg/100g	IP
镇静剂		
acepromazine 乙酰丙嗪	0.075mg/100g	IM
diazepam 地西泮	0.5mg/100g	IP
ketamine 氯胺酮	2.0mg/100g	IM
注射麻醉剂		
ketamine 氯胺酮	2.2~4.4mg/100g	IM
	10mg/100g	IP
	2.5mg/100g	IV
pentobarbital 戊巴比妥	1.5mg/100g	IV
	6.0mg/100g	IP
thiopental 硫喷妥钠	2.5mg/100g	IV
	5.0mg/100g	IP
thiamylal 硫戊巴比妥	2.5~5.0mg/100g	IV

续表

药物	剂量 / 体重	途径 *
混合注射麻醉剂		
ketamine+xylazine 氯胺酮 + 赛拉嗪	8.7mg+1.3mg/100g	IM,IP
ketamine+acetylpromazine 氯胺酮 + 乙酰丙嗪	(2.2~4.4mg+0.075mg)/100g	IM
吸入麻醉剂		Inhalation
carbon dioxide 二氧化碳	诱导:10~15s	
halothane 氟烷	诱导:1%~3%	
	维持:0.5%~1.5%	
isoflurane 异氟醚	1%~4% 到产生效果	
methoxyflurane 二氟二氯乙基甲醚	诱导:2%~4%	
	维持:0.5%~1.5%	
止痛剂		
meperidine 哌替啶	2.0mg/100g	IM,SC
	0.4mg/100g	IP
butorphanol 布托啡诺	0.1~0.5mg/100g	SC,IM
pentacozine 潘他唑新	1.0mg/100g	SC,IM,IV
nalbuphine 纳布啡	0.5mg/100g	SC,IM
buprenorphine 丁丙诺啡	0.2mg/100g,q12h(每 12h 一次)	SC
	0.2mg/100g,q6~8h(每 6~8h 一次)	IP
不推荐使用的药物		
chloroform 氯仿		
chlorpromazine 氯丙嗪		
ether 醚		
carbon tetrachloride 四氯化碳		
trichloroethylene 三氯乙烯		
tribromoethanol 三溴乙醇		

*IM:肌肉注射;IV:静脉注射;SC:皮下注射;IP:腹腔注射;Inhalation:吸入。

表 6-1-3   大鼠(rat)麻醉剂量表

药物	剂量 / 体重	途径 *
麻醉前给		
atropin 阿托品	0.02~0.05mg/kg	IV,IM,SC
镇静剂		
acepromazine 乙酰丙嗪	5mg/kg	IM
diazepam 地西泮	2.5mg/kg	IP
xylazine 赛拉嗪	13mg/kg	IM
ketamine 氯胺酮	22mg/kg	IM
	20mg/kg	IP

续表

药物	剂量 / 体重	途径 *
注射麻醉剂		
ketamine 氯胺酮	44mg/kg	IM
	40~160mg/kg	IP
	50mg/kg	IV
fentanyl-droperidol 芬太尼 - 氟哌啶醇	0.2~0.4mL/kg	IP
pentobarbital 戊巴比妥	30~40mg/kg	IV
	30~50mg/kg	IP
混合注射麻醉剂		
ketamine+xylazine 氯胺酮 + 赛拉嗪	(87mg+13mg)/kg	IM,IP
ketamine+acetylpromazine 氯胺酮 + 乙酰丙嗪	(20~40mg+0.75mg)/kg	IM
ketamine+pentobarbital 氯胺酮 + 戊巴比妥	(44mg+25mg)/kg	(K)IM,（P)IP
吸入麻醉剂		Inhalation
halothane 氟烷	诱导：1%~3%	
	维持：0.5%~1.5%	
isoflurane 异氟醚	1%~5% 到产生效果	
methoxyflurane 二氟二氯乙基甲醚	诱导：2%~4%	
	维持：0.5%~1.5%	
enflurane 安氟醚	诱导：3%~4%	
	维持：1%~3%	
止痛剂		
meperidine 哌替啶	3~5mg/kg	IM,SC,IV
butorphanol 布托啡诺	1~5mg/kg	SC
pentacozine 潘他唑新	2mg/kg	SC
不推荐使用的药物		
chloroform 氯仿		
chlorpromazine 氯丙嗪		
chloral hydrate 水合氯醛		
tribromoethanol 三溴乙醇		

*IM：肌肉注射；IV：静脉注射；SC：皮下注射；IP：腹腔注射；Inhalation：吸入。

表 6-1-4　兔（rabbit）麻醉剂量表

药物	剂量 / 体重	途径 *
麻醉前给		
atropin 阿托品	0.2~0.3mg/kg	IV，IM，SC
镇静剂		
acepromazine 乙酰丙嗪	0.5~2mg/kg	IM
diazepam 地西泮	1mg/kg	IV
	5~10mg/kg	IM
xylazine 赛拉嗪	3mg/kg	IV
	4~6mg/kg	IM
ketamine 氯胺酮	22mg/kg	IM
注射麻醉剂		
ketamine 氯胺酮	44mg/kg	IM
	15~200mg/kg	IV
fentanyl-droperidol 芬太尼 - 氟哌啶醇	0.15~0.25mg/kg	IM
pentobarbital 戊巴比妥	30~50mg/kg	IV，IP
thiopental（1%）硫喷妥钠（1%）	25~50mg/kg	IV
thiamylal 硫戊巴比妥	25~30mg/kg	IV
混合注射麻醉剂		
ketamine+xylazine 氯胺酮 + 赛拉嗪	(35~44mg+5~10mg)/kg	IM
ketamine+acetylpromazine 氯胺酮 + 乙酰丙嗪	(30mg+0.75~1mg)/kg	IM
ketamine+diazepam 氯胺酮 + 地西泮	(25mg+5mg)/kg	IM
吸入麻醉剂		Inhalation
halothane 氟烷	诱导：3%~4%	
	维持：0.5%~1.5%	
isoflurane 异氟醚	1.5%~5% 到产生效果	
methoxyflurane 二氟二氯乙基甲醚	诱导：1%~3%	
	维持：0.3%~1.0%	
enflurane 安氟醚	诱导：3%~4%	
	维持：1%~3%	
止痛剂		
meperidine 哌替啶	2mg/kg	IM，SC
butorphanol 布托啡诺	1~2mg/kg	IM，IV，SC
pentacozine 潘他唑新	5~10mg/kg，q2~4h（每 2~4h 一次）	IV，IM
phenylbutazone 保泰松	10mg/kg	IV
不推荐使用的药物		
chloroform 氯仿		
chlorpromazine 氯丙嗪		
promazine 普马嗪		

*IM：肌肉注射；IV：静脉注射；SC：皮下注射；IP：腹腔注射；Inhalation：吸入。

表 6-1-5　灵长类（primate）麻醉剂量表

药物	剂量 / 体重	途径 *
麻醉前给		
atropin 阿托品	0.04~0.1mg/kg	IV，IM，SC
镇静剂		
acepromazine 乙酰丙嗪	0.25~1.0mg/kg	IM，SC
diazepam 地西泮	1mg/kg	IM，IV
	5~10mg/kg	IM
xylazine 赛拉嗪	0.5~2mg/kg	IM
ketamine 氯胺酮	7~14mg/kg	IV
	5~15mg/kg	IM
注射麻醉剂		
ketamine 氯胺酮	11~44mg/kg	IM
	28~45mg/kg	IV
fentanyl-droperidol 芬太尼 - 氟哌啶醇	0.05~0.1mL/kg	IM
pentobarbital 戊巴比妥	20~30mg/kg	IV
	30~35mg/kg	IP
thiopental 硫喷妥钠	15~20mg/kg	IV
thiamylal 硫戊巴比妥	15~20mg/kg	IV
混合注射麻醉剂		
ketamine+xylazine 氯胺酮 + 赛拉嗪	(7mg+0.6mg)/kg	IM
ketamine+acetylpromazine 氯胺酮 + 乙酰丙嗪	(11mg+0.5mg)/kg	IM
吸入麻醉剂		Inhalation
halothane 氟烷	诱导：3%~4%	
	维持：0.8%~1.5%	
methoxyflurane 二氟二氯乙基甲醚	诱导：1%~3%	
	维持：0.3%~1.0%	
enflurane 安氟醚	诱导：3%~4%	
	维持：1%~3%	
止痛剂		
meperidine 哌替啶	2~10mg/kg	IM，SC
pentacozine 潘他唑新	1~5mg/kg	IM
**oxymorphone	0.15mg/kg	IM
**butorphanol	0.15mg/kg	IM，SC
**nalbuphine	0.3~1.0mg/kg	IM，SC
	0.75~1.5mg/kg	IV

**= 术后 1~3 天每 6~8h 给一次。

不推荐使用的药物

chlorpromazine 氯丙嗪

phencyclidine 苯环己哌啶

*IM：肌肉注射；IV：静脉注射；SC：皮下注射；IP：腹腔注射；Inhalation：吸入。

肌肉松弛较好,作用温和,一般用作基础麻醉,可以做深度麻醉,如使用全部过程都用此麻醉时,动物保温尤为重要。与水合氯醛按 1∶1 合并麻醉效果更好。缺点是该药可致癌,大型动物应用后不可食用。另外会增加血液黏度,升高血糖,但对呼吸功能影响较小,对心率影响大。适合用于呼吸系统研究或保留自主神经反射活动的实验研究,不宜用于血液黏度、血糖、神经电生理、心功能实验以及麻醉后还需要长期饲养的实验。

3. 戊巴比妥钠　此药麻醉时间不长,一次给药的有效时间一般为 2~4 小时。用时配成 1%~3% 生理盐水溶液,必要时可加温溶解,配好的药液在常温下放置 1~2 个月不失药效。静脉或腹腔注射后很快就进入麻醉期,使用剂量及方法为:狗、猫、兔静脉注射 30~35mg/kg,大小鼠腹腔注射 30~60mg/kg。戊巴比妥钠是大小鼠手术的常用麻醉剂。但戊巴比妥钠容易导致动物死亡,要注意手术过程中的保温。巴比妥类药物主要代谢在肝脏,对细胞色素 P450 有诱导作用。本品适合用于一般生理学实验,不适合用于肝脏相关的实验研究。

4. 硫喷妥钠　黄色粉末,有硫臭,易吸水,水溶液不稳定,现用现配,常用浓度为 1%~5%。此药静脉注射时,药液迅速进入脑组织,故诱导快,麻醉快,苏醒快,一次给药仅维持 0.5~1h。时间长的实验过程中,可重复注射,维持一定的麻醉深度。此药对呼吸有一定抑制作用,对交感神经较副交感神经抑制强,可出现喉头痉挛,因此注射时速度须缓慢。实验剂量和方法:狗 20~25mg/kg;兔 25~50mg/kg,静脉注射速度以 2mL/15s 左右进行。小鼠 1% 溶液腹腔注射 0.1~0.3mL/ 只;大鼠 0.6~0.8mL/ 只。

5. 氯胺酮　俗称 K 粉,注射液用于麻醉,具有作用快、持续时间短的特点,静脉或肌肉给药后,很快麻醉,但维持一般仅 10~20min,镇痛效果好,不抑制牵张反射,肌肉松弛较好。可明显抑制犬的呼吸并常使犬出现强直性痉挛,有时甚至在麻醉后的两天都有痉挛的现象发生,故不宜用于犬类实验。大动物麻醉时通常与速眠新合用。氯胺酮对小动物呼吸抑制严重,一般不用于鼠、兔等动物。

6. α- 氯醛糖　药理作用类似吗啡,不干扰呼吸和心脏反射,如压力感受器和化学感受器的活动。麻醉可维持 3~4h。静脉麻醉用量:犬、猫 40~100mg/kg,兔等小动物 50mg/kg。配成 1% 溶液(可加热助溶,但不可煮沸)使用。安全范围大,维持持久浅麻醉,对自主神经中枢无明显抑制作用,对痛觉的影响也小,故特别适用于研究要求保留生理反射实验。

(四) 常用的气体麻醉药

注射麻醉缺点是剂量不易掌握,剂量过大会造成动物麻醉过度死亡,剂量小动物不能进入麻醉状态,麻醉剂需要经肝脏代谢,麻醉时间长,不易调节。而气体麻醉具有起效快,苏醒快,深度快,安全性好,动物死亡率低的特点。

常见的气体吸入麻醉剂主要有如下几种:

1. 异氟烷　目前应用最为广泛的动物气体麻醉剂,无色,不易燃,无爆炸性,有刺激性和挥发性的液体。麻醉作用与氟烷类似,存在一定程度的心功能和呼吸抑制,偶有心率不齐。如使用呼吸机有助于减少酸中毒和肺萎缩。对心功能和呼吸的抑制作用要弱于氟烷,安全性要高于氟烷。

2. 氟烷　麻醉作用较强,极易引起麻醉过深而出现呼吸抑制、心搏缓慢、心律失常等。如呼吸运动趋弱和肺通气量减少,应立即给氧和人工呼吸,并迅速减浅麻醉。对心肌有直接抑制作用,且易使心肌对肾上腺素及去甲肾上腺素的作用敏感,易引起室性心动过速或心室性纤颤。氟烷与异氟烷类似,使用过程中都需要一个精确的麻醉气体挥发器,目前氟烷在动物实验领域应用较少。

3. 乙醚　这是最原始的气体吸入麻醉剂,其安全度大。但由于乙醚局部刺激作用大,可刺激上呼吸道黏液分泌增加;通过神经反射还可扰乱呼吸、血压和心脏的活动,容易引起窒息。乙醚在麻醉初期出现强烈的兴奋现象,对呼吸道又有较强的刺激作用,因此,需在麻醉前给予一定量的吗啡和阿托品(基础麻醉),通常在麻醉前 20~30min,皮下注射盐酸或硫酸吗啡(每公斤体重 5~10mg)及阿托品(每公斤体重 0.1mg)。常用方法是将乙醚倒在棉球上,将动物和棉球放到密闭的罐内麻醉,这种方法可控性很差,极易导致动物死亡。另外这种方法会使实验人员吸入大量乙醚,对身体不利。同时乙醚具有易燃,易爆等特点,作为麻醉剂要慎重使用。

(五)注意事项

①挥发性麻醉药易燃易爆,使用时应远离火源。平时应装在棕色玻璃瓶中,储存于阴凉干燥处,不宜放在冰箱内,以免遇到电火花时引起爆炸。②动物麻醉后体温会下降,要注意保温。在寒冷季节,应将麻醉剂加温至与动物体温相一致时再行麻醉。③犬、猫或灵长类动物具有呕吐反射,麻醉前 8~12h 应禁食,避免麻醉和手术过程中发生呕吐。家兔或啮齿类动物无呕吐反射,无须禁食。④静脉麻醉时,应注意给药速度,密切观察动物生命体征的变化,出现呼吸节律不整和心动过缓时,应立即停止给药。⑤水合氯醛类药物对大小鼠的麻醉效果好,麻醉时间长,麻醉效果稳定,不容易引起动物因麻醉过量而死亡。但其属于镇静剂,不属于麻醉药,当麻醉剂使用在国际上有异议。

(黎韦华　于　欢)

三、灌胃给药

(一)大、小鼠和豚鼠的灌胃

1. 仪器和设备　大、小鼠、豚鼠灌胃针。根据大鼠、小鼠、豚鼠体长的不同,灌胃针的长度有不同,但都有一个共同点就是针头是钝性圆滑,最好为一圆柱(珠)状。现在市面上的大鼠、小鼠、豚鼠灌胃针有两种:一种是刚性灌胃针(图 6-1-29),为不锈钢材质,针头膨大钝性圆滑;另一种是柔性灌胃针(图 6-1-30),为极具柔软性的 PTFE 材质,针头也为膨大钝性圆滑,针管可任意弯曲,在插入食管时大大减轻了对附近脏器的损伤。

2. 方法　①将针头膨大圆滑的灌胃针接在注射器上,吸入药液;②一只手抓住鼠背部及颈部皮肤将动物抓取固定,体位为头高尾低(头高位);③另一只手持注射器,将灌胃针从动物嘴部侧面插入动物口中;④然后轻轻摆正灌胃针与鼠体位平衡,并沿口腔顶壁和咽后壁徐徐插入食管;针插入时应无阻力,若感到阻力或动物挣扎时,应立即停止进针或将针拔出,以免损伤或穿破食管以及误入气管;⑤一般当灌胃针插入小鼠 3~4cm,大鼠或豚鼠 4~6cm 后轻轻回抽一下,见有胃液可将药物注入(图 6-1-31~ 图 6-1-34)。

3. 注意事项　①常用的灌胃量小鼠为 0.2~1mL,大鼠 1~4mL,豚鼠为 1~5mL;②针插入时应顺畅无阻力,若感到阻力或动物挣扎时,可能误入气管,应立即停止进针或将针拔出,否则会损伤或穿破食管以及误入气管,造成动物窒息;③灌胃时,动物的体位一定是头高位(头部比尾部高),否则灌入的液体会倒流出来。

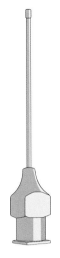

图 6-1-29　刚性灌胃针

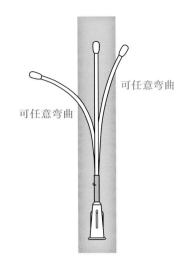

图 6-1-30　柔性灌胃针

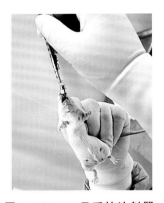

图 6-1-31　一只手持注射器，
将灌胃针插入动物口中，沿口
腔顶壁和咽后壁徐徐插入食管

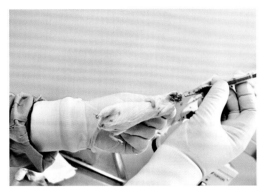

图 6-1-32　斜体位也可以，但一定要头高尾低

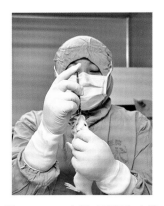

图 6-1-33　大鼠、豚鼠和小鼠
一样的操作手法

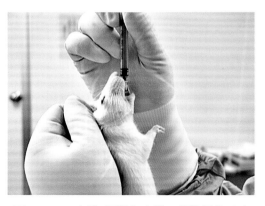

图 6-1-34　大鼠、豚鼠和小鼠一样的操作手法

（黄　冰　黎韦华）

（二）兔的灌胃

1. **仪器和设备** 兔开口器、灌胃管或导尿管、50mL注射器、200mL烧杯。

2. **方法** ①本实验须双人配合完成，其中一人先将兔子固定于兔子固定盒里。②另一人用左手拇指和中指挤压兔子两颊，将下颌挤开使兔子被动张口，右手将开口器从一侧口角插入口腔并固定，压住舌头。③然后将浸泡在水中的灌胃管（常用14号导尿管代替）从开口器的小孔插入兔子口腔中，再沿上颚壁顺食管方向送入胃内，将灌胃管向前推进约15cm可达胃内。插入动作要轻、慢，边插边密切观察动物的反应。④将灌胃管的外端浸入有水的烧杯中，确认泡在水中的导管端无气泡逸出，兔子没有挣扎、发绀，则说明灌胃管没有误入气管，即可将吸有药液的注射器连于灌胃管再慢慢将药液推入兔子的胃内。⑤为避免灌胃管内残留药液，需再注入5mL生理盐水。⑥然后折压住注射器段的管腔，迅速拔出灌胃管；取下开口器，最后将兔子从固定盒中取出（图6-1-35~图6-1-42）。

3. **注意事项** ①此方法会对动物造成一定程度的机械性损伤和心理上的影响，为了尽量减少这些不良影响，操作人员在操作过程中可以用手轻轻抚摸动物的背部达到安抚作用，必须熟练掌握灌胃技术。②灌胃前须将灌胃管大致测量一下从口腔至胃内的位置（最后一根肋骨后）的长度，根据此距离估计灌胃管插入的深度。成年兔插入的深度一般约为15cm。③事先将灌胃管在水或生理盐水中泡一下，使其容易插入而不损伤食管。必要时可用无菌石蜡油做润滑涂抹灌胃管的表面。④拔出灌胃管时要用手折压注射器段的管腔并迅速拔出，

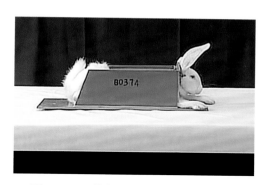

图6-1-35 将兔子固定于兔子固定盒里

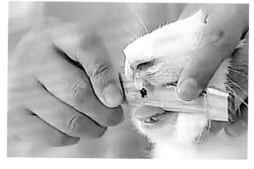

图6-1-36 将开口器从一侧口角插入口腔并固定，压住舌头

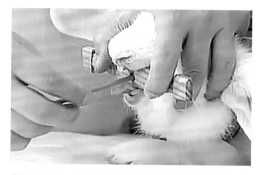

图6-1-37 将灌胃管从开口器的小孔插入兔子口腔中，沿上颚壁顺食管方向送入胃内

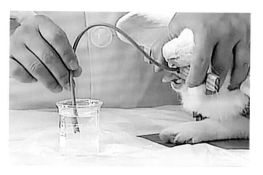

图6-1-38 将灌胃管的外端浸入有水的烧杯中，确认泡在水中的导管端无气泡逸出

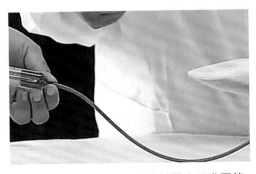

图 6-1-39 将吸有药液的注射器连于灌胃管，再慢慢将药液推入兔子的胃内

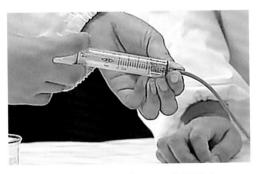

图 6-1-40 再注入 5mL 生理盐水

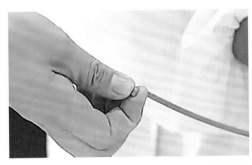

图 6-1-41 折压住注射器段的管腔，迅速拔出灌胃管

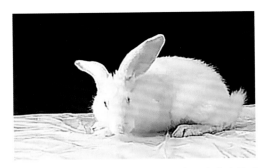

图 6-1-42 取下开口器，将兔子从固定盒中取出

以免空气倒流入胃内。⑤常用灌胃量为 80~150mL。

（黄文革）

（三）猴的灌胃

常用的猴灌胃方法有经口插管法和经鼻插管法两种。最常用的是经鼻插管法。

1. 仪器和设备   鼻饲管（灌胃管或导尿管，规格为 8Fr、10Fr、12Fr、14Fr）、50mL 注射器、200mL 烧杯。

2. 方法   ①灌胃前，准备好所需物品和药物，如鼻饲管、装有清水的烧杯、吸好流体食物或药物的注射器等；②给药时，由助手抓取保定动物并核对动物的信息；③插管前，操作者先大致测量一下待灌胃猴口腔到剑突的距离，估计插管深度；④操作时，助手一手紧握反背后的猴双前肢，另一手卡着动物颞下颌关节，使动物张嘴且不能随意闭合；⑤操作者用清水润湿或用无菌石蜡油润滑灌胃管后，将灌胃管非接头端从猴嘴角向咽后壁方向插入，或由鼻孔先后插入；插入时需注意动物状态和插管阻力，同时根据剩余管长判断插管深度，若动物激烈挣扎或插入阻力大应及时拔出灌胃管，暂缓给药；⑥灌胃管插入后，将导管外口端置于装有清水的烧杯中片刻，如水中无气泡冒出，则表明导管已插入胃内；或将导管外口端接上空注射器，回抽感觉明显负压或见胃内容物沿导管被吸上来，则表明导管已插入胃中；⑦此时操作者将抽好药液的注射器去除针头，核对动物信息和药物信息后，将注射器插入导管外端口并用示指和大拇指固定好，缓慢推注药液；⑧推注完药液后，可注入 10~20mL 清水或视实验要求注入一定量的清水,将导管内残留的药液全部冲入胃内;⑨注射完毕后,操作者紧捏导管外口,轻轻拉出导管,防止导管内的液体漏入气管;⑩给药后观察动物,确定动物无呕吐、咳嗽等异常后,将其放回原笼(图 6-1-43~ 图 6-1-46)。

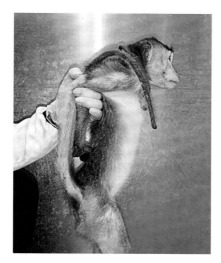

图 6-1-43　助手一手紧握反背后的猴双前肢

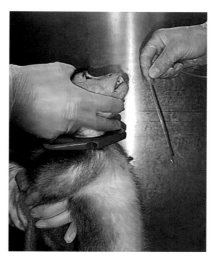

图 6-1-44　助手另一手卡着动物颞下颌关节,使动物张嘴且不能随意闭合

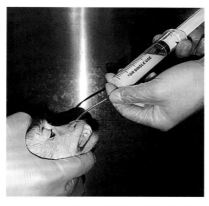

图 6-1-45　将注射器插入灌胃管外端口并用示指和大拇指固定好,缓慢推注药液

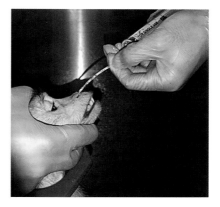

图 6-1-46　注射完毕后,操作者紧捏导管外口,轻轻拉出导管,防止导管内的液体漏入气管

3. 注意事项　①灌胃是高风险的实验操作,必须由有经验的技术人员进行。②不同的动物灌胃能耐受药物的容积量有不同(表 6-1-6)。灌胃的量过多、过快,可引起动物呕吐、急性胃扩张。③插管时的机械刺激,有可能导致动物出现黏膜出血、呕吐等现象,此时应放缓或停止插管动作,以防动物呛到异物。④灌胃操作常见的失误为误灌入肺,导致动物异物性肺炎甚至死亡,因此操作人员在给药前必须确认灌胃管是否在胃内;假若动物在给药过程中或给药后,表现激烈咳嗽、气短、脸色发绀、瞳孔散大、四肢无力、腹式呼吸、鼻孔流出分泌物

等现象,必须马上停止给药,同时使动物横卧,抬高后肢,便于异物排出;必要时应用2%毛果芸香碱皮下注射,增加气管分泌,促进异物排出;若情况严重,则应给予动物吸氧或行气管切开术,保证动物呼吸;后期视动物情况予以抗生素和消炎药进行治疗。⑤经鼻插管,一定要使动物闭嘴且不能随意闭合,以免咬伤操作人员。⑥灌胃管的选择和灌胃量应考虑动物的体格大小,液体药物的常用给药体积为5mL/kg,最大给药体积为15mL/kg。

表 6-1-6   各种动物一次灌胃能耐受的容积

动物种类	体重 /g	最大容积 /mL	动物种类	体重	最大容积 /mL
小鼠	20~24	0.5	豚鼠	200~300g	4~5
	25~30	0.8		>300g	6
	>30	1.0	兔	2~2.4kg	100
大鼠	100~199	3		2.5~3.5kg	150
	200~249	4~5		>3.5kg	200
	250~300	6	猫	2.5~3kg	50~80
	>300	8		>3kg	100~150
			犬	10~15kg	200~500

(卢 丽   黎韦华)

四、静脉给药或采血

(一) 大、小鼠尾静脉注射给药或采血

1. 仪器和设备   大、小鼠固定器、一次性1mL注射器。

2. 方法   ①将小鼠固定器的前面活塞和后面挡板打开,将动物放进固定器中,然后再将前面活塞和后面挡板固定好,使鼠尾巴露出;②用手指轻轻弹鼠尾和用酒精擦拭鼠尾使血管扩张和使表皮角质软化;③用一只手的示指和中指从下面托起尾巴,以无名指和小指夹住尾巴的末梢,大拇指再轻轻按住尾部;④另一只手持注射器,使针头与静脉平行(小于15°角),从尾巴后四分之一处(约距尾尖2~3cm)进针;⑤见有血液回流到针头,先缓注少量药液,如无阻力,并见沿尾静脉一条白线向前推进,表示针头已进入静脉,可继续注入药液;⑥注射完毕后把尾部向注射侧弯曲以止血或以消毒棉签(棉球)按压止血(图6-1-47~图6-1-54)。

3. 注意事项   ①鼠尾静脉有三根,左右两侧及背侧各一根,多采用左右两侧尾静脉,因为该位置的皮肤相对较薄;②注射时速度不能太快,一般小鼠1min注射0.5mL,大鼠1min注射1mL;③一般注射量为0.05~0.1mL/10g;④也可用45~50℃的温水浸润尾部0.5min,再用酒精擦拭消毒;也可以用电辐射灯管烤等方法使鼠尾部血管扩张;⑤在尾末端1/4~1/3处皮薄易刺入,假如第一次穿针失败可逐渐向鼠尾根部上移进行再次穿刺;⑥静脉注射时一定要注意局部的环境温度,一般局部环境温度要在30℃左右或以上,静脉注射时较易注射,环境温度低可增加尾静脉注射时的困难,可用照射灯增加局部环境温度;⑦小鼠尾静脉较易注射,大鼠尾部因表皮角质较厚较硬,宜先用温水或酒精使角质软化后再擦干进行静脉注射。

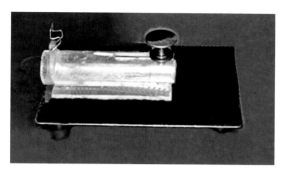

图 6-1-47　小鼠固定器：前面是活塞，后面是小挡板

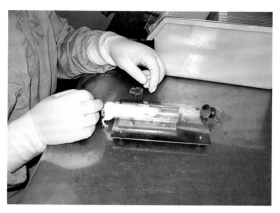

图 6-1-48　将小鼠放进固定器里

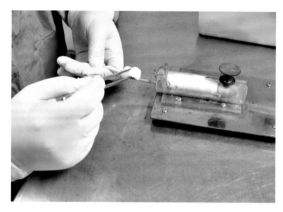

图 6-1-49　用手指轻轻弹鼠尾和用酒精擦拭鼠尾，使血管扩张和使表皮角质软化

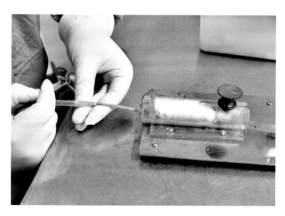

图 6-1-50　用一只手的示指和中指从下面托起尾巴，以无名指和小指夹住尾巴的末梢，大拇指再轻轻按住尾部

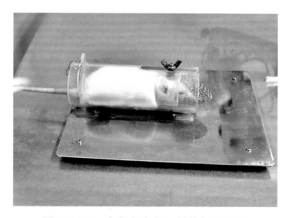

图 6-1-51　大鼠和小鼠一样的操作手法

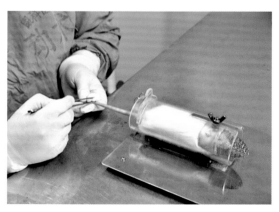

图 6-1-52　大鼠和小鼠一样的操作手法

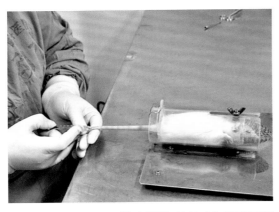

图 6-1-53　另一只手持注射器,使针头与静脉平行（小于 15° 角）,从尾巴后四分之一处进针（约距尾尖 2~3cm）

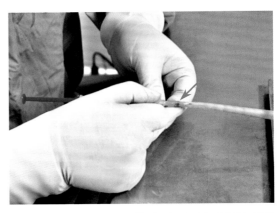

图 6-1-54　针头进到血管后,会见到血液回流到针头（绿色箭头所指）,最后注入药物或抽血

（黄　冰　黎韦华）

（二）兔耳缘静脉给药或采血

1. 仪器和设备　兔子固定器、一次性 2~10mL 注射器。

2. 方法　①按抓取与固定方法抓取兔子并放到固定盒里,露出头部和双耳;②先拔去进针部位的被毛;③用手指弹动或轻揉兔耳,使静脉充盈;④用消毒酒精消毒注射部位;⑤一只手示指和中指托住进针部位的耳缘,大拇指顺势按在耳上面固定住兔耳;⑥另一只手持 6 号针头（连接带软管的注射器）尽量从静脉的远端刺入;⑦当针头有回流血时,移动拇指于针头上以固定针头;⑧将药液以均匀的速度注入;或以均匀的速度抽取血液;⑨注射（采血）完毕,拔出针头;⑩用消毒棉球（棉签）压迫针眼片刻（图 6-1-55~ 图 6-1-62）。

3. 注意事项　兔耳部血管分布清晰,耳中央为动脉,耳外缘为静脉。内缘静脉深不易

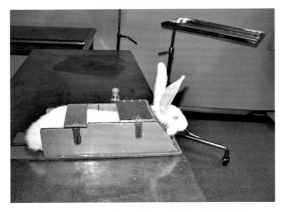

图 6-1-55　将兔子放入固定盒,露出头部

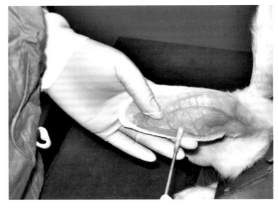

图 6-1-56　拔去注射部位的被毛;用手指弹动或轻揉兔耳,使静脉充盈;用消毒酒精消毒注射部位

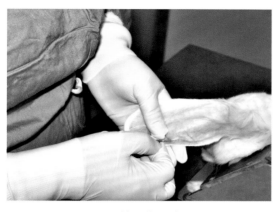

图 6-1-57　用一只手的示指和中指托住注射部位的耳缘，大拇指顺势按在耳上面固定住兔耳

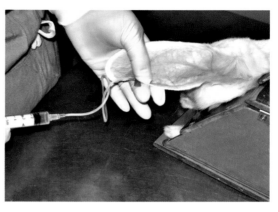

图 6-1-58　另一只手持 6 号针头（连接带软管的注射器）尽量从静脉远端刺入

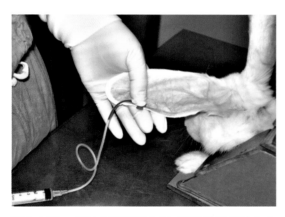

图 6-1-59　当针头有回流血时，移动拇指于针头上以固定针头

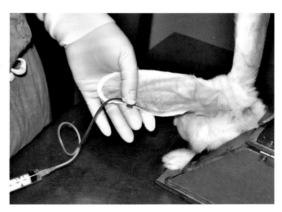

图 6-1-60　将药液以均匀的速度注入；或以均匀的速度抽取血液

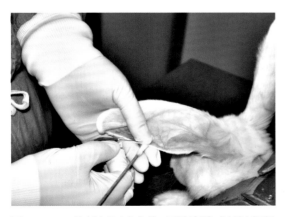

图 6-1-61　注射（采血）完毕，用消毒棉球（签）轻轻按住针眼，拔出针头

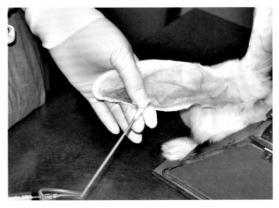

图 6-1-62　用消毒棉球（棉签）压迫针眼片刻，止血

固定,故不用;外缘静脉表浅易固定,常用。

（黄　冰　黎韦华）

（三）猴静脉给药和采血

猴子采血部位主要有:上肢头静脉、下肢隐静脉、腹股沟静脉和腹股沟动脉;不同采血部位的特点有不同(表 6-1-7)。

猴子常用静脉给药部位包括:前肢内侧头静脉和后肢内侧小隐静脉。

表 6-1-7　猴常用采血部位的特点

采血部位名称	麻醉需求	组织损伤度	重复采血	特点
上肢头静脉	无	小	是	血管明显,少分支,血流速度较快
下肢隐静脉	无	小	是	血管明显,少分支,血流速度较头静脉慢
腹股沟静脉	无	小	是	技术要求高,有可能取到动脉血,血流速度快
腹股沟动脉	无	小	是	技术要求高,取动脉血时选用

1. 仪器和器材

(1) 猴子采血:采血针、采血管、酒精棉球、碘伏消毒液、医用胶布、无菌棉球、止血带、剃毛刀等用品。猴常用的采血针规格为 22G、23G、24G(0.70mm 黑色、0.60mm 蓝色、0.55mm 紫色)。

(2) 猴子的静脉给药:注射器 / 输液器、注射针头,其他的和采血的一样。其中注射器 / 输液器、注射针头等必须严格检查确保无菌。

2. 方法

(1) 猴子采血:①采血前,准备好所需要的器材,如采血针、采血管、酒精棉球、碘伏消毒液、医用胶布、无菌棉球、止血带、剃毛刀等用品;②采血时,由助手抓取保定动物,操作者核对动物信息和采血管编号;③核对无误后,操作者选择合适的操作部位进行备毛、消毒,应先选择远心端、血管走向较直、暴露明显、无异常(如静脉炎、淤血等)的采血部位;④进针前,操作者用止血带在消毒部位上方扎紧或用手握紧消毒部位上端,使血管充盈;⑤操作者右手持采血针,将针头先从血管旁的皮下刺入(进针角度 20°~45°,视穿刺部位的血管深度而定),然后与血管平行刺入血管;⑥见采血针前端有血液回流时,松开止血带或松手;⑦操作者一手保定针头,另一手将采血针后端刺入已准备好的采血管内;⑧采血完毕后,用消毒干棉按压穿刺点上方,迅速拔出针头,同时继续用消毒干棉球轻轻按压血管穿刺点止血一段时间,确认止血后将动物放回原笼(图 6-1-63~ 图 6-1-66)。

(2) 猴的静脉给药:①给药前,准备好注射器 / 输液器、注射针头、无菌棉球、止血管、医用胶布、酒精棉球、碘伏消毒液、棉签、剃毛刀等用品,其中注射器 / 输液器、注射针头等必须严格检查确保无菌。②配制液体要执行无菌操作原则,严格遵守药物配伍禁忌,避免使用不合格药品,防止发生输液反应。③给药时,助手抓取和保定动物,操作者核对动物信息和药物信息,并根据实验方案或治疗方案,准确抽取药量。④操作者选择合适的注射部位进行备毛、消毒,然后用止血带在消毒部位上端扎紧,或由助手用手紧握上端,使静脉明显充盈,此时先将针头从血管下皮肤刺入(进针角度 20°~45°,视穿刺部位的血管深度而定),然后与血

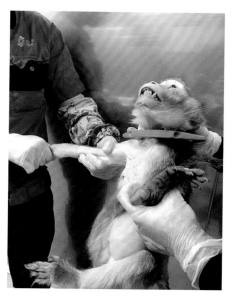

图 6-1-63　猴保定与上肢头静脉采血

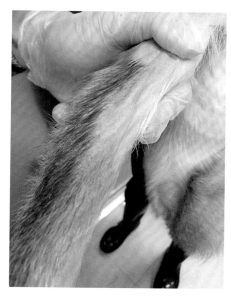

图 6-1-64　充分暴露静脉血管:按压血管上方,血液回流受阻,血管充盈怒张

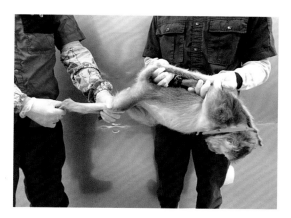

图 6-1-65　猴保定与下肢隐静脉采血

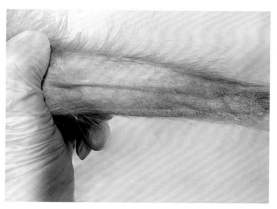

图 6-1-66　充分暴露小隐静脉血管:按压血管上方,血液回流受阻,血管充盈怒张

管平行刺入静脉,可见回血,松开止血带或助手松手,放松对静脉近心端的压迫。⑤此时操作者一手稳定针头,另一手即可进行给药。⑥给药完毕后,用消毒干棉球或棉签按压穿刺点上方,迅速拔出针头,同时继续用消毒干棉球或棉签轻轻按压血管穿刺点止血,确认止血后方将动物放回原笼。

3. 注意事项

(1)猴采血:①采血过程中要注意避免可能影响血样质量的因素,确保实验结果的可靠。采血时的一些不良习惯和传统采血器具的限制会造成溶血,如:将血从注射器中推到试管中,血细胞受外力而溶血;采血时定位进针不准针尖在静脉中探来探去,造成血肿和血样溶血;混匀含添加剂的试管时用力过猛,或运输时动作过大,相对试管中的添加剂来说采血量不足,由于渗透压的改变发生溶血;静脉穿刺处用酒精消毒,酒精未干即开始采血,可以发生溶血;注射器和针头连接不紧,采血时空气进入,产生泡沫,发生溶血;皮肤穿刺时,为增加血流而挤压穿刺部位或从皮肤上直接吸血,都可以造成溶血;试管质量粗糙,运输过程中挤压血细胞造成溶血;采血时对血管的长时间或过度压迫,可改变静脉压力,导致血中部分大分子渗出血管,使实验结果有误差。②应注意采血总量不影响动物的正常生理功能和血液动力学,一般不超过动物总血量的 15%~20%。例如,恒河猴循环血量均值约为 56mL/kg,则5kg 的恒河猴在单次或 24h 内,推荐最大采血量 42~56mL。需要注意,同一物种,较大动物单位体重的总血量比较少的动物要少,老龄和肥胖动物单位体重含血量少于年轻和正常的动物。动物采血量较大时,应增加观察和给予充足的营养,避免出现贫血。

(2) 猴的静脉给药:①静脉给药过程中,操作者应注意观察动物表现,若动物出现呼吸急促、脸色发绀/潮红、抽搐、身体发热/发冷、过敏反应等异常,应减缓或停止给药,并根据症状对动物采取治疗措施。②静脉给药常见的异常包括有输液发热反应、过敏反应、急性肺水肿和空气栓塞等。③静脉给药速度过快会有可能导致动物心肺负荷过大,一般静脉内推注速度≤15mL/min,静脉滴注速度 2~5mL/min。心肺功能不全,年老体弱与仔猴应酌情减慢,如输含钾液体或身体特别弱的猴子,每分钟控制在 20 滴以下。

(卢　丽)

(四) 常用的其他采血方法

不同的动物有不同的最佳采血部位和最大的采血量(表 6-1-8)。

表 6-1-8　常见动物采血部位及采取量一览表

动物品种	采血量	采血部位	最大安全采血量 /mL	最小致死采血量 /mL
小鼠	取少量血	尾静脉、眼底静脉丛	0.2	0.3
	取中量血	心脏、断头		
	取大量血	摘眼球		
大鼠	取少量血	尾静脉、眼底静脉丛	1	2
	取中量血	心脏、断头		
	取大量血	摘眼球		
豚鼠	取少量血	耳缘剪口	5	10
	取中量血	心脏		
	取大量血	股动脉、颈动脉		
兔子	取少量血	耳静脉、眼底静脉、舌下静脉	10	40
	取中量血	耳中央动脉		
	取大量血	股动脉、颈动脉、心脏		
犬	取少量血	耳静脉	50	200
	取中量血	后肢外侧皮下小隐静脉、前肢内侧皮下头静脉、耳中央动脉、颈静脉		
	取大量血	股动脉、颈动脉、心脏		

续表

动物品种	采血量	采血部位	最大安全采血量 /mL	最小致死采血量 /mL
猴	取少量血	毛细血管	15	60
	取中量血	后肢外侧皮下小隐静脉、前肢内侧皮下头静脉		
	取大量血	股动脉、颈动脉、心脏		

1. 大鼠、小鼠其他采取方法

（1）剪尾或切开尾静脉采血：需血量很少时采用本法。首先固定动物并露出鼠尾，将尾部毛剪去后消毒，然后浸泡在 45℃左右的温水中数分钟，也可用乙醇或二甲苯反复擦拭使尾部血管扩张。再将尾擦干，用剪刀割去尾尖（小鼠 1~2mm，大鼠 5~10mm）让血液自由滴入盛器或用血红蛋白吸管吸取，采血结束，伤口消毒并压迫止血（图 6-1-67）。也可在尾部作一横切口，割破尾动脉或静

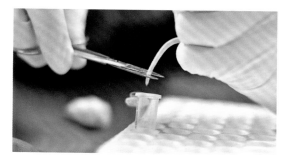

图 6-1-67　小鼠剪尾采血

脉，收集血液的方法同图 6-1-67。每只鼠一般可采血 10 余次。小鼠每次可取血 0.1mL，大鼠 0.3~0.5mL。

（2）针刺鼠尾静脉采血：大鼠用血量不多时（仅做白细胞计数或血红蛋白检查），可采用本法。固定动物，先将鼠尾用温水擦拭，再用乙醇消毒和擦拭，使鼠尾充血。用 7 号或 8 号注射针头，在尾尖部向上数厘米处刺入鼠尾静脉，拔出针头时即有血滴出。如果长期反复取血，应先靠近鼠尾末端穿刺，以后再逐渐向近心端穿刺，然后局部压迫止血。

（3）眼眶静脉丛采血：当需要多次反复采血时，常使用本法。首先用乙醚将动物浅麻醉，采血者的左手拇指、示指从背部较紧地握住小鼠或大鼠的颈部，应防止动物窒息。取血时，左手拇指及示指轻轻压迫动物的颈部两侧，使眶后静脉丛充血。右手持 7 号针头的 1mL 注射器或长颈（3~4cm）硬质玻璃滴管（毛细管内径 0.5~1.0mm），使采血器与鼠面成 45° 的夹角，由眼内角刺入，针头斜面先向眼球，刺入后再转 180° 使斜面对着眼眶后界（图 6-1-68），刺入深度小鼠约 2~3mm、大鼠约 4~5mm。当感到有阻力时即停止进针，再将针后退 0.1~0.5mm，边退边抽。若穿刺适当，血液能自然流入毛细管中（图 6-1-68）。当得到所需的血量后，即除去加于颈部的压力，同时将采血器拔出，用消毒纱布压迫眼球 30s，以防止术后穿刺孔出血。若技术熟练，用本法短期内可重复采血均无大困难。左右两眼轮换更好。体重 20~25g 的小鼠每次可采血

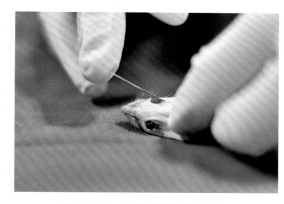

图 6-1-68　小鼠眼眶静脉丛采血

0.2~0.3mL;体重 200~300g 大鼠每次可采血 0.5~1.0mL。

（4）心脏采血:鼠类的心腔较小,且心率较快,心脏采血比较困难,故较少采用心脏采血。操作时,将动物仰卧固定于鼠板上,剪去胸前区的皮毛,用碘酒、乙醇消毒皮肤。在左侧第 3~4 肋间,用左手示指摸到心搏处,右手持带有 4~5 号针头的注射器,选择心搏最强处穿刺(图 6-1-69)。心脏采血注意要点:①要迅速直接插入心脏,否则,心脏将从针尖移开;②如第一次没刺准,将针头抽出重刺,不要在心脏周围乱探,以免损伤心、肺;

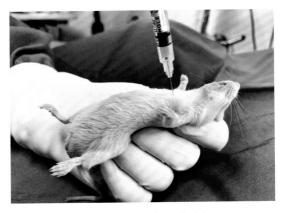

图 6-1-69　小鼠心脏采血

③要缓慢而稳定地抽吸,否则太多的真空反而使心脏塌陷。

若做开胸一次死亡采血,先将动物作深麻醉,打开胸腔,暴露心脏,用针头刺入右心室,吸取血液。小鼠约 0.5~0.6mL;大鼠约 0.8~1.2mL。

2. 豚鼠采血方法

（1）耳缘剪口采血:将耳消毒后,用锐器(剪刀或刀片)割破耳缘,在切口边缘涂抹 20% 柠檬酸钠溶液,阻止血凝,则血可自切口自动流出,进入盛器。此法能采血 0.5mL 左右(图 6-1-70、图 6-1-71)。

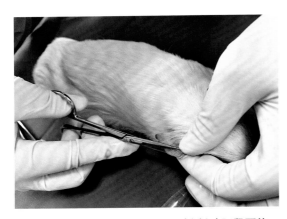

图 6-1-70　用锐器(剪刀或刀片)割破豚鼠耳缘

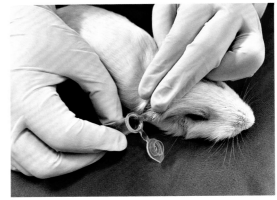

图 6-1-71　用小管接住流出的血液

（2）心脏采血:此法常用。取血前应探明心脏搏动最强部位,通常在胸骨左缘的正中,选心跳最明显的部位作穿刺。针头宜稍细长些,以免发生手术后穿刺孔出血,其操作手法详见兔心脏采血。因豚鼠身体较小,一般可不必将动物固定在解剖台上,而可由助手握住前后肢进行采血即可。成年豚鼠每周采血不应超过 10mL(图 6-1-72)。

（3）股动脉采血:将动物仰位固定在手术台上,剪去腹股沟区的毛,麻醉后,局部用碘酒消毒。切开长约 2~3cm 的皮肤,暴露并分离股动脉。然后,用镊子提起股动脉,远心端结扎,近心端用止血钳夹住,在动脉中央剪一小孔,用无菌玻璃小导管或聚乙烯、聚四氟乙烯管插

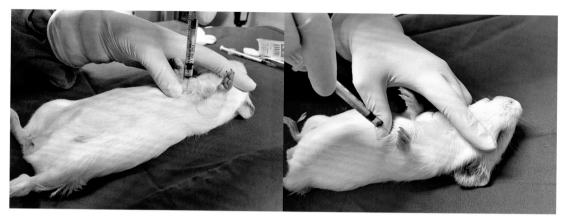

图 6-1-72 豚鼠心脏采血,选心跳最明显的部位进针,见有血液回流即可停止进针

入,放开止血钳,血液即从导管口流出。一次可采血 10~20mL。

(4) 背中足静脉取血:此法主要用于豚鼠。操作时,由助手固定动物,将其右或左膝关节伸直提到术者面前。术者将动物脚背面用乙醇消毒,并找出背中足静脉,以左手的拇指和示指拉住豚鼠的趾端,右手拿注射针刺入静脉采血。拔针后立即出血,呈半球状隆起。采血后,用纱布或脱脂棉压迫止血。反复采血时,两后肢交替使用。

(5) 豚鼠一般用前肢皮下静脉注射的,后肢小隐静脉在上部比较明显。先将皮肤切开一小口,使胫前静脉露出而后注射,注射量不超过 2mL。也有利用耳壳静脉或雄豚鼠的阴茎静脉给药。

(黎韦华 吴培欣)

五、猴的口服给药

1. 仪器和设备 10~15cm 的镊子。

2. 方法 ①半量麻醉猴子,使之处于半清醒状态;②助手抓住和固定猴子;③实验者用手夹住猴子的两侧颊部,使嘴张开;④用镊子将药片送到猴子的舌根部;⑤投药完毕,用手将猴子的下巴向上轻轻一拍;猴子自然会将药片吞咽下去(图 6-1-73~ 图 6-1-76)。

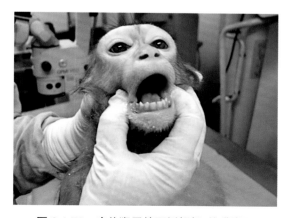

图 6-1-73 夹住猴子的两侧颊部,使嘴张开

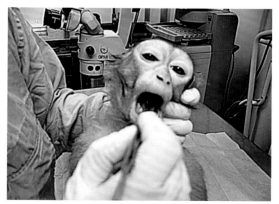

图 6-1-74 用镊子将药片送到猴子舌跟部

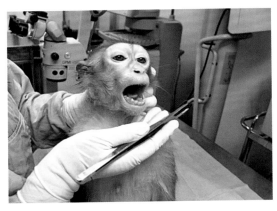

图 6-1-75　投药完毕，用手将猴子的下巴向上轻轻一拍

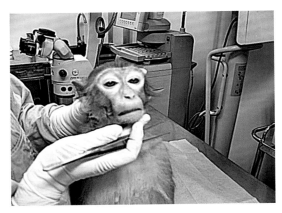

图 6-1-76　猴子自然会将药片吞咽下去

3. 注意事项　①麻醉药使用次数多了，猴子会产生耐受性，使用量会越来越高，不利于日后手术麻醉，故如果抓取和固定猴子的技术熟练，最好不要麻醉动物；②要准确将药片放在猴子的舌根部，否则不容易吞咽下去。

六、腹腔注射

大、小鼠和豚鼠的腹腔注射

1. 仪器和设备　一次性的注射器。

2. 方法　①以一只手抓取和固定动物，使腹部向上，以及使鼠头稍朝下大约 15° 角（头低位）；②另一只手拿消毒酒精棉球（签）进行进针部位消毒；③接着将注射器针头于左或右小腹部刺入皮下；④使针头平衡皮肤向前推进 0.5cm 左右，再以 45° 角穿过腹肌；⑤定住针头，缓缓注入药液；⑥若大鼠体积过大，可由第二个操作员协助进行腹腔注射（图 6-1-77~图 6-1-80）。

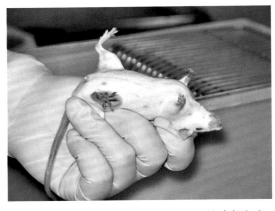

图 6-1-77　以一只手抓取和固定动物，使腹部向上，以及使鼠头稍朝下大约 15° 角（头低位）

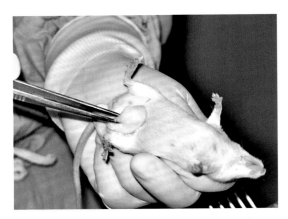

图 6-1-78　用消毒酒精进行进针部位消毒

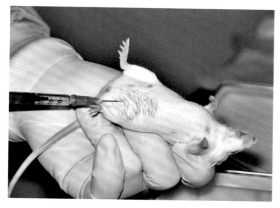 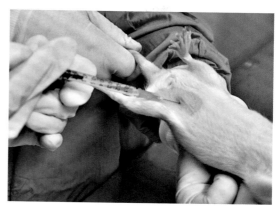

图 6-1-79　另一只手将注射器针头于左或右小腹　　图 6-1-80　若大鼠或豚鼠体积过大,可由第二个操
部刺入皮下　　　　　　　　　　　　　　　　　　　作员协助进行腹腔注射

3. 注意事项　①为避免伤及内脏及避免针头插入内脏使药液误注入内脏,一定要使动物处于头低位,使内脏移向上腹,使小腹部腾空;②针头进入皮下后一定要使针头向前推进0.5cm 左右,再以 45° 角穿过腹肌;最后定住针头缓缓注入药液,这样可以避免药液在退针后顺着针孔流出,造成注射量的不准确。

七、屏障区隔离衣穿戴

1. 仪器和设备　无须仪器和设备。

2. 方法　①用消毒液擦拭双手至肘部上方;②打开隔离衣消毒包;③一只手拿住手套外翻的套口并戴上另一只手套;④用戴上手套的手插入另一侧手套外翻处并拿起,然后给另一只手戴上手套;⑤穿上带头套的隔离上衣;不可露出头发;⑥穿上连脚套的隔离裤;⑦戴上消毒口罩;⑧再戴上一双手套(图 6-1-81~ 图 6-1-94)。

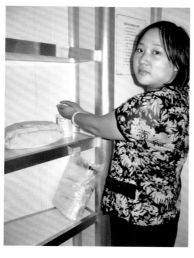 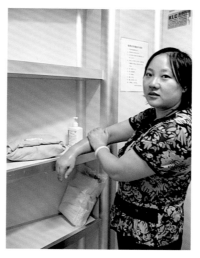

图 6-1-81　用消毒液擦拭双手至肘　　图 6-1-82　用消毒液擦拭双手至肘
部上方　　　　　　　　　　　　　　部上方

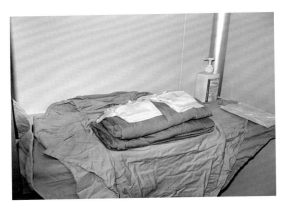

图 6-1-83　打开隔离衣消毒包

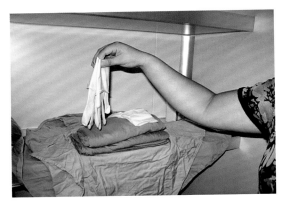

图 6-1-84　拿起一双手套,要拿住外翻的手套套口

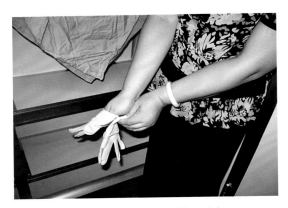

图 6-1-85　给一只手戴上手套

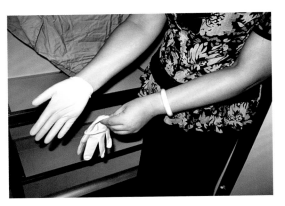

图 6-1-86　给一只手戴上手套

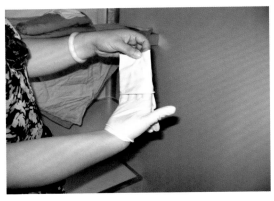

图 6-1-87　用戴上手套的手插入另一侧手套外翻处并拿起

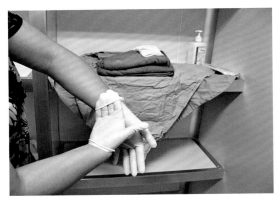

图 6-1-88　给另一只手戴上手套

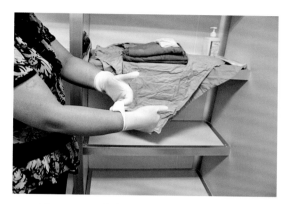

图 6-1-89　左右两侧整理，最后戴好手套

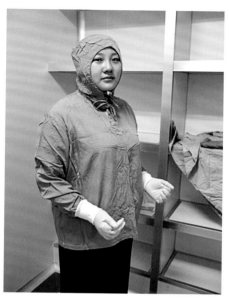

图 6-1-90　穿上衣，不要露出头发，要绑好颈带

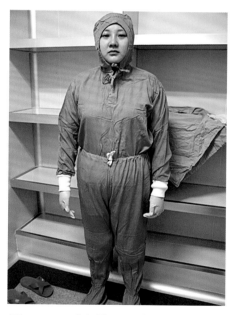

图 6-1-91　穿好裤子，上衣要塞进裤子内

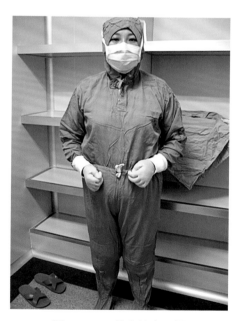

图 6-1-92　戴上消毒口罩

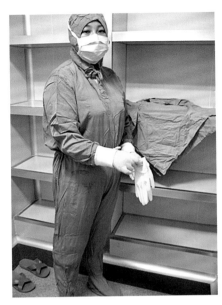 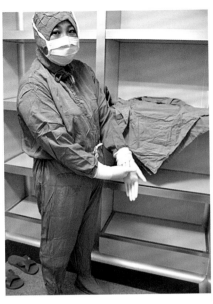

图 6-1-93　戴上另一对手套　　　图 6-1-94　穿戴顺序和要点与第一对手套一样

3. 注意事项　①用消毒液擦拭双手时,一定要到达肘部上方。②穿戴手套时,一定是一只手拿住手套外翻的套口给另一只手戴上,然后用戴上手套的手插入另一侧手套外翻处拿起给另一只手戴上。③穿隔离衣时,不可露出头发并要绑好颈带。④穿非连体隔离衣,上衣一定要用裤头包住。⑤一般的乳胶手套比较薄,所以一般要求穿戴两双手套;如果乳胶手套比较厚不容易破损的,可以穿戴一双即可,但在隔离衣穿戴完后最后要用消毒液消毒穿戴着的手套的表面。⑥隔离衣有三种:一种是头套、上衣、裤子和脚套连体的一体化隔离衣,第二种是头套和上衣连在一起,脚套和裤子连在一起的两件套隔离衣(如上图),第三种是头套、上衣、裤子和脚套分开的四件套隔离衣。不管是哪一种隔离衣穿戴要点和注意事项都是一样的。⑦如果口罩不是绑带式而是橡皮筋式的,则在穿隔离上衣之前可将口罩先戴好。

(黄冰　黎韦华)

八、脱屏障区隔离衣

1. 仪器和设备　无需仪器和设备。

2. 方法　①一只手拿住另一只手的手套口的位置,向手指的方向拉手套,脱第一层手套;脱下的手套放入不可回收垃圾桶;②拿着隔离裤下部拖出,放进可回收桶;③手拿隔离衣帽子,向上提起;左手往外抽右手袖子,右手往外抽左手袖子,脱下隔离上衣;隔离衣放进可回收桶;④摘下帽子、口罩,放进不可回收垃圾桶;⑤用脱下第一双手套的方法摘出第二层的手套;脱下的手套放入不可回收垃圾桶(图 6-1-95~ 图 6-1-102)。

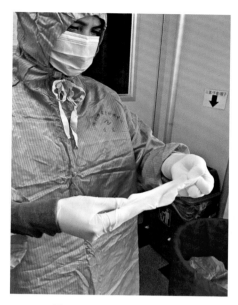

图 6-1-95 脱第一层手套

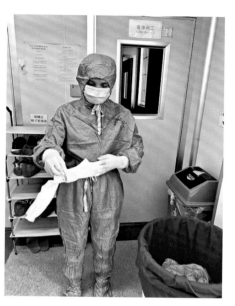

图 6-1-96 脱第一层手套

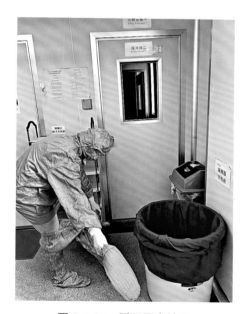

图 6-1-97 脱下隔离裤子

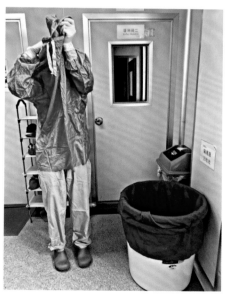

图 6-1-98 手拿隔离衣帽子,向上提起

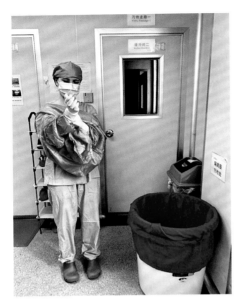

图 6-1-99　脱下隔离上衣

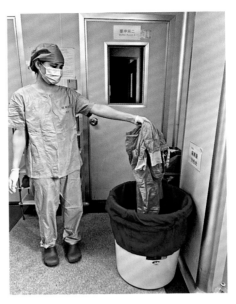

图 6-1-100　隔离衣放进可回收桶

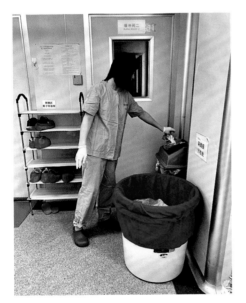

图 6-1-101　摘下帽子、口罩,放进不可回收垃圾桶

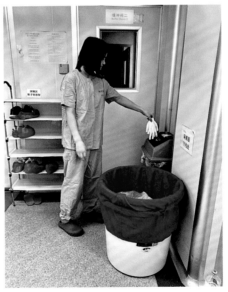

图 6-1-102　脱下的第二层手套,放入不可回收垃圾桶

(黎韦华　邱素娟)

第二节　眼科操作技术

一、眼底造影

1. 工作原理　荧光素钠染料会随着血流到达眼底,眼底照相机的光路加放一组滤光片后,可以连续、动态记录荧光素在眼底循环时所发出的荧光,在一段时间内观察视网膜血液循环的状况,反映眼底血网屏障的功能及分析眼底色素变化的情况。

2. 仪器和设备　眼底荧光造影仪。

3. 方法　荧光素眼底血管造影(FFA)是眼底病诊疗的常用检查手段,采用复方托吡卡胺滴眼液给大鼠快速散瞳,每 10min 一次,共 3 次。大鼠麻醉后,通过散瞳药瞳孔扩张。稀释荧光素钠静脉注射试验,用生理盐水或注射用水稀释,稀释原液至澄清的浅黄绿色,稀释浓度约为 0.001%~0.01%,常规尾静脉注射稀释液 100μL,观察 5min,查看有无过敏样反应。通过大鼠的尾静脉注射预试验无阳性反应后,将 100μL 3% 荧光素钠经尾静脉给药。可根据病灶变动拍摄方位,以病灶为中心,向周边部拍摄各方位。在拍摄时,注意每一副图像之间的衔接,将包括周边眼底病变的图像与后极部图像不间断地连接起来,以便利用后极部眼底标志,判断眼底周边病。根据病情选择主照眼,注射造影剂 8s 左右开始拍摄,拍摄主照眼后极部及对侧眼后极部,再拍摄双眼周边部各方位,拍摄早(1min 内)、中(1~10min)、晚(10~15min)三个时间段的造影图像(图 6-2-1、图 6-2-2)。

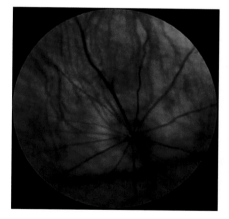

图 6-2-1　大鼠的眼底造影图
显示大鼠无黄斑区,血管为黑色

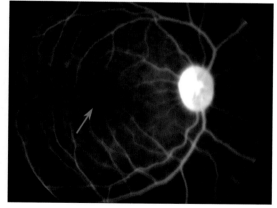

图 6-2-2　猴子的眼底造影图
箭头所指为黄斑区,显示无血管,血管为白色

二、验光

工作原理:电脑验光仪是根据眼球本身的屈光原理及眼球的视觉特性来进行屈光不正检测的仪器。电脑验光仪以红外线作为光源,通过一系列的光学装置得到眼球反射的光信号,在经过电子计算机的快速分析,将光信号转变为电信号,最后以数字显示或打印的方式输出结果,即被检眼的屈光不正的数据。

仪器和设备：手持视力筛查仪。

方法：采用豚鼠、鸡或者树鼩进行检查。

检测步骤：

1. 按动任何按钮都可以开机。

2. 固定动物的位置使其眼睛与仪器保持水平。

3. 按下按钮，直到您听到"滴"的一声并选择适当的模式。

4. 测定仪器的位置是对着动物的面部正中且与到眼睛在同一水平。

5. 按动"GO"（开始）按钮并检查测试过程中动物眼睛注视的位置是否正确。

6. 调节仪器和动物之间的距离到合适的位置。

a. 当距离太远时，您能听到慢频率、低调的"滴滴"声。

b. 慢慢移近动物，当到合适的距离时，将听到一种稳定的低调音。

c. 当仪器离动物太近时，您能听到一种急促而高调的"滴滴"声。

7. 十字靶的闪烁与声音信号同步　当仪器处于合适的距离时，通过窥视孔，将十字靶对准动物的右侧瞳孔，当仪器读取数据后，能听到一种在稳定低调背景下非常高调、尖锐的声音，当测试完成后，能听到"哒"的一声；将仪器转向左眼，将十字靶对准动物的左眼的瞳孔，重复上述操作（如果是在完成第一只眼测试后一秒钟内继续测试，不再需要按任何按钮），左眼测试结束后，将再次听到"哒"声。

假如仪器的距离正确而未能读取数据，应做如下处理：

a. 确定仪器正对着动物并与眼睛保持水平。

b. 确定动物看着红灯。

c. 慢慢在瞳孔周围移动十字靶。

d. 确保动物的眼睑未盖住瞳孔。

8. 打印结果　按下打印结果直至听见"滴"的声音，在仪器发出"滴"的声音时保持对准打印机，在打印完第一个结果前，不要发出第二个打印指令。

注：如果仪器停止操作的时间长达 2.5min，会自动进入休眠状态，在休眠状态的 2.5min 里，按仪器的任何按钮都可以将它激活并显示已有的结果。

操作注意点：

1. 周围光线　不要在没有遮挡的窗户旁操作；较暗的光线有助于检查动物的小瞳孔（未经散瞳），但光线太暗时，对角膜颜色较深的动物较难发现瞳孔。

2. 检测的角度　确定仪器正对着动物，并保持水平；距离正确。

3. 可信指数　表示获取良好的测量数据的次数以及它们的一致性。从数值 1 到 9 越高越好，大于等于 5 表示可信度良好。5 是临界值，有可能的话应重新测量，小于 5 应重新测量。

角膜曲率操作方法同上。

三、视觉电生理检查

工作原理：视觉电生理检查法就是采用现代的电生理记录技术，测定视网膜受光照射或图像袭击时在视觉过程中发生的生物电活动，以测定视觉形成中生物电的变化作为观察指标。视觉电生理主要包括三种：ERG 用于记录视网膜的电位变化（图 6-2-3、图 6-2-4）。

VEP 用于记录大脑枕叶视皮质点活动；EOG 记录视网膜色素上皮与视感受器细胞间的静止活动。

仪器：视觉电生理检测仪。

方法：采用小鼠、大鼠或者豚鼠进行检查。未散瞳时检查图形 VEP 和 EOG，后查闪光 ERG。充分散瞳，保证最大的刺激面积和消除瞳孔括约肌所产生的肌电对 ERG 的影响，对不能充分散瞳的提前记录瞳孔大小；受试者检查前要暗适应半小时；开机后根据需要选择操作条件，准备记录。视觉电生理系统，按照国际临床视觉电生理协会（ISCEV）2000 年推荐检查标准。

F-ERG 查整个视网膜的好坏。临床应用：脉络膜萎缩、无脉络膜症、先天性视网膜劈裂、视网膜脱离、黄斑部疾病、眼外伤、视网膜中毒（药物中毒）、高度近视、青光眼等。ERG 波形中，a 波起源于视杆视锥细胞，代表视网膜外层的功能，b 波起源于双极细胞、Müller 细胞，代表视网膜内层功能，c 波起源于色素上皮（图 6-2-3、图 6-2-4）。

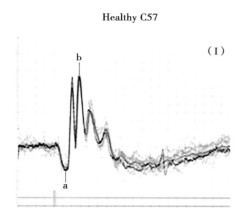

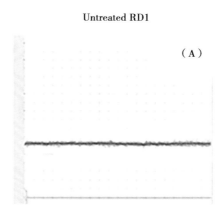

图 6-2-3　野生型 C57 小鼠视网膜 ERG 电图（有明显的 a 和 b 波）　　图 6-2-4　视网膜色素变性小鼠（RD1）ERG 电图（无正常的视网膜 ERG 电波）

EOG 是记录明、暗适应条件下视网膜静止电位的变化，它反映了视网膜色素上皮和光感受器复合体的功能，也可用于测定眼球位置及眼球运动的生理变化。该检查对于视网膜，特别是色素上皮、葡萄膜及视网膜血管疾患较为敏感。

注意事项：

1. 电生理检查的是整个部位或是整个区域的整体反映，若检查部位存在局限性细微损伤则很可能不会对整个检查结果性质发生改变。

2. 若检查结果参照国际电生理学会推荐的参考值怀疑有异常则需参照闪光视网膜电流图的检查结果进行判断。

3. 使用非标准刺激一定不能用国际电生理学会推荐的参考值来进行判断，国际电生理学会指出不同年龄、性别、地域、个体对检查结果都有一定的影响，所以建议每个实验室必须根据自己使用的视觉刺激、记录设备和参数，建立自己实验室的正常值。

四、眼科超声检查

工作原理：A型超声采用单晶片探头，发射超声沿某一方向传播并接受回波，以振幅显示回波强弱，又称为幅度调制型，属于一维显示。B型超声波的回声以光点显示，界面回声的强弱以光点亮度显示，光点按回声先后在显示器自上而下排列，故又称为辉度调制型。声束扫描时，光点沿显示器水平方向展开、构成。

方法：采用豚鼠或者恒河猴作为研究对象。麻醉后探头直接与眼睑轻贴，声束方向与眼轴平行。检查时进行双眼比较，先检查正常眼再检查患眼。并在对双眼全面了解的基础上重点观察病变的部位、范围、回声强度、声学特征以及与周围组织的关系。超声波可通过角膜、前房、晶状体、玻璃体、球壁及视神经和球后软组织。最前方的是眼睑回声，角膜呈半圆形细条带状回声，前房呈无回声区。晶状体前囊呈线状弧形回声，后囊呈短棒状回声，有时晶状体后囊不易显示，晶状体后方无回声暗区为玻璃体，眼球壁呈圆环状回声，眼球壁后方呈"W"回声的为球后脂肪组织，其中央长条形低回声为视神经，两边低回声为眼外肌。此外尚可以采用彩色多普勒血流显像检查眼动静脉、眼内及眶内肿瘤的血流供应特点，其中眼动脉及其分支为红色血流，眼静脉为蓝色血流。眼部超声常可用于检测眼轴长度、晶状体异常、玻璃体异常、眼内异物、脉络膜脱离、视网膜脱离等。

注意事项：

1. 受试个体应在麻醉后进行检查。

2. 检查时不要移动眼睛，确认探头与角膜中心接触。

3. 每次应用于受试者时，都必须对探头尖部消毒。否则有可能造成角膜感染。

4. 如果在使用前的目视检查或操作检查中发现任何异常，不要使用本器械。

5. 如果电源线的芯线外露，移动电源线时设备断电，或插头或电源线温度特别高，表明电源线损坏，应立即更换。

6. 切勿用圆珠笔等硬物按压LCD屏幕。防止磁性物体靠近LCD屏幕。

7. 切勿对A扫描、B扫描或厚度测量探头进行高压灭菌、EOG灭菌或超声波清洗。否则有可能损坏探头。

（贾秀华　冼碧琨）

五、眼部OCT检查

相干光断层扫描技术（optical coherence tomography，OCT）是近年来发展较快的一种新型层析成像技术，特别是在生物组织活体检测和成像方面具有诱人的应用前景，在眼科、牙科和皮肤科的临床诊断中应用，是继DR、CT、MRI及超声技术之后的又一大技术突破，近年来已得到了迅速的发展。由于眼部特殊的解剖结构，OCT在眼科的应用更为广泛。1991年，美国麻省理工学院的David Huang等人在 Science 上首先报道了光学相干层析成像技术并首次用于视网膜断层成像。之后Eric Swanson和Jim Fujimoto等人研制了第一台OCT仪，开始应用于临床。1996年蔡司公司（Zeiss）把眼科的OCT系统做成临床医疗器械投放市场。自问世以来OCT技术已经经历快速的发展，从开始的时域OCT（图6-2-5）到目前广泛运用的频域OCT，近年来还陆续出现了增强深部成像的光相干断层扫描技术（enhanced depth imaging-optical coherence tomography，EDI-OCT），血流成像相干光断层成像术（angio-OCT），以及 Enface OCT（在传统高密度"B-scan"的基础上经软件运算处理而成的组织横截面图像,可提供不同深度层次的平面影像）。不仅实现了分辨率的不断提高,还发展出不同层面及不同结构的成像技术。

（一）OCT 的工作原理

OCT 是一种非接触式、非入侵性、具有高分辨率的活体眼组织显微结构断层成像技术。它可用于眼前段及后段结构的活体查看、轴向断层以及生物测量,是帮助诊断和随访多种眼科疾病的检查设备。

OCT 成像是一种利用光的干涉现象观察生物组织的断层成像技术,该技术利用弱相干光干涉的基本原理,检测生物组织不同深度层面对入射弱相干光的后向反射或后向散射的能力,产生明暗灰阶变化的 OCT 图像。

时域 OCT 的工作原理如图 6-2-5 所示。超辐射二极管（super luminescent diode,SLD）发出的低相干宽谱光在单模光纤中传递,经过一个 50∶50 的光纤耦合器后,各有 50% 的光分别进入测量臂和参考臂,分别照射到样品和参考镜上,来自样品的背向散射光和来自参考镜的反射光在耦合器上合并后被探测器（detector）收集。探测器输出的信号经过解调器（demodulator）解调,然后经数字化（AD）后储存在计算机上。

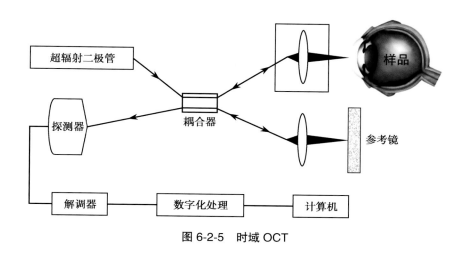

图 6-2-5　时域 OCT

而目前使用较广的频域 OCT 是基于测量臂与参考臂的干涉光谱与样品不同深度的背向散射光强度信息恰好是一对傅里叶变换对关系的原理,将代表着样品不同深度信息的光束统一收集后,通过傅里叶（逆）变换即可解算出样品深度的强度信息,实现了样品轴向信息的并行获取,从而提高了 OCT 系统的成像速度,并且能够提供更高的分辨率与信噪比。

（二）仪器组成

OCT 主要由操作机、控制面板、电源盒、激光盒、计算机主机、显示屏、键盘及鼠标组成,其中操作机及控制面板如图 6-2-6 所示。

（三）操作流程

1. 动物准备　所有动物均应进行全身麻醉（若实验时间较短,动物较为温顺,保定后动物能在检查过程中保持固定不动可不必进行麻醉）,麻醉后散瞳,并在检查过程中用人

工泪液或者生理盐水时刻保持受检动物角膜
湿润。

除了非人灵长类动物以外,大多数实验动物
的双眼位于头部两侧,检查时动物体位的摆放应
注意使受检动物的角膜最高点平面与镜头方向
垂直,可结合操作机的手柄做适当的调整。

2. 仪器操作流程及操作界面(以海德堡
SPECTRALIS OCT 为例)

(1)启动电源盒→启动计算机主机→启动激
光盒→预热 5min。

(2)打开软件,点开" new patient",输入动物
信息,进入软件操作界面,如图 6-2-7。

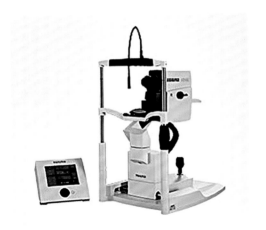

图 6-2-6   相干光断层扫描仪

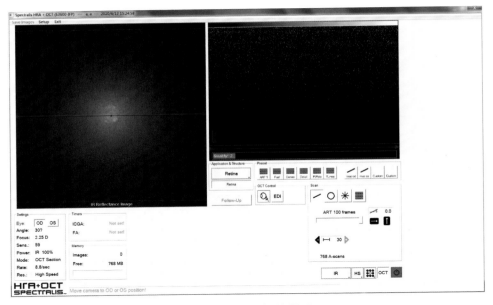

图 6-2-7   软件操作界面

(3)点控制面板的开关键,连接操作软件,然后选择 OCT 模块,摆好动物体位,移动操作
杆使镜头对到动物眼底,此时软件的操作界面左侧会显示动物眼底图像。

(4)微调操作杆或旋动镜头背面的调焦旋钮,使眼底图达到最清晰状态,并使操作界面
右侧显示 OCT 图像。

(5)点控制面板中的"Acquire"键,获得图像。

(6)软件操作界面中常用的几个检查模式如图 6-2-8。

1)眼别:仪器会自动识别眼别,但对于大小鼠或兔,机器识别不了时可在软件界面
选择。

2)焦距:旋动调焦旋钮的时候此处数值会随之变化,一般来说:大小鼠的焦距为

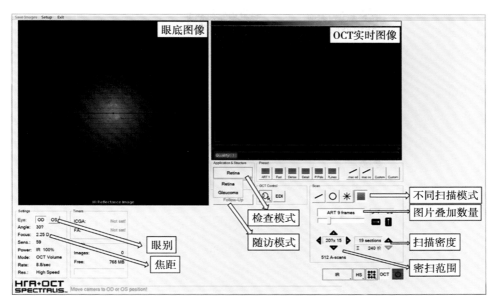

图 6-2-8　软件操作界面中常用的几个检查模式

+20~+30D，猴的焦距与正常人相近，约为 ±3D。

3）检查模式：眼后段 OCT 可以选择 Retina 和 Glaucoma 模式。

4）随访模式：对于同一动物的多次检查，选择随访模式后会根据之前的检查结果自动定位同一位置进行检查。

5）扫描模式：有单线扫描，针对神经纤维层厚度检测的围绕视神经乳头的环形扫描，放射状扫描以及针对一个区域的密扫。

6）图片叠加：各种扫描模式都可以进行图片叠加，叠加数越大可使图片越清晰，但同时图片所占内存会变大。按控制面板下方的黑色圆形按钮进入叠加模式，此时软件界面中的 OCT 实时图像为叠加后的图像，得到满意图像后，再按控制面板中的"Acquire"获得该图像，再次按控制面板的黑色圆形按钮退出叠加模式。

7）密扫范围：点击"+"或"−"可改变密扫的范围。

8）密扫密度：点击"+"或"−"可改变密扫的密度。

另外，拖动或者旋转眼底图像框中的定位箭头可以定位到该画面中的不同的位置及方向。

（7）点击软件操作界面中的"Save Images"保存图像，点击"Exit"退出软件操作界面，进入软件图片界面。

（8）在软件图片界面中"Display"界面可导出 OCT 结果图；密扫后整合的三维图像可在"3D View"界面中导出；在"Thickness Profile"界面可以计算不同层次的厚度。

以上是常用项目的眼后段 OCT 的操作大致流程，具体可根据实验需求灵活改变。而眼前段 OCT 操作流程大致相同，但在检查开始前应先更换前段镜头。

3. 常用实验动物正常 OCT 结果举例　　以下是一些常用实验动物的正常 OCT 结果图（图 6-2-9~ 图 6-2-14），由于不同动物间眼部结构存在差异，具体的结构稍有区别，但基本都可以

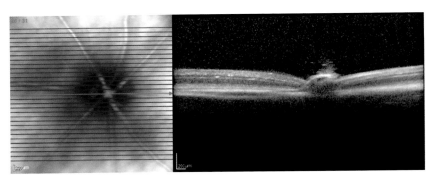

图 6-2-9　小鼠(BALB/c)视乳头区 OCT 图

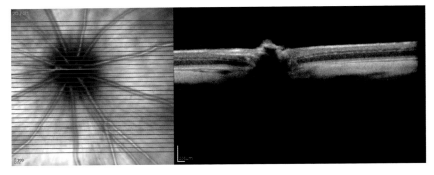

图 6-2-10　大鼠(SD)视乳头区 OCT 图

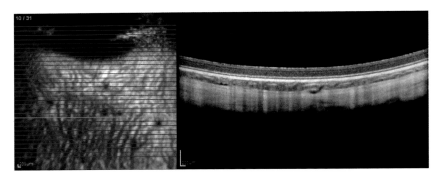

图 6-2-11　兔(新西兰兔)视网膜 OCT 图

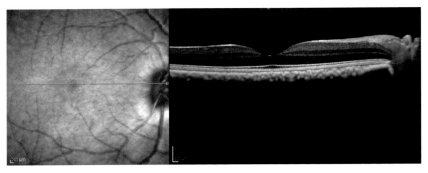

图 6-2-12　猴(食蟹猴)黄斑区 OCT 图

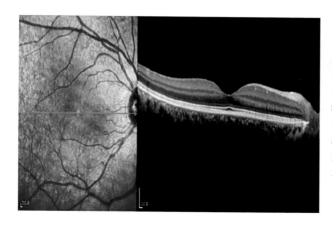

图 6-2-13　正常人黄斑区 OCT 图

引自：高度近视（近觑）视网膜及脉络膜厚度与眼球参数的相关分析及 FDM 豚鼠后极部改变的实验研究，陈莉苹，2014

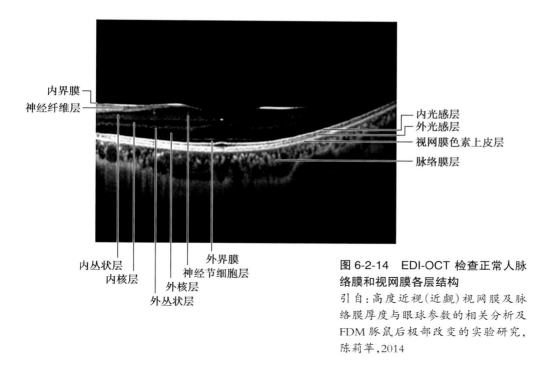

内界膜
神经纤维层
内丛状层
内核层
外丛状层
外核层
神经节细胞层
外界膜
内光感层
外光感层
视网膜色素上皮层
脉络膜层

图 6-2-14　EDI-OCT 检查正常人脉络膜和视网膜各层结构

引自：高度近视（近觑）视网膜及脉络膜厚度与眼球参数的相关分析及 FDM 豚鼠后极部改变的实验研究，陈莉苹，2014

辨认出（由外到内）：脉络膜（choroid）、REP 和 Bruch 膜层（RPE/BM）、外界膜（ELM）、外核层（ONL）、外丛状层（OPL）、内核层（INL）、内丛状层（IPL）、节细胞层（GCL）及神经纤维层（RNFL）。

在 Glaucoma 模式中可以扫描视神经乳头周围各个区域的神经纤维层的情况（图 6-2-15），左下方显示鼻侧（N）、鼻上方（NS）、颞上方（TS）、颞侧（T）、颞下方（TI）及鼻下方（NI）神经纤维层的厚度（μm）。

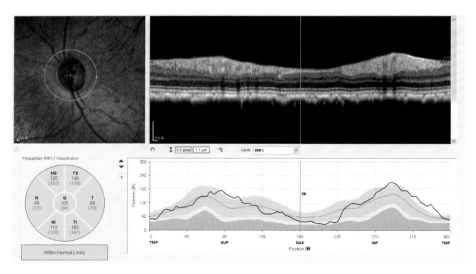

图 6-2-15　猴（食蟹猴）RNFL 厚度

　　以下是部分正常实验动物的前段 OCT 结果（图 6-2-16~ 图 6-2-19），所有动物基本可以观察到角膜的上皮层、内皮层及基质层，而不同的扫描部位还可以观察到前房的深度、虹膜及晶状体的情况。

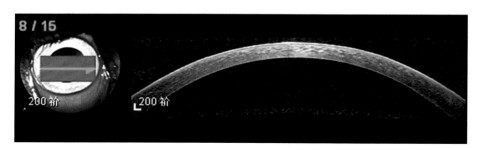

图 6-2-16　猴（食蟹猴）前段 OCT

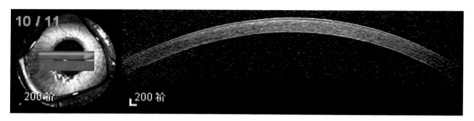

图 6-2-17　兔（新西兰兔）前段 OCT

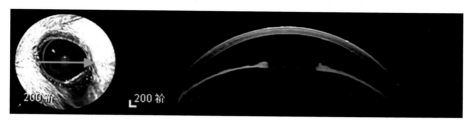

图 6-2-18　大鼠(SD)前段 OCT

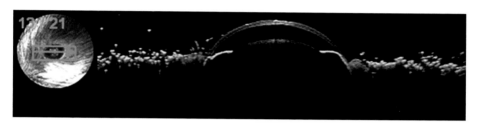

图 6-2-19　小鼠(C57)前段 OCT

(四) 注意事项

本文简单介绍了 OCT 在动物实验中的应用,在操作过程中应充分散瞳(特别是小动物),并注意保持角膜湿润。配合默契的双人操作可大大缩短实验时间,若是单人操作则可利用垫布或自制头垫来保持动物头位,并通过调整镜头的位置及角度来获得清晰的图像。

(冼碧琨　李志权)

六、眼科动物实验给药方式

(一) 滴眼

1. 目的　滴剂是眼科最常用的局部药物剂型。眼药水作用于眼局部过程大致如下:眼药水滴入结膜囊后,由于眼球表面张力的作用药水即刻均匀分布在眼球表面,并由此渗入眼内。主要用于预防和治疗眼部疾病、眼部检查,如散瞳验光、检查眼底、荧光素染色检查等。

2. 操作方法　实验动物麻醉后,或者助手固定动物,取侧卧位,使眼睛朝上,操作者持棉签或用手指拉开其下睑,暴露下结膜囊,把药物滴在下结膜囊内,轻轻拉起上睑皮肤,使药水进入上穹窿部,使实验动物眼睑轻微闭合,防止药液外流,使整个结膜囊内充满药液。用干棉签吸去眼周围渗出的药液。如需滴数种药物时,各药物间隔 15~30min,使药液充分与角膜、结膜接触,以获得较好的治疗效果。

3. 注意事项

(1) 滴眼前应先拭去泪液,如眼部有分泌物先用棉签拭去再滴眼药。

(2) 毒性药物如阿托品,滴后应用棉球压迫内侧眼角泪囊区 2~3min,以防吸收中毒。

(3) 因角膜感觉灵敏,不可将药物直接滴在角膜上以免刺激角膜产生闭眼动作。

(4) 如用滴管滴眼勿将滴管倒置以防药液污染。滴药时不可离眼睛过近,应距眼 3~5cm,以免触到眼睑及睫毛防止感染。

(5) 如药物有变质或沉淀,应立即更换。

（二）洗眼（即结膜囊冲洗法）

1. 目的

（1）内外眼手术前常规冲洗结膜囊以清洁消毒。

（2）眼部组织受伤时，清洁创面，除去存留的异物，冲洗及中和化学物质。如化学伤需要急救时在没有冲洗液情况下，可用清水、凉开水、自来水冲洗，应分秒必争。

（3）某些眼部疾病时，可通过结膜囊冲洗减少其分泌物、脱落坏死组织和致病菌。

（4）用于角膜及结膜作荧光素染色后，将残余的荧光素冲净。

2. 操作方法

（1）实验动物麻醉后，或者助手固定动物，取其仰卧或侧卧位，头略抬高并向冲洗侧稍倾。把受水器紧贴住实验动物的面颊部，以接受流下的液体。操作者右手持洗眼壶，先冲洗周围皮肤使实验动物适应，然后左手轻轻翻转实验动物的上下睑，冲洗下结膜囊和上结膜囊，然后用灭菌棉签轻轻拨动眼睑使眼部各个部位得到彻底冲洗。

（2）如果是术前准备，还应先用软皂水洗净睫毛，眼睑及周围皮肤、眉毛，然后再行洗眼。在化学伤冲洗时，冲洗液的量和冲洗时间要比一般洗眼时增加，冲力宜大，距离要稍高些，这样才能清除在结膜囊内的化学物质。如眼内有固体物质，应先用镊子取出后再冲洗。冲洗后再检查有无异物残留在结角膜上，如有较多黏稠分泌物，可先用消毒棉签将分泌物清除，然后再行洗眼。冲洗完毕可用消毒棉签擦去眼睑皮肤上的水滴，取下受水器，滴入消炎眼药水或上眼药膏。

3. 注意事项

（1）冲洗前如眼部涂有眼膏或分泌物时，先用棉签清除后再进行冲洗。冲洗动作要轻，一般冲洗时，冲洗力不宜太大。距离 3~5cm 为宜，冲洗液不可直接射向角膜，开始时先冲洗周围皮肤，使实验动物适应，冲洗器切勿接触皮肤，以防污染或碰伤眼部。

（2）对角膜溃疡、眼球穿破伤，冲洗时切勿压迫眼球，避免翻眼睑，以防眼内容物被压出。如不合作，而必须冲洗时先滴表面麻醉剂再作冲洗，如睑裂暴露不满意，可用拉钩拉开上下睑冲洗。

（3）冲洗液温度要适宜，应在 32~37℃之间。

（4）用过的受水器，要消毒后备用。传染性眼病使用过的用具，一定要严密消毒。

（三）结膜下注射

1. 目的　结膜下注射是将药物注射到结膜与巩膜间的疏松间隙内。使药物直接作用于眼部，可以增加药物由巩膜渗透眼内的作用。使药物在眼内的浓度增高，作用时间延长。它主要用于眼前部的病变。常用的药物有：抗生素、皮质类固醇、散瞳药或自身血清。

2. 操作方法

（1）实验动物麻醉后，取半卧位或仰卧位。

（2）注射前，滴 0.5% 丁卡因表面麻醉，每隔 3min 一次，共 2 次，如有角膜溃疡或结膜囊分泌物多时，先用生理盐水清洗结膜囊后再滴表面麻醉药。

（3）操作者右手持吸好药物的注射器（选用 5 号针头），左手拉开实验动物下睑，用单齿镊夹持球结膜，使眼球旋转以暴露下方球结膜及穹隆部结膜，避开血管，稍挑起注射部位的结膜，在直视下将针尖的斜面以与球壁成切线的方向进入结膜下，仅需斜面进入结膜下即可，然后将药物徐徐注入结膜内，使结膜呈鱼泡状隆起。注射后可用头部光滑和扁平的手术器械把药物推至所需药物的区域。注射药量一般为 0.3~0.5mL。必要时先以 2% 利多卡因 0.1mL 结膜下注射,形成一小泡,然后于同一部位再注入治疗药物,以减轻药物刺激;如无药物禁忌,也可将治疗药物与利多卡因混合后注射。

(4)结膜下注射一般常注射在下穹隆部结膜囊内,因此处组织较松弛易暴露。根据病情需要亦可以注射到其他部位的结膜下。上穹隆部结膜下注射时,应先翻转上睑,略挤出穹隆部结膜,然后在离开睑板上缘 1~2mm 处以水平方向入针。下穹隆部结膜注射时,可拉开下睑暴露出穹隆部结膜,同样以水平方向入针,以免误伤眼球。

(5)注射完毕抽回针体,下睑还纳,让实验动物闭眼休息几分钟。

3. 注意事项

(1)注射时,对不合作实验动物,可用开睑器或拉钩分开眼睑,以便操作。需麻醉实验动物使其头部及眼睛均不要转动,以防刺伤角膜及眼球。如不能固视者,可用固定镊固定眼球后,再进行注射。

(2)注射后,应观察实验动物反应,除眼痛外,有无全身反应。

(3)结膜是一层很薄的黏膜,十分娇嫩松脆,所用药物要适度稀释,有刺激的、酸碱性强的药(如磺胺、维生素 C)会引起较重的疼痛和刺激。球结膜下注射以隔天一次为宜,每次注射应更换注射部位,避免在一处多次注射,以免造成出血、瘢痕、粘连。

(4)注射混悬液或黏稠药物时,应选择合适的注射器和针头。

(5)应避开血管及手术切口、伤口,以免引起结膜下出血及创口裂开,如有出血,用无菌棉签压迫出血部位数分钟,即可止血。

(6)结膜下阻力甚小,并可透过结膜看到针头的斜面。如有阻力,不可强行进针,以防损伤眼球。

(7)为防止刺破表层巩膜血管,入针后的针尖斜面应平行朝向虹膜。

(四)前房内注射

1. 目的

(1)急性闭角型青光眼药物治疗眼压不降,术前可先行前房穿刺降压。

(2)视网膜中央动脉阻塞前房穿刺可降低眼压及扩张视网膜血管。

(3)冲洗前房积血、积脓及化学伤的房水内有害物质。

(4)注入空气、生理盐水或黏弹性物质形成前房。

(5)抽取房水作生化或其他检查。

2. 操作方法　实验动物经麻醉后,取仰卧位。在表面麻醉和局部麻醉下(如为前房冲洗,宜加球后麻醉)施行手术。用单齿固定镊镊紧前房穿刺点(通常选在颞侧)对侧角膜缘固定眼球,在 10 倍手术显微镜下,于角膜缘或角膜缘血管前的透明角膜内 1~2mm 处,用 5 号针头刺入眼球。角膜组织较韧。当穿刺针不易进入时,可用 15° 角的狭小尖刀片先在角膜缘内 1mm 的透明角膜上做一小切口,再进穿刺针。狭小尖刀片可平行虹膜面刺入角膜,稍左右摇摆刀柄缓缓刺进前房。识别刀尖已进入前房的方法:在手术显微镜下观察,穿刺器械尖端的颜色发生改变。在刀尖刚刺穿角膜时即退刀,改用穿刺针(针头斜面向下)或冲洗针头经切口进入前房,抽取房水或注入空气、生理盐水或其他药液等。如为抽取房水,应采用 1mL 注射器;如为注入空气或生理盐水,可改用 2mL 注射器或 5mL 注射器。最后,将针退出并用灭菌棉签压住穿刺口大约 30s,以尽量减少穿刺口渗漏。术后涂抗生素眼药膏,每天换药,注意有无新鲜出血及眼压情况。

3. 注意事项

(1) 严格执行无菌操作,防止感染。

(2) 如作为抽取房水、注入空气、生理盐水或黏弹性物质的穿刺口要小,以免房水流失。

(3) 前房穿刺的器械,术前检查其尖端必须锋利,不能有弯曲、破损或带有存积物。

(4) 穿刺过程中应牢固地固定眼球,固定眼球的器械可选用手柄结实的 0.1mm 有齿镊。

(5) 前房穿刺刀切开角膜时,如用力过甚或前房较浅,则易伤及虹膜甚至晶状体,因此在切开角膜时,不要用暴力,有突破感时即退刀,可避免伤及眼内组织。

(6) 掌握每种药物的安全剂量、正确的用药方法及选择有效的药物。注射的药物均要临时新鲜配制使用。

(五) 玻璃体内注射

1. 目的   是将药物注射到玻璃体腔,使玻璃体局部药物浓度达到很高,直接作用于眼内部组织,如视网膜、玻璃体等。主要治疗眼内炎、视网膜裂孔、视网膜脱离、玻璃体增殖等。常用的药物有:抗生素、糖皮质激素。

2. 操作方法   实验动物经麻醉后,取仰卧位;在局部麻醉下施行手术。于颞上或颞下象限距角膜缘后 3~4mm 处,作平行角膜缘的 3mm 巩膜切口,右手持针,经睫状体平坦部刺入玻璃体腔中央(进针深度为 10mm),可通过瞳孔看到针尖位于中央,然后略为后退,开始注射,注射动作要连续、缓慢,气体或药物进入玻璃体腔后多可形成一个大气泡,一边注射一边用左手手指探测眼压情况,直至眼压略高于正常(约 30mmHg 或 4kPa)。注射口不需缝合。

3. 注意事项

(1) 严格执行无菌操作,防止感染。

(2) 经睫状体平坦部进针时,要注意针尖必须朝向玻璃体腔中心,以免误伤晶状体。

(3) 操作期间要保持眼球处于密闭状态,要避免巩膜切口漏液。

(4) 作玻璃体液抽吸时,要注意进针深度,以针尖进入 10~12mm 为宜,并应经瞳孔观察针尖位置,避免损伤晶状体及视网膜。

(5) 开始注气时应快速注入,以便一次形成一个大气泡后,让针尖处于气泡内再缓慢注气,逐渐形成一个完整的大气泡。

(6) 必须严格掌握每种药物的安全剂量、正确的用药方法及选择有效的药物。注射的药物均要临时新鲜配制使用。

(六) 眼部涂擦

1. 目的   眼部涂擦通常用眼膏,眼膏置结膜囊内有保护和润滑的作用,药效维持较久。用于眼睑闭合不全、绷带加压包扎前需保护角膜者及需做睑球分离的实验动物。

2. 操作方法   左手持棉签拉开下睑,右手持软膏直接将药膏挤入结膜囊内,如不需用眼垫包敷眼睛,可令实验动物眼睛闭合数分钟,以助药膏在结膜囊内溶化分布,也可轻轻按摩眼睑,使眼膏均匀涂布并用棉签或棉球擦净眼睑周围的眼膏。做睑球分离时,先将药膏挤入结膜囊内,再用玻璃棒在上下穹隆部轻轻分离,以防止睑球粘连。

3. 注意事项

(1) 涂眼前,应检查玻璃棒是否光滑完整,以免擦伤角膜。

(2) 如用软管法,管口不可触及眼部,可先挤出少许后再涂。或用消毒干棉签撩去头部软膏再涂。

（3）对眼球穿通伤或角膜溃疡实验动物，操作者手要轻，勿加压眼球，更不要按摩，以免造成角膜穿孔，引起严重后果。

（七）球后注射

1. 目的 药物注射到球后，使药物在球后软组织内直接发生作用。它主要用于内眼手术时麻醉睫状神经节和感觉运动神经。

2. 操作方法

（1）实验动物麻醉后，取仰卧位，头部固定。

（2）用 3% 碘伏和 75% 酒精消毒实验动物下睑缘至眶下缘周围皮肤。

（3）操作者应在实验动物头顶侧的位置。戴无菌手套，用左手拇指和示指固定注射点，右手持注射器，在眶下缘的外 1/3 与内 2/3 的交界处在皮下注一气泡，再沿眶下缘皮肤刺入，大动物先靠眶下缘垂直进针约 8mm，小动物进针 3~5mm，再向鼻上方倾斜向眶尖方向刺入（针尖斜向内、上、后方）。进针速度缓慢，当穿过眼球周的 Tenon 筋膜时，有阻力感。稍用力即刺过筋膜，进入球后部；大动物刺入深度不能超过 30mm，小动物控制在 3~5mm。抽空针管如无回血，即可将药物缓缓注入球后，以大动物（猴、兔）不超 4mL 为宜，小动物（大、小鼠）注射不超过 1mL。

3. 注意事项

（1）严格执行无菌操作，防止感染。

（2）进针过程如有抵阻感，不得强行进针，以防刺伤眼球，大动物（猴、兔）进针不宜超过 30mm，小动物控制在 3~5mm，以防刺入动物颅内。不要过于偏于鼻侧，以免伤及视神经和血管。切忌在眶内反复捣动，避免导致球后出血及损伤视神经。

（3）注射后如出现球后出血，如眼睑肿胀、眼球突出、皮下淤血、眶内压增高等，应用绷带加压包扎。刺伤血管的原因，通常为刺入过深过速、针头锋利或针体过细过软不能控制方向。

（4）注射后如出现暂时的复视现象，是药物麻痹眼外肌或运动神经所致，一般 2h 后症状即可缓解。

（5）针尖刺入视神经可发生严重视力障碍。如针尖刺入视神经鞘下，或通过眶上裂刺入蛛网膜下腔，麻醉剂可引起脑干麻痹，而致呼吸心搏骤停、昏迷，应该特别警惕，一旦出现生命体征危象，应立即施行气管插管、人工呼吸、心脏按压等抢救措施。

（八）球旁注射

1. 目的 鉴于球后注射可能发生刺伤眼球、视神经、球后大血管甚至刺入颅内的并发症，可改用球旁注射达到麻醉眼部知觉和麻醉眼外肌的目的。

2. 操作方法 动物做好麻醉和固定后，第一针在眶下缘中外 1/3 交界处，先做一皮下小气泡，针尖垂直刺进眼球筋膜后，沿巩膜弧度向后推进大动物（猴、兔）6mm，大鼠 5mm，小鼠 3mm。也可在眶上缘中内 1/3 交界处垂直进针，针尖达眼球赤道平面之后，回抽无血液，注入药液。注射完毕用手指隔着纱布按摩眼球，以减轻组织肿胀，防止出血。

3. 注意事项

（1）严格执行查对制度防止差错事故发生。

（2）注意无菌操作，防止感染。

（3）妥善固定头部，以防刺伤眼球。

（4）如有出血，应局部加压。

（5）为加强麻醉药物对组织的浸润可加用玻璃酸酶。

（黎韦华）

参 考 文 献

1. 范玉明，张舒. 毒理学安全评价标准操作规程指南（上册）［M］. 成都：电子科技大学出版社，2009：1-399.

2. 孙靖. 实验动物学基础［M］. 北京：北京科学技术出版社，2005：1-241.

3. 徐国景，唐利军，易工城，等. 实验动物管理与使用技术手册［M］. 武汉：湖北科学技术出版社，2008：294-346.

4. 袁伯俊，王治乔. 新药临床前安全性评价与实践［M］. 北京：军事医学科学出版社，1997：1-249.

5. 余玉琳. 实验动物管理与使用指南［J］. 台北："中华民国"實实验动物学会，2001：64-189.

6. 邹移海，黄韧，连至诚，等. 中医实验动物学［M］. 北京：科学出版社，2005：15-35.

7. 陈莉苹. 高度近视（近觑）视网膜及脉络膜厚度与眼球参数的相关分析及 FDM 豚鼠后极部改变的实验研究［D］. 成都：成都中医药大学，2014：10-50.

8. Erhardt W，Hebestedt A，Aschenbrenner G，et al. A comparative study with various anesthetics in mice (pentobarbitone，ketamine-xylazine，carfentanyl-etomidate)［J］. Research in experimental medicine，1984，184 (3)：159-169.

9. Huang D，Swanson EA，Lin CP，et al. Optical coherence tomography ［J］. Science，1991，254(5035)：1178-1181.

10. Ito A，Ito N，Arai T，et al.General notes of chemical administration to live animals ［J］. Handbook of In Vivo Chemistry in Mice：From Lab to Living System，2020：33-54.

11. Jacobs GH，Deegan JF. Spectral sensitivity，photopigments，and color vision in the guinea pig(Cavia porcellus) ［J］. Behav Neurosci，1994，108(5)：993-1004.

12. Karl-Heinz Diehl，Robin Hull，David Morton，et al. A good practice guide to the administration of substances and removal of blood，including routes and volumes ［J］. Journal of Applied Toxicology，2001，21(1)：15-23.

13. Lei B.The ERG of guinea pig(Cavis porcellus)：comparison with I-type monkey and E-type rat ［J］. Doc Ophthalmol，2003，106(3)：243-249.

14. Liu K，Akula JD，Falk C，et al. The retinal vasculature and function of the neural retina in a rat model of retinopathy of prematurity ［J］. Investigative ophthalmology & visual science，2006，47(6)：2639-2647.

15. Penn JS，Johnson BD. Fluorescein angiography as a means of assessing retinal vascular pathology in oxygen-exposed newborn rats ［J］. Curr Eye Res，1993，12(6)：561-570.

16. Rada JA，Nickla DL，Troilo D. Decreased proteoglycan synthesis associated with form deprivation myopia in mature primate eyes ［J］. Investigative ophthalmology & visual science，2000，41(8)：2050-2058.

17. Rosolen SG，Rigaudiere F，LeGargasson JF，et al. Comparing the photopic ERG i-wave in different species ［J］. Vet Ophthalmol，2004，7(3)：189-192.

18. Zhong X，Ge J，Nie H，et al. Effects of photorefractive keratectomy-induced defocus on emmetropization of infant rhesus monkeys. Investigative ophthalmology & visual science，2004，45(10)：3806-3811.

19. Zhong X，Ge J，Nie H，et al. Compensation for experimentally induced hyperopic anisometropia in adolescent monkeys ［J］. Investigative ophthalmology & visual science，2004；45(10)：3373-3379.

20. Zhou X，Qu J，Xie R，et al. Normal development of refractive state and ocular dimensions in guinea pigs ［J］. Vision Res，2006，46(18)：2815-2823.

第七章

眼科学动物模型

第一节　眼表疾病动物模型

一、眼表疾病动物模型国内外研究现状

临床意义的眼表（ocular surface）包括结膜、角膜、眼睑、泪器以及泪道，泛指参与维持眼球表面健康的防护体系中所有外眼附属器。目前临床上常见的眼表疾病有干眼症、翼状胬肉、结膜炎症、角膜炎症（细菌性、病毒性、真菌性）、睑板腺功能障碍、眼表损伤导致的角膜缘干细胞的缺失等。

为了研究眼表疾病的病因、临床表现、治疗方法以及相关的治疗药物的药理作用，本节将介绍使用实验动物制备常见的眼表疾病动物模型，这些动物模型主要应用于泪膜研究、结膜研究和角膜缘（又称为角巩缘）的研究。

二、角膜缘干细胞缺失模型

角膜缘是眼表重要的组织，位于角膜和球结膜交界处的狭长地带。角膜缘干细胞是角膜上皮不断更新和修护的基础（图7-1-1）。其最重要的功能还在于作为角膜和结膜之间的一道屏障，将两者隔绝开来，防止结膜细胞向角膜内部入侵和新生血管向角膜的生长，从而使角膜保持透明。目前眼表重建的治疗也主要是以恢复或修复角膜缘干细胞的作用，常见的角膜缘干细胞缺乏的病变有先天性无虹膜相关角膜病（aniridia-associated keratopathy）、慢性接触镜相关的上皮病变、化学损伤、Stevens-Johnson综合征、角膜上皮不典型增生等。

常见的角膜缘干细胞缺损动物模型主要有两种，分别是：①角膜碱烧伤模型，常用的碱性化合物是1mol/L和0.5mol/L的NaOH，作用时间可以是20s、25s、30s（使用的浓度为1mol/L）、45s（使用的浓度为0.5mol/L）。②角膜缘环切术（limbectomy），是使用显微手术器械方法去除角膜上皮和角膜缘的部分组织。

但由于两种方法损伤机制不一样，制作的模型的用途应有所偏重。碱烧伤模型引起的新生血管增生的现象较角膜缘环切术模型更加明显，适用于新生血管增生相关方面的研究。而角膜缘环切术对未被清除的角膜组织损伤相对较小，角膜基质微环境保持较好，更适用于

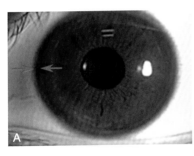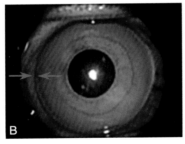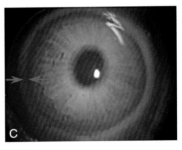

图 7-1-1　正常眼球角膜缘

角膜缘解剖结构包括透明角膜和不透明巩膜交界处向内向外各 1~2mm 的区域（红色箭头之间）；A. 人眼；B. 猕猴；C. 新西兰兔。

干细胞转分化、干细胞与微环境相互作用机制、细胞替代治疗等相关方面的研究。

（一）角膜碱烧伤模型

1. 兔角膜碱烧伤模型　健康新西兰兔（常使用 5 月龄），常规眼部检查，随机选择一只眼作为实验眼。全身麻醉后，术眼眼表经 0.5% 盐酸丙美卡因麻醉，用开睑器充分暴露眼前节，而后使用经过 1mol/L 的 NaOH 浸透的直径为 15mm 的滤纸片覆盖于角膜表面，20~30s 后取下（0.5mol/L 的 NaOH 使用约 45s），并立即用生理盐水充分冲洗眼球表面至少 5min，防止过多的 NaOH 进一步侵蚀眼表的其他组织，完成角膜碱烧伤的模型的制备。碱烧伤模型完成后，术眼眼表涂妥布霉素地塞米松眼膏预防感染（图 7-1-2）。术后观察 5~7 天，每天使用妥布霉素地塞米松眼膏，早晚各一次。

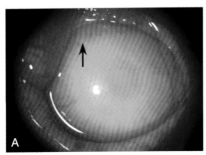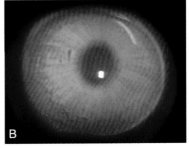

图 7-1-2　新西兰兔眼表碱烧伤后的表现

碱烧伤模型手术后 1 周（A），与正常兔眼角膜（B）相比，术眼角膜混浊明显，新生血管生长（黑色箭头），后方瞳孔隐见，虹膜纹理窥不见。

2. 猕猴角膜碱烧伤模型　健康猕猴，称重，眼部常规检查，随机选择一只眼作为实验眼。全身麻醉后，术眼眼表经 0.5% 盐酸丙美卡因麻醉后，用开睑器充分暴露眼前节，使用经过 1mol/L 的 NaOH 浸透的直径为 15mm 的滤纸片覆盖于角膜表面，20~30s 后取下（0.5mol/L 的 NaOH 使用约 45s），并立即用生理盐水充分冲洗眼球表面至少 5min，防止过多的 NaOH 进一步侵蚀眼表的其他组织，完成眼表碱烧伤的模型的制备。碱烧伤模型完成后，术眼眼表涂妥布霉素地塞米松眼膏预防感染。术后观察 5~7 天，猕猴无法较好配合使用眼膏涂眼，可改为每天使用眼药水滴眼 2~3 次。

3. 大(小)鼠角膜碱烧伤模型　健康成年鼠,称重、常规眼部检查和全身麻醉后,术眼眼表经 0.5% 盐酸丙美卡因麻醉后,使用手指将鼠上下眼睑撑开,充分暴露眼球和角膜,使用经过 1mol/L 的 NaOH 浸透的直径约 5mm 的滤纸片覆盖于角膜表面,30s 后取下,立刻使用生理盐水,充分冲洗眼表至少 5min,防止过多的 NaOH 进一步侵蚀眼表组织,完成眼表碱烧伤模型制备。碱烧伤模型完成后,术眼眼表涂妥布霉素地塞米松眼膏预防感染。术后观察 5~7 天,每天使用妥布霉素地塞米松眼膏早晚各一次。

4. 角膜碱烧伤制备术中操作要点

(1) 滤纸浸透 NaOH 后,放到动物眼表前,保证滤纸上没有多余的溶液滴落。防止 NaOH 侵袭其他眼球组织。

(2) 操作过程中,随时观察动物眼球表面的变化情况,操作温和。使用滤纸覆盖角膜时,时间不可超过 60s,否则容易损伤过度,出现角膜穿孔,导致眼内感染,造模失败。

(3) 充分暴露眼表尤其重要,必要时使用 4-0 皮肤缝线上下直肌悬吊,保证术眼稳定,操作准确。

(二)角膜缘组织环切术

1. 家兔角膜缘组织环切术　健康新西兰家兔(常使用 5 月龄),称重,完成常规眼部检查,随机选择实验眼。全身麻醉后,术眼眼表经 0.5% 盐酸丙美卡因麻醉,开睑器充分暴露眼前节。显微手术刀切除角膜缘内外 1.5~2mm,厚度 150~200μm 的组织,完成角膜缘组织环切术。根据实验目的可同时使用刀片刮除角膜上皮细胞,方便手术完成后的染色观察。术眼眼表涂妥布霉素地塞米松眼膏预防感染(图 7-1-3)。术后观察 5~7 天,每天使用妥布霉素滴眼液滴眼 3 次。

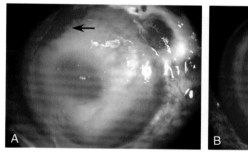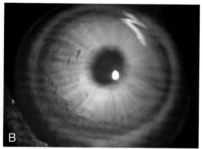

图 7-1-3　新西兰兔角膜缘环切术造模

手术造模 1 周(A)后,与正常兔眼角膜(B)相比,角膜混浊水肿,可以见到新生血管(黑色箭头所指),后方瞳孔隐约可见。

2. 猕猴角膜缘组织环切术　健康成年猕猴,称重,常规眼部检查,随机选择实验眼,全身麻醉后,术眼眼表经 0.5% 盐酸丙美卡因麻醉,开睑器充分暴露眼前节。显微手术刀切除角膜缘内外 1.5~2mm,厚度 200~250μm 的组织。必要时使用手术刀刮除角膜上皮细胞。完成角膜缘组织环切术后术眼眼表涂妥布霉素地塞米松眼膏预防感染。术后观察 5~7 天,每天使用妥布霉素滴眼液滴眼 3 次。

3. 角膜缘组织(角膜缘干细胞 + 部分基质层)环切术操作要点

(1) 该法比较适合眼球较大的动物,例如家兔、猕猴等。对于眼球相对较小的动物,例如大鼠、小鼠、豚鼠等,不适合使用该法制备角膜缘干细胞缺损模型,建议使用碱烧伤模型。

（2）注意对角膜缘组织的切除量的掌握,切除过少可导致造模失败或者造模局部失败,影响后续实验观察;切除过多可导致角膜穿通伤,引起房水渗漏、虹膜组织嵌顿。可以先进行一定数量的预实验来摸索条件。

（3）若结合刮出角膜上皮,尽量刮除干净,便于荧光染色对于手术造模成功与否的观察,同时也避免角膜缘上皮细胞的残留对造模造成影响。刮除过程保证动作轻柔,不可损伤前弹力层及后面的组织。实验过程中,可以使用荧光素实验验证刮除上皮情况。

（张和宁　黄　冰）

三、大鼠角膜移植模型

（一）造模机制

大鼠角膜与人角膜在主要组织相容性复合物抗原表达相似,鼠的亚型抗原 RTi.B 和 D 与人的亚型抗原 HLA-DR 和 DQ 对应。大鼠原位移植的难度比小鼠低,所以大鼠是研究移植排斥反应的常用动物。移植排斥反应的影响因素包括大鼠品系差异、保留缝线和钻取植片部位等。供体角膜植片靠近角膜缘取材,受体术后不加干预,仅予保留缝线,排斥反应发生较早且排斥率高。

（二）造模方法

一般选择远交系 Wistar 大鼠或 SD 大鼠来作为同种异体角膜移植模型。术前 15min 用 1% 阿托品滴眼液和 0.5% 托吡卡胺充分散大瞳孔。手术在显微镜下进行。术前 5min 1% 丁卡因滴眼液滴术眼（两次,每次间隔 5min）充分表面麻醉。异体和自体的操作方法为:

操作方法:

1. 异体移植法　手术前眼球暴露充分并且固定。以 3.5mm 直径环钻靠近角膜中央半穿供体大鼠角膜,深达基质层,眼科剪沿切缘剪取植片,放入保存液中备用。以 3.0mm 直径环钻半穿受体大鼠中央角膜,深达基质层,然后沿切缘剪除中央角膜片后作为植床,将植片用 10-0 尼龙线 8 针间断缝合于植床。受体大鼠术眼前房内注入空气泡,结膜囊涂抗生素眼膏,5-0 丝线间断缝合上、下睑缘 3 针,术后第 1 天拆除,角膜缝线保留至取材。

2. 自体移植法　以 3.0mm 直径环钻半穿一眼的中央角膜,深达基质层,沿切缘剪除角膜,旋转 180° 后,用 10-0 尼龙线原位间断缝合 8 针。术眼前房内注入空气泡,结膜囊涂抗生素眼膏,5-0 丝线间断缝合上、下睑缘 3 针,术后第 1 天拆除,角膜缝线保留至取材。

（三）角膜移植表现

1. 异体移植　术后第 1~3 天角膜植片开始出现轻度混浊、基质水肿。第 6~7 天开始出现植片切口部新生血管,混浊、基质水肿持续存在并随时间的延长加重。镜下可见植片基质及缝合处大量淋巴细胞、浆细胞等炎症细胞浸润;内皮细胞肿胀,少量中性粒细胞附着;缝合处可见新生血管。随时间延长发展,植片逐渐变薄,胶原纤维排列紊乱;基质及缝合处炎症细胞增多;内皮细胞肿胀加重,数量减少;植片新生血管增多并向中央延伸。

2. 自体移植　术后第 1~3 天角膜植片开始出现轻度混浊、基质水肿。第 6~7 天混浊、水肿逐渐消退;角膜植片厚度变化不大,镜下可见植片基质及缝合处少量淋巴细胞等炎症细胞浸润;内皮细胞正常,少量中性粒细胞附着;部分缝合处可见新生血管。然后植片厚度趋于正常,胶原纤维走行规则;内皮细胞形态正常;植片未见新生血管。第 9 天出现切口部新生血管,均只达到植片植床交界缝合处,未随时间延长出现植片新生血管。

(黎韦华　李凯婧　张和宁)

四、角膜激光损伤模型

根据实验目的不同,也可以通过机械或其他物理学方法制造角膜损伤模型。按角膜损伤层次的不同,可分为角膜内皮损伤、角膜上皮损伤及角膜基质损伤。角膜内皮的损伤可通过机械损伤法(针头刺入前房对内皮进行刮除等)和穿透性角膜冷冻法等进行造模。角膜上皮及基质损伤也可以通过机械损伤法或激光损伤来实现。以下主要介绍激光角膜损伤模型。

(一)造模机制

眼是机体中对激光最为敏感、也最易受光损伤的靶器官。激光物理参数的不同造成损伤部位和程度也不同。激光致眼损伤的部位主要为角膜及眼底视网膜,角膜对于波长小于 280nm 的远紫外线吸收率接近 100%,对于 1 900nm 以上的中红外和远红外线角膜能全部吸收,因此,角膜容易受紫外及中远红外激光损伤。CO_2 激光的波长为 $10.6\mu m$,为一种远红外激光。生物组织对 CO_2 激光的吸收系数很大,其生物作用机制主要是热作用,当低能量输出、短时间照射时,CO_2 激光能量的 98% 被角膜浅层约 $40\mu m$ 厚度组织所吸收,尤其被富含水分的上皮细胞吸收,引起很小的热扩散,造成角膜损伤及瘢痕形成。

(二)造模方法

兔完成眼部检查及麻醉后,立即以 CO_2 激光垂直照射角膜中央,光斑直径 5mm,每天抗生素滴眼,裂隙灯显微镜观察并持续 2 个月或以上。

(三)模型特点

角膜损伤轻者出现白色或灰白色凝固斑,这种损伤是可逆的,愈后不留瘢痕;损伤较重者,可累及角膜基质深层,愈后留瘢痕,遮挡瞳孔时影响视力;重度损伤者可造成角膜穿孔,引起失明。

(四)模型评估和应用

兔眼的实验研究表明,在照射时间 1s、功率密度 $127W/cm^2$ 时,最终 60% 角膜出现穿孔,40% 角膜出现瘢痕,瘢痕直径 6.8mm 左右,个别的有血管增生,瘢痕深达角膜全层。照射时间 1s,功率密度 $102W/cm^2$ 时,30 天后全部角膜均出现瘢痕,瘢痕直径 6.4mm 左右;相同功率密度照射 0.5s 时,20 天后全部出现瘢痕,瘢痕直径 5.7mm 左右。功率密度 $62W/cm^2$,时间 0.5s,16 天后全部出现瘢痕,瘢痕直径 5.3mm 左右。因此,认为角膜瘢痕模型较合适的激光参数为能量密度 $30\sim100W/cm^2$,瘢痕形成时间为照后 15~30 天。在建立角膜损伤模型时,激光照射前角膜的暴露情况不同,会造成角膜表面水含量不同,从而影响角膜损伤程度。

(黎韦华　李凯婧　张和宁)

五、干眼动物模型

干眼已成为影响人们生活质量的一类常见重要眼表疾病。近年来干眼在我国的发病率逐渐上升。干眼的原因多种多样,其主要原因是泪液的量减少(图 7-1-4)、泪液质量降低或流体动力学异常引起的泪膜不稳定和 / 或眼表损害,从而导致眼不适症状及视功能障碍的一类疾病。我国临床出现的各种名称(如干眼症、干眼病及干眼综合征等)均统一称为干眼。

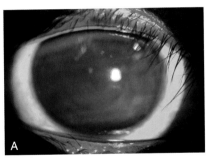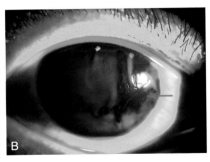

图 7-1-4　荧光素钠染色观察正常和干眼病人角膜的泪膜表现

荧光素钠染色能观察角结膜上皮损伤、泪膜完整性及检测泪膜破裂时间（tear breakup time，TBUT）。将 1% 荧光素钠溶液滴在动物结膜囊内 1 滴，等待 1min，于裂隙灯显微镜的钴蓝光下进行观察和计时；无干眼正常眼表（A）BUT>10s，干眼眼表（B）<5s，可以见到黑色部分为泪膜破裂处（箭头所指）。

干眼可以导致患者的视力下降、泪膜不稳定。常常伴有泪液渗透压增高以及眼表炎症反应。干眼主要分为以下几类：水样液缺乏型（又称为泪液生成不足型）、蒸发过强型和混合型三种。

常见的干眼动物模型制作主要有以下几类方法：增加泪液的渗透压、调节环境因素（湿度等）、使用对泪液功能有影响的制剂、改变性激素水平、摘除泪腺、烧灼睑板腺、自身免疫反应的诱导以及基因敲除等。

（一）手术干眼动物模型

1. 大鼠泪腺摘除术　完全摘除眶外泪腺和眶内泪腺。眶外泪腺摘除在大鼠全麻后，于耳下方约 1cm 处沿皮纹做横行切口 1cm，充分暴露皮下微黄色的圆形腺体，分离周边包膜将其完整摘除，后用生理盐水彻底冲洗，后缝合切口。眶内泪腺切除术：大鼠全麻后，眼外侧 1cm 处做纵行切口约 1cm，暴露皮下白色质硬膜，切开后下方一个三角形腺体（眶内泪腺），将其完整摘除，生理盐水冲洗，缝合，切口局部消毒，表面涂眼膏。术后 2 周出现干眼体征，第 4 周干眼相关表现更 / 最显著。

2. 睑板腺烧灼法　采用烧灼睑板腺开口并摘除第三眼睑的方法造模。兔经麻醉后，使用眼科手术用烧灼器逐个烧灼上下睑缘处所有睑板腺开口，随后摘除兔的第三眼睑，术毕涂抗生素眼膏。术后检查睑板腺开口情况，未封闭者则重新烧灼，并清洁睑缘痂皮组织。模型组术后第 4 天，眼表荧光素染色评分开始升高，并随着时间推移呈稳步上升趋势；术后第 14 天，结膜印迹细胞学检查可见模型组结膜杯状细胞密度较对照组明显下降，并随着时间的推移呈持续下降趋势；术后第 32 天，模型组眼表均可见明显的片状荧光素着色；术后第 40 天，角膜结膜病理标本检查见结膜下炎性细胞浸润，角膜上皮完整性破坏，提示成功建立兔睑板腺功能障碍干眼模型。

（二）与基因异常相关的干眼动物模型

1. C57BL/6.NOD-Aec1Aec2 小鼠是 NOD 小鼠与 C57BL/6J 小鼠先杂交，再近交多代后得到有 NOD 小鼠中参与干燥综合征发病的 Idd3 和 Idd5 两个疾病易感基因位点的小鼠。和 NOD 小鼠相比，C57BL/6.NOD-Aec1Aec2 小鼠完全呈现出 NOD 小鼠类似的眼表干燥综合征表现,但没有该小鼠的自身免疫性糖尿病的表现。

2. MRL/lpr 小鼠也是广泛使用的干燥综合征(Sjögren syndrome)动物模型,这种小鼠随着年龄的增长,会自发地形成免疫性疾病,主要表现为:淋巴细胞增生,自身抗体形成。眼部表现为眼表和泪腺炎症。

3. Spdef 基因缺失小鼠(Spdef–/– 小鼠),主要表现为:结膜杯状细胞缺乏,荧光染色增加。显示出炎症加重且结膜上皮内 CD45 阳性细胞数量增加。同时,与炎性因子(IL-1a、IL-1b 和 TNF-a)和上皮细胞应激、分化和角化(sprr2h,tgm1 和 K17)相关的基因表达上调,与之相反的是表达杯状细胞产物(muc5ac 和 tff1)相关基因的表达下调,所有这些都是见于早期 / 中度干眼症的特异性改变。

(三)其他干眼动物模型

1. 兔眼睑外翻至干眼模型　采用缝线法使得兔睑缘轻度的外翻,在不影响眼睑闭合的前提下使睑板腺开口不与眼表接触。该方法较烧灼睑板腺损害较小,并非睑板腺的不可逆性损害,能够更好地模拟干眼的自然发病过程。用 1 号黑丝线分别褥式缝合上下眼睑并固定于眼眶周相应皮肤上,通过机械性阻止大鼠瞬目,持续暴露角结膜 24h,大鼠干眼模型即可制备成功,模型可保持不少于 14 天。

2. 鼠苯扎氯铵干眼模型　使用含有防腐剂苯扎氯铵滴眼液给动物滴眼,可破坏位于角膜上皮细胞层的浅表细胞间的紧密连接,从而损伤角膜上皮细胞层的功能,容易出现干眼症状。0.2% 苯扎氯铵溶液滴眼,每天 2 次,每次 5μL,间隔 10h 以上,连续给药 14 天,大鼠干眼模型即可制备成功,模型可保持不少于 14 天。

3. 鼠高渗干眼模型　使用高渗盐水给小鼠滴眼,提高泪液渗透压。使得实验组小鼠结膜杯状细胞计数减少,角膜上皮基底部细胞排列紊乱,角膜上皮层厚度减少,眼表出现明显干眼症状。

4. 维生素 A 缺乏干眼模型　维生素 A 在杯状细胞发育和糖萼黏蛋白表达中发挥着重要作用,维生素 A 缺乏会导致泪膜的稳定性下降,泪膜破裂时间缩短。维生素 A 缺乏可能还会引起泪腺腺泡的损伤,出现水样液缺乏型干眼。可使用维生素 A 完全缺乏的饲料喂养新西兰兔,建立干眼动物模型。

5. 其他方法干眼造模　控制饲养环境常用降低环境湿度和增加眼表气流相结合的方法造模。也有通过改变性激素水平以影响泪腺和睑板腺功能等。

(四)模型评估和应用

表观指标:泪液分泌量、眼睛红肿和畏光程度等是干眼动物模型是否成功的重要表观指标。干眼模型制备成功后,可出现泪液分泌量明显减少,眼睛出现一定程度红肿、畏光等现象。

检测指标:泪液分泌实验可客观检测泪液分泌量。进行 TBUT 测定可见 BUT≤10s。采用苏木精 - 伊红(HE)染色法,光镜下可见眼角膜上皮细胞层次明显增加,表层细胞显著缺失,有增大的空泡样变性细胞,基底细胞排列紊乱,基质层有少许水肿。

(张和宁　黎韦华　黄　冰)

六、结膜炎症动物模型

结膜炎常表现为结膜组织充血、水肿、乳头和滤泡增生、结膜上皮溃破、有分泌物(图7-1-5)。最常见的结膜炎类型是病毒性、过敏性和细菌性结膜炎等,可表现为急性或慢性结膜炎。

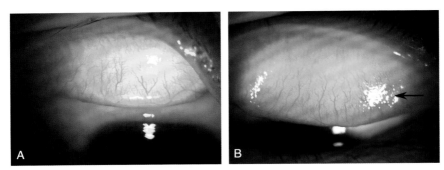

图 7-1-5　健康上睑结膜和急性结膜炎上睑结膜(人眼)

正常健康上眼睑(A),血管清晰,表面光滑,无充血。急性结膜炎上睑(B),充血明显,表面粗糙,可以见到滤泡(箭头所指)。

病毒性结膜炎是感染性结膜炎的常见类型,症状和体征多变,症状较轻的通常不需要治疗,有一定的自限性。细菌性结膜炎常常在眼睑有分泌物粘连和不适感,无瘙痒,且缺乏结膜炎病史,局部使用抗生素可以缩短病程。过敏性结膜炎,瘙痒是最常见的症状,治疗方法是用局部使用抗组胺药和肥大细胞膜稳定剂等药物。有关过敏性角膜炎开展研究较常见,主要模型如下:

(一) I 型变态反应模型

1. 卵白蛋白诱发主动变应性结膜炎模型

(1) 方法一:给大鼠(豚鼠)腹腔注射 1mL 卵白蛋白磷酸缓冲液(PBS)(含有卵白蛋白 100μg,硫酸铝钾 10~20mg,pH7.4)进行诱导,14 天后,先于眼部滴用 1mol/L DDT(DL-二巯基苏糖醇),其目的是黏液溶解剂,可破坏结膜黏液屏障功能,使卵白蛋白这种大分子物质可以穿透入结膜,与组织内的 IgE 抗体结合,增强眼部变态反应。15min 后,用 10μL 5% 卵白蛋白液滴眼刺激,观察临床表现及组织学变化。对于需判断血管通透性变化的动物,可在卵白蛋白液滴眼前,静脉注入 1mL 0.125% 伊文思蓝(1.25mg/100g)溶液,便于观察和照相记录结膜血管变化。

(2) 方法二:用卵白蛋白致敏的豚鼠或大鼠的血清 10μL 注射于正常豚鼠或大鼠结膜下使结膜被动致敏,24h 后进行抗原刺激。观察体内变化或取出组织进行分析。对于需观察血管通透性变化的动物,可静脉注射 1mL 0.1% 伊文思蓝溶液,内含卵白蛋白 100μg,然后体内易于观察结膜血管的表现。

2. 空气携带抗原诱发的变应性结膜炎　取雌性 hartley 豚鼠或 SWR/J 雌性小鼠,用 10μL 微量移液管,将豚草粉(ambrosia artemisiifolia)1.25mg 喷入动物鼻孔和结膜下穹窿部,每日 1 次,连续 5 天,豚鼠在第 8~12 天再加强 1 次,在第 15 天对豚鼠或第 8 天对小鼠进行抗原攻击,将豚草粉1.25mg喷入结膜下穹窿部。本法是抗枯草热性结膜炎药物以及其他抗过敏药物的筛选方法。

3. 化学物诱导的变应型结膜炎　化合物48/80(compound 48/80,C40/80;N-methyl-p-methoxyphenethylamine formaldehyde condensation product,N-甲基-p-甲氧基苯乙胺甲醛缩合物)是广泛用于体内外研究的一种肥大细胞脱颗粒剂,可以促进组胺释放。健康大鼠,通过静脉注入0.125%的伊文思蓝溶液1mL。15min后,使用C48/80溶液滴眼(C48/80混合物1mg溶于10μL的PBS中,pH7.4)。20min后,处死动物,摘除眼睑和眼球。对于判断临床及组织学改变的组织,可以仅仅使用48/80 PBS溶液10μL滴眼,不用注射伊文思蓝溶液。该模型也在小鼠和兔造模成功,常用于研究对各种免疫性和非免疫性肥大细胞颗粒有抑制作用药物的疗效。

4. 组胺引起的变应性结膜炎　豚鼠静脉注射伊文思蓝溶液1mL(1mg/mL),30min,麻醉豚鼠,结膜下注射组胺(300ng/10μL)或用组胺溶液25μL(7.5~10μg/mL)滴眼刺激结膜,然后观察并客观记录刺激反应,结合定量分析。眼部表现、血管通透性判断及组织学检查均同卵白蛋白诱发的主动变应性结膜炎。

5. 5-羟色胺(5-HT)引起的变应性结膜炎　对大鼠静脉注射伊文思蓝1mL(25mg/mL),30min后,麻醉动物用5-羟色胺100ng/10μL结膜下攻击治疗眼,对反应观察定量。实验症状观察、血管通透性判断及组织学检查均同卵白蛋白诱发的主动变应性结膜炎。

(二)Ⅲ型变态反应模型(兔反相被动Arthus反应)

Ⅲ型变态反应与人眼变应性结膜炎关系不密切,但该模型可用于抗过敏眼药的评估。例如,下列试验可检测变应性结膜炎时组织学变化:将兔抗牛血清白蛋白抗血清溶于PBS中(pH7.2)。取100μL分4次给兔睑结膜内注射。末次注射后第9天,静脉注射0.15mmol/L标记异硫氰酸荧光素钠的牛血清白蛋白(F-BSA)0.1mL。30min后静脉注射牛γ球蛋白50mg/kg激发变应性结膜炎。2h以后,处死兔子,取除结膜组织并剪碎,在玻璃试管内用2mol/L NaOH2.5mL 75℃消化2h,加入5mol/L盐酸0.75mL和23mmol/L Tris-HC缓冲液(pH8)1mL终止消化,加入乙醇5mL,以2 000g离心30min,用荧光分光光度计测定上清液的荧光强度,激发波长490nm,发射波长52lnm。为观察结膜组织的嗜酸性粒细胞反应,用PBS制备C48/80(质50mg/mL,用0.1mol/LNaOH调pH至7.4)滴眼。用该溶液20μL给上述实验兔结膜囊滴眼,每日3次(8:00am,1:00pm和5:00pm)连用3天,第3天滴眼后1h,处死动物并分离球结膜组织,固定于10%中性福尔马林中,梯度脱水,石蜡包埋,切片厚5μm,用Luna法染色,定量计算球结膜中嗜酸性粒细胞数。

七、翼状胬肉动物模型

翼状胬肉是一种向角膜表面生长的与结膜相连的纤维血管样组织。目前对于该病的发病机制有多种观点。首先,紫外线辐射是最重要的诱因;其次眼表泪膜变化、细胞因子和生长因子失衡、免疫紊乱、基因突变和病毒感染等因素也可能是导致其发病的原因。临床需综合考虑纤维血管组织的生长速度、继续发展潜能和组织学特征。病变开始时,翼状胬肉通常无症状,但可能出现干眼表现,如灼热、瘙痒或流泪。随着病变向光学区生长,可影响视力,因此需要手术治疗。部分患者由于复发和反复手术,病变的生长可能变得更具侵袭性,并导致不规则散光而严重影响视力。

目前,文献报道建立翼状胬肉动物模型有多种方法,如紫外线照射、缝合刺激、化学药品灼烧等。

(一) 裸鼠翼状胬肉模型

把来源于术后翼状胬肉组织的上皮细胞(1×10^4)混合 $5\mu L$ 基质胶注射到裸鼠鼻侧近角膜缘处的结膜内,6 天后裸鼠眼表出现明显胬肉样病变,表面有新生血管形成。外形上与人翼状胬肉基本一致,也向角膜呈三角形侵入。

(二) 新西兰兔手术建立翼状胬肉模型

1. 结膜下同体耳郭软骨移植 移植从同一只兔耳郭中切取的软骨碎片($4mm \times 2mm$)。该碎片移植到兔眼的上方角巩缘的区域,使用缝线将移植片定位在结膜和巩膜之间,通过从低于移植软骨位置的结膜切口在该区域形成的口袋,将软骨插入兔角巩缘形成一个不规则的泪液分布区域来达到诱发翼状胬肉的产生。评估局部组织增生情况,6 周左右即可成模。

2. 角膜缘热损伤 在角膜的边缘和邻近区域用点状加热器形成菱形分布的热损伤,菱形两翼分布在角膜缘两侧,累及角膜面积和结膜面积相等(图7-1-6)。损伤后使用酸浆果果汁(physalis peruviana fruit juice)持续滴眼一个月,每天一次。研究者对这种损伤动物的眼睛进行了组织病理学分析,发现其有翼状胬肉的组织病理学特点,表现为慢性炎症、纤维化、成纤维细胞增多和免疫系统多形核细胞(图7-1-7),但未观察到上皮下结

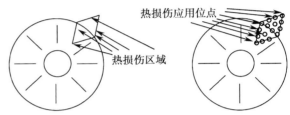

图 7-1-6 使用角膜边缘和邻近组织的热损伤,诱导翼状胬肉的形成

引自:Determining the pharmacological activity of Physalis peruviana fruit juice on rabbit eyes and fibroblast primary cultures,Pardo JM,Fontanilla MR,Ospina LF,et al,2008

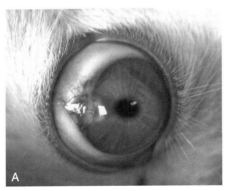
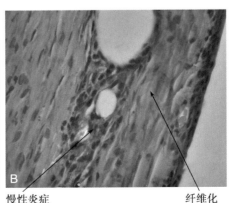

图 7-1-7 热损伤兔翼状胬肉模型

A. 裂隙灯拍照图,病变为伪翼状胬肉样外观;B. 苏木精 - 伊红染色的组织病理学呈现慢性炎症和纤维化。

引自:Determining the pharmacological activity of Physalis peruviana fruit juice on rabbit eyes and fibroblast primary cultures,Pardo JM,Fontanilla MR,Ospina LF,et al,2008

缔组织的变性变化,而这些是翼状胬肉的特征性变化。

3. 角巩缘组织切除结合化学刺激法 采用手术切除 1 个象限角巩缘组织致角膜缘干细胞缺损,然后以稀盐酸或者滑石粉定期点眼产生慢性角结膜炎模型。手术方法:家兔麻醉后,在外直肌与上直肌间切除约 1/4 象限的角巩缘组织,其前界达角膜透明区内 0.5~1mm,后界深入巩膜部分 1.0~1.5mm,深 0.2~0.4mm。手术完成后 1.25% HCl 或滑石粉每天点眼 1 次,滑石粉撒满上穹窿部为准。于术后 2、4、8、12 周对眼部改变评分和照相记录角膜上皮缺损、球结膜充血和结膜新生物情况,并按要求取材作病理分析。

(张和宁 黄 冰)

参 考 文 献

1. 葛坚,王宁利.眼科学[M].3 版.北京:人民卫生出版社,2015:139.

2. 曹亮,宋愈,吴莹,等.纤维蛋白胶在兔眼翼状胬肉自体结膜瓣转移手术中的应用[J].中华实验眼科杂志,2012,30(4):331-335.

3. 陈淡嫦,雷静,赵澎,等.胶原润眼液对新洁尔灭所致兔干眼症的治疗[J].眼科新进展,2011,31(11):1004-1007.

4. 高玉,罗媛媛,景明.大鼠同种异体穿透性角膜移植排斥模型的建立与评价[J].中国美容医学,2013,22(20):2027-2030.

5. 龚健杨,黄河,刘伦,等.翼状胬肉模型的建立[J].安徽医科大学学报,2008,43(2):147-150.

6. 贵渠,赵髓,徐海伟,等.C57BL/6.NOD—AeclAec2 干燥综合征模型小鼠干眼表型及性别差异研究[J].第三军医大学学报,2015,37(9):876-880.

7. 韩臻,郭滨,任丛,等.缝线法睑外翻手术建立兔干眼模型的实验研究[J].国际眼科杂志,2012,12(5):832-835.

8. 李晶,付川,谢汉平.高渗盐水点眼制作的小鼠干眼模型与评估.第三军医大学学报,2010,32(11):1183-1187.

9. 刘超,耿燕.NFKBp65、NOS2 在维生素 A 缺乏干眼模型兔角膜中的表达及意义[J].中华实验眼科杂志,2009,27(1):19-22.

10. 徐岩,陈祖基.变应性结膜炎动物模型[J].眼科研究,2001,19(2):181-183.

11. 王晓冬,盛敏杰.林安娟.烧灼睑板腺开口并摘除第三眼睑制作兔睑板腺功能障碍性干眼模型的评价[J].中华实验眼科杂志,2010,28(9):827-831.

12. 中华医学会,中药实验药理专业委员会.干眼动物模型制备规范(草案)[J].中国实验方剂学杂志,2018,24(19):6-9.

13. Alfonso SA,Fawley JD,Alexa Lu X. Conjunctivitis[J]. Primary Care,2015,42(3):325-345.

14. AlirezaBaradaran-Rafii,MD,MediEslani,et al.Current and upcoming therapies for ocular surface chemical injuries[J]. Ocul Surf,2017,15(1):48-64.

15. Ang LP,Sotozono C.A comparison between cultivated and conventional limbal stem cell transplantation for Stevens-Johnson syndrome[J]. Am J Ophthalmol,2007,143(1):178-180.

16. Azari AA,Barney NP.Conjunctivitis:a systematic review of diagnosis and treatment[J]. JAMA,2013,310(16):1721-1729.

17. Behrens A.Dysfunctional tear syndrome study group. Dysfunctional tear syndrome:a Delphi approach to treatment recommendations[J]. Cornea,2006,25(8):900-907.

18. Bin X,Ting-Jun F.Transplantation of tissue-engineered human corneal epithelium in limbal stem cell deficiency

rabbit models［J］.Int J Ophthalmol,2012,5(4):424-429.

19. Chan CC,Holland EJ. Severe limbal stem cell deficiency from contact lens wear:patient clinical features［J］. American jouurnal of ophthalmology,2013,155(3):544-549.

20. Chen W,Zhang X,Zhang J,et al.A murine model of dry eye induced by all intelligently controlled environmental system［J］.Invest Ophthalmol Vis Sci,2008,49(4):1386-1391.

21. Dua.H.S,Azuara-Blanco.A.Limbal stem cells of the corneal epithelium［J］. Surv Ophthalmol,2000,44(5):415-425.

22. Goto E,Endo K,Suzuki A,et al. Tear evaporation dynamics in normal subjects and subjects with obstructive meibomian gland dysfunction. Invest Ophthalmol Vis Sci,2003,44(2):533-539.

23. Haifeng Zhao,Mingli Qu,Yao Wang,et al. Xenogeneic acellular conjunctival matrix as a scaffold of tissue-engineered corneal epithelium［J］.PloS One,2014,9(11):e111846.

24. Helga R,Claudia Auw-H. Corneal surface reconstruction using adult mesenchymal stem cells in experimental limbal stem cell deficiency in rabbits［J］. Acta Ophthalmol,2011,89:741-748.

25. Hening Zhang,Shaochun Lin,Min Zhang,et al. Comparison of two rabbit models with deficiency of corneal epithelium and limbal stem cells established by different methods［J］.Tissue Eng Part C:Methods,2017,23(11):710-717.

26. Jing Zh,Kai ZH,Yuan S,et al. Reconstruction of functional ocular surface by acellular porcine cornea matrix scaffold and limbal stem cells derived from human embryonic stem cells［J］. Tissue Engineering Part A,2013,19(21-22):2412-2425.

27. Jooossen C,Lanckacker E,Zakafia N,et al. Optimization and validation of an existing,surgical and robust dry eye rat model for the evaluation of therapeutic compounds［J］.Exp Eye Res,2016,146:172-178.

28. Jose A,Pereira G.Corneal reconstruction with tissue-engineered cell sheets composed of human immature dental pulp stem cells［J］.Investigative Ophthalmology & Visual Science March,2010,51(3):1408-1414.

29. Kadar T,Horwitz V. Delayed loss of corneal epithelial stem cells in a chemical injury model associated with limbal stem cell deficiency in rabbits［J］.Current eye research,2011,36(12):1098-1107.

30. Lakhundi S,Siddiqui R,Khan NA.Pathogenesis of microbial keratitis. MicrobPathog,2017,104:97-109.

31. Laqali N,Utheim TP. In vivo morphology of the limbal palisades of vogt correlates with progressive stem cell deficiency in aniridia-related keratopathy［J］. Investigative Ophthalmology & Visual Science,2013,54(8):5333-5342.

32. Lee HS,Lee JH,Yang JW.Effect of porcine chondrocytederived extracellular matrix on the pterygium in mouse model［J］.Graefe's Archive for Clinical and Experimental Ophthalmology,2014,252(4):609-618.

33. Lemp MA.The definition and classification of dry eye disease:report of the definition and classification subcommittee of the international dry eye workshop［J］. Ocul Surf,2007,5(2):75-92.

34. Li C,Song Y,Luan S,et al. Research on the stability of a rabbit dry eye model induced by topical application of the preservative benzalkonium chloride［J］. PLOS One,2012,7(3):e33688.

35. Luo Zheng L,Vanchinathan V,Dalal R,et al.Biocompatibility of poly(ethylene glycol) and poly(acrylic acid) interpenetrating network hydrogel by intrastromal implantation in rabbit cornea［J］. Journal of Biomedical Materials Research-Part A,2015,103(10):3157-3165.

36. Malozhen SA,Trufanov SV,Krakhmaleva DA. Pterygium:etiology,pathogenesis,treatment［J］. Vestn Oftalmol,2017,133(5):76-83,

37. Marko CK,Menon BB,Chen G,et al. Spdef null mice lack conjunctival goblet cells and provide a model of dry eye. Am J Pathol,2013,183(1):35-48.

38. Ming Wai Poon,Limeng,Yan et al.Inhibition of RAP1 enhances corneal recovery following alkali injury［J］. Investigative Ophthalmology & Visual Science,2015,56:711-721.

39. Pardo JM, Fontanilla MR, Ospina LF, et al. Determining the pharmacological activity of Physalis peruviana fruit juice on rabbit eyes and fibroblast primary cultures [J]. Invest Ophthalmol Vis Sci, 2008, 49(7): 3074-3079.

40. Pellegrini G, De Luca M. Eyes on the prize: limbal stem cells and corneal restoration [J]. Cell Stem Cell, 2014, 15(2): 121-122.

41. Pellegrini. G, Rama.P, Mavilio.F, et al. Epithelial stem cells in corneal regeneration and epidermal gene therapy [J]. J Pathol, 2009, 217(2): 217-228.

42. Pengxia Wan, Zhichong Wang. Cell delivery with fixed amniotic membrane reconstructs corneal epithelium in rabbits with limbal stem cell deficiency [J]. Investigative Ophthalmology & Visual Science February, 2011, 52(2): 724-730.

43. RahimiDarabad R, Suzuki T, Richards SM, et al. Does estrogen deficiency cause lacrimal gland inflammation and aqueous—deficient dry eye in mice [J]. Exp Eye Res, 2014, 127: 153-160.

44. Spiteri N, Romano V. Corneal angiography for guiding and evaluating fine-needle diathermy treatment of corneal neovascularization [J]. Ophthalmology, 2015, 122(6): 1079-1084.

45. Toda I, Sullivan BD, Rocha EM, et al. Impact of gender on exocrine gland inflammation in mouse models of Sjögren's syndrome [J]. Exp Eye Res, 1999, 69(4): 355-366.

46. Wei XE, Markoulli M, Zhao Z, et al. Tear film break-up time in rabbits [J]. Clinic &experimental optometry, 2013, 96(1): 70-75.

47. Xiaobo Zhang, VimalinJeyalatha M, Yangluowa Qu, et al. Dry eye management: targeting the ocular surface microenvironment [J]. Int J Mol Sci, 201, 18(7): 1398.

48. Yun Han, Yi Shao, Tingting Liu, et al. Therapeutic effects of topical netrin-4 inhibits corneal neovascularization in alkali-burn rats [J/OL]. PLoS One, 2015, 10(4).

第二节　白内障疾病动物模型

白内障仍是全球首位的致盲性眼病,每年可造成1 100万例患者失明和3 500万例患者产生视力障碍。目前,白内障摘除联合人工晶状体植入术是最主要、最有效的治疗方法。其中,后发性白内障是白内障术后最常见的并发症,可以导致患者视力再次下降,白内障术后3~5年发生率为成年人20%~40%,婴幼儿几乎高达100%。另外,植入的人工晶状体通常没有调节能力,术后患者无法获得满意的全程视力,手术还存在眼内炎、继发性青光眼、视网膜脱离、黄斑囊样水肿等并发症。因此,研究白内障发生、发展的机制仍是眼科研究的关注点。

目前,白内障确切的病因尚未明确,一般认为年龄、职业、辐射(紫外线、X线等)、氧化、外伤、饮食、药物等均是其危险因素。白内障基础研究主要围绕老年性白内障、并发性白内障、后发性白内障以及先天性白内障进行。

一、氧化型白内障模型

(一) 硒酸钠白内障动物模型

硒酸钠白内障动物模型与人类老年性白内障有很多相似之处:亚硒酸盐从循环系统到达晶状体,氧化晶状体中的巯基,导致还原性谷胱甘肽(glutathione, GSH)水平下降,抑制晶状体上皮细胞的钙泵(calcium pump),增加细胞膜对Ca^{2+}的通透性,进而钙蛋白酶(calpain)激活破坏晶状体的蛋白质,晶状体非水溶性蛋白增加;另外,亚硒酸盐与房水中过氧化氢(H_2O_2)反应,生成活性氧导致晶状体蛋白氧化损伤,晶状体混浊,形成硒酸钠白内障。目前,硒酸钠白内障为研究老年性白内障氧化机制最常用的动物模型之一。

1. 选择动物　10~14 天的大鼠。

2. 造模因素　皮下注射 10~30μmol/kg 的亚硒酸钠（Na_2SeO_3）。多次注射小剂量 Na_2SeO_3 或口服 Na_2SeO_3 也可导致大鼠白内障的发生。

3. 观察指标　裂隙灯下观察晶状体混浊的程度和范围（图 7-2-1），可通过弥散光、斜照法以及后照法分别观察和照相记录眼外观以及晶状体皮质、核、后囊的混浊程度和范围。

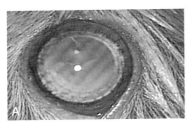 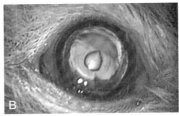 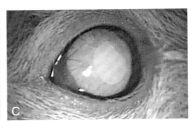

图 7-2-1　大鼠硒性白内障

A. 透明大鼠晶状体；B. 大鼠晶状体核中央白色混浊；C. 成熟的大鼠硒酸钠白内障，可见大鼠晶状体全白混浊。

引自：The Effect of Sildenafil on Selenite-Induced Cataract in Rats，Atalay HT，Ucgul AY，Turkcu UO，et al，2020

4. 造模时间　在注射后 4~6 天内发生严重的双侧核性白内障。尽管该模型已被广泛用于核性白内障模型的构建，注射后 15~30 天也会发生短暂性皮质性白内障。皮质性白内障几个月后就会消失，但核性白内障是永久性的。

（二）其他氧化型白内障动物模型

大鼠萘性白内障动物模型及丁基硫菫亚胺（buthionine sulfoximine，BSO）白内障模型也是较为经典的氧化型白内障动物模型。其共同机制均为对晶状体增加氧化应激，从而导致白内障的形成。萘性白内障表现为核周白内障，而丁基硫菫亚胺白内障表现为与硒性白内障模型类似的核性白内障。

二、糖性白内障模型

糖尿病是一类以循环高血糖为特征的代谢紊乱性疾病。糖尿病可导致代谢性白内障的发生。虽然详细病理机制尚不完全清楚，晶状体成分的氧化损伤被认为是糖尿病性白内障发生和发展的主要机制。

有几种动物模型可用于研究糖尿病性白内障发生的机制。1 型糖尿病模型较 2 型糖尿病模型更容易造模且成本更低，因此大多数研究多用 1 型糖尿病模型。自 1963 年开始，腹腔注射或静脉注射链脲菌素（streptozotocin，STZ）被广泛用于构建 1 型糖尿病模型。STZ 是一种天然产生的化学物质，也是一种广谱抗生素，特异性对胰腺中产生胰岛素的 β 胰岛细胞有毒性作用。由于动物造模的失败率和死亡率高，虽然国内外有众多针对 STZ 诱导的糖尿病的相关研究，但目前暂无 STZ 给药方式及剂量的标准方案。糖尿病性白内障模型的常用方法有：

（一）1 型糖尿病性白内障模型

1. 选择动物　5~7 周成年（100~150g）大鼠。

2. 造模因素　予静脉(尾静脉)内注射 65~75mg/kg STZ。

3. 观察指标　注射 STZ 后 2 天,非空腹血糖(>19.4mmol/L)升高,证实为成功诱导大鼠的高血糖状态。裂隙灯下持续观察晶状体混浊的发生和发展,照相记录。

4. 造模时间　第一周后可开始出现晶状体透明度的改变,第一个明显的变化是在前 Y-缝增粗并出现新分支(图 7-2-2 白色箭头)。第二周,晶状体可以出现一些分散的不透明斑点。三周后一些不透明斑点合并形成更大的不透明区域(图 7-2-2 黑色箭头)。最后可形成晶状体的全混浊(图 7-2-2)。

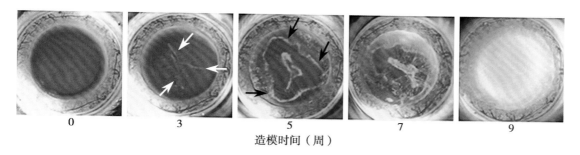

造模时间（周）

图 7-2-2　链脲菌素诱导的糖尿病性白内障模型

引自:Probucol Slows the Progression of Cataracts in Streptozotocin-Induced Hyperglycemic Rats,Higashi K,Mori A, Sakamoto K,et al,2019

5. 注意事项　可给予饮用 5% 含有葡萄糖(α-D-glucose)的饮用水缩短造模时间。

（二）2 型糖尿病性白内障模型

1. 选择动物　出生 2 天的斯泼累格·多雷(Sprague Dawley)大鼠。

2. 造模因素　腹腔注射 90mg/kg 的 STZ(STZ 溶解于 0.1mol/L 柠檬酸盐缓冲液,pH=4.5)。

3. 观察指标　空腹血糖水平及晶状体的混浊程度。

4. 造模时间　30% 大鼠长至 9 周后可以观察到白内障的发生,7 个月后形成成熟的晶状体混浊。

5. 注意事项　该模型成功率偏低,造模时间长。

另外,半乳糖也可诱导糖性白内障的发生,半乳糖饲养诱导的鼠白内障有剂量和时间依赖性,可作为研究白内障发生的时序变化的动物模型。然而,半乳糖模型的建模方法一直存在争议,其造模的方式、方法与剂量(10%~50% 半乳糖)都不相同。因此在此不做详细阐述。

三、紫外线诱导的白内障动物模型

太阳光中的紫外线辐射(ultravioletradiation,UVR)由 3 部分组成:紫外线 A 波段(UVA, 315~400nm)、紫外线 B 波段(UVB,280~315nm)和紫外线 C 波段(UVC,100~280nm)。研究表明其中 UVB 与白内障的发展相关(对晶状体危害最大的波长范围在 300nm 左右)。UVB 可以通过诱导胸腺嘧啶二聚体的形成直接导致晶状体细胞脱氧核糖核酸(deoxyribonucleic Acid,DNA)损伤,也可以增加活性氧(reactive oxygen species,ROS)的产生间接诱导晶状体细胞 DNA 及其他晶状体实质成分的氧化损伤。现有研究已在不同动物包括大鼠、小鼠、兔以及培养的晶状体上皮细胞中成功构建紫外线诱导的白内障模型。

（一）大鼠紫外线诱导的白内障模型

1. 选择动物　6 月龄棕色挪威（Brown Norway，BN）大鼠。

2. 造模因素　散瞳后用 65mJ/cm²UVB 照射，每 6 天一次。持续时间 8~16 周，总的 UVB 照射剂量为 0.6J/cm²（8 周）及 0.9J/cm²（16 周）。

3. 观察指标　观察大鼠晶状体混浊面积的大小。

4. 造模时间　6~8 周后可见大鼠晶状体前囊下混浊，逐渐向核发展（图 7-2-3）。

（二）小鼠紫外线诱导的白内障模型

1. 选择动物　4~5 月龄 C57BL/6J 小鼠。

2. 造模因素　麻醉散瞳后进行实验。置于 290~315nm，0.025~0.29J/cm²UVB 下照射 13~46min，一周两次。

3. 观察指标　观察小鼠晶状体混浊面积的大小。可在裂隙灯下拍照记录，也可以用解剖显微镜取出小鼠晶状体后拍照记录晶状体混浊面积的改变及大小。

4. 造模时间　4~7 周后观察。24~48h 后也可出现晶状体混浊。

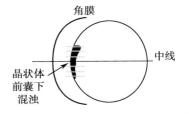

图 7-2-3　紫外线诱导大鼠白内障动物模型示意图

6~8 周后裂隙灯下可见大鼠晶状体前囊下混浊。

引自：Location and severity of UVB irradiation damage in the rat lens，Wu K，Shui YB，Kojima M，et al，1997

5. 注意事项　有学者发现，年龄大的小鼠照射后 2 天后即可观察到明显的前囊下白内障形成。有趣的是，年龄小的小鼠在照射后 8 天晶状体又可以恢复部分透明性（图 7-2-4）。由于 UVB 照射容易损伤角膜引起角膜水肿，需采用较低的单次照射剂量，延长照射间隔时间，故构建稳定的紫外线诱导白内障模型需要有累计足够紫外线照射时间，以达到总照射剂量，直至观察到明显的晶状体混浊。

UV照射后时间（天）

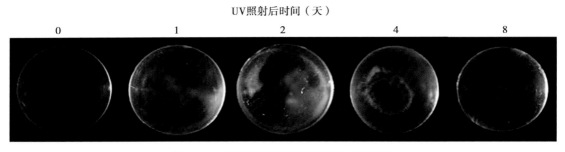

图 7-2-4　紫外线诱导小鼠白内障动物模型

1 月龄小鼠 UV 照射后 1~8 天。

引自：Ultraviolet radiation-induced cataract in mice：the effect of age and the potential biochemical mechanism，Zhang J，Yan H，Lofgren S，et al，2012

四、激素性白内障模型

糖皮质激素具有强效的抗炎作用,其受体遍布多种组织细胞,因而在多种疾病的临床诊疗过程中有广泛的应用。在哮喘、类风湿性关节炎、系统性红斑狼疮、肾病综合征、葡萄膜炎、肿瘤及器官移植后,患者需要长期使用糖皮质激素治疗。部分患者在长期应用糖皮质激素治疗后发生了特征性的后囊下白内障。为了研究激素性白内障的发病机制,已经建立了一些动物模型及晶状体体外培养模型。

（一）大鼠激素性白内障模型

1. 选择动物 6 周龄的雄性 Brown Norway（BN）大鼠。

2. 造模因素 给予大鼠 1% 醋酸泼尼松龙 1mg/（kg·d）滴眼剂滴眼或 0.8~1.0mg/（kg·d）醋酸泼尼松龙肌注。在设计实验时应注意激素滴眼也能引起动物激素性青光眼,且常常出现激素性青光眼要早于晶状体混浊的发生,从而影响激素性白内障的造模及后续研究。有报道在给药前两周,所有动物的单眼接受一次 2Gy 剂量的 X 射线照射,作为阈下白内障诱导剂量,低剂量的 X 线能作为一伴发因素加速晶状体混浊的形成。

3. 观察指标 利用 Scheimpflug 相机获取高清的眼前节断层图像,可观察到晶状体前部的皮质（图 7-2-5 白色箭头）和后囊下混浊型白内障的形成（图 7-2-5）。

4. 造模时间≤1 年。

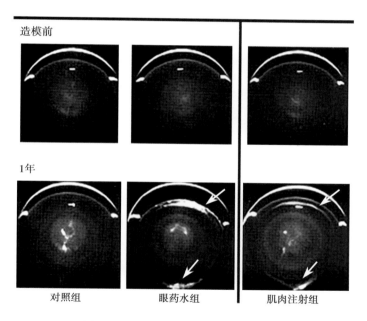

图 7-2-5 大鼠体内激素性白内障模型

Scheimpflug 相机拍照可见眼药水组大鼠晶状体前部皮质及后囊下晶状体混浊（白色箭头）。

引自:Inhibition of steroid-induced cataract in rat eyes by administration of vitamin-E ophthalmic solution,Kojima M,Shui YB,Murano H,et al,1996

（二）晶状体体外培养模型

1. 选择动物　体重 40~50g,3 周龄的 SD 大鼠的晶状体。

2. 造模因素　解剖显微镜下取出大鼠晶状体后放置于含血清及抗生素（100U/mL 青霉素，100μg/mL 链霉素，0.25μg/mL 两性霉素 B）的培养液中。每组加入 5μmol/L 地塞米松，37℃及 5% CO_2 的培养箱中孵育 7 天。

3. 观察指标　解剖显微镜下取出晶状体后观察晶状体的混浊程度。注意环境温度下可能出现冷致白内障（cold cataract），建议将解剖出的大鼠晶状体置于 37℃的磷酸缓冲盐溶液（phosphate buffer saline，PBS）中进行拍照。

4. 造模时间　分别于培养第 5 天（图 7-2-6A）及第 7 天（图 7-2-6B）均观察到白内障的形成。

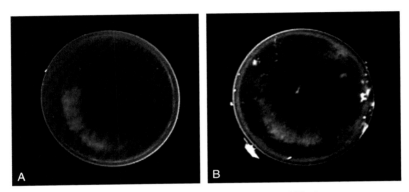

图 7-2-6　大鼠体外培养激素性白内障模型

A. 培养第 5 天;B. 培养第 7 天。

引自：Inhibition of glucocorticoid-induced changes of Na(+),K(+)-ATPase in rat lens by a glucocorticoid receptor antagonist RU486,Xie GL,Yan H,Lu ZF,2010

五、后发性白内障模型

后发性白内障是白内障术后残留的晶状体上皮细胞增殖、迁移、上皮间质转分化而形成，是白内障术后最常见的并发症。既往研究中有较多动物的后发性白内障模型，包括兔子、大鼠、小鼠等。

（一）兔后发性白内障模型

与啮齿类动物不同的是,兔子的晶状体大小与人类晶状体大小类似,由于其发生后发性白内障进展迅速,效果明显易观察。主要用于评估人工晶状体（intraocular lens，IOL）的设计和药物的研究。

1. 选择动物　新西兰兔。

2. 造模因素　单眼实施标准的超声乳化白内障吸除术,可联合后房型 IOL 植入术。常规消毒铺巾,开睑器开睑,于 12 点位制备 3.2mm 透明角膜切口,3 点位制作侧切口,前房黏弹剂填充,撕囊镊于晶状体前囊膜做直径约 5.5mm 的圆形撕囊口,水分离,超声乳化粉碎吸除晶状体核,灌注抽吸法吸取晶状体皮质。超声乳化过程中灌注液为平衡盐水（balanced salt solution，BSS）,其中每 500mL 加入肾上腺素 0.5mL（1：1 000）和庆大霉素 0.1mL。囊袋内注入黏弹剂,植入 IOL 于兔眼囊袋内,吸出剩余黏弹剂。10-0 尼龙线连续缝合角膜切口,球结膜下注射 2mg 硫酸地塞米松与 2 万单位庆大霉素混合注射液,术毕结膜囊内涂妥布霉素地塞米松眼膏和 1% 硫酸阿托品眼膏。

3. 观察指标 裂隙灯下观察、照相记录兔晶状体囊袋混浊的情况。

4. 造模时间 术后 1~2 个月即形成明显的后囊膜混浊(图 7-2-7)。

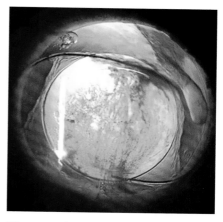

图 7-2-7 兔后发性白内障模型(术后 2 个月)

裂隙灯后照法可见兔晶状体后囊膜明显混浊。

引 自:Improvement of Uveal and Capsular Biocompatibility of Hydrophobic Acrylic Intraocular Lens by Surface Grafting with 2-Methacryloyloxyethyl Phosphorylcholine-Methacrylic Acid Copolymer, Tan X, Zhan J, Zhu Y, et al, 2017

(二)小鼠后发性白内障模型

兔后发性白内障模型较少用于研究分子机制,应用基因敲除小鼠可以来研究特定分子在后发性白内障中的具体作用机制。由于小鼠晶状体大小的限制,既往研究对于在小鼠中构建后发性白内障模型的方法很多,但大部分(尤其是对小鼠进行晶状体囊外摘除术)存在手术损伤大、不易于操作、重复性不佳等缺点。其中,外伤性前囊下白内障模型既对小鼠损伤小、造模时间短,并且可以进行定量分析等优点。虽然前囊下白内障和白内障术后囊膜混浊是两种不同类型的白内障,但是他们的发生、发展的分子机制相类似。在该模型中,小鼠前囊膜被皮下注射针头刺穿后迅速启动伤口修复反应。晶状体上皮细胞在术后前三天增殖为主,随后 4~7 天会迁移、间质细胞转化进而在损伤囊膜下形成多细胞团块。

1. 选择动物 4~6 周小鼠。

2. 造模因素 腹腔注射 6mg/100g 戊巴比妥对小鼠进行全身麻醉,盐酸丙美卡因滴眼液点右眼进行局部麻醉。复方托吡卡胺滴眼液点眼 2 次,对小鼠右眼进行散瞳。待瞳孔散大后(对光反射迟钝),用 26G 皮下注射针头在小鼠右眼角膜正中央垂直进针,进针深度至针头尖端 1/4。即可在前囊膜中央做大约 300μm 的伤口。术毕结膜囊内涂妥布霉素眼膏(图 7-2-8)。

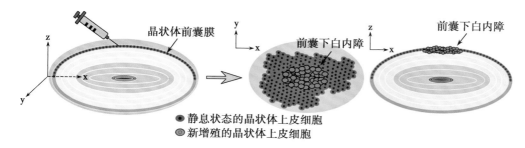

图 7-2-8 小鼠外伤性前囊下白内障模型示意图

引自:Killing two birds with one stone:dual blockade of integrin and FGF signaling through targeting syndecan-4 in postoperative capsular opacification, Qin Y, Zhu Y, Luo F, et al, 2017

3. 观察指标　裂隙灯下观察小鼠晶状体混浊情况。在解剖显微镜下取出小鼠的晶状体后,从赤道部剪开晶状体囊膜后用前囊膜铺片,利用共聚焦的三维成像功能可以定量观察晶状体前囊膜下白内障的体积大小。

4. 造模时间　于术后 1、3、7 天拍照或取样观察。3 天即可观察到明显的前囊下白内障形成,7 天后白内障体积基本增长到最大。

六、先天性白内障模型

目前先天性白内障的治疗主要是通过手术治疗,然而几乎所有的儿童白内障术后都会发生后发性白内障。尽管人工晶状体在儿科白内障手术中被广泛使用,但大多数儿科患者在白内障手术后仍需要屈光矫正。为了更多地了解先天性白内障的发生和发展,必须寻找合适的动物模型。鼠基因序列与人类具有极高的同源性,并且易于传代与培育,已经构建了较多的先天性遗传性白内障的鼠类动物模型,并对其白内障的发生机制进行了广泛的研究。

1979 年,Kratochvilova 和 Ehling 首次对小鼠群体中影响眼球晶状体的突变进行了研究,他们对父系经受了放射治疗后的第一代鼠进行了显性白内障突变的系统筛选。随后,乙基亚硝基脲(ethylnitrosourea,ENU)开始作为诱变剂对眼部基因突变进行系统筛选。近年来,通过基因组位点定向敲入或敲除的方法可得到特定基因变异的先天性白内障转基因实验动物,用于研究特定基因与白内障发生、发展的关系。由于先天性白内障小鼠模型的品系很多,并且很多机制不明,下面不做详细阐述,下面仅对部分基因做简单列举。

Pax6 和 *Maf* 是影响晶状体早期发育的主要基因。*Pax6* 杂合子突变小鼠存在以下各种表型:前极部白内障,前囊下混浊,先天性虹膜异常及先天性小眼球等。*Maf* 主要是在晶状体早期发育及晶状体纤维的分化阶段表达,是 γ- 晶状体蛋白启动子的转录因子。*Maf* 基因的突变可以导致粉状晶状体混浊(opaque flecks in lens,Ofl)。Ofl 的白内障基因突变小鼠与人 *Maf* 突变的表型类似,因此该基因突变小鼠模型能作为人类粉状白内障的动物模型。

晶状体细胞膜蛋白参与了晶状体细胞间信号通路的传递并且对晶状体透明度的维持有非常重要的作用。主要内源性蛋白(majorintrinsic protein,MIP)、缝隙连接通道蛋白(connexins)、晶状体内源性膜蛋白(lens integral membrane protein,Limp2/MP19)等的突变均可以导致白内障的发生。

晶状体蛋白主要包括 α- 晶状体蛋白、β- 晶状体蛋白以及 γ- 晶状体蛋白 3 个家族。晶状体蛋白的表达障碍均可以形成白内障。另外,细胞骨架蛋白(cytoskeletal protein,CP,例如晶状体特异性的 CP49 和 CP95)、热休克蛋白(heat shock protein,HSP,其中 *HSF4* 的突变)和生长因子(成纤维细胞生长因子、转化生长因子 -β1、骨形成蛋白 7 等)的突变、表达异常均与先天性白内障的发生相关。

七、外伤性白内障模型

人和动物眼睛(包括晶状体)外伤,会引起晶状体蛋白变性继发晶状体混浊,所以通过外伤的手段可以制作动物白内障模型。

1. 选择动物　3~4 月龄健康兔子。
2. 造模因素　先用 0.5% 阿托品滴眼液滴眼 2 次及复方托吡卡胺滴眼液滴眼 3 次,

30min 后经肌肉注射氯胺酮及异丙嗪进行麻醉,并以 0.5% 丁卡因滴于结膜囊局部麻醉。在手术显微镜下用一次性 1mL 注射器在角膜偏中央部位刺穿角膜,并用针头将晶状体前囊划开约 1mm×1.5mm 呈椭圆形小口,再用针头深达晶状体中央沿前囊创口长轴方向划开数次。术毕结膜囊涂抹抗生素眼膏。

3. 观察指标　裂隙灯检查、照相记录术眼晶状体情况。

4. 造模时间　术后≤2 周,模型动物术眼即可形成外伤性白内障,其晶状体完全混浊,混浊的晶状体体积明显较造模前变小。

八、展望

由于白内障的发生、发展是多种因素综合作用的结果,目前仍然没有一个完全理想的白内障模型。随着不同类型白内障动物模型的建立以及基因编辑等分子生物学技术的发展,对白内障发病机制的认识有了很大提高。根据病因建立相应白内障动物模型,仍是研究白内障发病机制、筛选药物靶点的重要平台。

(秦颖嫣　吴明星　黎韦华)

参 考 文 献

1. Alizadeh A, Clark JI, Seeberger T, et al. Targeted genomic deletion of the lens-specific intermediate filament protein CP49 [J]. Investigative ophthalmology & visual science, 2002, 43:3722-3727.

2. Atalay HT, Ucgul AY, Turkcu UO, et al. The effect of sildenafil on selenite-induced cataract in rats [J]. Curr Eye Res, 2020, 45(9):1082-1088.

3. Cejkova J, Lojda Z. Histochemical study on xanthine oxidase activity in the normal rabbit cornea and lens and after repeated irradiation of the eye with UVB rays [J]. Acta Histochem, 1996, 98:47-52.

4. Dave A, Craig JE, Skrzypiec K, et al. Epha2 genotype influences ultraviolet radiation induced cataract in mice [J/OL]. Exp Eye Res, 2019, 188:107806.

5. De Iongh RU, Wederell E, Lovicu FJ, et al. Transforming growth factor-beta-induced epithelial-mesenchymal transition in the lens:a model for cataract formation [J]. Cells Tissues Organs, 2005, 179:43-55.

6. Ehling UH. Induction of gene mutations in mice:the multiple endpoint approach [J]. Prog Clin Biol Res, 1986, 209B:501-510.

7. Favor J, Peters H, Hermann T, et al. Molecular characterization of Pax6(2Neu) through Pax6(10Neu):an extension of the Pax6 allelic series and the identification of two possible hypomorph alleles in the mouse Mus musculus [J]. Genetics, 2001, 59:1689-1700.

8. Fujimoto M, Izu H, Seki K, et al. HSF4 is required for normal cell growth and differentiation during mouse lens development [J]. EMBO J, 2004, 23:4297-4306.

9. Gasper C, Trivedi RH, Wilson ME. Complications of Pediatric Cataract Surgery [J]. Dev Ophthalmol, 2016, 57:69-84.

10. Gong X, Li E, Klier G, et al. Disruption of alpha3 connexin gene leads to proteolysis and cataractogenesis in mice [J]. Cell, 1997, 91:833-843.

11. Graw J. Congenital hereditary cataracts [J]. Int J Dev Biol, 2004, 48:1031-1044.

12. Graw J. The genetic and molecular basis of congenital eye defects [J]. Nat Rev Genet, 2003, 4:876-888.

13. Higashi K, Mori A, Sakamoto K, et al. Probucol slows the progression of cataracts in streptozotocin-induced hyperglycemic rats [J]. Pharmacology, 2019, 103:212-219.

14. Hightower KR. A review of the evidence that ultraviolet irradiation is a risk factor in cataractogenesis [J]. Doc Ophthalmol, 1994, 88: 205-220.

15. Joy A, Currie MS, Donohue ST, et al. Aberrant basal fiber end migration underlies structural malformations in a streptozotocin-induced diabetic rat model. Exp Eye Res, 2009, 89: 344-357.

16. Khairallah M, Kahloun R, Bourne R, et al. Number of people blind or visually impaired by cataract worldwide and in world regions, 1990 to 2010 [J]. Investigative ophthalmology & visual science, 2015, 56: 6762-6769.

17. Kleiman NJ, Wang RR, Spector A. Ultraviolet light induced DNA damage and repair in bovine lens epithelial cells [J]. Curr Eye Res, 1990, 9: 1185-1193.

18. Kojima M, Shui YB, Murano H, et al. Inhibition of steroid-induced cataract in rat eyes by administration of vitamin-E ophthalmic solution [J]. Ophthalmic Res, 1996, 2: 64-71.

19. Kratochvilova J, Ehling UH. Dominant cataract mutations induced by gamma-irradiation of male mice. Mutat Res, 1979, 63: 221-223.

20. Kyselova Z. Different experimental approaches in modelling cataractogenesis: An overview of selenite-induced nuclear cataract in rats [J]. Interdiscip Toxicol, 2010, 3: 3-14.

21. Lois N, Taylor J, McKinnon AD, et al. Posterior capsule opacification in mice [J]. Archives of ophthalmology, 2005, 123: 71-77.

22. Lovicu FJ, Overbeek PA. Overlapping effects of different members of the FGF family on lens fiber differentiation in transgenic mice [J]. Development, 1998, 125: 3365-3377.

23. Lyon MF, Jamieson RV, Perveen R, et al. A dominant mutation within the DNA-binding domain of the bZIP transcription factor Maf causes murine cataract and results in selective alteration in DNA binding [J]. Hum Mol Genet, 2003, 12: 585-594.

24. Mamuya FA, Wang Y, Roop VH, et al. The roles of alphaVintegrins in lens EMT and posterior capsular opacification [J]. J Cell Mol Med, 2014, 18: 656-670.

25. Merriam JC, Lofgren S, Michael R, et al. An action spectrum for UV-B radiation and the rat lens [J]. Investigative ophthalmology & visual science, 2000, 41: 2642-2647.

26. Muggleton-Harris AL, Festing MF, Hall M. A gene location for the inheritance of the cataract Fraser (CatFr) mouse congenital cataract [J]. Genet Res, 1987, 49: 235-238.

27. Patil MA, Suryanarayana P, Putcha UK, et al. Evaluation of neonatal streptozotocin induced diabetic rat model for the development of cataract [J/OL]. Oxid Med Cell Longev, 2014, 2014: 463264.

28. Qin Y, Zhu Y, Luo F, et al. Killing two birds with one stone: dual blockade of integrin and FGF signaling through targeting syndecan-4 in postoperative capsular opacification [J]. Cell Death Dis, 2017, 8: e2920.

29. Sandilands A, Wang X, Hutcheson AM, et al. Bfsp2 mutation found in mouse 129 strains causes the loss of CP49' and induces vimentin-dependent changes in the lens fibre cell cytoskeleton [J]. Exp Eye Res, 2004, 78: 875-889.

30. Steele EC, Jr. Kerscher S, Lyon MF, et al. Identification of a mutation in the MP19 gene, Lim2, in the cataractous mouse mutant To3 [J]. Mol Vis, 1997, 3: 5.

31. Tan X, Zhan J, Zhu Y, et al. Improvement of uveal and capsular biocompatibility of hydrophobic acrylic intraocular lens by surface grafting with 2-methacryloyloxyethyl phosphorylcholine-methacrylic acid copolymer [J]. Sci Rep, 2017, 7: 40462.

32. Wang-Fischer Y, Garyantes T. Improving the reliability and utility of streptozotocin-induced rat diabetic model [J]. J Diabetes Res, 2018, 2018: 8054073.

33. Wormstone IM, Eldred JA. Experimental models for posterior capsule opacification research [J]. Exp Eye Res, 2016, 142: 2-12.

34. Wu K,Shui YB,Kojima M,et al. Location and severity of UVB irradiation damage in the rat lens [J]. Jpn J Ophthalmol,1997,41:381-387.

35. Xiao W,Chen X,Li W,et al. Quantitative analysis of injury-induced anterior subcapsular cataract in the mouse: a model of lens epithelial cells proliferation and epithelial-mesenchymal transition [J]. Sci Rep,2015,5:8362.

36. Xie GL,Yan H,Lu ZF. Inhibition of glucocorticoid-induced changes of Na(+),K(+)-ATPase in rat lens by a glucocorticoid receptor antagonist RU486 [J]. Exp Eye Res,2010,91:544-549.

37. Zhang J,Yan H,Lofgren S,et al. Ultraviolet radiation-induced cataract in mice:the effect of age and the potential biochemical mechanism [J]. Investigative ophthalmology & visual science,2012,53:7276-7285.

第三节　青光眼疾病动物模型

青光眼(glaucoma)是以视神经进行性损害、视功能逐渐丧失为主要特征的一种进行性视神经病变,为全球首位不可逆性致盲眼病。其具体发病机制目前仍不明确,青光眼动物模型对青光眼的发病机制研究及新疗法的治疗效果评估等方面具有重要意义。

眼内压(intraocular pressure,IOP)是青光眼最重要的危险因素,降低 IOP 是目前唯一证实可延缓青光眼进展的治疗手段。通过实验方法升高 IOP 引发视网膜神经节细胞(retinalganglion cells,RGCs)退行性变的动物模型一般被认为是最适用于模拟人类青光眼疾病的动物模型。高 IOP 青光眼动物模型的建模基本原理包括阻碍房水回流:如巩膜上静脉结扎、灼烧、硅胶带环扎眼球赤道等;阻塞房水流出道:如前房注入异物、血细胞、甲基纤维素等;破坏房角的小梁网结构:如前房注射糜蛋白酶、激光光凝等。在本节中,我们将介绍几种常用青光眼动物模型以及近年国内外青光眼动物模型的研究进展,通过比较各模型方法的优缺点,为青光眼动物实验提供指导和借鉴。

一、青光眼模型动物种类

(一)啮齿类动物青光眼模型

1. 小鼠青光眼模型　小鼠青光眼模型可以简单地分为转基因小鼠模型(自发模型)和非转基因小鼠模型(诱导模型)。根据青光眼的某些特征,目前已经建立多种转基因模型来模拟青光眼的眼前段异常或 RGCs 损伤过程。DBA/2J 小鼠是重要的自发性继发青光眼模型,最常用于模拟慢性 IOP 升高和年龄相关性青光眼的模型。另外,还有一些模拟正常 IOP 性青光眼、急性闭角型青光眼的转基因小鼠模型。

非转基因小鼠青光眼模型相对转基因模型病程更短,但能更好地控制病变过程和程度,从而为深入了解青光眼的发病机制和新疗法的筛选提供参考模型。目前相对理想、主流的小鼠青光眼造模方法是前房磁珠注射,另外还有激光光凝小梁网、糖皮质激素诱导等方法。

小鼠造模的优点:小鼠眼与人眼具有相似的眼前段组织,房水的产生和循环也与人眼类似,但房水经葡萄膜巩膜通道流出的比例更大。小鼠眼的视网膜也分为 10 层,形态类似于人眼。小鼠和人类基因组之间存在高度保守性,可通过改变小鼠基因组实现遗传操作。此外,小鼠还具有廉价、易于维持、生命周期相对较短、来源广泛等优点。

小鼠造模的缺点:与人眼不同,小鼠的眼睛没有黄斑及筛板。相对人眼更小,较难操作,使得诱导高 IOP 和测量 IOP 更具挑战性。需要注意的是,没有小鼠模型可以完美地模拟人类青光眼的病理生理学改变,其生理和生物过程与人类还是存在差异。

2. 大鼠青光眼模型　实验诱导 IOP 升高的大鼠模型可用于研究压力诱导的视神经损伤机制及药物相关的研究。这些 IOP 依赖的模型在 RGCs 丢失之前就引起了视神经功能障碍,可为早期干预治疗提供机会。高 IOP 大鼠青光眼模型的造模的方法有:巩膜静脉注射高渗盐水,巩膜静脉烧灼,前房注入微球,前房灌注生理盐水等。

大鼠造模的优点:大鼠视乳头的结构和脉管系统与人眼相似。星形胶质细胞、RGCs 轴突和视神经乳头结缔组织之间的超微结构关系也与灵长类动物非常相似,故可用于揭示轴突损伤的细胞机制的相关研究。此外,由于大鼠眼相对小鼠较大更易操作,大鼠在诱导性高 IOP 模型中被广泛使用。和小鼠一样,大鼠也同样具有廉价、来源广等特点。

大鼠造模的缺点:大鼠视神经中的筛板相对稀疏,巩膜相对较薄,这些解剖特征可能导致大鼠的视神经对慢性 IOP 升高比人更敏感。此外,所有这些诱导性大鼠青光眼模型都表现出较大的动物物种间变异性,因此需要相对大量的实验队列。

(二) 兔眼青光眼模型

兔眼青光眼模型一般选择前房注入外来物质(α-糜蛋白酶、甲基纤维素、复方卡波姆等)来诱导高 IOP 模型。以甲基纤维素注射法较成熟。Zhu 等用不同浓度甲基纤维素诱导有色兔青光眼,结果发现兔前房内注入 1% 和 2% 甲基纤维素溶液均可获得长期的中等程度的 IOP 升高,但要在反复注射 4 次的情况下才能获得相对可靠、稳定的高 IOP,且高 IOP 状态可以维持 8 周,兔高 IOP 模型比较适合研究高 IOP 对视网膜结构和功能的损害。

兔眼造模的优点:兔眼大,易于操作。

兔眼造模的缺点:相对大小鼠造模成本更高;前房炎症反应较重,并发症较多,如:前房渗出明显、角膜水肿、角膜穿孔,睫状体萎缩、晶状体混浊、晶状体半脱位或全脱位,视网膜出血和明显的结膜充血等。解剖上兔眼视网膜的血供情况与人类相差大,导致兔不能成为理想的实验性青光眼动物模型。

(三) 猴青光眼模型

作为灵长类动物,猴的眼球结构与人类最为相似,利用激光光凝猴小梁网制成的慢性高 IOP 模型,是目前较为理想的青光眼动物实验模型,Gaasterland 等报道用恒河猴成功建立了高 IOP 模型。他们应用改良的 Koeppe 房角镜,将激光瞄准小梁网中间照射,以激光发射后见到灰色小梁网变白和形成小气泡为准,每眼光凝约 200 个点,光斑直径为 50μm,时间为 0.2~0.5s,功率为 0.4~0.8W。经 4 次光凝后,有 70% 的恒河猴 IOP 升高达 24~50mmHg,可持续 25 天,组织病理学示小梁网瘢痕化并伴有 Schlemm 管消失,RGCs 丢失,视网膜神经纤维层变薄和筛板后凹。

猴造模的优点:猴眼与人眼的结构非常相似,猴眼模型能很好地模拟人青光眼的发生、发展。猴眼比较大,易于眼内观察。此外,激光光凝模型具有非侵入性、炎症反应轻、持续时间短等特点。激光光凝恒河猴小梁网可获得类似人 POAG 的慢性高 IOP 模型,是当前较理想的造模方法。

猴造模的缺点:需反复多次激光光凝以达到持续性高 IOP 状态。恒河猴价格昂贵,不能大批量用于实验,限制了研究的应用。另外,猴子和人类一样,具有广泛的遗传变异,在涉及蛋白质组和转录组学的研究中应注意结果变异。

(四) 其他青光眼模型动物

除了以上常用的几种动物外,其他动物也被用于青光眼造模。

1. 光诱导的 POAG 鸟类模型　已报道在 Hubbard 小鸡应用光能诱导出青光眼变化,表现为眼球增大,房水外流减少,眼压增高。这类鸟类 POAG 的模型在青光眼药物治疗后 IOP 可降低,对于研究降 IOP 药物的效果具有潜在的价值。此外,该模型具有便宜、易操作特点。

2. 树鼩青光眼模型　树鼩是一种与灵长类动物密切相关的小型哺乳动物,其眼部解剖结构比啮齿动物更接近灵长类动物,而且与其他动物模型相比,树鼩模型中可观察到筛板在高 IOP 作用下结构的变化。Samuels 等人的研究表明,将铁磁珠溶液注入树鼩的前房(图 7-3-1)可获得持续中等程度的 IOP 升高,RNFL 变薄和显著的 RGCs 轴突丢失。谱域光学相干层析成像技术在活体体内可观察到上述变化。鉴于树鼩在近视模型中的广泛使用,该模型可用于研究青光眼和近视眼球中的巩膜重塑与视乳头之间的相互作用。

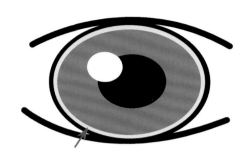

图 7-3-1　磁珠均匀分布在眼房角示意图
(红色箭头所指的黄色环为磁珠)

3. 其他哺乳动物的青光眼模型　目前已经在多种动物如绵羊、牛中开发了使用类固醇诱导的高 IOP 模型。局部应用醋酸泼尼松龙可使得所有牛和羊的 IOP 升高(牛的 IOP 从 16~17mmHg 升至 30~35mmHg,羊的 IOP 从 11.2mmHg 升至 23.2mmHg)。当停止给药时,这些动物的 IOP 恢复正常。该模型具有维持成本低,实验稳定性和一致性好的优点。但发生青光眼所需的时间较长,而且,糖皮质激素还引起其他不良反应,如白内障和角膜溃疡。

二、眼压测量方法

大多数青光眼动物造模目的主要是升高 IOP,准确测量模型动物的 IOP 至关重要。

IOP 测量方法可分为直接法和间接法,直接法是在动物麻醉情况下,将连接到压力传感器的玻璃微管插入动物前房,通过压力传感器直接测量 IOP,该法准确度高,但操作相对复杂且不能在同一天内重复长时间测量。间接法测量 IOP 方法较多,多可以重复测量 IOP,但相对直接法准确度较低。改良的 Goldmann 眼压计可以在没有眼表麻醉的情况下重复多次进行 IOP 测量,但其测量值准确度也较低,且需要定制特殊棱镜。目前最广泛使用的 IOP 测量仪器是市售的手持式压平眼压计(Tono-Pen)和手持回弹式眼压计(Tono-Lab),它们方便、可重复、无创,但需要多次读数以获得平均值。有报道比较不同方法测量 IOP 的准确性,发现小鼠的正常 IOP 因小鼠品系类型,麻醉方法和测量方法而异。为了尽可能获得有效的 IOP 值,实验中需要使用重复读数的平均值并始终在相同条件下(即同时,采用相同的测量方法,必要时使用相同的麻醉药物)测量,并且设定基线进行比较。

三、急性高眼压动物模型

急性高 IOP 动物模型是用人工方法诱导动物眼在短时间内出现 IOP 大幅度升高,主要用于观察急性青光眼的病理改变以及降眼压药物的作用机制和效果等方面的研究。目前构建急性高 IOP 青光眼动物模型主要有前房灌注、玻璃体内灌注、药物诱导法等,其中前房灌注生理盐水的方法应用最为广泛。

（一）前房灌注

1. 前房灌注生理盐水　该法是用26~33G灌注针头向动物前房内灌注生理盐水,通过调整灌注液与动物眼的高度差控制眼压升高幅度(图7-3-2)。这种方法可形成不同的IOP升高幅度,能准确地复制出不同程度的缺血性视网膜病变模型。

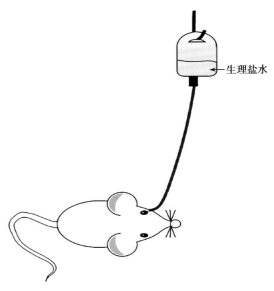

生理盐水

图 7-3-2　前房灌注生理盐水示意图

前房灌注法引起IOP的急剧升高在30mmHg以下不会引起视网膜缺血,这也是RGCs功能反应受到影响的阈值压力。IOP急性升高达到40mmHg且持续10min,就会引起视乳头周围组织的结构变化,同时也引起视网膜的血流速度降低。当通过前房内灌注生理盐水使IOP上升至110mmHg时,可引起内核层(inner nuclear layer, INL)变薄,降至2~3核宽,神经节细胞层(ganglion cell layer, GCL)也发生变化,是研究视神经损伤较为合适的模型。随着IOP升高,可观察到不同程度的RGCs凋亡。

Wang等人也根据此原理建立了一个青光眼的视神经损伤模型来研究 α- 氨基己二酸在视神经退行性疾病中的治疗作用。他们将连接有生理盐水的27G针头放置在成年雄性SD大鼠(重200~250g,8~10周)的眼前房中,然后将输液瓶与眼睛之间高度差调节至150cm,可使IOP升高至110mmHg,持续60min后移除灌注针,分别于急性IOP升高后第1、3、5天进行组织学观察,发现RGCs数量减少,视网膜内丛状层(inner plexiform layer, IPL)与INL明显变薄。除改变输液瓶高度外,也可通过可控压力装置(如与血压计相连)来控制灌注液的压力,以获得不同的IOP。

前房灌注生理盐水的造模方法具有操作简单,耗时较少,易于控制等优点,可以通过调整灌注液的高度准确产生不同病变损伤程度的高眼压模型,其诱导产生的病理特征与临床上的急性闭角型青光眼相似。该方法不仅可应用于大鼠,还可用于猫、犬、兔等实验动物,是一类稳定易得的动物模型。但在此模型的前房灌注实验过程中需要注意不要损伤动物眼的晶状体和虹膜,而且该模型不能对青光眼的慢性进展过程进行研究。

2. 前房注射透明质酸钠　前房注射透明质酸钠是利用高分子惰性物质来阻塞小梁网的房水流出通道的高IOP模型,该模型模拟了POAG的某些特征。

用30G针头向成年Wistar大鼠的眼前房注入25μL 10mg/mL的透明质酸,大鼠实验眼的IOP可在注射1天后迅速升高,可持续5天(第5天的实验眼IOP为21.3mmHg±1mmHg,对照眼IOP为11.9mmHg±0.9mmHg),形成急性高IOP模型。可每周重复注射一次,连续注射9周,大鼠IOP可持续稳定升高达10周,形成慢性高IOP模型。也有报道前房注射透明质酸钠4天后有88%实验眼达到高IOP效果,但是在1周后IOP开始恢复正常水平。

由于该模型容易出现相关并发症,如晶状体前囊膜穿破、角膜损伤以及感染等,宜针对性选用该模型。

3. 前房注射甲基纤维素　王爱青等通过向前房内注射甲基纤维素来诱导急性高 IOP。具体方法是:选用 SPF 级 SD 雄性大鼠(3 个月大,重 200~280g)。将大鼠麻醉后抽取 0.1mL房水,再注入 1mL 甲基纤维素,连续上述操作 5 天,成功形成了高 IOP 模型,模型组的大鼠IOP 均高于 22mmHg。

(二)玻璃体腔灌注

玻璃体腔灌注造模原理与前房灌注相类似。潘陆平等将家兔用乌拉坦麻醉固定后,用7 号输液针头在眼球 6 点方位,距角膜缘 5mm 处行巩膜穿刺进入玻璃体,输液器接乳酸钠林格注射液,逐步升高注射液与模型眼高度差,IOP 可上升并维持 50mmHg 及 80mmHg,高IOP 状态可维持 12h。然而由于玻璃体穿刺对眼球损伤较大,宜针对性选择,并注意避免副作用。

此外,通过玻璃体腔注入甲基纤维素可模拟青光眼中 RGCs 的凋亡过程。这类模型的建立具有简单易行、耗时短、可重复性高等优点。

(三)放置血管环

放置血管环是将可调节的环状物置于实验动物眼房角对应的眼外巩膜上,通过外力调控房角的宽窄程度变化使 IOP 升高。应用放置血管环可间断调整张力来升高模型动物的 IOP。报道的具体方法如下:将一定长度的橡胶索呈双股套入一塑料管,末端形成直径可调整的橡胶环。选取成年 SD 大鼠(重 300~400g),将橡胶环置于表麻后实验鼠眼球的赤道前,通过调整塑料管的位置来改变环的大小,进一步使房角缩窄而升高 IOP(图 7-3-3)。每天压迫实验鼠眼 1h 后取下血管环,连续 6 周。结果观察到基线 IOP 为14.9mmHg ± 1.8mmHg,实验中压迫 1h 的平均 IOP

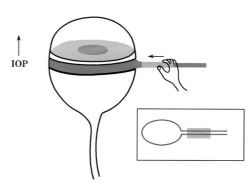

图 7-3-3　可调节血管环放置在眼角膜缘后使眼内压升高示意图

升至 35.3mmHg ± 2.6mmHg;实验完成后解除压迫,IOP 恢复至 15.0mmHg ± 2.2mmHg。对小鼠视网膜进行病理分析,发现有 22%~25% 出现 RNFL 变薄,视网膜神经层的神经元胞体减少 7%~10%。

另一报道按此方法对 6 只 11 周大的雄性 SD 大鼠进行实验,结果显示:实验眼放环前的IOP 为 12.5mmHg ± 0.9mmHg;放环后 0min,30min,1h 的 IOP 分别为 40.3mmHg ± 1.1mmHg,34.7mmHg ± 1.4mmHg,32.3mmHg ± 0.8mmHg;取环后 0min,30min 的 IOP 分别是 7.8mmHg ±0.3mmHg,11.2mmHg ± 0.7mmHg。而对侧眼的 IOP 一直波动于 11.4mmHg ± 0.5mmHg~13mmHg ± 4.3mmHg。

该模型适合于研究 IOP 波动对眼底形态、功能及视网膜的相关反应的影响。它具有操作简单,能短时间内快速升高眼压,无须全身麻醉及手术,没有炎症反应等特点。但此法可能会对眼球的整体形态功能造成损伤,并且 IOP 不能持续稳定升高。

(四)其他急性高眼压造模方式

有些慢性高 IOP 模型可以通过改变部分实验步骤和参数,用来制造急性高 IOP 模型。如 Fu 等人使用激光对 CD-1 小鼠进行单侧诱导,380 只小鼠中有 308 只(81%)小鼠在光凝后 12~24h 达到高 IOP(超过 21mmHg)。Trost 等人向 Brow Norway 大鼠的左眼前房内注入 8μm 大小的磁珠,注射磁珠后 24h 大鼠 IOP 从最初的 10mmHg 升高至 30~50mmHg,并可一直保持高水平的 IOP 到实验终止(21 天)。但这是否与微球的性质有关值得探讨。

另有一些不常用的方法也可导致急性 IOP 升高。Panchal 等人向 12 只新西兰兔的耳缘静脉注入 5% 葡萄糖溶液(15mL/kg),发现 15min 后 IOP 升高到 30~35mmHg(实验前 IOP 约 21mmHg),2h 后 IOP 恢复正常。此外还有水负荷法,其原理类似于临床诊断青光眼的饮水试验,可使 IOP 短暂性地升高。

四、慢性高眼压动物模型

慢性高 IOP 模型指 IOP 升高 21mmHg,持续时间 >1 周的模型。其建模方法与急性高 IOP 动物模型有许多共同之处,通过设置不同的实验参数和观察时长,使 IOP 持续升高,引起 RGCs 减少和视神经退行性变等,模拟人类慢性青光眼的病理生理过程。

(一)阻滞巩膜上静脉

1. 巩膜上静脉注射　通过在成年大鼠巩膜静脉注射高渗盐水,可使小梁网硬化、前房粘连,进而使房水外流受阻。注射后大鼠 IOP 升高 5~25mmHg,平均持续 1~5 周。此方法可引起视网膜神经细胞轴突丢失和视盘凹陷,病变损害程度与 IOP 升高程度正相关。该造模方法技术要求高,且 IOP 升高的程度和持续时间不稳定,可能需要重复注射。目前主要用于评价降 IOP 治疗对视神经损伤的保护作用以及对非 RGC 的视网膜神经元的影响。

Morrison 等人在巩膜上静脉注射造模的基础上对此法进行改进,选择相对较粗、分支较少的血管,使用塑料环(内径 5.5mm,宽 1.8mm)置于眼球赤道部环抱眼球,以将注入的高渗盐水限制到角膜缘。用小的玻璃微针插入巩膜上静脉中并向角膜缘方向注射高渗盐水,使盐水被迫进入 Schlemm 管并横穿小梁网,使前房角产生炎症和瘢痕,可在约 1 周后 IOP 升高。他们还发现最适宜盐水浓度为 1.5mol/L 到 2.5mol/L。浓度小于 1.5mol/L 不会引起明显的 IOP 升高,超过 2.5mol/L 可能引起较重的炎症反应。

2. 巩膜上静脉灼烧　通过灼烧大鼠巩膜浅静脉诱导高 IOP。大鼠 IOP 的改变情况取决于灼烧静脉数量,灼烧 2~3 条静脉 IOP 升高至 20~30mmHg;灼烧 4 条静脉可使 IOP 升高至 60mmHg。此法优点在于容易、可重复,且具有与人类青光眼相似的视网膜神经细胞结构和功能的进行性丢失,可在较长时间内(至少 16 周)维持 IOP 在 30mmHg 左右,接近人类的慢性青光眼。此法的不足在于灼烧静脉阻碍眼部血液流动,可致视网膜血管阻塞引起 IOP 升高以外的效应。

(二)激光光凝法

用激光光凝大鼠小梁网和前房角,可使大鼠 IOP 升高至 40~50mmHg,约 3 周回落到基线水平,并且出现慢性进行性视神经损伤。此法是完全非侵入性的建模方法,可使 IOP 升高迅速,高 IOP 状态可持续较长时间。但此造模方式也存在不足,如需要特殊设备且价格昂贵、操作相对复杂;激光彻底破坏了小梁网调节 IOP 的功能;小梁网不同程度的色素沉积可导致光凝后 IOP 升高程度不一;可能导致不可逆性瞳孔散大;多次激光照射易致眼内炎症及角膜混浊,给眼底观察造成不便。

（三）微球注入前房

1. 微球物质注射　前房注入微球类物质（如聚氨酯微球，聚甲基丙烯酸甲酯微球，二氧化硅微球和聚苯乙烯微球等）能阻塞房水的小梁网流出通路而升高 IOP。报道向大鼠前房注射 10μm 乳胶微球，可使 IOP 维持在 30~40mmHg。重复注射能使眼压升高持续时间超过 30 周。将 15μm 微球单次注入可使 IOP 升高 5~10mmHg，在大鼠中持续 2 周，小鼠中持续 3 周。向小鼠前房注射 1μm 和 6μm 微球混合物，单次注入后可使眼压维持大约 2 周。另在大鼠眼微球注射后立即注入黏弹剂以稳定微球，增加其在前房的积聚，升高 IOP 效果更佳。同时，比较经透明角膜注射和角巩缘注射的效果，两者都能维持高 IOP 超过 3 周，但经角巩缘注射造模的眼压更高（术后第 3 天分别为 33.3mmHg ± 5.6mmHg vs 27.2mmHg ± 5.7mmHg）。

微球注射法简单，无须特殊设备，动物耐受好，可用于各种实验动物，还可以通过注入不同大小和浓度的微球来获取不同程度的高 IOP 模型。但由于微球难以持续积聚于前房角，可出现注射眼 IOP 波动显著，而微球聚集于前房可阻碍观察眼底的现象，且当 IOP 较高时，易出现角膜溃疡甚至坏死。微球注射法目前可用于评价局部降 IOP 药物的疗效和视神经退行性改变的相关研究。

2. 磁珠注射　如果将单纯乳胶微球换为具有磁性的微球，注入前房后可用手持磁铁将磁珠引至前房角。此法使磁珠积聚，增加阻塞前房角的效果，克服了微球物质阻碍眼底观察的缺点。在小鼠的研究观察到实验组小鼠 IOP 较对侧眼平均升 5.8mmHg ± 1.0mmHg，单次注射后高 IOP 持续时间平均为 12.8 天 ± 0.9 天。

有报道大鼠前房快速注射 25μL 含直径 8μm 磁珠的 Hank 平衡盐溶液，眼周放置环形磁铁吸引磁珠（图 7-3-4），使其均匀分布在前房角。三天后 IOP 开始升高，达 40.5mmHg ± 2.8mmHg，持续时间超过 18 天，对照组 IOP 为 9.7mmHg ± 0.3mmHg。分析视网膜细胞凋亡发现，注射磁珠的高 IOP 组视网膜细胞凋亡数（约 24.5 个 ± 0.5 个）明显大于对照组（1.6 个 ± 0.5 个）。其中部分动物可能由于房角未完全阻滞，IOP 并未明显升高，而视网膜凋亡细胞数与对照组无差别，提示细胞凋亡并非由于磁珠的毒性，而是高 IOP 所致。

前房注入磁珠法诱导高 IOP 造模效果明显，但前房内磁珠可能阻塞瞳孔，且 IOP

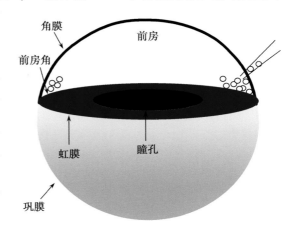

图 7-3-4　前房磁珠注射原理示意图

升高的幅度与 RGCs 的丢失程度会随动物的年龄及基因背景不同而有差异。黏弹剂的使用减少了注射次数（仅单次注射即可使 IOP 维持在较高水平达 4 周以上时间），减少了 IOP 的波动及感染和炎症的发生。可作为慢性高 IOP 模型造模方法。

（四）糖皮质激素药物诱导

糖皮质激素药物能引起眼压升高，且有一定累积剂量（时间）依赖性。有报道用 0.1% 地塞米松滴眼，一天 4 次持续 4 周，定时（上午 9 时）测量眼压。给药第 7 天小鼠 IOP 开始升高，第 14 天小鼠 IOP 为 13.57mmHg ± 1.35mmHg，28 天达到 17.51mmHg ± 2.64mmHg，而用 PBS 的对照组眼压维持于基态(14 天和 28 天分别为 9.17mmHg ± 1.69mmHg,9.21mmHg ± 1.51mmHg),同时地塞米松在实验组前房的浓度大约为 0.5μg/mL。

也有研究报道局部用 0.1% 地塞米松一天 3 次滴眼(持续 6 周)或结膜下注射曲安奈德(40mg/mL,每只眼 20μL),小鼠 IOP 的升高没有统计学意义,但观察到 RGCs 的死亡和视神经的退行性变,或房水流畅系数下降。

除啮齿动物外,其他动物也被证实可以用糖皮质激素诱导高 IOP。在羊和牛眼使用泼尼松一天 3 次滴眼,研究中所有实验动物分别在 1 周(羊)和 4 周内(牛)出现高 IOP。糖皮质激素可导致房水流出阻力增加及流出通道的形态结构改变,但改变可能是可逆性的,停药后 IOP 逐渐下降。

(五) 前房注入硅油

惰性硅油长时间停留前房能引起眼压升高。Guo 等人报道将成年雄性大鼠用 50mL/kg 的水合氯醛腹腔注射麻醉后,左眼前房角注射 0.1mL 硅油,并电凝角膜缘静脉和巩膜上静脉,右眼作为对照。术后左眼 IOP 立刻升高至 40~60mmHg,10min 后降至 20~30mmHg。随后 24 周术眼 IOP 基本维持在 16.1mmHg ± 1.8mmHg,对照组 IOP 为 13.4mmHg ± 1.0mmHg。进一步分析发现,24 周后术眼 RGCs 密度较对侧眼显著降低,视神经胶质细胞增生,视网膜厚度变薄,睫状体和虹膜萎缩,但前房角仍处于开放状态。

硅油诱导高 IOP 模型优点是操作难度小,费用较低,高 IOP 可稳定持续长达半年,视网膜损伤类似于人类慢性青光眼。硅油取出后,房水流出通路可重新开放,IOP 也可随之恢复,可用于研究降低 IOP 对 RGCs 的影响。但由于实验周期限制,硅油注射可能带来一系列并发症。

(六) 病毒转染

将特定基因利用病毒载体转染体内小梁细胞或其他组织,能引起 IOP 升高。Buie 等人通过前房注射含 BMP-2 基因的巨细胞病毒载体导入小鼠小梁网细胞,引起房水排出通路钙化,观察到 IOP 升高至 20~30mmHg,可持续一个月。研究证实 POAG 患者房水中磷酸化的黏附/归巢分子 CD44 的 32kDa 片段(sCD44)比正常人高,其水平升高与 POAG 患者视野损害程度相关,而且 sCD44 对小梁网细胞具有特异毒性作用。Giovingo 等人在小鼠玻璃体内注入的 CD44 腺病毒构建体(Ad-CD44S)及 sCD44 腺病毒构建体(Ad-sCD44),发现均可使房水流出减少,Ad-CD44S 组 IOP 升高至 28.3mmHg ± 1.2mmHg,Ad-sCD44 组 IOP 升高至 18.5mmHg ± 2.6mmHg,高眼压可至少持续 50 天。此法显著优点为单次注射可长期维持高 IOP,且可对 IOP 升高时间和程度可通过转染条件来调控,导入的明确基因有利于相关分子机制研究。

(七) 其他方法

Wang 等人对新西兰白兔、松鼠、猴静脉穿刺采血后纯化固定红细胞行自体眼内注射,观察到兔眼压可升高至 32~63mmHg,持续 7~36 天;猴 IOP 可达 32~63mmHg,持续 4~14 天。此法可引起 IOP 迅速升高,且无眼内炎症反应,但 IOP 下降迅速,不利于对眼底视神经缓慢退行性变的研究,且血细胞悬浮于前房易阻塞瞳孔,不利于眼底的观察。

在猴眼中注入 α-糜蛋白酶溶液至后房能导致眼压升高,其诱导高 IOP 原理可能为悬韧带溶解碎片阻塞小梁网引起 IOP 升高。Sears 等人报道在猴眼中注入 150U/0.5mLα-糜蛋白酶溶液,猴 IOP 升高至 28~45mmHg,高 IOP 持续 6 个月以上。此法诱导高 IOP 发生快、持续久、程度高。但易造成并发症如晶状体混浊、脱位,角膜水肿甚至穿孔、睫状体萎缩、视网膜出血等,导致其应用受到限制。

五、转基因青光眼动物模型

(一)开角型青光眼动物模型

1. DBA 小鼠模型　在转基因青光眼模型中,DBA 小鼠最常用。DBA 小鼠分 DBA/2J 及 DBA/2Nnia 两种亚型,DBA/2J 小鼠在出生后 6~8 个月起 IOP 开始升高,8~9 个月出现 RGCs 凋亡,10~11 个月有 50% 眼有明显视神经损伤,13 个月有 75% 个体视神经病变,到 18 个月有 90% 视神经病变。这类小鼠的 IOP 升高是睫状体房水生成过多导致,形态学上见睫状冠和睫状体的平坦部出现了过度生长,而前房角结构正常;也有认为 IOP 的升高是由于小鼠 4 号及 6 号染色体上 *Gpnmb* 及 *Tyrpl* 基因隐性突变导致虹膜脱色素,脱落的色素和细胞碎片聚集在房水外流通道中,导致房水外流的减少,从而引起高眼压。

DBA/2Nnia 小鼠在 6 月龄出现虹膜周边前粘连、虹膜萎缩、色素播散;病变持续进展,于 12~24 月龄出现视神经萎缩,视网膜神经节细胞丢失。DBA/2Nnia 小鼠除了损伤 RGCs 外,视网膜内核层外核层的细胞数目也有明显减少。视网膜电位图 a 波、b 波都明显减低。

AKXD-28/Ty 小鼠是 DBA/2J 及 DBA/2Nnia 纯合子。相对 DBA/2J 和 DBA/2Nnia,该型小鼠无色素播散,有虹膜基质萎缩,视网膜及视神经损伤范围更大、更重,且有视神经内核层细胞丢失。C57BL/6J(B6)小鼠,是 DBA/2J(D2)鼠的同源异基因品系,Michael G Anderson 等将 Tyrp1b 和 GpnmbR150x 变异的 D2 源小鼠与 B6 鼠回交形成双基因同源性 B6 鼠。B6 鼠产生和 D2 鼠相似的虹膜改变,如进行性虹膜色素播散及虹膜萎缩,进而产生眼内高压及高眼压性视神经损伤。虽然两者的虹膜改变时间及程度相似,但眼内压的升高变异较大及视神经损伤程度有较大不同。

2. MYOC 突变小鼠模型　人小梁网含有编码肌纤蛋白 Myocilin 的 *MYOC* 基因,人 *Y437H*(在鼠是 Tyr423His)改变,导致 Myocilin 在小梁网细胞内质网积聚,引起毒害效应和细胞死亡,并且损害线粒体功能使得细胞对氧化应激更加敏感,使小梁网细胞功能降低,导致青光眼的形成。Yu Zhou 等人研究 Y437H 转基因变异鼠表明,鼠 IOP 轻度升高,20% 周边网膜 RGCs 丢失,视神经轴突变性;18 月龄的转基因鼠 IOP 升高约 3.4mmHg。Zode 等人制成人 *MYOC*(*Y437H*)基因转基因小鼠,用 CMV 启动子来促进该基因的表达,体外实验证明肌纤蛋白在小梁网细胞外基质沉积,造成小梁网功能下降。小鼠 IOP 在 3 月龄升高,并出现进行性 RGCs 凋亡及视神经萎缩。

3. *Tdrd7* 隐性突变型小鼠模型　Salil A. Lachke 等人用 N - 乙基 - 硝基脲(ENU)诱导 *Tdrd7* 隐性突变小鼠。4 月龄小鼠虹膜变平坦,前房加深,在 6 月龄时一些小鼠 IOP 升高。随着年龄的增长,IOP 升高的发生率增加。Schlemm 管、小梁网、虹膜角膜角无异常。最终 RGCs 轴突缺失,视神经萎缩。

(二)闭角型青光眼

1. Grm4 隐性突变小鼠模型　Grm4 隐性突变小鼠房角狭窄,虹膜紧贴小梁网,且小鼠眼轴较短。3 月龄时有 50% 出现高眼压,12 月龄 90% 高眼压。眼部组织结构发育完整,晶状体大小正常。眼球大小在出生后 7 天无异常,出生后 13 天有 3.8% 眼轴变短,2 月龄视轴相对短 4.4%,出生后 20 天达到 5.1%。

2. *Bmp4*、*Foxc1*、*Foxc2*、*Lmx1b*、*Cyp1b1* 基因突变型高眼压模型　*Bmp4* 完全缺失鼠不能存活并不能发育出眼球,*Bmp4* 部分缺失鼠可以有眼球发育,但眼前段发育严重异常。所有的 Bmp4 +/– 鼠有不同程度的眼前段异常,所有眼前段组织(晶状体、虹膜、角膜、小梁网以及 Schlemm 管)均会受影响,主要表现为小梁网变小,小梁网束及基质减少等。

无效等位基因 *Pax6*(*Pax6 Sey*)鼠有小眼球,纯合子 *Pax6 Sey/Sey* 鼠视泡异常,无晶状体。杂合子 Pax6tm1Pgr 鼠有小眼球、浅前房、角膜混浊、虹膜异常、虹膜角膜粘连、小梁网异常及 Schlemm 管缺失。

FOXC1 和 FOXC2 鼠的角膜上皮增厚,角膜基质紊乱且与内皮相似,晶状体与角膜相连,前房缺失。Foxc1 +/– 可以存活,相对 Foxc1–/– 鼠病变较轻。Foxc1 +/– 鼠的球周基质发育障碍、虹膜异常、虹膜角膜粘连、角膜混浊。Schlemm 管变小或缺失,小梁网异常或减小,虹膜和角膜基质的胶原细胞、弹性纤维等缺乏。

Lmx1b–/– 鼠的角膜细胞减少,前房深度变浅,睫状体上皮排列异常,小梁网和 Schlemm 管变形。

内源性细胞色素 P4501B1(Cyp1b1)关键底物的代谢减弱或缺失都不利于小梁网的发育,该基因突变(包括缺失)可能会导致原发性先天性青光眼。此模型小鼠会出现和 PCG 患者相似的房水引流结构的异常。3 周龄的小鼠与年龄匹配的对照组相比,小梁网的胶原蛋白显著减少,年长的动物模型中,胶原蛋白的丢失进行性增加,8 月龄时可出现小梁网严重萎缩。

3. *VAV2/VAV3* 敲除小鼠模型　*VAV2* 和 *VAV3*(Rho 三磷酸鸟苷酸的鸟嘌呤核苷酸交换因子基因)异常能引起眼部异常。K.Fujikawa 等人利用转基因技术敲除小鼠的 *VAV2* 和 *VAV3*,在 *VAV2/VAV3* 基因敲除小鼠中可出现"牛眼",6~12 周龄开始出现房角关闭,6 周龄小鼠 IOP 升高 18.2mmHg ± 3.1mmHg,10 周龄 IOP 升 22.5mmHg ± 7.4mmHg。*VAV2* 和 *VAV3* 丧失会引起前房角的改变并最终导致慢性闭角型青光眼。*VAV2/VAV3* 双基因敲除也导致小鼠 RGC 明显丢失。

4. 降钙素受体样受体转基因小鼠模型　自发性急性高眼压降钙素受体样受体(calcitonin receptor-like receptor,CLR)转基因小鼠,发作时类似于临床上急性闭角型青光眼。CLR 转基因鼠的瞳孔括约肌上 CLR/RAMP2 AM 受体过表达导致 AM 介导的瞳孔括约肌的松弛,从而引起功能上的缺陷,使小鼠在出生后 1~3 个月之间出现 IOP 急性、暂时性的升高。

(三) 正常眼压青光眼模型

小鼠视网膜 IPL 层含有 3 种谷氨酸转运蛋白,即 GLT-1、EAAC1 及 GLAST,分别在双极细胞终端、视网膜神经细胞及 Müller 细胞表达,分别敲除小鼠上述 3 种基因,发现谷氨酸转运蛋白 GLAST 或 EAAC1 缺失的小鼠表现出自发性 RGCs 凋亡和视神经变性,而 IOP 却没有升高。

(四) 其他转基因青光眼模型

1. 表达突变型 I 型胶原蛋白 α-1 亚基(Colla1)的转基因小鼠模型　此模型小鼠由于 I 型胶原蛋白 α-1 亚基突变导致眼压升高。基因突变 16 周以后眼压升高,36 周时,眼压相对升高 5mmHg,54 周神经轴突的数目及密度下降。

2. 剥脱性青光眼动物模型—*LOXL1* 基因敲除小鼠模型　人类编码赖氨酰氧化酶样蛋

白 1 的 *LOXL1* 基因 DNA 序列变异与剥脱综合征继发青光眼有关。*LOXL1* 基因敲除小鼠存在眼前节血 - 房水屏障的破坏并导致晶状体异常,但未出现大分子物质沉积或青光眼。将含有人高危型 *LOXL1* 等位基因的细菌人工染色体(bacterial artificial chromosome,BAC)来克隆 DNA 片段建立转基因小鼠品系,可获得更好的剥脱综合征小鼠模型。

3. 结缔组织生长因子转基因小鼠模型　此模型小鼠由于结缔组织生长因子的过表达导致小梁网细胞骨架改变,进而引起高眼压。

4. 缺乏可溶性鸟苷酸环化酶 α-1 亚基小鼠模型　此模型小鼠前房角形态未改变,但出现 RNFL 变薄和视神经轴突丢失,目前主要用于研究一氧化氮 -cGMP 信号转导通路在 POAG 发病中的作用。

六、视神经或视网膜神经节细胞损伤模型

青光眼的病理生理学标志是 RGCs 的逐渐丧失。尽管通过升高 IOP 模拟的青光眼模型符合临床青光眼的病情变化,但是通过直接损害视神经或 RGCs 能帮助我们更深入研究其神经损害的分子机制。造模方法主要包括谷氨酸兴奋性神经毒性作用、缺血再灌注、机械损害视神经等。常通过 RGCs 的生存率、丢失率或者密度作为评估视神经损害的指标,而其他评估指标包括 RGCs 的组织形态学变化、RGCs 的超微结构改变或凋亡相关蛋白表达情况、RNFL 厚度变化、视网膜层的反射系数。此外,还可应用视网膜电图(electroretinogram,ERG)评估视神经或视网膜的功能性改变,对于非人灵长类动物还能采用视野检查进行其视功能评估。值得注意的是,视神经或 RGCs 损伤模型并不能模拟临床的青光眼疾病。

(一)谷氨酸兴奋性毒性损害视网膜神经节细胞

兴奋性毒性损伤的核心被认为是由于过量的谷氨酸结合细胞表面离子型谷氨酸受体,主要是 N- 甲基 -D- 天冬氨酸(NMDA),大量刺激 Ca^{2+} 内流,激活神经元促凋亡信号级联反应。谷氨酸的量增加或谷氨酸量正常而 NMDA 受体活性增加时,将导致兴奋性毒性作用。兴奋性毒性被认为是缺血性损伤的重要组成部分,谷氨酸分布于中枢神经系统的许多区域,是视网膜的主要兴奋性氨基酸。谷氨酸介导的神经传递在视觉传导通路(从感光细胞到双极细胞、继而到 RGCs 和中枢神经系统)起着重要作用,但谷氨酸过量则可导致兴奋性毒性损害,研究也证明阻断谷氨酸受体能治疗"实验性青光眼"。

慢性 IOP 升高时玻璃体腔内谷氨酸的水平没有显著性改变,但谷氨酸转运体系统在 IOP 升高的大鼠视网膜中的功能降低,从而诱发谷氨酸引起的视网膜损伤。急性 IOP 升高可增加视网膜内谷氨酸的水平,从而导致 NMDA 和非 NMDA 亚型谷氨酸受体的异常激活,并增加一氧化氮合酶(NOS)活性,导致兴奋性毒性而 RGCs 死亡。由于 RGCs 和无长突细胞在视网膜中表达 NMDA 型谷氨酸受体,玻璃体内注射 NMDA 诱导的 RGCs 兴奋性毒性损伤的动物模型已经被广泛用于研究 RGCs 死亡的分子机制和 / 或神经保护剂的预防及治疗作用,谷氨酸或 NMDA 诱导产生的神经节细胞损害与青光眼造成的神经节细胞损害具有一致性。NMDA 受体拮抗剂已被作为可能赋予神经保护作用的药物进行了深入研究,但这些化合物在人类临床试验中未提示有神经保护作用。

单次玻璃体内注射 NMDA(2~200nmol),RGCs 的丢失有时间和剂量依赖性,IPL 的厚度变薄而外部视网膜层无改变。NMDA 注射 3~6h 后引起 caspase-3 活化、DNA 损伤及 RGC 凋亡。低剂量的 NMDA(10mmol)注射对 RGCs 量无明显影响,较高剂量(160mmol)注射则可迅速导

致 RGCs 的丢失。注射 160mmol NMDA 后的第 6 天,GCL 丢失达最高,平均 72.5%±12.1%
(n=6)。NMDA 注射也可导致内核层的细胞死亡而被无长突细胞所填充。NMDA 可导致
Müller 细胞的 NF-κB 活性增加。Lebrun Julien 等人对 6 周龄的 CD1 小鼠单次玻璃体注射
3μL PBS 或 NMDA 都可在 24h 内导致小胶质细胞和 MLLE 胶质细胞表型的改变。而 7 天后,
仅在 NMDA 注入的眼睛中出现反应性改变。因此仅玻璃体内注射的过程足以导致在整个
视网膜中的 Müller 细胞和小胶质细胞的反应性变化。

NMDA 受体的功能反应也被一些研究报道。眼内 NMDA(20nmol)可导致视觉辨别
行为受损,3 周后能部分恢复。William A.Hare 等人发现在兔玻璃体腔中注射 50μmol/L、
100μmol/L 或 200μmol/L 浓度的 NMDA,ERG 的 b 波振幅也不受 50μmol/L 或 100μmol/L 的
NMDA 影响,但 200μmol/L 的 NMDA 可使得 b 波增加 13.7%。

谷氨酸或 NMDA 诱导的 RGC 损伤啮齿动物模型优点在于技术简单,可重复。两者可
互相佐证,两者的结果也需要辩证地解释。NMDA 诱导的视网膜损伤仅涉及 NMDA 受体,
而谷氨酸诱导的损伤也涉及非 NMDA 受体。谷氨酸在视网膜中通过谷氨酸转运体系统进
行清除,以保持谷氨酸生理含量,而 NMDA 既不被代谢也不经转运蛋白清除。

(二)缺血再灌注诱导视网膜神经节细胞损伤模型

缺血再灌注(ischemia/reperfusion,I/R)引起 RGCs 细胞凋亡的机制尚不清楚。人们普遍
认为,视网膜脉管系统中的血流减少导致视网膜对氧和其他营养物超敏反应状态,当循环
随后再恢复时,会引起严重的氧化和炎性损伤。除了诱导缺血再灌注的方法外,I/R 模型中
缺血的持续时间以及缺血的终点控制是相当重要的。ERG 和组织学改变显示,视网膜的损
伤在缺血后随时间推移而进展。如果受伤后检查终点过快,视网膜损伤的程度就会较轻。
RGCs 损失的比例随着缺血时间的增加而增加,缺血 90min 或更长的时间,30 天后会导致多
达 95% RGCs 的损失。

应用 I/R 模型时,缺血持续时间以及缺血后再灌注的时间都会影响实验的结果。缺血
在青光眼神经病变中的作用仍有争议,通过提高 IOP 导致的视神经病变可能是视网膜内灌
注减少导致全视网膜缺血及 RGCs 丢失,可能是对细胞体产生的直接损伤,并不会重现在青
光眼中见到的典型的轴突损害。有观点认为这些模型与青光眼密切但不真正代表青光眼。
已有数种方法被用于诱导啮齿动物视网膜 I/R 损伤,升高 IOP 是建立视网膜 I/R 模型的常用
方法。

1. 前房灌注法　升高啮齿动物 IOP 产生的视网膜 I/R 模型已用于研究标准化缺血性损
伤后的神经退行性改变。其病理改变包括炎症、血管通透性改变及毛细血管变性。常用的
方法是在前房插入一个 26G 到 33G 的注射针,将针与无菌生理盐水或其他生理溶液连接,
应用压力计以迅速升高 IOP 至 110~150mmHg 并持续 60min,随后取出注射针。IOP 升高至
高于收缩期动脉压后,突然撤回注射针使血液回流到已缺血的视网膜形成再灌注。显微镜
观察到视网膜苍白作为缺血终点。

通过升高 IOP 的视网膜 I/R 引起的神经退行性变,通常用两种标准方法评估。一是神
经元特异核蛋白染色,通过标记显示损伤后神经元细胞丢失;二是使用 ERG 记录视网膜功
能受损情况或使用图像分析软件对 a 波和 b 波的振幅进行量化。a 和 b 波振幅降低表示 I/R
诱导的视网膜神经功能损害。在缺血 60min 作用后,第 7 天后 H&E 染色观察到视网膜组织
结构的显著异常,Western-blot 检测可发现 I/R 后 Brn3a 表达显著下降。老年大鼠,经 30min

和 120min 缺血损伤,它们 ERG 变化明显不同,但在幼鼠(4 个月大),缺血 30min 和 120min, ERG 的差异不大。老年大鼠再灌注过程中各 ERG 振幅的恢复时间也比幼鼠更长。

升高的 IOP 不仅可引起机械损伤,还涉及压力诱导和 I/R 引起的视网膜损伤。通过升高 IOP 导致的 I/R 优于其他视网膜 I/R 技术,可通过调整操作参数以研究特定的实验目标,而且高 IOP 导致的 I/R 相对比结扎或压迫 I/R 模型更易于处理。但此模型中前房的插管需要操作灵巧,并且必须注意保持虹膜、晶状体和角膜的完整性。与其他视网膜 I/R 方法相比,IOP 升高在其解剖特异性、可追踪性和可行性方面具有优势,是作为研究神经元发病机制的有效工具。

2. 血管结扎法　血管结扎法是将缝合线放置在视神经周围以结扎睫状后血管。由于结扎的血管在视神经附近,可对视神经进行触碰或损伤,单独分离结扎后睫状血管是相对比较合适的,该造模方法在技术上要求苛刻,需要在特定的缺血持续时间后,拆除缝线以允许再灌注。

啮齿类动物中,大鼠的视网膜脉管系统与人类更相似,是血管结扎法的首选动物,但在人类和大鼠视网膜的血管供应也存在明显不同。人类具有双重血液供应,而在大鼠中,后睫状动脉是终动脉。它分为两个长后动脉供应脉络膜和视网膜中央动脉行视网膜的血供。因此,大鼠后睫状动脉结扎可造成广泛的眼部缺血,损伤程度与人类可能不完全相同。

Minhas 结扎小鼠颈总动脉和翼腭动脉 3.5h,再灌注以建立 I/R 模型,通过眼底荧光血管造影、激光多普勒血流仪和异硫氰酸荧光素葡聚糖灌流、ERG 对模型进行评估。结扎 30~60min 后,与对照眼相比,模型眼血管相对狭窄。再灌注 5 天后,视网膜总厚度及 IPL 均明显下降,然而在夜间暗适应后记录 ERG 的 a 波振幅、b 波振幅、a 波潜隐时间和 b 波潜伏期,伤后都无明显变化。

3. 光化学反应法　视网膜缺血的另一种方法是通过诱导光化学反应使血栓形成。大鼠静脉注射光敏染料玫瑰红,然后暴露于强烈照明条件形成血栓。该方法不需要对眼实质和脉管系统进行操作。可通过改变染料浓度、光束位置、光照持续时间和强度来改变病变的位置和大小。然而,这种方法产生的组织病理学变化难以量化。光化学反应除了引起缺血性损伤外,还可能引起神经毒性。此外,如果光化学反应引起的血栓闭塞,不能达到再灌注目的。

4. 内皮素诱导法　啮齿动物视网膜缺血也可通过注射内皮素 -1(endothelin-1,ET-1) 产生,ET-1 是一种有效的血管收缩剂,在青光眼性视神经病变的发病机制中起着重要作用。大鼠眼内单次注射 $5\mu L$ 的浓度分别为 5、50 和 $500\mu mol/L$ 的 ET-1,在 2 周后成功观察到 RGCs 减少,ET-1 注射后 1、2、3 和 4 周,RGCs 分别丢失为 25%、25%、36% 和 44%。在另一个实验中,通过手术植入 ET-1 渗透微型泵,向眼球后部每日提供 0.05、0.1、0.2、$0.4\mu g$ 的 ET-1,其可降低视网膜平均 68% 的血液流量,并产生时间依赖性但无剂量依赖性的 RGCs 和轴突丢失。大鼠玻璃体腔内注射 $2.5nmol/L$ 的内皮素 -1(ET-1)$5\mu L$ 作用 7 天后,视网膜内层明显变薄,视网膜细胞凋亡。

有报道 ET-1 可导致大鼠视神经轴突和 RGCs 丢失,但很少(21 只眼睛中的 1 只)有视神经乳头(optic nerve head,ONH)改变。另有研究则观察到经 ET-1 处理的猴眼的 ONH 血流量减少了 35.7% ± 9.1%,而由平衡盐溶液治疗猴的 ONH 血流量只减少了 0.7% ± 5.5%。这可能与 ET-1 的浓度大小相关。ET-1 的眼部作用取决于其浓度及受体分布,浓度越高,血管收缩效应越大,但可能随着作用浓度增加或作用时间的延长,ET-1 相关受体分布会减少而削弱其视神经损伤作用。

(三) 全部或部分视神经损伤的动物模型

全部或部分视神经损伤模型被广泛用于青光眼研究。这些模型大多是啮齿类动物,由于小鼠手术暴露困难,而且难以止血,更常见用大鼠造模。与实验诱导或自发性高 IOP 的大鼠模型相比较,该法导致的分子变化与人类青光眼相类似。视神经横断后可导致继发性视网膜变性,这种变性可能与在 IOP 正常化之后还发生 RGCs 持续丢失有关。

该模型对于神经保护策略的评估尤为重要。在视神经急性损伤后,预防或减缓视网膜继发性变性可能是有效的。该模型也有助于研究营养因子逆行障碍导致的 RGCs 凋亡所涉及的病理生理改变。

1. 视神经横断法　视神经完全损伤模型可在同类动物或不同类动物之间建立和提供程度一致的轴突损伤。但完全横断视神经存在横断脑膜鞘可能,从而对视网膜的血液供应产生影响。与人类视网膜血供不同,啮齿动物进入视网膜的血管需要在脑膜中前行,直到视神经进入眼球。Yasuda M 切开结膜组织后对眼球进行旋转,在眼眶内视神经后约 1~2mm 切开以避免脑膜和血管损伤。术后 14 天内 RGCs 凋亡率为 80%~90%,视神经完全横断 4 个月后,ERG 反应和视觉行为完全消失。

2. 视神经挤压法　视神经挤压(optical nerve crush,ONC)法相对视神经横断法更温和而且不需中断眼部血流,只要操作谨慎,可完全保留视网膜的血供。该实验模型产生的分子变化与其他诱导的和/或自发性的高 IOP 青光眼模型相似。该模型可适用于各种品系的小鼠,但不同品系动物对 ONC 的反应存在差异。RGCs 在 C57BL/6J 小鼠 ONC 后(54% 存活率)比 DBA/2J 小鼠(62% 存活率)更容易死亡。BALB/CBYJ 小鼠对 ONC 最敏感,为该模型的适宜动物。目前多种技术可用于啮齿类动物的视神经挤压,参考步骤如下:

用手术剪在下方结膜制作小切口,延至颞侧结膜。分离并撑开结膜切口,适度翻转眼球,暴露球后部,直视视神经。用弯钳将视神经挤压 10s 后释放,且利用相干光断层成像的多普勒血流功能实时监测 ONC 前后视网膜的血流改变,证实视网膜血供不受影响。

可用闭合止血钳,产生恒定和一致的压力以损伤视神经使造成相对一致的损伤。也有研究通过在传统钳子上进行改良,加上止动器和张力计,通过调节止动器,在钳子尖端产生不同的张力,然后测量张力判断钳夹力。这些可以产生稳定持续的挤压损伤并且具有可重复性。

ONC 后数天到数周可造成不同程度的神经纤维的连续性丢失。持续挤压的时间可从 3s 到 5s、10s、15s 等,大鼠可持续 60s。10s 的挤压损伤则可导致鼠 RGCs 密度降低 58%,损伤后 30 天观察到减少了一些移位的无长突细胞。在野生型 CB6F1 小鼠实验用 1s 的挤压,1 周后 RGCs 存活率降低到 47%,RNFL 反射系数显著降低,但 RNFL 的厚度并无改变;2 周后 RGCs 存活率降低到 27%,此时 RNFL 的厚度开始变薄。经 3s 到 5s 的挤压处理,1 周后可检测到 RGCs 的丢失,3 周内 RGCs 出现最大丢失,持续到 6 周以后。在 6 到 10 月龄的 Wistar 大鼠应用血管钳挤压视神经 10s,通过直接测量 RNFL 反射率可早期检测轴突损伤。

ONC 模型用于研究 RGCs 凋亡的分子机制及与 RGCs 死亡的遗传、免疫及神经愈合过程的相关基因。探究 ONC 后表达的基因组差异有可能指导新的治疗方法,用以防止 RGCs 的丢失和保护视力。

3. 部分视神经横断法　　部分或定量切断视神经模型也被用于青光眼研究。定量切断可避免对眼内动脉的损伤,也能确保模型的稳定性、一致性及可重复性。RGCs 的继发性变性(即不是由损伤本身导致其死亡,而是因邻近死亡的 RGCs 导致其本身继发改变)通常发生在青光眼中,与用于评估 RGCs 继发性变性的其他视神经损伤模型(如视神经横断法,ONC 法)相比,部分视神经横断模型可以将 RGCs 的原发性和继发性变性区别开来。但部分视神经损伤模型在技术上要求很高,并且对同一动物或不同动物中的所有轴突的损伤程度难达一致。

(杨扬帆　余敏斌)

参 考 文 献

1. 杨新光,李健民. 大鼠实验性高眼压视网膜缺血再灌注损伤模型的建立及其机制[J]. 第四军医大学学报,2002(02):126-129.

2. 王爱青,何媛. 黄芪多糖对急性高眼压大鼠眼压、视网膜、内外颗粒层、视神经纤维及 caspase-3、视网膜神经节细胞凋亡影响随机平行对照研究[J]. 实用中医内科杂志,2018,32(01):61-64.

3. 潘陆平,王万辉. 急性高眼压对兔晶状体上皮细胞的影响[J]. 中国中医眼科杂志,2007(05):275-278.

4. Anderson M G,Libby R T,Mao M,et al. Genetic context determines susceptibility to intraocular pressure elevation in a mouse pigmentary glaucoma [J]. BMC Biol,2006,4:20.

5. Anderson M. G.,Smith R. S.,Hawes N L,et al. Mutations in genes encoding melanosomal proteins cause pigmentary glaucoma in DBA/2J mice [J]. Nat Genet,2002,30(1):81-85.

6. Buie L. K.,Karim M Z,Smith M H,et al. Development of a model of elevated intraocular pressure in rats by gene transfer of bone morphogenetic protein 2 [J]. Invest Ophthalmol Vis Sci,2013,54(8):5441-5455.

7. Buys E. S.,Ko Y-C,Alt C,et al. Soluble guanylate cyclase α1-deficient mice:a novel murine model for primary open angle glaucoma [J]. PLoS One,2013,8(3):e60156.

8. Chauhan B. C.,LeVatte T L,Jollimore C A,et al. Model of endothelin-1-induced chronic optic neuropathy in rat [J]. Invest Ophthalmol Vis Sci,2004,45(1):144-152.

9. Chen S,Zhang X. The rodent model of glaucoma and its implications [J]. Asia Pac J Ophthalmol(Phila),2015,4(4):236-241.

10. Dai Y.,Lindsey J D,Duong-Polk X,et al. Outflow facility in mice with a targeted type I collagen mutation. Invest Ophthalmol Vis Sci,2009,50(12):5749-5753.

11. Danias J.,Kontiola A,Filippopoulos T,et al. Method for the noninvasive measurement of intraocular pressure in mice [J]. Invest Ophthalmol Vis Sci,2003,44(3):1138-1141.

12. Dvoriantchikova G.,Degterev A,Lvanov. Retinal ganglion cell(RGC)programmed necrosis contributes to ischemia-reperfusion-induced retinal damage [J]. Exp Eye Res,2014,123:1-7.

13. Fu C. T.,Sretavan D. Laser-induced ocular hypertension in albino CD-1 mice [J]. Invest Ophthalmol Vis Sci,2010,51(2):980-990.

14. Fujikawa K.,Iwata. VAV2 and VAV3 as candidate disease genes for spontaneous glaucoma in mice and humans [J]. PLoS One,2010,5(2):e9050.

15. Gaasterland D.,Kupfer C. Experimental glaucoma in the rhesus monkey [J]. Invest Ophthalmol,1974,13(6):455-457.

16. Giovingo M.,Nolan M,McCarty R,et al. sCD44 overexpression increases intraocular pressure and aqueous outflow resistance [J]. Mol Vis,2013,19:2151-2164.

17. Gould D. B., Smith R S, John S W M. Anterior segment development relevant to glaucoma [J]. Int J Dev Biol, 2004, 48 (8-9): 1015-1029.

18. Guo X-Q, Tian B, Liu Z-C, et al. A new rat model of glaucoma induced by intracameral injection of silicone oil and electrocoagulation of limbal vessels [J]. Chin Med J (Engl), 2011, 124 (2): 309-314.

19. Harada T, Harada C, Nakamura K, et al. The potential role of glutamate transporters in the pathogenesis of normal tension glaucoma [J]. J Clin Invest, 2007, 117 (7): 1763-1770.

20. Hare W. A, Wheeler L. Experimental glutamatergic excitotoxicity in rabbit retinal ganglion cells: block by memantine [J]. Invest Ophthalmol Vis Sci, 2009, 50 (6): 2940-2948.

21. Hartsock M. J., Cho H., Wu L, et al. Mouse model of retinal ischemia-reperfusion injury through elevation of intraocular pressure [J]. J Vis Exp, 2016, (113): 54065.

22. Huang X. R., Kong W, Qiao J. Response of the retinal nerve fiber layer reflectance and thickness to optic nerve crush [J]. Invest Ophthalmol Vis Sci, 2018, 59 (5): 2094-2103.

23. Ittner L. M., Schwerdtfeger K, Kunz TH, et al. Transgenic mice with ocular overexpression of an adrenomedullin receptor reflect human acute angle-closure glaucoma [J]. Clin Sci (Lond), 2008, 114 (1): 49-58.

24. Joe M. K., Tomarev S. I. Expression of myocilin mutants sensitizes cells to oxidative stress-induced apoptosis: implication for glaucoma pathogenesis [J]. Am J Pathol, 2010, 176 (6): 2880-2890.

25. Junglas B., Kuespert S., Seleem A. A., et al. Connective tissue growth factor causes glaucoma by modifying the actin cytoskeleton of the trabecular meshwork [J]. Am J Pathol, 2012, 180 (6): 2386-2403.

26. Lachke S. A., Alkuraya F. S., Kneeland S C, et al. Mutations in the RNA granule component TDRD7 cause cataract and glaucoma [J]. Science, 2011, 331 (6024): 1571-1576.

27. Lau J., Dang M, Hookmann K, et al. Effects of acute delivery of endothelin-1 on retinal ganglion cell loss in the rat [J]. Exp Eye Res, 2006, 82 (1): 132-145.

28. Lauber J. K., McLaughlin MA, Chiou G C. Timolol and pilocarpine are hypotensive in light-induced avian glaucoma [J]. Can J Ophthalmol, 1985, 20 (4): 147-152.

29. Leung C. K.S, Lindsey J D, Chen L, et al. Longitudinal profile of retinal ganglion cell damage assessed with blue-light confocal scanning laser ophthalmoscopy after ischaemic reperfusion injury [J]. Br J Ophthalmol, 2009, 93 (7): 964-968.

30. Macrae I. M. Preclinical stroke research—advantages and disadvantages of the most common rodent models of focal ischaemia [J]. Br J Pharmacol, 2011, 164 (4): 1062-1078.

31. Minhas G., Prabhakar S., Morishita R., et al. Transplantation of lineage-negative stem cells in pterygopalatine artery ligation induced retinal ischemia-reperfusion injury in mice [J]. Mol Cell Biochem, 2017, 429 (1-2): 123-136.

32. Morrison J. C., Johnson E. C., Cepurna W. O. Hypertonic saline injection model of experimental glaucoma in rats [J]. Methods Mol Biol, 2018, 1695: 11-21.

33. Nair K. S., Hmani-Aifa M, Ali Z, et al. Alteration of the serine protease PRSS56 causes angle-closure glaucoma in mice and posterior microphthalmia in humans and mice [J]. Nat Genet, 2011, 43 (6): 579-584.

34. Ohlsson M., Mattsson P, Svensson M. A temporal study of axonal degeneration and glial scar formation following a standardized crush injury of the optic nerve in the adult rat [J]. Restor Neurol Neurosci, 2004, 22 (1): 1-10.

35. Panchal S. S., Mehta A A, Santani D D. Effect of potassium channel openers in acute and chronic models of glaucoma [J]. Taiwan J Ophthalmol, 2016, 6 (3): 131-135.

36. Porciatti V., Saleh M, Nagaraju M. The pattern electroretinogram as a tool to monitor progressive retinal ganglion cell dysfunction in the DBA/2J mouse model of glaucoma [J]. Invest Ophthalmol Vis Sci, 2007, 48 (2): 745-751.

37. Qiu X., Wu K., Lin X, et al. Dexamethasone increases Cdc42 expression in human TM-1 cells [J]. Curr Eye Res, 2015, 40 (3): 290-299.

38. Samuels B. C.,Siegwart JT,Zhan W,et al. A novel tree shrew(tupaia belangeri)model of glaucoma［J］. Invest Ophthalmol Vis Sci,2018,59(7):3136-3143.

39. Sugiyama K.,Gu Z B,Kawase C,et al. Optic nerve and peripapillary choroidal microvasculature of the rat eye［J］. Invest Ophthalmol Vis Sci,1999,40(13):3084-3090.

40. Sullivan T. A.,Geisert E E,Templeton J P,et al. Dose-dependent treatment of optic nerve crush by exogenous systemic mutant erythropoietin［J］. Exp Eye Res,2012,96(1):36-41.

41. Templeton J. P.,Geisert E. E. A practical approach to optic nerve crush in the mouse. Mol Vis,2012,18:2147-2152.

42. Templeton J. P.,Nassr M,Vazquez-Chona F,et al. Differential response of C57BL/6J mouse and DBA/2J mouse to optic nerve crush［J］. BMC Neurosci,2009,10:90.

43. Thanos S.,Naskar R. Correlation between retinal ganglion cell death and chronically developing inherited glaucoma in a new rat mutant［J］. Exp Eye Res,2004,79(1):119-129.

44. Trost A.,Motloch K,Bruckner D,et al. Time-dependent retinal ganglion cell loss,microglial activation and blood-retina-barrier tightness in an acute model of ocular hypertension［J］. Exp Eye Res,2015,136:59-71.

45. Vohra R.,Tsai J. C.,Kolko M. The role of inflammation in the pathogenesis of glaucoma［J］. Surv Ophthalmol,2013,58(4):311-320.

46. Vorwerk C. K.,Kreutz M. R.,Dreyer E. B.,et al. A systemic l-kynurenine administration partially protects against NMDA,but not kainate-induced degeneration of retinal ganglion cells,and reduces visual discrimination deficits in adults rats［J］. Invest Ophthalmol Vis Sci,1996,37(12):2382-2392.

47. Wang X.,Su J.,Ding J.,et al. α-Aminoadipic acid protects against retinal disruption through attenuating Müller cell gliosis in a rat model of acute ocular hypertension［J］. Drug Des Devel Ther,2016,10:3449-3457.

48. Williams P. A.,Howell G. R.,Barbay J. M. et al. Retinal ganglion cell dendritic atrophy in DBA/2J glaucoma［J］. PLoS One,2013,8(8):e72282.

49. Zhao Y.,Wang S.,Sorenson C. M.,et al. Cyp1b1 mediates periostin regulation of trabecular meshwork development by suppression of oxidative stress［J］. Mol Cell Biol,2013,33(21):4225-4240.

50. Zhou Y.,Grinchuk O.,Tomarev S. I. Transgenic mice expressing the Tyr437His mutant of human myocilin protein develop glaucoma［J］. Invest Ophthalmol Vis Sci,2008,49(5):1932-1939.

51. Zhu M. D.,Cai F. Y. Development of experimental chronic intraocular hypertension in the rabbit［J］. Aust N Z J Ophthalmol,1992,20(3):225-234.

52. Zode G. S.,Kuehn M. H.,Nishimura D. Y.,et al. Reduction of ER stress via a chemical chaperone prevents disease phenotypes in a mouse model of primary open angle glaucoma［J］. J Clin Invest,2011,121(9):3542-3553.

第四节　视网膜疾病及脉络膜疾病动物模型

视网膜疾病动物模型及脉络膜疾病动物模型有助于研究视网膜及脉络膜疾病发病机制、发生发展规律及防治措施,让人类更加方便有效地认识并防治视网膜及脉络膜疾病,造福于人类。

一、视网膜疾病动物模型

视网膜疾病模式动物种类繁多,目前视网膜疾病动物模型中较为成熟的主要有遗传性视网膜变性、糖尿病视网膜病变、氧诱导视网膜新生血管、视网膜静脉阻塞、光损伤视网膜疾病动物模型等。

（一）遗传性视网膜变性（retinal degeneration，RD）动物模型

遗传性 RD 是临床上最常见且危害最严重的眼科遗传性疾病，在临床上仍无有效的治疗方法，其发生与基因变异密切相关，为国内外基因治疗研究的热点。目前 RD 模式动物有自发性、基因修饰和诱发等不同方式产生，主要以小鼠为主。这些模式动物对研究人类 RD 的分子遗传缺陷、生物化学缺陷相关的组织病理学改变做出了很大的贡献。

1. 遗传性 RD 动物模型

（1）自发遗传性 RD 动物模型

1）自发遗传性视网膜色素变性（retinitis pigmentosa，RP）：大鼠模型即皇家外科学院（Royal College Surgery，RCS）大鼠是首个用于 RP 病因及治疗方法研究的动物模型，是一种较成熟的视网膜退化的常染色体隐性遗传动物模型，其先天性品系可以通过基因调控提供不同色素类型和变性速度的模式动物。目前 RCS 大鼠是视网膜移植研究的常见动物模型，也被广泛用于研究视网膜退行性变中延缓感光细胞丢失进程的治疗研究中。RCS 大鼠的隐性基因突变发生在受体酪氨酸酶的 *Mertek* 基因。基因的缺陷使 RPE 细胞不能吞噬感光细胞外节，脱落的盘膜碎片在 RPE 和感光细胞层间积聚，继而引起感光细胞死亡。

2）RD 小鼠模型：RD 小鼠是较早发现的自发遗传性 RP 疾病模型动物。人类 RP 疾病表现具有多样化，不同的基因突变可导致相似的临床表现，同一位点的突变在不同个体有不同临床表现。目前已发现 16 种 RD 小鼠模型，与人类各种不同类型 RP 表现相似，是研究人类遗传性 RP 的重要手段。

RD1 小鼠：RD1 小鼠是一种经典的、自然突变的视网膜色素变性动物模型。致病基因为 *Pde6b*，视杆细胞光感受器快速凋亡，外核层消失。在此模型鼠视网膜的各个区域，视杆细胞的变性发生先于视锥细胞变性。人常染色体隐性 RP 携带此突变基因，此啮齿模型可用于研究人类 RP 生物学机制。目前在某些类型的人类 RP 中已发现相同的基因突变位点，但人类视网膜变性速度要缓慢得多。

浦肯野细胞变性小鼠（Purkinje cell degeneration，PCD）：PCD 小鼠是第二个被发现的 RD 小鼠，为常染色体隐性遗传。纯合体小鼠视网膜感光细胞变性发生较 RD1 更为缓慢，视网膜光感受器细胞的细胞核在 18~25 天固缩，变性开始发生至完全消失大概需要 1 年的时间。

nervous（nr）小鼠：第三个被发现视网膜变性小鼠是 nr 小鼠。该小鼠在生后第 13 天已经出现了视网膜光感受器细胞的变性。光感受器细胞的外节盘膜和外节最终完全消失。

视网膜慢变性（retinal degeneration slow，RDS）小鼠即 RD2 小鼠模型为第四个被发现的视网膜变性模型。周边蛋白基因 *Prph2* 发生突变，大约在出生后一年外核层消失。Prph2 是脊椎动物视网膜感光细胞上的跨膜糖蛋白，位于感光细胞外节膜盘的边缘，可能与光感受器发生有关，能维持外节盘缘结构及稳定性。编码此蛋白基因的突变会引起常染色体显性遗传性视网膜色素变性和多种黄斑营养不良。纯合子显示视网膜变性发生早，但是进展缓慢。在这些视网膜光感受器细胞突变体中第 7 天看到外节缺乏，2 周外核层缓慢突变，在 9 个月时周边外核层消失，而中央外核层消失发生在 12 个月。ERG 波形进行性减弱，在 12 个月时完全熄灭。

RD3 小鼠是第五个被发现的 RD 模式动物，为常染色体隐性遗传，致病基因为 *Ush2a*。光感受器及外核层变性开始于出生后第 3 周，第 5 周丧失大多视杆光感受器，第 7 周仍存在残留视锥细胞，第 8 周时已无光感受器细胞残存。ERG 的波形与组织病理学改变相一致。

运动神经元变性(motor neuron degeneration, MND)小鼠为第六个被发现的 RD 小鼠模式动物。在 MND 纯合小鼠,视网膜变性发生在神经肌肉功能失调之前,5 周时外核层细胞缺失,2 个月时周边视网膜明显薄于中央视网膜,6 个月时全视网膜均变薄,视网膜几乎完全变性,ERG 波形熄灭。

RD4 小鼠为第七个被发现的 RD 模型小鼠,其致病基因为 4 号染色体上的 *Gnb1*。外核层变性发生早,生后 10 天变薄,6 周完全消失,4 周时可见视网膜血管退化、色素斑形成,甚至视神经萎缩。3~6 周可记录到的 ERG 波形很差,之后波形熄灭。

RD5 小鼠为第八个被发现的 RD 模式动物,又称 Usher 综合征疾病模型。致病基因为 *Tub*。出生 6 周时,视网膜小动脉退化、静脉扩张、眼底呈颗粒状外观。5 个月时,视网膜血管退化、色素上皮细胞缺失,同时出现斑块状色素沉着。ERG 波形振幅进行性降低,至 6 个月波形熄灭。

白癜风小鼠为第九个被发现的 RD 小鼠。视网膜光感受器细胞进行性丢失,并逐渐脱色素。2 个月后光感受器细胞以每月 1 排的速率丢失,4 个月外丛状层进行性缺失,8 个月视网膜光感受器细胞仅剩 2~3 排。此外,还可发生视网膜脱离,黑色斑点状细胞及视网膜外节的巨噬细胞样细胞积聚于视网膜下腔。

RD6 小鼠为第十个被发现的 RD 小鼠。致病基因为 *Mfrp*,可作为远视、后发性视网膜黄斑变性疾病的模式动物。8~10 周时,视网膜下散在规则分布的白色斑点,持续存在于视网膜变性整个过程。组织病理学检查发现,大细胞与检眼镜下白色斑点一一对应,3 个月时这些大细胞被膜状、脂褐质样物质及色素填充。免疫组化显示这些沉积物与巨噬细胞相关抗原发生很强的抗原抗体反应。光感受器细胞进行性变性,1~2 个月时可见 ERG 异常。

RD7 小鼠是第十一个被发现的 RD 模式动物。其自发致病基因为 *Nr2e3*。ERG 显示 a 波、b 波振幅下降,1 年时波形依然稳定,随后振幅进行性降低。

神经元蜡样脂褐质沉积症(neuronal ceroid lipofuscinosis, NCL)小鼠是第十二个被发现的视网膜色素变性的模式动物。4 周时视网膜外核层缺失,6 个月时周边外层视网膜严重受累,9 个月时全视网膜萎缩。ERG 反应与组织病理学表现相关性好。

RD8 小鼠是第十三个被发现的 RD 模式动物,为一种缓慢进展性视网膜变性,其致病基因为 *Crb1*。眼底见大的白色视网膜下沉积物覆盖视网膜下半象限。ERG 表型相对稳定,可作为人类 RP、Leber 先天性黑矇的疾病模型。

RD9 小鼠是第十四个被发现的 RD 模式动物,它是一种 X 染色体连锁半显性遗传视网膜疾病动物模型,其致病基因近期鉴定出为 *Rpgr-orf15*。6 周即可见白点状斑驳眼底表现及金发碧眼的外观,随年龄增长视网膜色素缺失,ERG 波形反应降低。

RD10 小鼠是第十五个被发现的 RD 模式动物。RD10 小鼠的致病基因与 RD1 相同,均为 *Pde6b*。RD10 在过去 10 年是最常使用的一种动物模型,与 RD1 小鼠相比,RD10 光感受器细胞丢失速度较慢,变性时期稍晚、表型温和。在黑暗中饲养可延迟病变发生,故此模型在人类隐性遗传性 RP 的治疗研究方面优于 RD1 小鼠。

视锥细胞光感受器功能缺失(cone photoreceptor function loss, CPFL)小鼠是第十六种 RD 模式动物,纯合 *cpfl1* 突变小鼠眼底正常。其表型特点类似于临床上全色盲的表现。*cpfl1* 突变是第一个被发现会引起视锥细胞光感受器功能缺失的自然突变,此模型可作为人类先天性全色盲的动物模型。

RD12 的致病基因为 *Rpe65*,是一种 Leber 先天性黑矇疾病模型。

RD16 是一种早发的视网膜变性模式动物,致病基因为 *Cep290*,6 周内视网膜完全变性,是 Lebers 先天性黑矇疾病模型。

3)先天性静止性夜盲(congenital stationary night blindness,CSNB)动物模型:CSNB 是一种由基因决定的非进展性遗传性视网膜疾病,主要影响光感受器内信号处理,视网膜色素上皮细胞的视黄素循环或双极细胞的信号传导,主要表现为视杆细胞的功能异常。临床主要表现为夜间或暗处视觉障碍或暗适应延迟,可伴或不伴眼球震颤、斜视、近视和眼底异常。一般不随年龄的增长而加重。ERG 是确诊的重要工具,表现为暗适应功能严重受损,明适应也可受影响。多个基因的突变均可导致 CSNB,如 *Rho*、*Gnat1*、*Pde6b*、*RDh5*、*Sag*、*Grk1*、*Cacna1f*、*Cacnafa*、*Cabp4*、*Cacna2d4*、*Nyx*、*Grm6*、*Trpm1*、*Gpr179*、*Lrit3*。至今报道了三十余种动物模型,以小鼠模型居多,也有大鼠、斑马鱼、狗及马。这些动物模型均伴有典型的类似人类 CSNB 疾病的 ERG 表型。此动物模型可用于基因缺陷发病机制的研究、药物开发及基因治疗的拓展研究。

4)视网膜视锥细胞中波长视蛋白功能障碍(middle-wavelength opsin cone dysfunction,MCD)大鼠是一种自发性基因突变大鼠。大鼠的视锥细胞以中波长视蛋白为主,在此模型中外节膜盘中波长视蛋白消失,视锥系统完全失能,明视觉损伤严重,视网膜组织结构大致正常,视锥细胞密度正常。此模型的表现类似于人类色觉缺陷的色盲疾病,可为研究人类色觉机制及视锥蛋白缺陷引起的视网膜变性疾病的临床治疗提供基础。

(2)基因修饰 RP 动物模型:*RPE-65* 基因敲除小鼠可用于研究 *RPE-65* 缺陷引起的人类疾病的治疗方法。RPE-65 参与视网膜维生素 A 的代谢,是一种维持正常视功能必不可少的蛋白。RPE-65 缺失使 RPE 细胞功能破坏,全反视黄醇的过度积累和 11-顺-视黄醇酯缺乏,引起光感受器细胞凋亡。*RPE-65* 的突变会导致严重的早发性视网膜营养不良,包括 Lebers 先天性黑矇和常染色体隐性遗传性儿童严重视网膜营养不良。在此类模型中小鼠视网膜中无 RPE-65 RT-PCR 产物。组织学检查发现小鼠视杆细胞外节膜盘排列紊乱;ERG 检查显示视杆细胞波形熄灭,视锥细胞反应正常。RPE 细胞中全反视黄醇酯过度积累,而 11-顺-视黄醇酯缺乏,从而引起光感受器凋亡。

2. 诱发型 RP 动物模型 采用化学或物理方法,使基因发生突变,产生类似人类 RP 疾病。目前常用的诱变剂为 N-乙基-N-亚硝基脲(N-ethyl-N-nitrosourea,ENU),它是一种功能强大的诱变剂,能使 DNA 发生较高频率的点突变,使视网膜发生显性遗传异常。可诱导 *Pde6b*、*Rom1*、*Pax6*、*Mitf*、*Egrf* 等基因突变,引起眼部视觉异常。ENU 诱导的 RP 发生率高,可重复性好,但获得特定基因的发生率难以把控,需要全基因组筛查,才能确定致病基因。此模型为研究人类遗传性 RP 提供了很好的模型。

(彭宇婷 金陈进)

(二)糖尿病视网膜病变(diabetic retinopathy,DR)动物模型

目前 DR 动物模型包括:遗传性模型、诱导模型、胰腺切除糖尿病动物模型,其中诱发型包括链脲佐菌素(streptozotocin,STZ)药物诱发型、半乳糖饮食诱发型。

1. 遗传性 DR 动物模型 有小鼠、大鼠及斑马鱼模型。啮齿动物是研究 DR 的发病机制和探讨药物治疗非常流行的模型。其成本较低,重复性好,在短期内可诱导出大批动物模型,动物较小,具有更易操作处理的优点。下面重点介绍小鼠及大鼠动物模型。

（1）小鼠 DR 动物模型：主要介绍 Akita、非肥胖型糖尿病（non-obese diabetic mice，NOD）小鼠、db/db 小鼠、Akimba 小鼠。

Akita 小鼠是一种自发性 1 型糖尿病模型，由糖尿病基因 *Insulin2* 错义突变引起。其特征为快速高血糖、低胰岛素血症。4 周龄即可出现胰岛素分泌明显减少，8 周时发病视网膜血管通透性增加，反应性胶质增生。高血糖 12 周后视网膜血管通透性明显增强，22 周后周边区域的内丛状层、内核层变薄，节细胞数量显著减少。3 个月后视网膜进行性变薄，视锥细胞减少，外丛状层突触连接严重受损，无长突细胞及神经节细胞显著减少。此模型适用于研究 DR 的早期进展和神经保护作用。

NOD 小鼠是第二常用的 1 型糖尿病模型，其在遗传、免疫方面及病理生理改变与人类 DR 发展最接近，模型间个体差异较小，可进行基因分析，是理想的糖尿病模型。NOD 小鼠在 12 周龄发生糖尿病，在 30 周糖尿病的发生有明显的性别差异，其中 80% 雌鼠发生糖尿病，仅 20% 雄鼠会发生。该模型在糖尿病发病初期血糖变化较大，需要经常定期监测血糖水平。

db/db 小鼠是一种自发性 2 型糖尿病模型，是由 *leptin* 受体基因突变引起。4~8 周发生高血糖及肥胖，病情进展持续到 10 个月。晚期反应性胶质增生及血 - 视网膜屏障破坏引起血管渗漏，血糖水平持续升高，最后因胰岛细胞衰竭及心肌疾病而死于 10 月龄。此模型糖尿病的发生是基因功能异常的自发结果，在诱导高血糖方面表型相对一致，造模成功率较高，可用于研究晚期糖尿病。

Akimba 小鼠是一种持续进展性的 DR 模型。以周细胞凋亡、血管丢失以及新生血管形成血管弥漫渗漏为特征性表现。毛细血管渗漏、血管迂曲、微血管瘤于 8 周龄可见。随着疾病进展可见光感受器细胞丢失、视网膜变薄，视网膜屏障破坏，可发生持续性视网膜水肿甚至视网膜脱离。

（2）大鼠 DR 模型：常见有 GK 大鼠、STD 大鼠、BB 大鼠、WBN/Kob 大鼠、OLETF 大鼠。

GK 大鼠是一个常用的自发性非肥胖 2 型糖尿病模型，其胰岛 β 细胞形态和功能的缺陷主要受遗传基因决定，具有与人类 2 型糖尿病微血管病变相似的改变。如神经纤维有节段性脱髓鞘、轴突变性、视网膜 VEGF 表达增加、运动神经传导速率减慢、视网膜局部血流减少。GK 大鼠可以作为长期 DR 研究的良好模型。但是此模型尚未见视网膜新生血管的病理表现。

STD 大鼠是非肥胖的 2 型糖尿病模型，能自然发生糖尿病，眼底可有新生血管、牵拉性视网膜脱离等类似于人类增殖性 DR 的表现。20 周左右发病，不用胰岛素治疗也能存活很长一段时间，55 周时可观察到血管异常和糖尿病牵拉性视网膜脱离的发生。

BB 单基因模型鼠被广泛用于 1 型糖尿病研究。此模型 8~11 个月时表现为视网膜损害，周细胞损失，毛细血管变性，微动脉瘤形成，以及自身免疫反应引起胰腺细胞的凋亡。

WBN/Kob 大鼠是自发性 2 型糖尿病模型，其致病基因目前尚不清楚。这个模型以视网膜内血管病变伴新血管形成，血管内透明化为主要病变特点，是研究 DR 进展的理想模型。

OLETF 大鼠可自发性发生糖尿病，发病率有性别差异，25 周龄雄性大鼠一般 100% 发生。5 个月时，可观察到内核层细胞由 3~4 排减少至 2 排，感光细胞层细胞由 8 排减少到 3~6 排，色素上皮层细胞高度降低，基底膜发育迟缓，视网膜毛细血管基底膜增厚，并可观察到毛细血管内皮细胞的损害。

2. 诱发性 DR 动物模型

(1) STZ 诱导的 DR 小鼠模型:诱导的化学品包括 STZ 和四氧嘧啶,其中 STZ 诱导小鼠已广泛用于 DR 发病机制研究和药物试验研究。小鼠一般在注药后几天即可引起糖尿病发生,为常用的糖尿病动物模型(图 7-4-1)。STZ 诱导的 DR 动物模型是通过诱导胰腺产生大量的氧自由基,造成 β 细胞损伤(图 7-4-2),导致血胰岛素下降和血糖升高,可模拟人类的胰岛素依赖型糖尿病。

小鼠模型制作方法:用 0.1mol/L,pH4.2 的枸橼酸缓冲液,配制成 2.5% 的 STZ 溶液,按 50mg/kg 的给药量经尾静脉注入小鼠体内,给药前小鼠禁食禁饮 12h,注射后 30min 恢复进食。建模 72h 后采尾静脉血测量血糖,血糖大于 16.7mmol/L,视为造模成功。组织病理检查可见视网膜周细胞及毛细血管受损、血管基底膜增厚,血管闭塞、通透性增强,早期 1 型糖尿病的病理改变。10 周 STZ 小鼠模型可作为接近人类早期 PDR 的动物模型用于 DR 的相

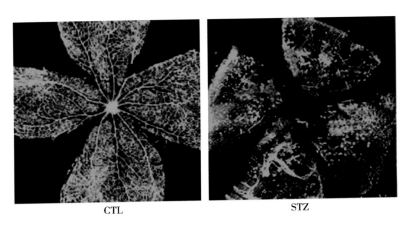

CTL   STZ

图 7-4-1   STZ 造模 10 周小鼠视网膜血管

CTL 为正常对照,STZ 模型鼠可见视网膜微血管瘤、无灌注区形成。

引自:Metformin inhibits development of diabetic retinopathy through inducing alternative splicing of VEGF-A,Yi Q Y,Deng G,Chen N,et al,2016

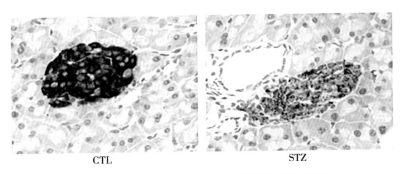

CTL   STZ

图 7-4-2   STZ 小鼠模型胰腺组织胰岛素免疫染色

与正常对照小鼠(CTL)相比,STZ 造模 12 周小鼠(STZ)的胰岛 β 细胞明显受损。

引自:Metformin inhibits development of diabetic retinopathy through inducing alternative splicing of VEGF-A,Yi Q Y,Deng G,Chen N,et al,2016

关实验研究。血糖升高 17 周后可见毛细血管基底膜增厚和新生血管生成,然而个别动物对 STZ 有耐受性及高血糖诱导免疫反应,因此研究者必须检测动物的血糖水平并确认其造模成功。目前大多数诱导的 DR 动物模型采用 STZ 方法建立,但是值得注意的是建立起的糖尿病模型并不是 100% 发生 DR。

(2) STZ 诱导的 DR 大鼠模型:大鼠可通过腹腔注射 STZ、四氧嘧啶或摄入半乳糖诱发高血糖。与小鼠相比,大鼠更容易受到 STZ 毒性影响,因此其所需 STZ 剂量通常较低。单次剂量 60~65mg/kg 是最常用的一种方法。为了尽量减少模型死亡率,也可通过胰岛素补偿给药。STZ 给药后大鼠在 DR 早期各项眼底变化出现较慢。血糖升高 1 个月后可见视网膜色素上皮间隙轻度扩张,部分细胞基底部褶皱增大,结构模糊。STZ 诱导的糖尿病大鼠仅表现为 DR 的早期症状。血糖升高 2 周后,在整个视网膜中检测到凋亡细胞增加,血糖升高 1 个月后,周边部视网膜中星形胶质细胞的数量减少。血糖升高 2 周后血 - 视网膜屏障分裂趋势明显。血糖升高 8 个月后,Lewis 大鼠表现出视网膜毛细血管和视网膜神经节细胞损失。

(3) 半乳糖诱导的 DR 猕猴模型:持续 2 年给予超出正常饮食 30% 的半乳糖喂养猕猴,可引起血糖显著升高、血管通透性增强、黄斑水肿、周细胞损失、血管基底膜增厚、视网膜血管扭曲、微血管瘤形成。SD-OCT 显示黄斑中心凹及旁中心凹由于视网膜内积液引起视网膜厚度明显增厚。约在半乳糖喂养 15 个月后,可见 RPE 破坏、光感受器不连续,这一系列改变均与人类 DR 表现极其相似。

(4) 半乳糖诱导的 DR 狗模型:给予高于正常饮食 30% 半乳糖喂养狗,狗的表型与人类 DR 表型最为接近,但造模时间较长,1 年可出现 DR 和白内障的表现,32 月龄周细胞丢失、微血管瘤形成、斑点状出血,60 月龄基膜增厚。

(彭宇婷 黎韦华 李凯婧)

(三) 氧诱导视网膜病变 (oxygen-induced retinopathy,OIR) 动物模型

暴露于高氧环境中,视网膜血管收缩,毛细血管不成熟,退化导致血管闭塞。暴露于高氧环境也可引起视网膜深层毛细血管网形成明显延迟。当氧分压恢复正常之后,血管闭塞区开始缺氧,视网膜血管闭塞区形成无血管区和病理性新生血管,产生类似于人类早产儿视网膜病变 (retinopathy of prematurity,ROP) 的表现,OIR 模型为研究人类 ROP 的发病机制及治疗方法提供实验基础。

多种动物均可用于制作此模型如小鼠、大鼠、比格猎犬、小猫,其中大鼠和小鼠最为常用。每种动物 OIR 模型制作方法如下。

小鼠模型的制作方法:将 1 周龄小鼠与母鼠置于氧浓度为 75% 的氧舱中喂养 5 天,氧舱内氧流量控制在 0.5~0.6L/min,浓度稳定在 75% 左右,每隔 4h 监测氧舱内氧气浓度,保证气体的流入与流出平衡,氧舱内压力要保持为常压或者接近常压。而后在正常空气条件下喂养 5 天。造模成功的小鼠 OIR 模型的血管表现见图 7-4-3。

大鼠模型的制作方法:将出生的大鼠分别置于氧浓度为 50% 和 10% 氧气的环境中,每 24h 交替一次,持续 14 天。高氧浓度可继发产生极端动脉氧,使得新生大鼠视网膜形成类似于人类 ROP 的表现。14 天龄大鼠的周边视网膜可见病理性视网膜血管形成,18 天龄在有血管和无血管的交界面形成玻璃体腔内新生血管,这些病变类似于人类 ROP。大鼠 OIR 模型被认为是最具代表性的 ROP 动物模型。

比格猎犬模型的制作方法:将出生一天的比格猎犬置于 100% 的氧浓度下,出生后 5 天

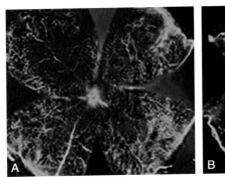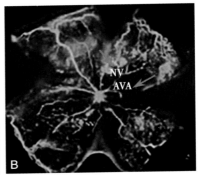

图 7-4-3　在荧光显微镜下观察出生后 17 天 OIR 小鼠荧光素异硫氰酸酯 - 葡聚糖灌注视网膜血管情况

A. 在正常氧压下小鼠灌注;B. 小鼠缺氧灌注,荧光图像显示视网膜血管迂曲扩张,观察到毛细血管瘤,及视网膜血管灌注区和无灌注区交界,视网膜血管明显扩张,广泛无灌注区(avascular area,AVA)及大片新生血管(neovascularization,NV)形成如箭头 NV、AVA 所指。

引自:Phosphomannopentaose sulfate(PI-88)suppresses angiogenesis by downregulating heparanase and vascular endothelial growth factor in an oxygen-induced retinal neovascularization animal model,Liang XJ,Yuan L,Hu J,et al, 2012

重新回到正常室内空气中。这种模型可出现玻璃体新生血管,发生视网膜脱离概率较高,是研究人类视网膜疾病最佳模型之一,此模型对研究人类 ROP 药物剂量的测试非常有用。

　　小猫模型的制作方法:将 3 天龄的小猫置于氧浓度为 80% 的环境中 112h。此模型目前较少用于科研领域。

　　检测视网膜新生血管(retinal neovascularization,RNV)的经典方法是将眼球组织做连续切片,用碘酸希夫或苏木精伊红染色,计算视网膜内界膜前的血管内皮细胞核的数量,评估 RNV 的增殖程度。CD31 染色为显示 RNV 最特异且直观的方法。异凝集素对视网膜铺片进行染色或用荧光素异硫氰酸 - 葡聚糖心脏灌注后行视网膜铺片,能较清晰地显示视网膜无灌注区,还可显示有血液灌注的 RNV。

　　(四)视网膜静脉阻塞动物模型

　　1. 血管阻塞性 RNV 动物模型　激光光凝或光动力疗法引起单一视网膜静脉阻塞或多静脉阻塞,静脉阻塞后数小时,可出现视网膜出血、水肿,随后在缺血区域的周边视网膜或玻璃体腔内形成新生血管。

　　实验动物可以选择大鼠和猪。

　　大鼠视网膜静脉阻塞可出现类似人静脉阻塞的微血管改变,静脉扩张、扭曲、渗出,进而引起血流量下降、视网膜缺血,形成 RNV 或虹膜新生血管。

　　大鼠模型制作方法:大鼠麻醉后,尾静脉注射玫瑰红染料或腹腔注射荧光素钠,距视盘上方 0.5~2 个视盘直径处用 514nm 激光,功率为 50~100mW,曝光时间 0.1s,光斑大小 50μm,每条静脉光凝 4~6 次,光凝两条或者三条主要静脉,可见静脉内形成明显的黑色血栓,血流停滞,光凝阻塞静脉后 10~30min 可见静脉所属区域的视网膜静脉迂曲扩张,视网膜水肿,继而形成 RNV 甚至发生牵拉性视网膜脱离。

对猪视网膜静脉用 514nm 激光,功率为 150mW,持续时间 1s,光斑大小 125μm,每条静脉光凝 4~5 次,可见光凝后视网膜静脉血流停滞,光凝引起一条视网膜静脉阻塞或多条静脉阻塞,静脉阻塞后数小时,可见视网膜出血、水肿,随后在缺血区域的周边视网膜或玻璃体腔内形成新生血管。

2. 转基因及基因敲除 RNV 小鼠模型

(1) *rho/VEGF* 转基因小鼠:*rhodopsin* 启动子驱动的 VEGF 转基因小鼠。视网膜光感受器细胞过表达 VEGF,在深层视网膜毛细血管床形成新生血管,可长至视网膜下腔,形成视网膜内及视网膜下新生血管,这一模型与视网膜血管瘤样增生(retinal angiomatous proliferation, RAP)类似。

(2) *rho/rtTA-TRE/VEGF or IRBP/rtTA-TRE/VEG* 转基因小鼠:在无强力霉素的情况下,成年转基因小鼠有少量 VEGF 表达,添加强力霉素后,VEGF 表达量显著增加,新生血管面积变大。与 *rho/VEGF* 小鼠相比,视网膜脱离更明显,*VEGF* 的 mRNA 及蛋白在眼内表达量更高。

(3) *VEGF165*(*hVEGF*)过表达小鼠:研究发现了四种 *VEGF165*(*hVEGF*)过表达转基因小鼠的表型,RNV 程度不一。这些转基因小鼠通过微量注射截断小鼠视紫红质启动子驱动 *hVEGF* 基因的 DNA 结构,*hVEGF* 低表达形成中等程度 RNV,表现为静脉迂曲、微动脉瘤、局灶性的荧光渗漏,其余三个 *hVEGF* 高表达的株系临床表现更为严重。除中等程度的改变外,还伴有广泛的新生血管、出血及视网膜脱离。

(4) *Nrl−/−Grk1−/−* 双基因敲除小鼠:*Nrl−/−Grk1−/−* 双基因敲除小鼠用于研究视锥细胞 G 蛋白偶联受体信号通路。G 蛋白偶联受体激酶 1(G-protein-coupled receptor kinases, Grk1)参与视锥细胞色素的失活及复原。Grk1 表达的缺乏可引起年龄相关的及不受光约束的视锥细胞营养不良。1 月龄 RNV 在全层视网膜均可见,通过炎症通路调控。

(五)光损伤视网膜疾病动物模型

除用激光照射眼底造成损伤外,也有模拟强光和／或特定波长范围(如蓝光)光照射,制造视网膜光损伤模型用于相关研究。光对视网膜的损伤能诱发活性氧自由基产生,使视网膜细胞处于氧化应激状态,造成细胞损伤、凋亡、生物膜溶解和细胞坏死,感光细胞的凋亡、视网膜变性,引发视网膜疾病,导致视力丧失。视细胞凋亡是视网膜光损伤的重要机制,光损伤启动了视细胞凋亡的发生。大鼠模型制作方法:选择 8~9 周的成年大鼠,将大鼠置于明暗交替环境下适应性饲养 1 周,完全暗适应 12h,用(5 000 ± 300)lx 强度光照射 3h,可致大鼠视网膜重度损伤。光损伤视网膜可能存在种属依赖性,此外还受多种因素的影响,如种属、饮食、光饲养的预处理、辐照时间、造模环境的温度。

二、脉络膜疾病动物模型

脉络膜新生血管(choroidal neovascularization, CNV)是常见的难治性致盲性眼底病变。变性类疾病、遗传性黄斑变性、炎症性疾病、肿瘤及外伤等因素均可破坏 RPE-Bruch 膜 - 脉络膜毛细血管复合体,导致 CNV 的形成。湿性年龄相关性黄斑病变(age-related macular degeneration, AMD)是 50 岁以上老年患者常见的致盲性眼底疾病之一。CNV 的形成是湿性 AMD 最具特征的表现形式。CNV 动物模型为研究 CNV 的发病机制及治疗方法提供了理论和实验基础。CNV 模式动物的制作主要分为激光诱导、转基因与基因敲除两种类型。

（一）激光诱导的 CNV 动物模型

激光诱导 CNV 模型和人类 CNV 疾病产生的病理基础都基于 RPE-Bruch's 膜 - 脉络膜毛细血管复合体的破坏，血管生成因子和抑制因子的平衡被破坏，形成新生血管。与人类 CNV 疾病发病机制不同的是，激光是通过对视网膜产生机械损伤、热效应和光化学反应等生物效应造成 Bruch 膜破坏，使视网膜在炎症修复过程中形成新生血管。激光诱导的 CNV 模型是最常见的方法，常用于基础实验和 CNV 治疗的研究中。氩激光穿透力较弱，主要作用于视网膜内层和 RPE 层。氪激光穿透力更强，主要作用于 RPE 和脉络膜内层。

实验动物可以选择大鼠、小鼠、兔、猴、猪。

鼠是研究生理性和病理性血管发生发展机制较理想的实验对象，应用最为广泛。与人类视网膜结构相比，刚出生的幼鼠视网膜可见未发育成熟的透明血管，出生后的小鼠分支状透明血管排列有序。鼠类模型的优点在于模型制作成功率高，通过眼底血管荧光造影（fundus fluorescein angiography，FFA）即可观察到结果。模型制作方法：氩激光波长 532nm，激光功率为 200mW，光斑直径为 50μm，曝光时间为 0.1s，以视乳头为中心距视乳头 1.5~2.0PD 的位置进行光凝，每只眼激光光凝 4~6 点，光凝成功的标志为激光光凝后观察到气泡产生。

兔眼激光诱导模型在国内应用较为广泛，优点在于兔眼较之鼠眼在大小上更接近人类，易于模拟实验操作，易于检查，家兔来源广泛，费用较低，CNV 出现时间早且稳定。但兔眼视网膜解剖结构与人类不同，后极部视网膜荧光素渗漏不典型，可通过组织学检查判断有无 CNV 形成。模型制作方法：氪激光波长 647nm，激光功率为 700~800mW，光斑直径为 50μm，曝光时间为 0.05s，以视乳头为中心距视乳头 1.5~2.0PD 的位置进行光凝，每只眼激光光凝 20 点，光斑间隔 300μm，光凝成功的标志为激光光凝后观察到气泡产生。

猴的视网膜及黄斑结构与人类相似，眼球大小接近，便于操作，具有荧光素渗漏的特点，是临床药物筛选的首选模型。制作方法：氩激光波长 532nm，激光功率为 650mW，光斑直径为 75μm，曝光时间为 0.05s，黄斑拱环周围给予氩激光光凝 9~20 点，激光成功的标志为肉眼观察到气泡产生（图 7-4-4）。

猪眼球与人眼大小接近便于操作，造模成功率较高。与猴相比较实惠。适用于临床药物筛选。二极管激光为波长 810nm，激光功率为 1W，光斑直径 600μm，曝光时间 0.1s。FFA 检查荧光素渗漏情况以判定 CNV 是否形成。

CNV 模型有不同成功率，可能与所采用动物类型、激光种类以及 CNV 诊断标准不同等因素有关。

（二）转基因和基因敲除小鼠 CNV 模型

1. $VEGF_{164}RPE65$ 模型小鼠　由 RPE65 启动子驱动的 $VEGF_{164}$，组织学检测可见脉络膜血管异常，尽管不能形成 CNV，但是通常被描述为脉络膜内新生血管。这种模型中脉络膜内血管异常代表血管化的发展变化，而不是新生血管。

2. Ccr2/Ccl2 缺陷 AMD 模型小鼠　Ccl2 或 Ccr2 缺陷的转基因小鼠不能将巨噬细胞招募到 RPE 和 Bruch 膜，引起 C5a 和 IgG 积聚，继而引起 VEGF 分泌，25% 的小鼠能够形成显微镜下可见的 CNV。这一模型有助于理解 CNV 的病理学，尤其是在 CNV 形成中巨噬细胞的招募机制。

3. ApoE 过表达转基因小鼠　用高脂胆固醇饮食喂养 ApoE4 过表达转基因小鼠不仅能

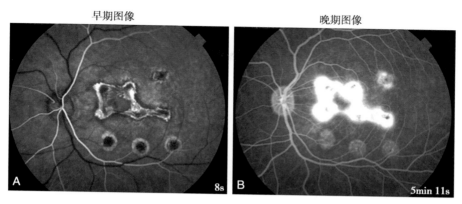

早期图像 晚期图像

图 7-4-4 激光诱导猕猴 CNV 眼底表现

激光光凝 28 天后荧光血管造影；A.造影早期可见 CNV 边界；B.晚期荧光素钠明显渗漏，范围扩大。

引自：Intravitreal injection of(99) Tc-MDP inhibits the development of laser-induced choroidal neovascularization in rhesus monkeys，Lai K，Jin C，Tu S，et al，2014

形成 CNV，还可见玻璃疣样及层状基底沉积物，FFA、组织学、免疫组化及电镜检查发现有 19% 雄性小鼠、18% 的雌性小鼠能形成 CNV。这一模型是研究自发性 CNV 发病机制的重要模型。

4. *Cp-/-Heph-/Y* 敲除小鼠 由于血浆铜蓝蛋白及其辅助蛋白的破坏，导致铁过载引起 AMD 样改变的转基因小鼠。这一模型小鼠引起 RPE 改变及光感受器的退变。尽管不确定新生血管是来源于视网膜还是脉络膜，组织学显示 100% 小鼠形成视网膜下新生血管，这一模型未见 AMD 类似的玻璃疣样及层状基底沉积物。

5. 自发性 16 号染色体 *Bst* 突变 约在 88% 动物能够形成组织学上可见的视网膜下新生血管，新生血管的形成与 RPE 异常、视网膜错构瘤样损害相关，通过 Bruch 膜损伤形成与视网膜及脉络膜相连的新生血管。虽然新生血管的形成与年龄相关，但这一模型相对于 AMD 中 CNV 而言，更接近于 RAP 模型。

6. *Vldlr-/-* 突变小鼠 纯合体小鼠针对性突变 *VldlrTm1Her*，3 个月时视网膜外丛状层和脉络膜血管形成吻合支，这一模型表现与 *Bst* 模型相似，接近于 RAP 模型。

7. *Ccl2/Cx3cr1* 缺陷小鼠 15% 的小鼠在 6 周即可形成 CNV，造模时间短，此模型为转基因小鼠中自发性新生血管形成最具潜力的模型。

8. *Tet/VMD2/VEGF* 和 *Tet/VMD2/VEGF/Ang2* 正常成年小鼠单纯上调 RPE 分泌 VEGF，并不能形成 CNV，但是视网膜下注射过表达 Ang2 的腺病毒载体，能够使 *Tet/VMD2/VEGF* 双转基因小鼠 100% 发生组织学可见的 CNV，然而 *Tet/VMD2/VEGF/Ang2* 三重转基因小鼠不会自发地发生 CNV。

9. *rhodopsin* 启动子 *VEGF* 过表达 *rhodopsin* 启动子与 *VEGF* 融合基因转基因小鼠，这种模型鼠与 *C57BL/6* 杂交产生的后代，血管成像可见视网膜内新生血管延伸至视网膜下腔，此病理改变类似于 RAP，新生血管可能来源于脉络膜和视网膜，从而引起 CNV 吻合。此模型可用于研究 CNV 新的治疗方法。

10. *senecient SOD1-/-* 小鼠 此模型小鼠玻璃膜、视网膜和脉络膜通过 FFA、组织学、超微结构和免疫组化检查可发现可辨的 CNV 发生。此模型鼠 RPE 可见 DNA 氧化损伤标记物 I-OHdG 阳性。

　　11. 转基因 *hHTRA1* 的小鼠动物模型　此模型能够形成息肉状脉络膜血管病变（polypoidal choroidal vasculopathy，PCV）（图 7-4-5）。HTRA1 本身具有弹力蛋白酶活性，可降解 Bruch 膜及脉络膜血管的弹力膜，上调 VEGF 表达量，从而诱导出 PCV 的特征性病理改变，脉络膜分支血管网、脉络膜息肉样病灶、弹性膜严重变性。此外，*HTRA1* 小鼠显示 RPE 萎缩和光感受器变性。衰老的 *HTRA1* 小鼠可形成隐匿性 CNV，很可能是由于 Bruch 膜的弹性膜变性及 VEGF 的上调引起。将人的 *HTRA1* 基因通过转基因注射到 *C57bll6* 小鼠与 CBA 小鼠形成的胚胎中，小鼠的 RPE 过表达 *HTRA1*。吲哚青绿脉络膜血管造影（indocyanine green angiography，ICGA）显示息肉状脉络膜血管扩张灶伴脉络膜分支血管网。组织病理学显示在 RPE 下有薄壁的异常扩张的脉络膜血管，在 RPE 与脉络膜血管之间有大量的红细胞。超微结构检测发现弹力膜发生了严重的变性。WB 检测发现 RPE 和脉络膜 VEGF 表达量上调。眼底影像及组织学检查均支持 PCV。

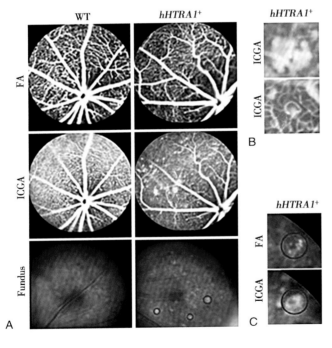

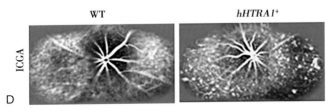

图 7-4-5　*hHTRA1*⁺ 转基因小鼠形成的 PCV

A. *hHTRA1*⁺ 转基因小鼠及野生型小鼠的 FA、ICGA、眼底彩照。*hHTRA1*⁺ 转基因鼠 ICGA 显示 PCV 病灶呈息肉状强荧光（如红色箭头），眼底彩照呈现橘红色病灶（如红色圆圈）；B. ICGA 图像放大可见息肉灶呈葡萄团状结构（上图）或者环状结构（下图，红色箭头）；C. 11 月龄 *hHTRA1*⁺ 小鼠在 ICGA 显示的 PCV 病灶在 FA 对应为斑点状强荧光伴染料渗漏（红色圆圈），类似隐匿性 CNV；D. ICGA 图像显示 PCV 病灶在 *hHTRA1*⁺ 小鼠分布情况。

引自：Increased expression of multifunctional serine protease，HTRA1，in retinal pigment epithelium induces polypoidal choroidal vasculopathy in mice，Jones A，Kumar S，Zhang N，et al，2011

（彭宇婷　金陈进）

参 考 文 献

1. Blanks JC,Mullen RJ,LaVail MM. Retinal degeneration in the pcd cerebellar mutant mouse. II. Electron microscopic analysis［J］. J Comp Neurol,1982,212(3):231-246.

2. Bronson RT,Donahue LR,Johnson KR,et al. Neuronal ceroid lipofuscinosis(nclf),a new disorder of the mouse linked to chromosome 9［J］. Am J Med Genet,1998,77(4):289-297.

3. Cai X,McGinnis JF. Diabetic retinopathy:animal models,therapies,and perspectives［J］. J Diabetes Res, 2016,2016:3789217.

4. Chang B,Hawes NL,Hurd RE,et al. Retinal degeneration mutants in the mouse［J］. Vision Res,2002,42(4): 517-525.

5. Criswell MH,Ciulla TA,Hill TE,et al. The squirrel monkey:characterization of a new-world primate model of experimental choroidal neovascularization and comparison with the macaque［J］. Invest Ophthalmol Vis Sci, 2004,45(2):625-634.

6. Grossniklaus HE,Kang SJ,Berglin L. Animal models of choroidal and retinal neovascularization［J］. Prog Retin Eye Resn,2010,29(6):500-519.

7. Ham DI,Chang K,Chung H. Preretinal neovascularization induced by experimental retinal vein occlusion in albino rats［J］. Korean J Ophthalmol,1997,11(1):60-64.

8. Hawes NL,Chang B,Hageman GS,et al. Retinal degeneration 6(rd6):a new mouse model for human retinitis punctata albescens［J］. Invest Ophthalmol Vis Sci,2000,41(10):3149-3157.

9. Jansen HG,Sanyal S. Development and degeneration of retina in RDs mutant mice:electron microscopy［J］. J Comp Neurol,1984,224(1):71-84.

10. Jones A,Kumar S,Zhang N,et al. Increased expression of multifunctional serine protease,HTRA1,in retinal pigment epithelium induces polypoidal choroidal vasculopathy in mice［J］. Proc Natl Acad Sci U S A,2011, 108(35):14578-14583.

11. Kiilgaard JF,Andersen MV,Wiencke AK,et al. A new animal model of choroidal neovascularization［J］. Acta Ophthalmol Scand,2005,83(6):697-704.

12. Liang XJ,Yuan L,Hu J,et al. Phosphomannopentaose sulfate(PI-88) suppresses angiogenesis by downregulating heparanase and vascular endothelial growth factor in an oxygen-induced retinal neovascularization animal model ［J］. Mol Vis,2012,18:1649-1657.

13. Martin G,Conrad D,Cakir B,et al. Gene expression profiling in a mouse model of retinal vein occlusion induced by laser treatment reveals a predominant inflammatory and tissue damage response［J］. PLoS One,2018,13(3): e0191338.

14. McAllister IL,Vijayasekaran S,Chen SD,et al. Effect of triamcinolone acetonide on vascular endothelial growth factor and occludin levels in branch retinal vein occlusion［J］. Am J Ophthalmolm,2009,147(5):838-846. e8462.

15. Olivares AM,Althoff K,Chen GF,et al. Animal models of diabetic retinopathy［J］. Curr Diab Rep,2017,17 (10):93.

16. Pearson JA,Wong FS,Wen L. The importance of the Non Obese Diabetic(NOD) mouse model in autoimmune diabetes［J］. J Autoimmun,2016,66:76-88.

17. Redmond TM,Yu S,Lee E,et al. Rpe65 is necessary for production of 11-cis-vitamin A in the retinal visual cycle. Nat Genet,1998,20(4):344-351.

18. Reuter JH,Sanyal S. Development and degeneration of retina in rds mutant mice:the electroretinogram［J］.

Neurosci Lett,1984,48(2):231-237.

19. RJ,LaVail M. Two types of retinal degeneration in cerebellar mutant mice [J]. Nature,1975,258(5535):528-530.

20. Saito Y,Park L,Skolik SA,et al. Experimental preretinal neovascularization by laser-induced venous thrombosis in rats [J]. Curr Eye Res,1997,16(1):26-33.

21. Smith SB. Evidence of a difference in photoreceptor cell loss in the peripheral versus posterior regions of the vitiligo (C57BL/6J-mi(vit)/mi(vit)) mouse retina [J]. Exp Eye Res,1995,60(3):333-336.

22. Tobe T,Ortega S,Luna JD,et al. Targeted disruption of the FGF2 gene does not prevent choroidal neovascularization in a murine model. Am J Pathol,1998,153(5):1641-1646.

23. Wang H. Anti-VEGF therapy in the management of retinopathy of prematurity:what we learn from representative animal models of oxygen-induced retinopathy [J]. Eye Brain,2016,8:81-90.

24. Xie B,Nakanishi S,Guo Q,et al. A novel middle-wavelength opsin(M-opsin)null-mutation in the retinal cone dysfunction rat [J]. Exp Eye Res,2010,91(1):26-33.

25. Yi QY,Deng G,Chen N,et al. Metformin inhibits development of diabetic retinopathy through inducing alternative splicing of VEGF-A [J]. Am J Transl Res,2016,8(9):3947-3954.

第五节　眼遗传病及转基因动物模型

一、遗传眼病概述

眼睛是人类重要的感觉器官,接受外界近90%的信息,通过大脑加工形成视觉。眼疾病也是影响人类生活质量的重要疾病。眼疾病的致病因素可分为遗传(如视网膜色素变性)、环境(如各种感染性及物理化学损伤性眼病)及两者的相互作用(如老年黄斑变性)。单纯环境引起的疾病相对简单,环境因素确定后可得到很好的预防和治疗。环境和遗传的相互作用最为复杂,突变基因在不同的人群所处环境的不同,可有不同的表型,甚至完全没有表型,因此病因的确定和治疗都颇为困难。遗传眼病在明确遗传模式,找出病因后,理论上可以通过基因治疗的手段进行修正,并且可以通过大小动物的遗传建模模拟致病过程,寻找致病机制。

遗传眼病的发生可以表现为眼及其附属结构的任何部位。包括眼睑、泪道、角膜、结膜、巩膜、视网膜和色素上皮等。基因突变的模式可表现有单基因和多基因的突变。目前发现单基因突变的遗传眼病近270种(https://eyewiki.aao.org/Genetic_Eye_Diseases)。由于多数情况下同一基因在不同的组织中都有功能,大部分遗传眼病表现为综合征的一个病症,单纯的遗传眼病则很少。遗传模式可表现有常染色体显性遗传、常染色体隐性遗传及X性染色体连锁遗传。线粒体遗传也有报道。也有许多由确定基因突变导致,但遗传模式不清晰的散发病例。

根据RetNet2019年3月26日的更新资料(https://sph.uth.edu/retnet/sum-dis.htm),与视网膜相关的眼病基因的突变位点有307个,确定的突变基因为271个(图7-5-1),基因和位点名称以及相对应的疾病见表7-5-1。由图7-5-1可见,随着遗传学和测序技术的进步,未确定的突变基因的比例越来越小。

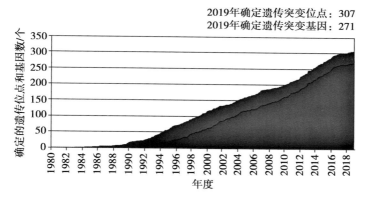

2019年确定遗传突变位点：307
2019年确定遗传突变基因：271

图 7-5-1 遗传视网膜疾病的确定遗传位点和基因

表 7-5-1 视网膜疾病的基因和遗传位点

视网膜疾病	突变遗传位点确定 突变基因不确定	突变遗传位点和基因确定
BBS 综合症,常染色体隐性	无	*ADIPOR1*,*ARL6*,*BBIP1*,*BBS1*,*B8S2*,*BBS4*,*BBS5*,*B8S7*,*B8S9*,*BBS10*,*BBS12*,*C8orf37*,*CEP19*,*CEP290*,*IFT172*,*IFT27*,*INPPSE*,*KCNN3*,*LZTFL1*,*MKKS*,*MKS1*,*NPHP1*,*SDCCAG8*,*TRIM32*,*TTC8*
脉络膜视网膜萎缩或变性,常染色体显性	无	*PRDM13*,*RGR*,*TEAD1*
视锥或视锥-视杆营养不良,常染色体显性	*CORD4*,*CORD17*,*RCD1*	*AIPL1*,*CRX GUCA1A*,*GUCY2D*,*PITPNM3*,*PROM1*,*PRPH2*,*RIMS1*,*SEMA4*,*AUNC119*
视锥或视锥-视杆营养不良,常染色体隐性	*CORD8*	*ABCA4*,*ADAM9*,*ATF6*,*C21orf2*,*C8orf37*,*CACNA2D4*,*CDHR1*,*CEP78*,*CERKL*,*CNGA3*,*CNGB3*,*CNNM4*,*GNAT2*,*IFT81*,*KCNV2*,*PDE6C*,*PDE6H*,*POC1B*,*RAB28*,*RAX2*,*RDH5*,*RPGRIP1*,*TTLL5*
视锥或视锥-视杆营养不良,X-染色体连锁	*COD2*	*CACNAIF*,*RPGR*
先天性静止性夜盲,常染色体显性	无	*GNAT1*,*PDE6B*,*RHO*
先天性静止性夜盲,常染色体隐性	无	*CABP4*,*GNAT1*,*GNB3*,*GPR179*,*GRK1*,*GRM6*,*LRIT3*,*RDH5*,*SAG*,*SLC24A1*,*TRPM1*
先天性静止性夜盲,X-染色体连锁	无	*CACNA1F*,*NYX*
单纯耳聋或综合症型,常染色体显性	无	*ESPN*,*WFS1*
单纯耳聋或综合症型,常染色体隐性	无	*CDH23*,*CIB2*,*DFNB31*,*ESPN*,*MYO7A PCDH15*,*PDZD7*,*USH1C*
先天黑矇,常染色体显性	无	*CRX*,*IMPDH1*,*OTX2*

续表

视网膜疾病	突变遗传位点确定 突变基因不确定	突变遗传位点和基因确定
先天黑矇,常染色体隐性	无	*AIP1,CABP4,CCT2,CEP290,CLUAP1,CRB1,CRX DTHD1,GDF6,GUCY2D,IFT140,IQCB1,KCNJ13, LCA5,LRAT,NMNAT1,PRPH2,RD3,RDH12,RPE65, RPGRIP1,SPATA7,TULP1*
黄斑变性,常染色体显性	*BCAMD,MCDR3, MCDR4,MCOR5, MDDC*	*BEST1,C1QTNF5,CTNNA1,EFEMP1,ELOVL4,FSCN2, GUCA18,HMCN1,IMPG1,OTX2,PRDM13,PROM1, PRPH2,RP1L1,TIMP3*
黄斑变性,常染色体隐性	无	*ABCAA,CFH,DRAM2,IMPG1,MFSD8*
黄斑变性,X-染色体连锁	无	*RPGR*
眼-视网膜发育疾病,常染色体显性	无	*VCAN*
视神经萎缩,常染色体显性	*OPAA,OPA5, OPA8*	*AFG3L2,MFN2,NR2F1,OPA1*
视神经萎缩,常染色体隐性	*OPA6*	*ACO2,NBAS,RTN4IP1,TMEM126A*
视神经萎缩,X-染色体连锁	*OPA2*	*IIMM8A*
视网膜色素变性,常染色体显性	*RP63*	*ADIPOR1,ARL3,BEST1,CA4,CRX,FSCN2,GUCA1B, HK1,IMPDH1,IMPG1,KLHL7,NR2E3,NRL,PRPF3, PRPF4,PRPF6,PRPF8,PRPF31,PRPH2,RDH12, RHO,ROM1,RP1,RP9,RPE65,SAG,SEMA4A, SNRNP200,SPP2,TOPORS*
视网膜色素变性,常染色体隐性	*RP22,RP29*	*ABCA4,AGBL5,AHR,ARHGEF18,ARL6,ARL2BP, BBS1,BBS2,BEST1,C2orf71,C8orf37,CERKL,CLCC1, CLRN1,CNGA1,CNGB1,CRBI,CYP4V2,DHDDS, DHX38,EMC1,EYS,FAM161A,GPR125,HGSNAT, IDH3B,IFT140,IFT172,IMPG2,KIAA1549,KIZ LRAT, MAK,MERTK,MVK,NEK2,NEUROD1,NR2E3,NRL, PDE6A,PDE6B,PDE6G,POMGNT1,PRCD,PROM1, RBP3,REEP6,RGR,RHO,RLBP1,RP1,RP1L1,RPE65, SAG,SAMD11,SLC7A14,SPATA7,TRNT1,TTC8, TULP1,USH2A,ZNF408,ZNF513*
视网膜色素变性,X-染色体连锁	*RP6,RP24,RP34*	*OFD1,RP2,RPGR*
系统综合症疾病伴有视网膜病理改变,常染色体显性	*CORD1*	*ABCC6,AFG3L2,ATXN7,COL11A1,COL2A1,JAG1, KCNJ13,KIF11,MFN2,OPA3,PAX2,TREX1,VCAN*

续表

视网膜疾病	突变遗传位点确定 突变基因不确定	突变遗传位点和基因确定
系统综合症疾病伴有视网膜病理改变,常染色体隐性	*FHASD,MRST,WFS2*	*ABCC6,ABHD12,ACBD5,ACO2,ADAMTS18,ADIPOR1,AFG3L2,AHI1,ALMS1,CC2D2A,CEP164,CEP290,CLN3,COL9A1,CSPP1,ELOVL4,EXOSC2,FLVCR1,GNPTG,HARS,HGSNAT,HMX1,IFT140,IFT81,INPP5E,INVS,IQCB1,LAMA1,LRP5,MKS1,MTTP,NPHP1,NPHP3,NPHP4,OPA3,PANK2,PCYT1A,PEX1,PEX2,PEX7,PHYH,PLK4,PNPLA6,POC5,POC1B,PRPS1,RDH11,RPGRIP1L,SDCCAG8,SLC25A46,TMEM216,TMEM237,TRNT1,TTPA,TUB,TUBGCP4,TUBGCP6,WDPCP,WDR19,WFS1,ZNF423*
系统综合症疾病伴有视网膜病理改变,X-染色体连锁	无	*OFD1,TIMM8A*
Usher 综合症,常染色体隐性	*USH1E,USH1H,USH1K*	*ABHD12,ADGRV1,ARSG,CDH23,CEP250,CEP78,CIB2,CLRN1,DFNB31,ESPN,HARS,MYO7A,PCDH15,USHIC,USH1G,USH2A*
其他视网膜病变,常染色体显性	*CACD,CODA1,EVR3,MCDR4*	*BEST1,CAPN5,CRB1,ELOVL1,FZD4,ITM2B,LRP5,MAPKAPK3,MIR204,OPN1SW,RB1,RCBTB1,TSPAN12,ZNF408*
其他视网膜病变,常染色体隐性	*RNANC,VRD1*	*ASRGL1,BEST1,C12orf65,CDH3,CNGA3,CNGB3,CNNM4,CYP4V2,LRP5,MFRP,MVK,NBAS,NR2E3,OAT,PLA2G5,PROM1,RBP4,RCBTB1,RGS9,RGS9BP,RLBP1*
其他视网膜病变,线粒体遗传	无	*KSS,LHON,MT-ATP6,MT-TH,MT-TL1,MT-TP,MT-TS2*
其他视网膜病变,X-染色体连锁	*PRD*	*CACNA1F,CHM,DMD,NDP,OPNILW,OPN1MW,PGK1,RS1*

二、遗传性视网膜色素变性模型

视网膜色素变性(retinitis pigmentosa,RP)为遗传缺陷导致的视网膜光感受器细胞的进行性死亡。遗传缺陷的蛋白大部分为光感受器细胞外段及纤毛蛋白。这些蛋白的突变将直接导致外段的物理和化学结构的变化,外段蛋白的分泌和运输及光信号转导的失败,并最终导致光感细胞的坏死。遗传视网膜疾病中,目前发现引发 RP 的基因大约 70 个。RP 发病率约为 1∶4 000。RP 的遗传方式具有高度的异质性,常染色体显性、常染色体隐性及 X 性染色体连锁遗传分别占 15%~25%、5%~20% 和 5%~15%。此外尚有 40%~50% 的未知遗传方式和少数线粒体遗传 RP(图 7-5-2A)。

（一）常染色体显性遗传 RP（autosomal dominant RP，adRP）

目前发现 29 个基因与 adRP 相关，而大多数的 adRP 实际只由少数的几个基因突变而引起。如 *RHO*、*PRPF31*、*PRPH2*、*RP1* 基因一起占约 40%，而其他基因总共占 10%~15%，未知基因占 45%~50%（图 7-5-2B）。

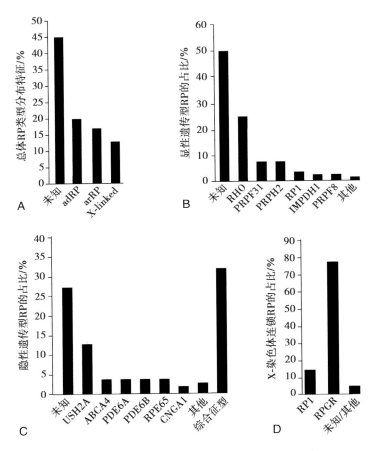

图 7-5-2   RP 突变基因及其在疾病中所占比率

A. 所有 RP 病人遗传类型比例；B. 常染色体显性（adRP）；C. 常染色体隐性（arRP）；D.X 性染色体连锁（xlRP）。

引自：Molecular genetics and emerging therapies for retinitis pigmentosa：Basic research and clinical perspectives，Dias M.F.，Joo K.，Kemp J.A.，et al，2018

1. *RHO*   *RHO* 基因突变型 RP 占 adRP 的 20%~30%，占总 RP 的 5%~10%。*RHO* 基因编码视紫红质蛋白（RHO 蛋白），是接受光子的一类受体蛋白。*RHO* 的突变引起视杆细胞的死亡，随后视锥细胞也会死亡，最后导致患者失明。最早发现的 *RHO* 突变是 P23H 位点，如今超过 200 个的 *RHO* 突变位点被发现。根据突变后引起的功能障碍的机制不同，*RHO* 的突变大致被分为六种类型：第一类突变会引起视紫红质蛋白无法运输到光感细胞的外段；第二类突变会导致 RHO 蛋白滞留在内质网导致分泌障碍；第三类突变会导致细胞内吞功能的障碍;第四类突变会导致视蛋白的稳定性下降;第五类突变会增加光转导蛋白激活的速度,从而破坏光传导途径的平衡;而第六类突变则会导致视蛋白的持续激活。除此六类外,尚有一部分突变未进行分型。

RHO 蛋白 T17M 及 P23H 是较常见的突变类型。RHO(T17M)突变蛋白的转基因小鼠的研究表明维生素 A 可能减缓光感细胞退化的速度,从而起一定的治疗效果。RHO 突变蛋白(P23H)突变蛋白的突变的转基因小鼠显示了 RHO 蛋白的转运障碍。另外,通过基因重组等方法敲入 P23H 对应的点突变,或敲除 *Rho* 基因的小鼠模型也进一步揭示 RP 的发病机制等。除小鼠外,尚有大鼠、兔子、狗等其他哺乳动物模型用于研究 *RHO* 突变型 RP。

2. *PRPF31*　*PRPF31* 突变型 RP 占 adRP 的 5%~10%,是引起 adRP 的第二大常见原因。*PRPF31* 是前体 RNA 拼接体的成分,影响 *RHO* 前体 RNA 的拼接,很可能是导致 adRP 的重要因素。除 *RHO* 之外,光感细胞外段的多种蛋白的前体 RNA 的拼接都可能受 *PRPF31* 基因的影响。然而,根据在病人中发现的 *PRPF31* 突变位点而制作的基因敲除的杂合小鼠并未出现视网膜变性,而纯合突变的小鼠在胚胎时死亡,从而表现出人和小鼠在某些基因敏感性上的差异。

3. *PRPH2*　*PRPH2* 基因编码外周蛋白 2,*PRPH2* 基因突变 RP 占 adRP 的 5%~10%,外周蛋白 2 定位于光感细胞外段的边缘,对光感细胞外段结构的维持具有重要作用。目前发现的突变类型已超过 150 种,其中除少数影响视锥细胞,多数损伤视杆细胞功能。*PRPH2* 通过和 *ROM1* 形成寡聚体参与外段的起始和维持。基因敲入的 *prph2* 小鼠揭示了 *prph2* 蛋白的碳端参与了外段发育的起始,而蛋白的主体部分则在成熟中起作用。自然突变的 *rd2* 小鼠的 RP 表型是由外源 DNA 插入 *Prph2* 的第二个外显子而引起,*rd2* 已被用作 AAV 介导的基因替代疗法等的研究。

4. *RP1*　RP1 蛋白特异地表达于光感细胞的连接纤毛,在光感细胞外段膜盘形成过程中,对膜盘蛋白的运输起至关重要的作用。在 adRP 中,*RP1* 突变占比 3%~4%,除了显性遗传的方式外,*RP1* 突变常染色体隐性遗传也有报道(<1%)。*Rp1* 基因敲除小鼠的 RP 表型与人的类似,为 RP 的机制及治疗的研究提供了很好的动物模型。

(二)常染色体隐性遗传 RP(autosomal recessive RP,arRP)

arRP 占所有 RP 的 5%~20%,目前为止已发现 62 个基因可引起 arRP,类似于 adRP,大部分的 arRP 只是由以下少数几种基因突变引起的。

1. *USH2A*　*USH2A* 基因编码 USHERIN 蛋白,*USH2A* 突变可引起 Ⅱ型 Usher 综合征,一种可引起 RP 和先天性神经性聋的疾病。该种基因突变型 RP 占整个 arRP 的 10%~15%。*USH2A* 特异地表达于光感细胞及耳蜗毛细胞,蛋白定位于光感细胞连接纤毛的囊袋。这个区域是外段蛋白细胞运输的载货区,因此该蛋白很可能在外段蛋白运输过程中起重要作用。*Ush2a* 突变小鼠的 RP 及先天性聋的表型与人相似,因此可以用于 RP 疾病的模拟。

2. *ABCA4*　*ABCA4* 编码一种特异性表达于光感细胞与 ATP 结合运输蛋白,通过翻转酶的活性将视黄醛偶联到磷脂酰乙醇胺,从而参与外段膜盘的形成,并在视网膜色素上皮(RPE)细胞吞噬光感受器外段,回收视黄醛的过程中起重要作用。*ABCA4* 突变占 arRP 的 2%~5%。除引起 RP 外,该基因的突变还可引起其他遗传性视网膜疾病,如视杆、视锥营养不良及 Stargardt 病。*Abca4* 基因敲除的小鼠及转基因小鼠已用于分子机制及基因治疗的研究。

3. *PDE6A* 和 *PDE6B*　*PDE6A*、*PDE6B* 及 *PDE6G* 编码磷酸二酯酶蛋白构成了一个表达于光感细胞外段的蛋白酶复合体,在光传导级联反应中起重要作用。PDE 复合体在光传导信号通路中,通过调节 GMP 的浓度来调节 cGMP 门通道的开闭。缺失 PDE 的激活将导致过多的钙内流,继而引起视杆细胞的毒性凋亡。PDE 基因突变引起了大约 4%~10% 的arRP。在化学药物诱导突变的两个 *Pde6a* 小鼠中出现了不同进展速度的光感细胞变性,在对其发病的分子机制研究中发现 *Pde6a* 的突变不仅影响 Pde6b 蛋白本身,Pde6b 蛋白的水平也受到影响。自然突变的 *Pde6b* 小鼠(*rd1* 小鼠)在 1965 年即被发现,目前 *rd1* 小鼠做为研究 arRP 的模型已被广泛应用。另一种较为常用的 *Pde6a* 突变小鼠为 *rd10* 小鼠,其表型较 *rd1* 轻,多用于治疗方法的研究。*Pde6r* 基因的突变也可引起早发型 RP,目前已有多种转基因 *Pde6r* 小鼠被用作研究。

4. *RPE65*　*RPE65* 引发的 RP 约占总 arRP 的 2%~5%。*RPE65* 编码一种同分异构体水解酶,在视网膜色素上皮(RPE)催化全反式视黄醛到 11- 顺式视黄醛变构的重要的酶。顺式视黄醛从 RPE 运输到光感受器并与 RHO 蛋白共价结合,接受光子后转化全反式,改变RHO 的构象,使其激活并起始光信号转导。因此,*RPE65* 引发的 RP 很可能通过不同构象视黄醛的相互转化和运输障碍造成光感受器的坏死。目前有三种类型的 *Rpe65* 动物模型可供研究使用。自然发生的 *RPE65* 基因突变(即 *rd12*)小鼠及携带 R91W 突变的转基因小鼠均表现出视网膜变性,*RPE65* 基因敲除的小鼠则主要表现为 S- 视锥细胞的丧失。值得一提的是,*RPE65* 基因治疗药物(Luxtuna)是当今唯一获批的基因治疗药物。

(三) X- 染色体连锁遗传 RP(X-linked RP,XLRP)

XLRP 占 RP 的 5%~15%。其中 *RPGR* 和 *RP2* 的突变导致了大多数 XLRP 的发生。*RPGR* 突变于 1996 年首次被发现于 XLRP 的病人中,大约有 70%~80% 的 XLRP 由 *RPGR* 突变引起。

1. *RPGR*　RPGR 蛋白表达于光感细胞的连接纤毛处。除表达在光感细胞外,该蛋白还表达在其他纤毛相关的组织中,如呼吸道上皮及耳蜗中。*RPGR* 突变除引起 RP 外,还可引起其他全身的症状。在 *RPGR* 基因敲除的小鼠光感细胞中,视蛋白的运输受阻,表现为视锥细胞的视蛋白定位于胞体和突触而非在外段中,同时视杆细胞外段中的视蛋白减少,然而这种突变模型并不能很好地用于模拟人的 XLRP,因为突变小鼠直到出生后 6 个月才开始出现明显的光感细胞减少。*rd9* 小鼠为自然发生的 *RPGR* 突变模型,这种小鼠模型已被用于基因治疗的研究中。

2. *RP2*　*RP2* 的突变引起了 10%~20% 的 XLRP。RP2 蛋白的定位与 RPGR 相同,其功能尚不清楚。由于其蛋白序列与人的 Cofactor C 具有较大的同源性,因此推测其功能与光感受器或神经元特异的微管的正确折叠有关。小鼠的 *Rp2* 主要参与外段的延伸,目前已有两种 *RP2* 突变的小鼠模型用于研究。

三、遗传性 RP 的动物模型

动物模型对于正常组织结构的分子机制和功能、疾病的病因及治疗方法的研究至关重要。目前关于 RP 已有许多可用的突变动物模型,这些模型为我们不断揭示着 RP 的发病机制,并为新型治疗方法提供了强有力的工具。

在视网膜研究的动物模型中,斑马鱼由于其身体透明,易观察和易繁殖的优点受到部分研究者的青睐。然而,由于进化适应的环境差异,斑马鱼与人的视网膜在视锥视杆细胞的组成和结构均有很多不同。哺乳动物中,大型动物如狗、猪及猴子等在视网膜结构上都具有黄斑或类似的区域,更适合作为研究模型,但因为繁殖数量少、繁殖周期长、成本昂贵,遗传操作困难及伦理等诸多问题,大大限制了其在视网膜疾病研究中的应用。

相较之下,小鼠由于繁殖周期短、数量多、易饲养,自然界自发突变的 RP 模型较多,经典遗传所需的 DNA 分子标记数量较大而且清晰,一直是遗传疾病研究的最受青睐的实验动物。此外,通过小鼠胚胎干细胞(embryonic stem cells,ES 细胞)的成功获得也是其在很长一段时间唯一能进行体内基因定点操作的动物。尽管新的基因编辑技术的诞生有望改变这一现状,但目前还没有良好的结果。小鼠作为研究人视网膜疾病动物模型的缺点是其没有黄斑。视锥和视杆细胞均匀分布整个视网膜,没有富集区域。总体上讲,小鼠模型对研究老年黄斑变性(age-related macular degeneration,AMD)和其他视锥细胞源性的黄斑区变性并不理想。然而,由于大部分 RP 是从视杆细胞变性和死亡开始,并最终波及视锥细胞的变性,因此小鼠模型在 RP 研究上有着广泛的应用和价值。目前 JAX 实验室和其他研究组可利用的小鼠视网膜遗传疾病模型有 80 余个品系,且大部分基因突变小鼠的表型与相同突变基因引发的人的 RP 相类似。表 7-5-2 提供了部分目前可利用的常见的小鼠视网膜变性模型。

小鼠的遗传疾病模型主要通过三种途径获得:①自发突变:实验室长期饲养过程中偶发的基因组复制的错配,插入或缺失,导致部分基因蛋白的缺失或突变;②化学突变:ENU 化合物注射的办法诱导 DNA 产生点突变,通过表型筛查,确立突变小鼠品系,并通过遗传学和测序手段最终确定突变基因;③基因组遗传操作:通过随机整合转基因技术或定点基因突变和敲除技术对研究的目标基因进行改造,从而建立遗传学模型。我们下面将主要对小鼠基因组的遗传模型操作方法进行介绍。

表 7-5-2　部分小鼠视网膜变性的遗传学模型

模型	遗传模式	基因名称	染色体	表型
自发突变				
rd1	AR	Pde6b	5	早发型,严重视网膜变性
pcd	AR	Agtpbp1	13	迟缓型视网膜变性
nr	AR	UN	8	进行性视网膜变性
rd2	AD	Prph2	17	迟缓型视网膜变性
rd3	AR	Rd3	1	典型视网膜变性
rd4	AR	Gnb1	4	常染色体显性变性
rd5	AR	Tub	7	视网膜变性,听力丧失
mnd	AR	Cln8	8	早发型,严重视网膜变性
rd6	AR	Mfrp	9	视网膜小,白斑和进行性光感受器变性
rd7	AR	Nr2e3	9	视网膜白斑,进行性变性
rd8	AR	Crb1	1	局部光感受器变性

续表

模型	遗传模式	基因名称	染色体	表型
rd9	XR	Rpgr	X	进行性变性,视网膜白斑化
rd10	AR	Pde6b	5	早发,轻度视网膜变性
rd11	AR	Lpcat1	13	视网膜变性并有白斑
rd12	AR	Rpe65	3	非常低的 ERG 反应,迟发型视网膜变性
rd14	AR	Dcc	18	缓慢视网膜变性和白斑
rd15	AR	UN	7	视网膜变性
rd16	AR	Cep290	10	早发视网膜变性
rd17	AR	Gnat1	9	非常低的视杆细胞 ERG 和缓慢变性
cpfl1	AR	Pde6c	19	视锥细胞功能丧失
Cpfl2	AD	UN	3	视锥细胞功能丧失
cpfl3	AR	Gnat2	3	视锥细胞功能丧失
Cpfl4	AO	UN	17	视锥细胞功能丧失
cpfl5	AR	Cnga3	1	视锥细胞功能丧失
cpfl6	AR	Hcn1	13	视锥细胞功能丧失
cpfl7	AR	UN	19	视锥细胞功能丧失
nob2	XR	Cacna1f	X	视网膜结构和功能的改变
nob3	AR	Grm6	11	视网膜功能改变
arrd2	AR	Mdm1	10	年龄相关性视网膜变性
Krd	AD	Pax2	19	肾脏和视网膜缺陷
Bst	AD	Rpl24	16	视神经营养不良
rd18	AR	Tulp1	17	视网膜变性
rd19	AR	Prom1	5	视网膜变性
sedc	AR	Col2a1	15	视网膜劈裂
化学诱导突变				
tvrm64	AR	Rp1	1	少年早发视网膜变性
nmf12	AR	Mertk	2	迟发视网膜变性
tvrm148	AR	Rpe65	3	迟发视网膜变性

续表

模型	遗传模式	基因名称	染色体	表型
nmf192	AR	*Nphp4*	4	早发快速视网膜变性
Nmf193	AD	*Prph2*	17	视网膜变性
nmf247	AR	*Rpgrip1*	14	视锥 - 视杆营养不良
nmf364	AR	*Pde6b*	5	早发快速视网膜变性
nmf449	AR	*Pde6b*	5	早发快速视网膜变性
Tvrm1	AD	*Rho*	6	光诱导视网膜变性
Tvrm4	AD	*Rho*	6	光诱导视网膜变性
Tvrm144	AD	*Rho*	6	光诱导视网膜变性
tvrm65	AR	*Crx*	7	早发快速视网膜变性
tvrm27	AR	*Trpm1*	7	ERG b 波丢失
tvrm89	AR	*Myo6*	9	ERG 反应减弱
tvrm84	AR	*Grm1*	10	ERG 反应减弱
nmf246	AR	*Uchl3*	14	少年早发视网膜变性
nmf5a	AR	*Pfnd5*	15	早发快速视网膜变性
nmf240	AR	*Clcn2*	16	早发快速视网膜变性
nmf223	AR	*Lama1*	17	玻璃体纤维增生, 血管退化不全
tvrm124	AR	*Tulp1*	17	早发快速视网膜变性
nmf282	AR	*Pde6a*	18	早发快速视网膜变性
nmf363	AR	*Pde6a*	18	早发快速视网膜变性
tvrm58	AR	*Pde6a*	18	早发快速视网膜变性
tvrm32	AR	*Hps1*	18	色素上皮缺陷
基因打靶突变				
Abca4	AR	*Abca4*	3	光感受器变性
Abcc6	AR	*Abcc6*	7	视网膜钙化
Atxn7	AD	*Sca7*	UN	视觉损伤和共济失调
Bbs1	AR	*Bbs1*	UN	光感受器变性
Bbs2	AR	*Bbs2*	8	BBS 综合症
Bbs4	AR	*Bbs4*	9	BBS 综合症
Cacna1f	XR	*Cacna1f*	X	夜盲症
Cep290	AR	*Cep290*	10	视网膜变性

续表

模型	遗传模式	基因名称	染色体	表型
Cln3	AR	*Cln3*	7	视网膜变性
Crx	AD	*Crx*	7	视锥 - 视杆营养不良
Fzd4	AR	*Fzd4*	7	玻璃体视网膜病变
Lrp5	AR	*Lrp5*	19	玻璃体视网膜病变
Mkks	AR	*Mkks*	2	视网膜变性
Ndp	XR	*Ndp*	X	Norrie 眼病
Nrl	AR	*Nrl*	14	视网膜变性
Opn1m	XR	*Opn1mw*	X	视力异常
Prom1	AR	*Prom1*	5	视网膜变性
Rho	AD	*Rho*	UN	视网膜变性
Rom1	AR	*Rom1*	19	视网膜变性
Sag	AR	*Sag*	1	视网膜变性
Timp3	UN	*Timp3*	10	眼底营养不良
Ttpa	UN	*Ttpa*	4	视网膜变性
Tulp1	AR	*Tulp1*	17	视网膜变性
Ush1c	AR	*Ush1c*	7	Usher 综合症 I（c 型）

AD:常染色显性；AR:常染色体隐性；UN:未知；XR:X- 连锁隐性。

四、小鼠遗传动物模型的制作

（一）转基因小鼠的制备

很多情况下,为研究某一基因的功能需对该基因进行过表达(功能获得性研究,Gain-of-function study)或对某一类细胞进行报告基因(如荧光蛋白)的标记,或在某特定的细胞类型表达工具酶(如由于条件性基因敲除的 Cre),需要制作转基因小鼠。转基因小鼠的制备通常是将需要表达的目的基因置于某组织特异表达的启动子后,构建好表达载体,再通过原核注射的办法,将构建好的带有特异启动子和目的基因的质粒载体于体外注入小鼠受精卵的雄原核中。将受精卵发育的胚胎移植回代孕小鼠,进行繁育和传代,通过 PCR 的方法进行基因型检测。

基因型的检测往往只能证明基因的整合,但由于转基因的基因组整合位置的不确定性,大部分转基因处于沉寂状态。因而阳性小鼠还需通过目的蛋白的表达检测(Western blot 或免疫组化)(图 7-5-3),并对其后代进行跟踪,直至确定基因型和蛋白表达可以稳定遗传。

Mintz 和 Jaenish 于 1974 年开始通过病毒感染的方式对小鼠早期胚胎进行转基因,但没能进入种系传代。Brinster 和 Palmiter 则于 1981 年成功进行了单细胞胚胎的转基因,获得种系遗传的成功。如今这一技术已成熟应用到生物医学领域,在农业植物、动物的性状改良上也发挥着重要的作用。

（二）基因敲除和编辑

研究某一基因功能最常用的办法是对其进行突变,使其不能正常编码功能性的蛋白,再通过观察基因突变小鼠的表型确定基因的功能。突变的方法有多种,如通过基因敲除而产生的缺失性（null）突变,或通过基因编辑产生的亚等位（hypomorphic）突变。后者经常用于模拟人类的某些疾病。

1. 基于 ES 细胞同源重组的基因打靶　基于 ES 细胞的同源重组对基因改造由 Capecchi 最早完成。这项工作得益于两项生物技术成果:一是 Evans 和 Smithies 的 ES 细胞培养技术;二是 DNA 同源重组的发现。Capecchi、Evans 和 Smithies 也因此获得了 2007 年的诺贝尔生理学或医学奖。

具体技术原理:首先 DNA 在细胞或体内可以发生同源重组替换现象。然而频率极低,约为 $1/10^6$ 个细胞,这意味着通过传统的转基因技术进行受精卵的原核注射对基因进行体内的原位改造是不现实的。ES 细胞系的诞生解决了这一问题。首先,ES 细胞可以进行无限繁殖,同时具有分化成体内任何细胞包括种系细胞的潜能。通过大量转染 ES 细胞并进行筛选设计就可筛选出含有同源重组改造过的 ES 细胞。通过将这些 ES 细胞注入早期胚胎,部分 ES 细胞就能进入种系,分化成配子细胞并传代（图 7-5-4）。

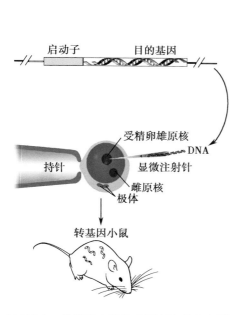

图 7-5-3　转基因小鼠构建原理和基本步骤

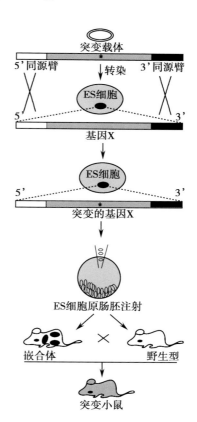

图 7-5-4　基于 ES 细胞的基因打靶技术

具体应用方面,涉及许多胚胎学操作的技术及小鼠的动物繁育策略。如由 ES 细胞产生的图标小鼠为嵌合小鼠,即体细胞与生殖细胞为正常细胞和携有突变细胞的混合体。因此,需要与野生型交配在下一代重新进行种系鉴定,从而确保产生每个体细胞和生殖细胞都携带有突变基因小鼠的产生。

早期基因打靶技术存在的一个重大的问题是,某些基因的功能经常对系统发育重要,突变会对胚胎致死,从而阻碍了对其在成体或某一组织的特异功能的研究。而条件性基因敲除或编辑技术的诞生解决了这一难题。

2. 条件性基因敲除或编辑　条件性敲除通常是利用噬菌体 P1 的 *Cre* 重组酶剪切特异的 *loxP* 序列来实现的或酵母翻转酶(Flippase,Flp)及其特异识别的剪切序列(*Frt*)来实现的。原理通过同源重组的办法在目的基因拟突变部分的两端加入 *loxP* 或 *Frt*,使其只有在 *Cre* 或 Flp 存在的情况才能被剪切。*Cre* 和 Flp 的转基因小鼠通过与条件敲除小鼠的杂交繁育将位于 *loxP* 或 *Frt* 之间的基因 DNA 序列去除,从而使该基因被部分破坏或剔出(图 7-5-5)。图 7-5-5 只是理想状态下揭示条件敲除的原理。而实际的繁育过程需要策略,繁育的小鼠不一定都是纯合子。

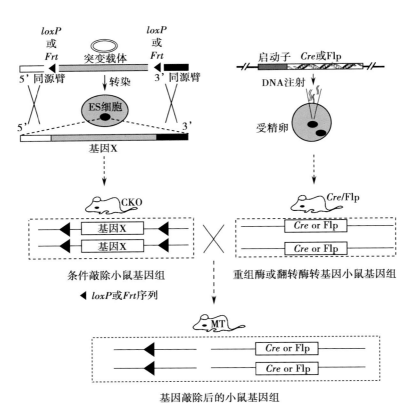

图 7-5-5　条件敲除小鼠的制作过程简图

条件敲除技术的 *Cre/loxP* 或 *Flp/Frt* 系统相对独立,即可以用于基于 ES 细胞的基因敲除,也可用于其他不依赖于 ES 细胞的基因改造和编辑,如下面将要介绍的 ZFN、TALEN 和 CRISPR/Cas9 等系统。

3. 不依赖于同源重组基因敲除和编辑　最近发展的核酶定点剪切基因组技术使受限于 ES 细胞的基因敲除和编辑变得更加容易。这种技术是通过设计产生与不同 DNA 特异序列相结合的人工核酶从而达到剪切基因组特异基因。目前应用的三种核酶有 ZFN、TALEN 和 CRISPR 系统,都是通过将 DNA 酶活性定向的导入到需要操作的基因,完成对靶基因破坏或替代。由于这些技术均不依赖于低效率的同源重组,因而不需要在体外培养的 ES 细胞上操作,而是直接通过受精卵合子注射的方法完成。然而同源重组的优点是其特异性极高,基本没有脱靶报道。而基于蛋白和 DNA 或 RNA 与 DNA 结合的基因打靶则具有较高的脱靶效应。

ZFN(锌指核酶)为人工合成酶,分为 DNA 结合部位和酶活性部位。DNA 结合部位是由约 30 个氨基酸组成的锌指重复单元,每个单元上的几个表面氨基酸与 3 个 DNA 碱基特异结合。通过改变氨基酸的顺序则可改变 DNA 结合的序列。目前,64 个 DNA 碱基三联体都已找到与其特异结合的锌指单元。将这些单元串联就可特异识别几乎唯一的 DNA 序列。锌指核酶的酶活部分为 FokI 酶的活性部分。只有在二聚体的条件下,才有活性。因此,基因打靶都是在同一基因的重要区域设计一对 ZFN,这同时增加了打靶的特异性(图 7-5-6A)。

TALEN 最近发现于植物细菌与 DNA 结合的蛋白,结合方式与锌指结构类似,但其每 33~35 个氨基酸(重复单元)只结合一个 DNA 碱基,且其特异性只由两个氨基酸决定,给不同 DNA 靶序列的结构域设计减少了很多麻烦。其酶活性部分同样是利用了 Folk 限制酶的活性结构域(图 7-5-6B)。

CRISPR/Cas9 系统为防御病毒入侵而进化的一个低级的免疫系统。这一系统由于其高效,特和应用方便灵活的特点,是目前研究应用的一个热点。相关的技术改进和延伸不断涌现。与其他两种核酶相区别,Cas9 是天然酶,自身具有活性,通过与 DNA 相配对的引导 RNA(guide RNA)形成复合体,引导到特异靶基因位置(图 7-5-6C)。Cas9 的切割依赖于 18~21 个与 DNA 配对的碱基包含 5'-3' NGG 序列。然而,由于每个基因的 NGG 序列都很多,这并不限制该系统应用的灵活性。然而,Cas9 的脱靶问题一直为头痛的问题,也是限制其实际应用的重要原因。

不论是 ZFN、TALEN 或 Cas9 对 DNA 酶切后都会产生两种结局:①在提供供体同源片断时,可能采取同源重组的方式进行修复,这也是基因敲入和编辑的常用策略;②切开的非同源末端经过体内的修复机制重新连接,很多情况会产生插入或删除突变(图 7-5-6D)。

动物模型的制作技术一直在不断发展和完善。随着新的工具酶的诞生和发现,未来一定会有更简洁和精确的基因组操作手段诞生,给人类的疾病研究带来方便。

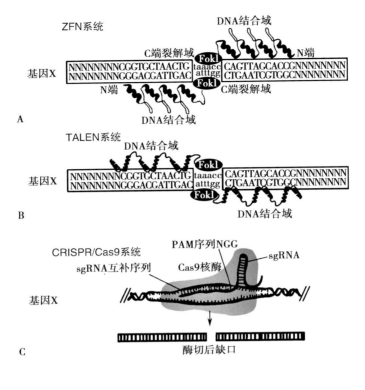

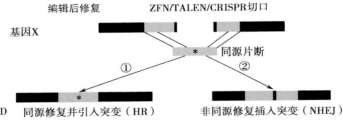

图 7-5-6　不依赖于同源重组技术的基因组操作

A. ZFN 核酶特异编辑 DNA；B. TALEN 核酶特异编辑 DNA；C. CRISPR/Cas9 核酶特异编辑 DNA；D. 三种核酶系统制造同源重组定点突变或非定点插入和缺失突变。

（刘春巧）

参 考 文 献

1. Allikmets R, Singh N, Sun H, et al. A photoreceptor cell-specific ATP-binding transporter gene（ABCR）is mutated in recessive Stargardt macular dystrophy［J］. Nature genetics, 1997, 15:236-246.

2. Bujakowska K, Maubaret C, Chakarova C F, et al. Study of gene-targeted mouse models of splicing factor gene Prpf31 implicated in human autosomal dominant retinitis pigmentosa（RP）［J］. Investigative ophthalmology & visual science, 2009, 50:5927-5933

3. Chang, B., Hawes, N. L., Hurd, R. E., Davisson, M. T., Nusinowitz, S., Heckenlively, J. R. . Retinal degeneration mutants in the mouse. Vision research, 2002, 42:517-525

4.　Conley S M, Naash M I. Gene therapy for PRPH2-associated ocular disease: challenges and prospects [J]. Cold Spring Harbor perspectives in medicine, 2014, 4: a017376.

5.　Conley S M, Stuck, M W, Watson J N, et al. Prph2 initiates outer segment morphogenesis but maturation requires Prph2/Rom1 oligomerization [J]. Human molecular genetics, 2019, 28: 459-475.

6.　Connell G, Bascom R, Molday L, et al. Photoreceptor peripherin is the normal product of the gene responsible for retinal degeneration in the rds mouse [J]. Proceedings of the National Academy of Sciences of the United States of America, 1991, 88: 723-726.

7.　Dias M F, Joo K, Kemp J A, et al. Molecular genetics and emerging therapies for retinitis pigmentosa: Basic research and clinical perspectives [J]. Progress in retinal and eye research, 2018, 63: 107-131.

8.　Dryja T P, McGee T L, Hahn LB, et al. Mutations within the rhodopsin gene in patients with autosomal dominant retinitis pigmentosa [J]. The New England journal of medicine, 1990, 323: 1302-1307.

9.　Dryja TP, McGee T L, Reichel E, et al. A point mutation of the rhodopsin gene in one form of retinitis pigmentosa [J]. Nature, 1990, 343: 364-366.

10.　Dvir L, Srour G, Abu-Ras R, et al. Autosomal-recessive early-onset retinitis pigmentosa caused by a mutation in PDE6G, the gene encoding the gamma subunit of rod cGMP phosphodiesterase [J]. American journal of human genetics, 2010, 87: 258-264.

11.　Fahim A T, Daiger S P, Weleber R G. Nonsyndromic retinitis pigmentosa overview. // Adam M. P., Ardinger H. H., Pagon R. A., et al. Seattle: Gene Reviews, 1993.

12.　Farber D B, Tsang S H. Stationary night blindness or progressive retinal degeneration in mice carrying different alleles of PDE gamma [J]. Frontiers in bioscience: a journal and virtual library, 2003, 8: s666-675

13.　Ferrari S, Di Iorio E, Barbaro V, et al. Retinitis pigmentosa: genes and disease mechanisms [J]. Current genomics, 2011, 12: 238-249.

14.　Gaj T, Gersbach C A, Barbas C F. ZFN, TALEN, and CRISPR/Cas-based methods for genome engineering [J]. Trends in biotechnology, 2013, 31: 397-405.

15.　Gao J, Cheon K, Nusinowitz S, et al. Progressive photoreceptor degeneration, outer segment dysplasia, and rhodopsin mislocalization in mice with targeted disruption of the retinitis pigmentosa-1 (Rp1) gene [J]. Proceedings of the National Academy of Sciences of the United States of America, 2002, 99: 5698-5703.

16.　Gargini C, Terzibasi E, Mazzoni F, et al. Retinal organization in the retinal degeneration 10 (rd10) mutant mouse: a morphological and ERG study [J]. The Journal of comparative neurology, 2007, 500: 222-238.

17.　Hong D H, Pawlyk B S, Adamian M, et al. A single, abbreviated RPGR-ORF15 variant reconstitutes RPGR function in vivo [J]. Investigative ophthalmology & visual science, 2005, 46: 435-441.

18.　Hong D H, Pawlyk B S, Shang J, et al. A retinitis pigmentosa GTPase regulator (RPGR) -deficient mouse model for X-linked retinitis pigmentosa (RP3) [J]. Proceedings of the National Academy of Sciences of the United States of America, 2000, 97: 3649-3654.

19.　Lem J, Krasnoperova N V, Calvert P D, et al. Morphological, physiological, and biochemical changes in rhodopsin knockout mice [J]. Proceedings of the National Academy of Sciences of the United States of America, 1999, 96: 736-741.

20.　Lenis T L, Hu J, Ng S Y, et al. Expression of ABCA4 in the retinal pigment epithelium and its implications for Stargardt macular degeneration [J]. Proceedings of the National Academy of Sciences of the United States of America, 2018, 115: E11120-E11127.

21.　Li L, Khan N, Hurd T, et al. Ablation of the X-linked retinitis pigmentosa 2 (Rp2) gene in mice results in opsin mislocalization and photoreceptor degeneration [J]. Investigative ophthalmology & visual science, 2013, 54: 4503-4511.

22.　Li T, Sandberg M A, Pawlyk B S, et al. Effect of vitamin A supplementation on rhodopsin mutants threonine-17 -->

methionine and proline-347 --> serine in transgenic mice and in cell cultures [J]. Proceedings of the National Academy of Sciences of the United States of America,1998,95:11933-11938.

23. Liu Q,Lyubarsky A,Skalet J H,et al. RP1 is required for the correct stacking of outer segment discs [J]. Investigative ophthalmology & visual science,2003,44:4171-4183.

24. Liu X,Bulgakov O V,Darrow K N,et al. Usherin is required for maintenance of retinal photoreceptors and normal development of cochlear hair cells [J]. Proceedings of the National Academy of Sciences of the United States of America,2007,104:4413-4418.

25. Ma J,Norton J C,Allen A C,et al. Retinal degeneration slow(rds) in mouse results from simple insertion of a t haplotype-specific element into protein-coding exon II [J]. Genomics,1995,28:212-219.

26. McClements M E,Barnard A R,Singh MS,et al. An AAV dual vector strategy ameliorates the Stargardt phenotype in adult *Abca4*$^{-/-}$ mice [J]. Human gene therapy,2019,30(5):590-600.

27. Meindl A,Dry K,Herrmann K,et al. A gene(RPGR) with homology to the RCC1 guanine nucleotide exchange factor is mutated in X-linked retinitis pigmentosa(RP3) [J]. Nature genetics,1996,13:35-42.

28. Pang J J,Chang B,Kumar A,et al. Gene therapy restores vision-dependent behavior as well as retinal structure and function in a mouse model of RPE65 Leber congenital amaurosis [J]. Molecular therapy:the journal of the American Society of Gene Therapy,2006,13:565-572.

29. Redmond T M,Yu S,Lee E,et al. Rpe65 is necessary for production of 11-cis-vitamin A in the retinal visual cycle [J]. Nature genetics,1998,20:344-351.

30. Sakami S,Kolesnikov A V,Kefalov V J,et al. P23H opsin knock-in mice reveal a novel step in retinal rod disc morphogenesis [J]. Human molecular genetics,2014,23:1723-1741.

31. Sakami S,Maeda T,Bereta G,et al. Probing mechanisms of photoreceptor degeneration in a new mouse model of the common form of autosomal dominant retinitis pigmentosa due to P23H opsin mutations [J]. The Journal of biological chemistry,2011,286:10551-10567.

32. Samardzija M,von Lintig J,Tanimoto N,et al. R91W mutation in Rpe65 leads to milder early-onset retinal dystrophy due to the generation of low levels of 11-cis-retinal [J]. Human molecular genetics,2008,17:281-292.

33. Schlichtenbrede F C,da Cruz L,Stephens C,et al. Long-term evaluation of retinal function in Prph2Rd2/Rd2 mice following AAV-mediated gene replacement therapy [J]. The journal of gene medicine,2003,5:757-764.

34. Sidman R L,Green M C. Retinal degeneration in the mouse:location of the rd locus in linkage group xvii [J]. The Journal of heredity,1965,56:23-29.

35. Tee J J,Smith A J,Hardcastle A J,et al. RPGR-associated retinopathy:clinical features,molecular genetics, animal models and therapeutic options [J]. The British journal of ophthalmology,2016,100:1022-1027.

36. Thompson D A,Khan N W,Othman M I,et al. Rd9 is a naturally occurring mouse model of a common form of retinitis pigmentosa caused by mutations in RPGR-ORF15 [J]. PloS one,2012,7:e35865.

37. Tsang S H,Gouras P,Yamashita C K,et al. Retinal degeneration in mice lacking the gamma subunit of the rod cGMP phosphodiesterase [J]. Science,1996,272:1026-1029.

38. Wang J,Morita Y,Mazelova J,et al. The Arf GAP ASAP1 provides a platform to regulate Arf4- and Rab11-Rab8-mediated ciliary receptor targeting [J]. The EMBO journal,2012,31:4057-4071.

39. Zulliger R,Conley S M,Mwoyosvi M L,et al. Oligomerization of Prph2 and Rom1 is essential for photoreceptor outer segment formation [J]. Human molecular genetics,2018,27:3507-3518.

第六节　近视眼动物模型

一、形觉剥夺性近视眼模型

(一)模型原理及应用

形觉剥夺性近视(form deprivation myopia,FDM)是通过遮盖法、眼睑缝合法或光学干扰等方法来影响动物的形觉,致使实验动物在视网膜上缺乏清晰的影像,诱发视觉障碍,从而形成形觉剥夺性近视。1977 年神经生理学家 Wiesel 和 Raviola 将新生恒河猴眼睑缝合,使进入其眼内的光亮减至原来的 1/2log 单位,饲养 28 个月后产生了 −1.00~−13.50D(diopters)的近视,实验动物的玻璃体腔延长,首次成功地建立了第一个近视的动物模型,之后该方法在其他动物如雏鸡、树鼩、豚鼠等也得到了验证,形觉剥夺性近视模型是目前动物实验性近视眼模型中最常使用的模型之一。

(二)造模操作

根据表 7-6-1 可以选择不同的实验动物和造模方法。

表 7-6-1　常用实验动物的造模方法

实验动物	动物年龄	散瞳药物	验光方法	仪器检测	终止实验
雏鸡	1 周龄左右	0.25% 复方托吡卡胺或 0.1% 维库溴铵	散瞳药隔 5min 滴一次,滴 3~4 次后进行验光,验光过程中需采用双盲法,用带状检影镜在暗室中进行,散光部分用等效球镜度换算法(球镜度数 +1/2 柱镜度数)处理	用 A 超测量眼轴、前房深度、晶状体厚度、玻璃体腔深度,小鼠可采用高分辨率的 MRI 或 OCT;用角膜曲率计测角膜曲率,测量三次取平均值	乙醚吸入法
豚鼠	3~4 周龄	1% 复方托吡卡胺或 1% 环戊通			腹腔注射 10% 的水合氯醛 200mg/kg 处死豚鼠
小鼠(Balb/cJ 或 C57BL/6)	2~3 周龄	1% 复方托吡卡胺			颈椎脱位法
恒河猴	2~3 周龄	1% 环戊通或 1% 复方托吡卡胺			麻醉后静脉推注 10% 氯化钾溶液 20~30mL
狨猴	1 月龄 ~1 年龄	1% 环戊通或 1% 复方托吡卡胺			
树鼩	2 周龄	1% 阿托品			腹腔注射戊巴比妥钠(80~100mg/kg)
罗非鱼	4 月龄				3mL/L 乙二醇苯基醚

1. 雏鸡形觉剥夺性近视眼模型　选择 1 周龄左右的雏鸡,性别不限,造模操作前动物均进行屈光状态、眼轴等相关检查,左右眼无差异可纳入实验,随机分配实验眼和对照眼。

(1)眼睑缝合法:麻醉动物,将实验眼眼睑的上、下睑缘修剪后缝合眼睑(也可直接缝合眼睑)。一般观察 1~2 周,可诱导出近视模型,进行散瞳验光,测量眼轴、前房深度、晶状体厚度、玻璃体腔深度、角膜曲率等,实验数据收集无误后实验终止,处死小鸡。Wildsoet C F 等人(1993 年)通过对出生后的雏鸡进行单眼眼睑缝合,观察 2 周获得平均 −21.00D 的近视模型;Mao J 等人(2006 年)观察 12 周获得 −18.00D ± 2.25D 的近视模型。

　　(2) 眼罩遮盖法:动物麻醉后用高约 4mm 的塑料环上封以医用白胶布制成眼罩(或其他类似不透光塑料杯),将眼罩间断缝合三针固定在右眼眶周的皮肤上(其中一针固定在鸡冠),形成形觉的全遮盖(图 7-6-1),并随着小鸡的长大更换合适的眼罩或塑料杯,确保眼球不受压。也可采用半透明塑料眼罩或封堵器贴附在鼻 / 颞侧,阻止鼻 / 颞侧上下部分的光线进入,形成 1/2 眼球形觉剥夺。或者给小鸡戴一个头套,实验眼用不透光的布遮盖。

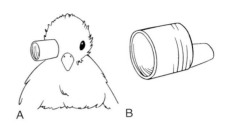

图 7-6-1　眼罩遮盖雏鸡诱导形觉剥夺性近视模型示意图

A. 遮盖雏鸡右眼;B. 不透光塑料杯自制简易封堵器。

　　2 周后可诱导出近视模型,散瞳验光,收集相关数据。Troilo D. 等人(1986 年)对生后 6~12h 的小鸡遮盖试验眼鼻侧视网膜,随访 2 周可获得鼻侧视网膜视力为 −11.70D 的近视,4 周后为 −13.50D 的近视;2 周后颞侧视网膜视力为 +2.20D 的相对性远视,4 周则为 +0.90D 的相对性远视;遮盖颞侧视网膜,2 周获得颞侧视网膜视力 −21.20D 的近视,4 周后为 −16.90D,其鼻侧视网膜视力 2 周时为 −4.80D 近视,4 周时为 −5.80D 的近视;Schaeffel F. 等人(1994 年)对生后 12~13 天的小鸡进行单眼遮盖,观察 1 周左右获得 −9.60D ± 2.80D 近视;Gallego P 等人(2012 年)对刚出生的雏鸡遮盖试验眼,观察 9 天获得 −2.24D ± 0.51D 近视,12 天时 −3.78D ± 0.86D 的近视;Wang J C. 等人(2015 年)对生后 7 天的雏鸡进行单眼遮盖,7 天后实验眼获得 −17.50D ± 0.99D 的近视。

　　2. 豚鼠形觉剥夺性近视眼模型　　选择 3~4 周龄的豚鼠,雌雄均可,实验前检测双眼屈光度、眼轴等,以确定左右眼无差异,随机分配实验眼和对照眼。

　　(1) 眼睑缝合法:动物麻醉后将实验眼的上下眼睑用 5-0 缝线缝合,饲养 4~8 周可获得相对性近视眼模型。通过散瞳验光、眼轴测量等判定近视程度,收集数据无误后终止实验。Lu F 等人(2006 年)对 3 周大小的豚鼠进行单眼眼睑缝合,诱导 8 周获得 −3.67D ± 1.53D 的近视模型。

　　(2) 眼罩遮盖法:实验眼用装有半透明镜片的塑料环进行单眼遮盖(图 7-6-2A),镜片与塑料环的直径相匹配,豚鼠麻醉后将其固定于眶周皮肤,每天两次检查磨砂玻璃镜片的位置,有必要时应进行清洁。2~4 周后获得近视模型,麻醉后,用带状检影镜进行散瞳验光,A 超测量眼轴,用角膜曲率计测量角膜曲率等。实验中也可选择面罩进行遮盖试验眼,另侧眼露在外面,注意不要遮住口鼻(图 7-6-2B),戴面罩时可不用麻醉,实验结束后处死豚鼠。

　　Howlett M H 等人(2006 年)对出生后 5 天的豚鼠进行单眼封堵器遮盖,分别随访 6、11 天获得 −3.40D ± 0.40D、−5.80D ± 0.40D 的近视模型。我们对 3 周的豚鼠进行单眼遮盖,21 天后获得 −5.40D ± 1.08D 的近视模型(2010 年)。McFadden S A 等人(2004 年)在豚鼠 5 天时进行诱导,21 天龄时获得 −5.87D ± 0.76D 的近视模型。Yang J 等人(2017 年)使用面罩对 2 周的豚鼠进行单眼遮盖,诱导 3 天获得 −2.73D ± 2.35D 的近视,诱导 2 周获得 −5.01D ± 2.53D 的近视模型。

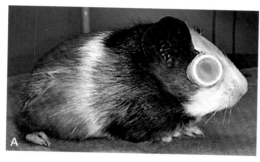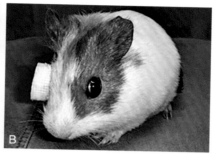

图 7-6-2　用半透明镜片遮盖豚鼠右眼示意图

A. 侧面：用半透明的镜片作为遮盖物；B. 正面：塑料环固定在豚鼠右眼的眶周皮肤。

3. **小鼠形觉剥夺性近视眼模型**　选择 2~3 周龄左右的 Balb/cJ 或 C57BL/6 小鼠，完成实验前眼部检查和测定，如上所述，随机分配实验眼和对照眼。

（1）眼睑缝合法：腹腔注射麻醉后将实验眼的上下眼睑用 7-0 缝线缝合，饲养 3 周左右即可获得近视模型。用高分辨率自动红外偏心摄影验光仪或用带状检影镜进行散瞳验光，用高分辨率 MRI 或特制的 OCT 进行眼轴等数据的测量，体内实验数据收集无误后可处死动物终止实验。颈椎脱位法处死小鼠，在显微镜下迅速剥离眼球，用 PBS 平衡液（磷酸盐缓冲液，pH 值 7.4）保持小鼠眼球湿润，然后用游标卡尺测量小鼠的眼轴长度。Barathi V A 等人（2008 年）对生后 10 天的小鼠进行单眼眼睑缝合，随访 46 天，可获得 −6.07D ± 0.05D 的相对近视模型。

（2）眼罩遮盖法：选择 C57BL/6 小鼠，完成实验前测定。随机选择实验眼用封堵器进行单眼遮盖，简易封堵器用 0.2mL EP 管手工制作，用医用胶带做成外环，使其内径为 6mm，外径为 8mm，麻醉后将封堵器缝合于小鼠的眼眶周围以行固定，另眼做自身对照。用胶带粘住脚趾，防止小鼠抓掉眼罩。饲养 3 周后获得近视模型，腹腔麻醉后进行实验数据的测量，实验数据收集无误后可终止实验。Tkatchenko T V 等人（2010 年）对生后 24 天龄的小鼠单眼遮盖，随访 3 周获得 −11.90D ± 0.90D 的近视。

4. **恒河猴形觉剥夺性近视眼模型**　选择幼年恒河猴，性别不限，实验前完成眼部检查和测定后，随机分为实验眼和对照眼动物。

（1）眼睑缝合法：肌注进行麻醉后，修剪实验眼的上下睑缘，用 7-0 可吸收线缝合上下睑板，然后用 5-0 丝线缝合上下睑缘皮肤侧，使之良好对合。术后局部使用抗生素软膏（多黏菌素），术后 5 天口服氟尼辛葡甲胺以起到消炎、镇痛的作用。对照组不缝合。麻醉后散瞳验光，用 A 超测量眼轴、玻璃体腔深度等，诱导时间一般需要一年以上。Smith E R 等人（1999 年）对 3.7~5 岁的猴子做了单眼缝合，71~80 周后获得 −3.40D 的近视模型。

（2）眼罩遮盖法：将一个轻便的头盔戴在恒河猴的头上，实验眼的头盔前面放置半透明的磨砂玻璃镜片，对照眼前面放置平光镜片。每隔 2 周进行一次检查，如有损坏应进行更换。麻醉之后进行散瞳验光，使用 A 超测量眼轴、玻璃体腔深度等。Huang J 等人（2009 年）在恒河猴（22 ± 2）天龄时对其进行单眼遮盖，在（163 ± 17）天时获得 −8.25D 的近视模型；Smith E R 等人（2002 年）对 3 周龄的恒河猴进行单眼遮盖，随访（17 ± 2）周可获得 −5.20D 左右的近视模型，之后在 2009 年同样对 3 周左右的恒河猴进行单眼颞侧视野遮盖，随访至 5~6 月龄时获得了颞侧视网膜视力为 −9.94D 的近视模型。

（3）人工角膜混浊法：麻醉后将 2.5% 聚苯乙烯混悬液注入实验眼的角膜基质层，形成 2~3mm 直径的混浊斑；另眼为自身对照。完成造模后，随访数周，可获得近视模型。目前文献中此法应用较少，仅作简述。

（4）配戴半透明的角膜接触镜：此法类似使用磨玻璃镜片的方法，使用角膜接触镜并不起到屈光调节作用，而是由于半透明的角膜接触镜降低了视网膜的成像质量而形成的形觉剥夺性近视。此法应用不多，仅简短介绍。

5. 猕猴形觉剥夺性近视眼模型　选择 1 岁左右的猕猴若干，性别不限，造模前完成基础指标测定，将猴双眼随机定为实验眼和对照眼。

（1）眼睑缝合法：麻醉后，修剪实验眼的上下睑缘，用 7-0 可吸收线缝合上下睑板，用 5-0 丝线缝合上下睑缘皮肤侧，使之良好对合，对照眼不缝合。缝合后在内眦处留一个小于 2mm 的引流口，术后 5~7 天拆除外面的缝线。麻醉后进行散瞳验光和眼轴等数据的采集。Troilo D 等人（2000 年）对平均 306 天龄的猕猴进行单眼缝合，平均随访 108 天，诱导出 −4.29D ± 1.20D 的近视。Rada J A 等人（2000 年）对 306 天龄的猕猴行单眼缝合，诱导 108 天左右，获得 −3.00D ± 1.49D 的近视模型。

（2）眼罩遮盖法：将头盔戴在猕猴的头上，实验眼的头盔前面放置一半透明的磨砂玻璃镜片，对照眼前面放置一平光镜片。麻醉后进行散瞳验光，使用 A 超测量眼轴、玻璃体腔深度等。Troilo D 等人（2005 年）对 40 天龄内的猕猴进行遮盖，1 个月后获得 −8.25D ± 2.83D 的近视模型。

6. 树鼩形觉剥夺性近视眼模型　选择出生后的树鼩，完成实验前检查和测定后，随机分配实验眼和对照眼。

（1）眼睑缝合法：麻醉动物后，将实验眼的上下眼睑用 6-0 缝线缝合，对照眼不缝合。McBrien N A 等人（1992 年）对出生后的树鼩进行单眼眼睑缝合，诱导 75 天，可获得 −5.40D ± 3.70D 近视模型。

（2）眼罩遮盖法：实验眼用装有半透明镜片的球形磨砂玻璃镜片（简易封堵器）进行单眼遮盖，磨砂玻璃镜片安置在用尼龙绳做成的环上，然后将其贴附于树鼩眼眶的皮肤，每天两次检查磨砂玻璃镜片的位置。Guggenheim J A 等人（1996 年）对出生后 15 天的树鼩进行单眼遮盖，在 15L/9D 小时的昼夜节律下诱导 5 天，获得 −7.40D ± 0.70D 的近视模型。Phillips J R 等人（2000 年）对出生后 15 天的树鼩进行单眼遮盖，诱导 12 天获得 −2.90D ± 1.30D 的近视模型。Arumugam B 等（2012 年）用同样的方法诱导 12 天获得 −2.40D ± 1.00D 的近视模型。

7. 罗非鱼形觉剥夺性近视眼模型　选择幼年罗非鱼，完成实验前测定后，将小鱼随机分成实验眼和对照眼。对实验眼进行单眼缝合，另眼作为对照。通过一个特殊制作的窄玻璃池限制鱼游动，透过玻璃进行验光，检查距离为 25cm，用带状检影镜检测罗非鱼的屈光度数。同时向水中加入 2- 苯氧乙醇，浓度为 0.6mL/L，麻醉罗非鱼，使其固定凝视，调节降到最低。由于在水和玻璃的折射率的差异，而真正的屈光度数为测得的数据除以 1.33 得到。实验完成后用过量的 2- 苯氧乙醇（3mL/L）处死动物以终止实验，可利用冰冻切片法和超声生物显微镜测量眼轴等数据。Shen W 等人（2005 年）对 4 个月的罗非鱼进行单眼缝合，观察 4 周后获得 −10.27D ± 1.14D 的近视模型。

（三）造模特点及注意事项

用形觉剥夺性近视方法造模,无论是眼睑缝合法还是眼罩遮盖法,都易于操作,但也有其缺点,因为眼睑缝合可能会导致角膜病理性改变,影响角膜曲率,甚至会影响实验的结果,长期缝合有可能导致感染、眼睑粘连等;基于此原因,眼罩遮盖法可减少角膜变化及眼温度的增加,同时在进行去形觉剥夺后近视恢复期研究时,可较方便地移去遮盖物。在选用眼罩时,可以制作成不同的形状,选择性地遮盖不同方向的视野,可获取不同的屈光状态及眼球形状,遮盖越完全,近视度数越深。

二、离焦诱导性近视眼模型

（一）模型原理及应用

离焦诱导性近视(lens induced myopia,LIM)是利用视觉环境对眼轴主动精细的调控机制,强迫动物视近或配戴负球镜片使物体聚焦于视网膜的后方,从而引起调节和眼轴延长导致近视,与人类近视的类型更为相似,但方法较形觉剥夺模型困难。1984年Nathan J发现通过给幼猫配戴负球镜片导致眼轴增长,导致近视形成。之后在幼年猴、雏鸡等动物中也有应用,是动物实验中常用的近视诱导模型。

（二）造模操作

1. 雏鸡离焦性近视模型　选择雏鸡若干只,进行实验前相关检查测定确定左右眼无明显差异后,随机分成实验眼和对照眼。

实验眼佩戴头罩(图7-6-3),将剪好的直径约16mm、屈光度数为−10.00D的镜片固定在头罩上眼球对应位置。实验中如发现镜片上有灰尘应及时清洗,若镜片位置不当,应重新固定,镜片脱离时间宜在10s内;或者将负球镜片直接缝在眶缘3、6、9、12点位置上。观察2周后可获得近视模型。实验中可根据所需的屈光度数,选择相应度数的负球镜片,每周测量一次。麻醉后可进行实验数据的采集,达到设计要求后终止实验。

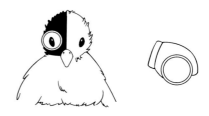

图7-6-3　雏鸡离焦性近视眼造模法示意图(右图为自制头套)

Nickla D L等人(2012年)对4~6周的幼鸡进行−10.00D的诱导,5天后获得−5.30D±3.30D的近视。Guo S S等人(1995年)在14L/10D昼夜节律下对2周的幼鸡进行−10.00D的诱导,2周后获得−11.69D±0.74D的近视模型。Zhang H等人(2011年)通过对出生后4天的雏鸡进行−10.00D的诱导,随访4天即出现−7.50D左右的近视。Schmid K L等人(1996年)给出生后10天的小鸡戴−7.00D的负球镜片,诱导5天,获得−4.23D±2.02D的近视。Christian P G等(2014年)对出生8天的小鸡进行−15.00D的诱导,3天后获得−10.68D±0.40D的近视模型。

2. 豚鼠离焦性近视模型　选择幼年的豚鼠若干只,进行实验前检查和测定,随机分配实验眼和对照眼。

（1）配戴负球镜法:根据豚鼠眼睛大小,选择合适直径的负镜片,将镜片固定于合适的镜框,准确固定于实验眼(图7-6-4)。为防止动物搔抓镜片,可用胶布粘住脚趾。饲养数周可获得近视模型。进行散瞳验光,实验数据收集无误后实验终止。Li H等人(2016年)对3

周龄的豚鼠进行 –4.00D 的诱导,3 周后获得 –2.00D 左右的相对近视。McFadden S A 等人(2014 年)对出生后的豚鼠配戴 –5.00D 的负球镜片,诱导 11 天获得 –5.20D ± 0.80D 的近视。

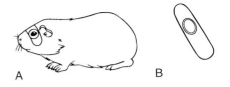

图 7-6-4   豚鼠配戴负球镜诱导离焦性近视眼造模法示意图

A. 负球镜法诱导豚鼠左眼离焦性近视;
B. 自制魔术贴剪裁作为镜框,将镜片嵌入进去。

(2) 配戴角膜接触镜法:选择合适度数的角膜接触镜,定制或自行修剪成合适直径,将其边缘打磨光滑,保持镜片的凸面朝外,麻醉动物后,将角膜接触镜缝于眼表,每天两次观察角膜接触镜位置,确保在位,为防止动物搔抓镜片,可用胶布粘住脚趾,一般饲养数周,取下角膜接触镜。双眼 0.25% 复方托吡卡胺滴眼或 10g/L 的复方托吡卡胺结膜下注射散瞳验光,用带状检影镜在暗室中进行。验光过程中需采用双盲法,散光部用等效球镜度换算法处理。如有需要可用 A 超测量眼轴、前房深度、晶状体厚度、玻璃体腔深度,用角膜曲率计测角膜曲率等实验数据,实验数据收集完成后终止实验。通过腹腔注射 10% 的水合氯醛 200mg/kg 处死豚鼠。

McFadden S A 等人(2004 年)在豚鼠 2 天龄时配戴 –4.00D 的角膜接触镜,诱导 10 天获得 –2.98D ± 0.39D 的近视模型。Li W 等人(2014 年)对 1 周龄的豚鼠配戴 –4.00D 的接触镜片,相同昼夜节律下和相同光照强度的照射下,随访 3 周,配戴镜片的小鼠更倾向于近视,但获得的只是相对近视。

3. 小鼠离焦性近视模型   选择出生后的 C57BL/6 幼鼠若干只,进行实验前相关检查和测定,随机分配实验眼和对照眼。

配戴负球镜法:实验眼根据小鼠眼睛大小,选择相应直径、合适屈光度数镜片(普通镜片或角膜接触镜),用硝酸纤维素溶液粘在自制镜框上,将镜框固定在眼眶周围皮肤上(图 7-6-5),每天清洁镜片,镜片与小鼠角膜表面存在空隙,以模拟配戴镜片的效果,另眼不处理为实验对照。用胶带粘住脚趾,防止小鼠抓掉镜片。麻醉后进行散瞳验光,用高分辨 MRI 或特制的 OCT 进行眼轴等数据的测量。断颈法处死小鼠,在显微镜下迅速剥离眼球,用 PBS 平衡液(磷酸盐缓冲液,pH 值 7.4)保持小鼠眼球湿润,游标卡尺测量眼轴。

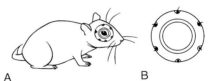

图 7-6-5   小鼠离焦性近视眼造模法示意图

A. 自制负球镜诱导小鼠右眼离焦性近视;B. 将镜片粘至 EP 管盖子上自制合适直径的镜框。

Barathi V A 等人(2008 年)对出生后 10 天龄的小鼠进行 –10.00D 的诱导,随访至 56 天龄时,可诱导出约 –2.46D ± 0.22D 的近视模型。Tkatchenko T V 等人(2010 年)对生后 24 天龄的小鼠进行 –25.00D 的诱导,3 周后可获得 –14.60D ± 0.30D 的近视。

4. 恒河猴离焦性近视模型   选择 3 周的恒河猴,首先进行实验前的双眼屈光度测试、眼轴长度等相关测定,以确定左右眼无明显差异,随机分配实验眼和对照眼。

(1) 配戴负球镜法:以幼年猴举例,选择右眼为实验眼,根据其眼睛大小,选择合适直径的圆形镜片,一般选择不易损坏的树脂镜片,分别于 3、6、9、12 点接近镜片的边缘处各打一小圆孔,以备固定用。在局麻下,将树脂镜片用 1 号无创缝线经过 4 个边孔分别固定于实验动物眼睑周围的皮肤上。左眼戴平光镜为自身对照。也可将镜片固定于一轻便的头盔上,将头盔置于动物头上,确保镜片和头盔不会掉落(图7-6-6),定时清洁镜片,如损坏应及时更换。麻醉后进行散瞳验光和相关数据的测量,实验数据收集无误后实验终止。

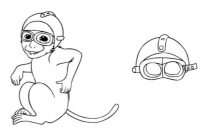

图 7-6-6　灵长类的离焦性近视眼造模法示意图

右图为自制头盔,能嵌入镜片。

　　Hung L F 等人(1995 年)对 1 月龄左右的恒河猴配戴 −6.00D 的负球镜片,观察 3 个月获得 −2.25D 的相对近视模型;Smith E R 等人(2013 年)在猴子 24 天时为其单眼配戴 −3.00D 的负球镜片,145 天龄时,获得 −2.08D ± 1.12D 的相对近视模型。

　　(2) 配戴角膜接触镜法:幼年猴举例,选择 3 周的恒河猴,随机选择实验眼,类似图 7-6-6 介绍的方法,选用 −10.00D 的镜片配戴于实验眼后,进行随访,定期进行屈光度的检测。麻醉后,进行实验数据的收集。

　　(3) 强迫视近:将实验组动物的饲养环境密闭,并控制在仅能自由活动的空间内,随着实验动物的成长再扩大饲养空间,但始终保持动物为近距离视物,为促进实验动物视近,可在饲养环境周围布置色彩鲜艳的花布格,还可将其食料切细,并掺入 2 倍大的碎石粒,让其从中选择食料等方法综合刺激,加速近视诱导,麻醉后进行实验数据收集。

　　Young F A(1981 年)对幼年的猴子强迫视近 1 年获得 −2.00~−3.00D 的相对近视,成年的猴子强迫视近 1 年可获得 −0.75D 的相对近视,强迫视近的时间越长,获得的度数越高。余克明等人(2010 年)对 1.5~2 岁的恒河猴强迫视近 8h/d(小时 / 天),观察 18 个月可获得 −1.04D ± 0.27D 的相对近视。

　　5. 狨猴离焦性近视模型　选择 1 个月左右的幼年狨猴,性别不限,进行实验前的双眼屈光度和眼轴长度等相关测定,以确定基础屈光状态及左右眼无差异,然后随机分组。

　　(1) 配戴负球镜:实验眼前面配戴一定度数的负球镜片对狨猴进行近视诱导,另一只眼配戴同材质平光镜作为对照,镜片制作方法类似图 7-6-6 所示。定期进行屈光度的检测。麻醉后进行散瞳验光和眼轴、玻璃体腔深度等数据的测量。Troilo D 等(2007 年)对 40 天龄的狨猴右眼进行 −10.00D 的诱导,随访至 127 天龄,可获得 −8.58D 左右的近视模型。

　　(2) 配戴角膜接触镜:选择幼年狨猴,首先进行实验前基线测定,以确定左右眼无差异。根据实验动物的瞳孔直径选择对应光学区直径的角膜接触镜,将其配戴至实验眼,另眼配戴同材质无度数角膜接触镜作为对照。定期进行屈光度的检测。肌肉注射麻醉后进行散瞳验光和眼轴、玻璃体腔深度等数据的测量。Whatham A R 等人(2001 年)对 8~13 周龄的狨猴进行 −4.00D 诱导,随访 5~9 周,获得平均 −2.48D ± 0.91D 的近视。Benavente-Perez A 等人(2014 年)为 10 周龄的狨猴配戴 −5.00D 的角膜接触镜,随访 10 周获得 −3.62D ± 2.61D 的近视。

　　6. 树鼩离焦性近视模型

　　(1) 配戴负球镜法:选择 15 天龄的树鼩若干只,进行实验前相关检查测定。随机分成实验组和对照组,实验组根据树鼩眼睛大小,选择 −5.00D 合适直径的负球镜片,固定准确。用胶带粘住脚趾,防止搔抓引起镜片脱落。诱导 2 周左右可获得近视模型,一般诱导时间越长,可获得的近视程度越高。测量数据之后,通过腹腔注射戊巴比妥钠处死动物。Arumugam B 等(2012 年)对 15 天龄的树鼩配戴 −9.50D 的镜片,诱导 10 天后获得 −4.60D ± 0.50D 的相对近视。

（2）配戴角膜接触镜：选择 15 天龄的树鼩若干只，进行实验前相关测定。随机分成实验组和对照组，实验组根据树鼩眼睛大小，选择合适的角膜接触镜，可定制或自行修剪接触镜大小，自行剪切时可用加温或打磨边沿以免损害角结膜，然后配戴置眼表，观察一定时间，麻醉后进行实验数据的测量。Gentle A 等人（1999 年）为 15 天龄的树鼩配戴 –10.50D 的角膜接触镜，随访 5 天，获得 –6.20D ± 0.90D 的相对近视模型，诱导时间越长，可获得的近视程度越高。

（三）造模特点及注意事项

1. 通过配戴负球镜片诱导近视精确快速，且屈光度数较形觉剥夺性模型更稳定；诱导期间要注意观察镜片的固定位置，如有必要适当进行调整。由于镜片会因笼中的灰尘变得模糊，应注意清洁，防止形觉剥夺性近视因素的干扰，清洁时间段选择夜间，每个镜片的清洁时间大约 10s。小鼠的实验操作对于镜片的视觉感受要求很高，与鸡和豚鼠相比，诱导的近视和眼部生长变化也较缓慢。

2. 配戴角膜接触镜者也有镜片脱落的可能，并且还有一定概率发生角膜感染，故在每一项操作后均应用抗生素点眼，以预防感染。角膜接触镜应经常清洗，每次清洗时还应检查镜片有无破损，如出现破损，应更换后重新配戴；如出现角膜感染应及时治疗，以避免影响实验结果。其次角膜上的接触镜对角膜的病理也会产生影响，如果实验目的为近视病理研究，应慎用此法。

三、昼夜节律紊乱诱导近视模型

（一）造模原理及应用

昼夜节律紊乱诱导的近视模型，是通过打乱实验动物的昼夜节律，或者通过增加黑暗的时间或者减少光照时间，导致其眼轴延长、玻璃体腔的深度加深、脉络膜变薄等，从而引起近视。该现象最初应用于雏鸡，之后在小鼠、斑马鱼等实验动物也被验证。

（二）造模操作

1. 雏鸡近视模型　在不透光的鸡笼中恒温饲养，1~7 天龄时保持环境温度为（33 ± 0.5）℃，7 天龄后保持在（23 ± 1）℃。小鸡可自由取食和饮水，按照操作中的昼夜节律定时开灯关灯。Nickla D L 等人（2016 年）选择 2 周龄的雏鸡若干只，进行实验前相关测定确定左右眼无明显差异后，随机分成实验组和对照组。实验组设置光照（强度为 700lx）时间为 7∶30am~7∶30pm，凌晨再次开灯（12∶00am~2∶00am，强度为 700lx），光照 2h 后立即关闭，以达到总的 14L/10D 黑暗的时间；对照组设置光照时间为 7∶30am~9∶30pm 的正常节律，夜间不再开灯照射。随访 2 周发现实验组眼轴延长，脉络膜变薄，屈光度更加近视。实验中也可通过调整夜间的光照时间，以获取不同屈光度数的实验模型。

2. 小鼠近视模型　Zhou X 等人（2010 年）选择 12 天龄的小鼠，随机分成 3 组，经历以下昼夜循环，第一组：18L/6D；第二组：12L/12D；第三组：6L/18D。随访 16 天后，发现 18L/6D 的昼夜节律下的小鼠更加近视，诱导出 –3.08D ± 4.35D 的近视模型。

Tkatchenko T V 等人（2013 年）选择出生后的 C57BL/6 小鼠，现在 12L/12D 的鼠笼中生活到 3 周龄，第 21 天进行实验前检测后，随机分成 3 组，第一组：12h 光 /12h 黑暗（光暗循环）；第二组：24h 光（恒定光）；第三组：24h 黑暗（恒定黑暗）。黑暗组用铝箔纸包裹，禁止光线进入，形成全黑暗处理，随访 12 周终止。第一、二组小鼠屈光接近正常，第三组可诱导

出 −12.00D ± 1.40 的近视模型。

3. 斑马鱼近视模型　选择同胞野生型斑马鱼,在受精后 5 天之内在相同的昼夜节律(14L/10D)中饲养,将小鱼仔随机分成实验组和对照组。实验组禁止光线进入,形成全黑暗处理;对照组接受正常的昼夜节律。斑马鱼近视模型难以准确测量屈光不正的实际度数。有报道介绍实验组与对照组均在 1 个月、3 个月、4.5 个月时通过 SD-OCT(Bioptigen Envisu R2200)对晶状体半径、视网膜半径等数据进行测量,其中测量斑马鱼的晶状体半径即可计算获得相应的视网膜半径(眼轴)然后联合公式,即可推出相对屈光不正数值(图 7-6-7)。斑马鱼受精后 1 个月得出相对屈光不正为 −0.13D。实验中一旦光线进入实验组,即停止实验。

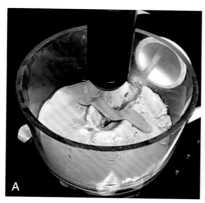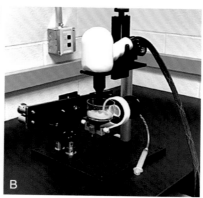

图 7-6-7　用 OCT 对斑马鱼眼轴的测量

A. 斑马鱼的固定方法;B. OCT 检测斑马鱼的眼轴。

引自:Rapid,accurate,and non-invasive measurement of zebrafish axial length and other eye dimensions using SD-OCT allows longitudinal analysis of myopia and emmetropization,Collery R F,Veth K N,Dubis A M,et al,2014

(三)造模特点及注意事项

研究光线昼夜节律紊乱对视觉发育影响的最初动物模型为雏鸡。鸡获得容易、配合度高、价格低廉、饲养简单等特点使其更方便于实验动物的模型选择。实验中应严格控制其光照时间,仔细检查鸡笼的避光性,一旦透光,应立即终止实验。用斑马鱼在作为近视动物模型的优势在于:①成本很低,易获得,高产可筛选;②相比其他动物模型来说,斑马鱼的视觉系统和人类更加相似,是以视锥细胞为主的昼行性动物;③斑马鱼眼睛发育迅速,从受精后 12h 即开始发育,5 天后即可出现有功能的视觉系统;④与视觉发育不良或功能缺陷有关的斑马鱼突变体所提供的大量遗传信息,体现了该模型对人类眼科疾病的研究提供强有力的证据。其缺点在于未找到合适的仪器测量其屈光不正的实际度数,只能通过公式推算相对的屈光不正程度。

四、其他近视眼动物模型

(一)单色光照射诱导的近视模型

1. 模型原理及应用　其原理是 530nm 单色光照射可致模型动物眼轴和玻璃体腔深度延长,脉络膜厚度变薄,从而诱发近视。

2. 造模操作　Wang F 等人(2011 年)选择 10 天龄健康豚鼠,温度保持在(22±2)℃,湿度保持在(60±10)%,可自由取食和饮水(添加 Vit C);12L/12D 的昼夜节律。进行实验前相关检查测定,确定左右眼无明显差异后,随机分成实验组和对照组,分别在三色 LED 灯,即绿光(530nm)、蓝光(480nm)和白光(色温 5 000k)下进行饲养。实验前每组进行眼球生物学测量(屈光度、角膜曲率、眼轴各部分长度),光照 8 周后发现绿光组获得更低的屈光度(绿光组 1.37D±0.75D;白光组 3.10D±0.84D;蓝光组 3.25D±0.78D)。实验数据收集完成后实验终止,通过腹腔注射 10% 的水合氯醛 200mg/kg 处死豚鼠。

3. 模型特点与注意事项　单色光照射诱导近视的机制暂不明确,且诱导所需时间较长,屈光度数不确切,此法应用也较少。

(二) 巩膜环扎术诱导的近视模型

1. 造模原理及应用　巩膜环扎术通过术中环扎带的拉紧,使其玻璃体腔被迫延长,形成轴性近视,此模型应用较少,见于家兔的近视实验中。

2. 模型动物选择与饲养　选择 5 周左右的家兔,在标准条件下饲养,可自由取食和饮水,昼夜节律为 12L/12D。

3. 造模操作　以 5 周大小的家兔为实验动物,行实验前相关检查测定,确定基础参数和左右眼无明显差异后,随机分成实验眼和对照眼。对实验眼施行巩膜环扎术,另眼作自身对照。术后实验眼立即呈现近视,角膜屈光力增加,眼轴明显延长。

4. 随访与终止　一般术后立即可出现近视,散瞳后使用带状检眼镜检测屈光度,随访观察达到目的并收集实验数据完毕后可终止实验。

5. 模型特点与注意事项　可通过环扎的松紧度来获取不同的屈光度,具体度数不确切,手术耗时、耗材,术后需要仔细护理,且具有不可逆性。

五、不同的实验动物造模具有不同的优缺点

见表 7-6-2。

表 7-6-2　各种模型动物的优缺点

实验动物	优点	缺点
鸡	1) 眼球体积大,直径 8~14mm; 2) 眼球增长速度快,100μm/d; 3) 调节作用迅速且幅度大(17D); 4) 视锐度高 5) 配合度高、成本低、易获取	1) 非哺乳类; 2) 无黄斑中心凹结构和视网膜的血供; 3) 巩膜组成差异,巩膜有两层,软骨层(内层)和纤维层(外层),其纤维层主要为 I 型胶原纤维;人的巩膜仅有纤维层,主要含 II 型胶原纤维。人近视时眼轴伸长,巩膜后极部扩张变薄,外基质中蛋白聚糖的合成减少;小鸡的纤维层也会变薄,与人类表现一致,但软骨层的蛋白聚糖合成增多; 4) 虹膜:鸡的睫状肌主要由横纹肌构成,人的主要是平滑肌,横纹肌调节极快,瞬间反应;鸡的睫状肌含有烟酸样(N)受体和毒蕈碱(M)受体,N 受体发挥主要作用,而人的虹膜仅有 M 受体,因此,不能使用阿托品麻痹睫状肌;

实验动物	优点	缺点
		5）调节机制不同：人视近时，睫状体收缩导致悬韧带松弛，晶状体回弹变凸；而小鸡晶状体周边有一环形垫结构，睫状肌可直接作用并挤压晶状体，跟人类调节不同，这决定了鸡的调节更快，幅度更大。另外鸡的角膜也参与调节，起到约 40% 的作用，由睫状体的收缩使角膜内层受力产生，所以对于鸡实验中得出的结论应谨慎对待
豚鼠	1）易获得，易饲养，配合度高； 2）瞳孔大，眼球大（眼轴 8mm）； 3）屈光度和生物学参数测量操作简便； 4）出生即开眼，呈 5.00D 远视状态，与人类的屈光状态相似	1）视锐度跟树鼩差不多，但比鸡差； 2）调节机制不明确； 3）豚鼠自身及同笼之间的撕咬有可能造成眼罩脱落甚至伤亡，因此实验中应多加观察
小鼠	1）生长繁殖周期短、饲养相对简便、诱导时间短、成本低； 2）遗传背景单一，个体差异小，并且小鼠的基因组信息明确； 3）与人类同为哺乳动物，巩膜结构与人类相似，但晶状体较大，玻璃体腔较小	1）小鼠是视杆细胞为主的夜行性动物； 2）无明确的黄斑区； 3）小鼠无调节功能，主要依赖焦深获取良好的视力； 4）眼睛尺寸小（轴向长度约 3.3mm），测量存在很大困难； 5）发育过程与人类也有差异，小鼠在性成熟后，眼球仍需持续生长一段时间
猴	1）屈光介质透明，成像质量好； 2）眼底黄斑部具有黄斑中心凹结构，视锥细胞密度与人类相似； 3）具有立体视觉； 4）视觉系统发育过程与人类有较好的对应关系； 5）巩膜胶原组织在近视发生发展过程中细胞外基质降解，与人类相似； 6）猴与人同属灵长目，与人类视觉系统非常相似，实验结果的可靠性比其他动物更高	1）价格昂贵、饲养要求高，且不易获得，无法完成大数据的收集，使实验结果可信度降低； 2）猴诱导近视所需时间较长，动物形体较大，配合性差
树鼩	1）昼视力好，眼球结构与人相似，但晶状体较厚，脉络膜较薄，没有脉络膜血管网； 2）视网膜视锥细胞丰富，占感光细胞的96%，具有视杆细胞，可分辨红、黄、绿色调； 3）可具有双眼视觉或立体视觉； 4）巩膜与人类相同，仅含有纤维层，但其纤维为 I 型胶原纤维；	1）应激反应强，易受惊； 2）具有很强的跳跃能力，实验中配合度差

续表

实验动物	优点	缺点
	5）在近视发生发展过程中，玻璃体腔延长、晶状体变薄、巩膜变薄，细胞外基质降解，小直径的胶原纤维数量增加； 6）繁殖周期短、人工饲养容易、经济成本低，我国云南易获取； 7）与人类同属哺乳纲，在生理解剖、神经发育、心理应激模式等方面与人类高度相似	
罗非鱼	1）成本低，容易获取； 2）罗非鱼的晶状体很大程度上独立于视觉调控，其他动物在这个方面都是不确切的	1）与人类的种属相异； 2）鱼类屈光度等数据测量较为困难

（崔冬梅　赵一鸣）

参 考 文 献

1. 冷云霞，蓝卫忠，余克明，等．小空间细颗粒饲养对青少年恒河猴屈光发育及玻璃体腔长度变化的影响［J］．中国科学：生命科学，2010，40（12）：1137-1144.

2. Arumugam B，Mcbrien N A. Muscarinic antagonist control of myopia：evidence for M4 and M1 receptor-based pathways in the inhibition of experimentally-induced axial myopia in the tree shrew［J］．Invest Ophthalmol Vis Sci，2012，53（9）：5827-5837.

3. Barathi V A，Boopathi V G，Yap E P，et al. Two models of experimental myopia in the mouse［J］．Vision Res，2008，48（7）：904-916.

4. Benavente-Perez A，Nour A，Troilo D. Axial eye growth and refractive error development can be modified by exposing the peripheral retina to relative myopic or hyperopic defocus［J］．Invest Ophthalmol Vis Sci，2014，55（10）：6765-6773.

5. Christian P G，Harkin D G，Schmid K L. GABAergic agents modify the response of chick scleral fibroblasts to myopic and hyperopic eye cup tissues［J］．Curr Eye Res，2014，39（2）：172-187.

6. Collery R F，Veth K N，Dubis A M，et al. Rapid，accurate，and non-invasive measurement of zebrafish axial length and other eye dimensions using SD-OCT allows longitudinal analysis of myopia and emmetropization［J］．PLoS One，2014，9（10）：e110699.

7. Cui D，Trier K，Zeng J，et al. Adenosine receptor protein changes in guinea pigs with form deprivation myopia［J］．Acta Ophthalmol，2010，88（7）：759-765.

8. Gallego P，Martinez-Garcia C，Perez-Merino P，et al. Scleral changes induced by atropine in chicks as an experimental model of myopia［J］．Ophthalmic Physiol Opt，2012，32（6）：478-484.

9. Gentle A，Mcbrien N A. Modulation of scleral DNA synthesis in development of and recovery from induced axial myopia in the tree shrew［J］．Exp Eye Res，1999，68（2）：155-163.

10. Howlett M H，Mcfadden S A. Form-deprivation myopia in the guinea pig（Cavia porcellus）［J］．Vision Res，2006，46（1-2）：267-283.

11. Huang F，Yan T，Shi F，et al. Activation of dopamine D2 receptor is critical for the development of form-deprivation myopia in the C57BL/6 mouse［J］．Invest Ophthalmol Vis Sci，2014，55（9）：5537-5544.

12. Li H, Wu J, Cui D, et al. Retinal and choroidal expression of BMP-2 in lens-induced myopia and recovery from myopia in guinea pigs [J]. Mol Med Rep, 2016, 13 (3): 2671-2676.

13. Lu F, Zhou X, Zhao H, et al. Axial myopia induced by a monocularly-deprived facemask in guinea pigs: A non-invasive and effective model [J]. Exp Eye Res, 2006, 82 (4): 628-636.

14. Mao J, Liu S, Wen D, et al. Basic fibroblast growth factor suppresses retinal neuronal apoptosis in form-deprivation myopia in chicks [J]. Curr Eye Res, 2006, 31 (11): 983-987.

15. Mcfadden S A, Tse D Y, Bowrey H E, et al. Integration of defocus by dual power Fresnel lenses inhibits myopia in the mammalian eye [J]. Invest Ophthalmol Vis Sci, 2014, 55 (2): 908-917.

16. Nickla D L, Schroedl F. Parasympathetic influences on emmetropization in chicks: evidence for different mechanisms in form deprivation vs negative lens-induced myopia [J]. Exp Eye Res, 2012, 102: 93-103.

17. Nickla D L, Totonelly K. Brief light exposure at night disrupts the circadian rhythms in eye growth and choroidal thickness in chicks [J]. Exp Eye Res, 2016, 146: 189-195.

18. Rada J A, Nickla D L, Troilo D. Decreased proteoglycan synthesis associated with form deprivation myopia in mature primate eyes [J]. Invest Ophthalmol Vis Sci, 2000, 41 (8): 2050-2058.

19. Schmid K L, Wildsoet C F. Effects on the compensatory responses to positive and negative lenses of intermittent lens wear and ciliary nerve section in chicks [J]. Vision Res, 1996, 36 (7): 1023-1036.

20. Shen W, Vijayan M, Sivak J G. Inducing form-deprivation myopia in fish [J]. Invest Ophthalmol Vis Sci, 2005, 46 (5): 1797-1803.

21. Smith E R, Bradley D V, Fernandes A, et al. Form deprivation myopia in adolescent monkeys [J]. Optom Vis Sci, 1999, 76 (6): 428-432.

22. Tkatchenko T V, Shen Y, Braun R D, et al. Photopic visual input is necessary for emmetropization in mice [J]. Exp Eye Res, 2013, 115: 87-95.

23. Troilo D, Quinn N, Baker K. Accommodation and induced myopia in marmosets [J]. Vision Res, 2007, 47 (9): 1228-1244.

24. Wang F, Zhou J, Lu Y, et al. Effects of 530nm green light on refractive status, melatonin, MT1 receptor, and melanopsin in the guinea pig [J]. Curr Eye Res, 2011, 36 (2): 103-111.

25. Wang J C, Chun R K, Zhou Y Y, et al. Both the central and peripheral retina contribute to myopia development in chicks [J]. Ophthalmic Physiol Opt, 2015, 35 (6): 652-662.

26. Yang J, Reinach P S, Zhang S, et al. Changes in retinal metabolic profiles associated with form deprivation myopia development in guinea pigs [J]. Sci Rep, 2017, 7 (1): 2777.

27. Zhou X, An J, Wu X, et al. Relative axial myopia induced by prolonged light exposure in C57BL/6 mice [J]. Photochem Photobiol, 2010, 86 (1): 131-137.

第七节　葡萄膜炎疾病动物模型

一、葡萄膜炎概述

葡萄膜炎是一组形式多样的眼内炎症性疾病,能够导致患者视力不可逆的损伤甚至视力丧失。眼球所特有的结构血-视网膜屏障(blood-retinal barrier, BRB)以及免疫调节机制(如前房相关免疫偏离),能够为其提供保护并使眼部成为免疫赦免器官,避免遭受免疫细胞的入侵和攻击。但是当血-视网膜屏障被破坏或免疫赦免机制(如前房相关免疫偏离)出现异常时,就会发生炎症如葡萄膜炎。按病因分类可以将葡萄膜炎分为感染性和非感染性两大类,感染性葡萄膜炎包括细菌、真菌、螺旋体、病毒、寄生虫等引起的感染,后者则包括特发性、创伤性、自身免疫性、风湿性等疾病伴发的葡萄膜炎。利用动物模型模拟人葡萄膜炎,能够更好地掌握这类疾病的发病原因,有利于找出更好的治疗方法。目前已经建立了多种非感染性葡萄膜炎的动物模型,其眼底可以表现为视网膜脉络膜炎、视网膜血管炎、视网膜萎缩、视神经萎缩等。目前根据建立模型的方法,将葡萄膜炎模型分为三类:诱导型、自发型和人源型。

二、诱导型葡萄膜炎动物模型

(一) 经典的实验性自身免疫性葡萄膜炎(experimental autoimmune uveitis,EAU)动物模型

1. 小鼠模型

(1) 动物:可选用 C57BL/6,BALB/c,或 B10.RIII 品系小鼠。6~8 周龄,性别不限。

(2) 试剂及耗材:感光细胞间维生素 A 结合蛋白(interphotoreceptor retinoid-binding protein,IRBP)(整体 IRBP 蛋白或者 IRBP 片段如 161~180 或 1~20 肽段等)溶液(5mg/mL)、完全弗式佐剂(complete Freund's adjuvant,CFA)、19-G 粗注射针头、25-G 注射针头、百日咳毒素、1mL 注射器、裂隙灯。

(3) 操作

1) 将 IRBP 片段溶液与含有热灭活的结核分枝杆菌的完全弗氏佐剂(complete Freund's adjuvant,CFA)1∶1 混合乳化。

2) 用粗针头将乳液吸入注射器,排空气泡,然后换上细针头,将乳化后的抗原从动物的尾根部和大腿皮下注射(每只小鼠每条腿最多 50μL,每只小鼠共 400μg IRBP)。需要注意的是对一些抗原敏感性较差的品系进行造模时,还需要额外静脉注射 200μg 或者腹腔注射 0.5μg 百日咳杆菌毒素作为辅助佐剂。

3) 在注射 9~12 天后用裂隙灯观察小鼠即发现典型的眼内炎症反应。

2. 大鼠模型

(1) 动物:Lewis 大鼠,6~8 周龄,性别不限。

(2) 试剂及耗材:*IRBP 片段 R16*,CFA,19-G 粗注射针头和 23-G 细针头,注射器。

(3) 操作

1) 将 30μg IRBP 肽段 R16 与 CFA 混合乳化,最终配成含有 30μg 肽段的 200μL 的乳液。

2) 用粗针头将乳液吸入注射器,并换上细针头,将其中 100μL 乳液从大鼠尾根部皮下注射,另外 100μL 从大鼠双腿皮下注射。

3) 注射 9 天后,大鼠可出现明显的眼内炎症反应。

EAU 动物的眼底表现包括视网膜脉络膜血管炎,视网膜神经水肿,光感受器组织损伤,玻璃体炎症细胞浸润等炎症表现。EAU 的这些眼底表现也可见于人类葡萄膜炎患者。因此,EAU 是模拟葡萄膜炎极佳的动物模型(图 7-7-1、图 7-7-2)。

(二) 实验性黑色素蛋白诱导的葡萄膜炎动物模型

研究发现有一类非视网膜蛋白诱导的葡萄膜炎在炎症形式和持续时间上和经典的实验性自身免疫性葡萄膜炎小鼠模型略有不同,这种蛋白是存在于黑色素合成通路中的黑色素蛋白,应用这种蛋白可建立实验性黑色素蛋白诱导的葡萄膜炎(experimental melanin protein-

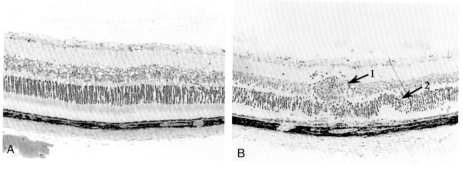

图 7-7-1

A. 为健康小鼠的视网膜;B. 为给小鼠接种 IRBP p1-20 后诱导的 EAU 小鼠视网膜,具有典型的视网膜结构紊乱和炎症特征(1. 肉芽肿 2. 视网膜皱褶)。

引自:Mouse models of autoimmune uveitis,Klaska I P,Forrester J V,2015

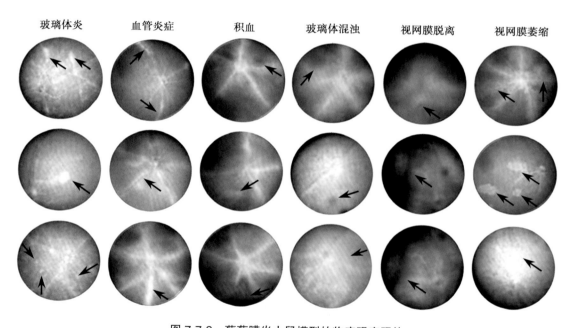

图 7-7-2 葡萄膜炎小鼠模型的临床眼底照片

从左到右依次为玻璃体炎,血管炎,积血,玻璃体混浊,视网膜脱离,视网膜萎缩。

引自:Mouse models of autoimmune uveitis,Klaska I P,Forrester J V,2015

induced uveitis,EMIU)动物模型。

1. 动物　Fischer344、Lewis 大鼠,6~8 周龄,性别不限。

2. 试剂及耗材　黑色素蛋白盐溶液、Hunter 佐剂(或 CFA)、百日咳毒素、注射器、19-G 粗针头、23-G 细针头。

3. 操作

(1) 将黑色素蛋白(125μg)盐溶液和 Hunter 佐剂(或 CFA)按 1∶1 混合乳化。

(2) 用粗针头将乳液吸入到注射器中,排空气泡后换成细针头,从足底皮下注射给大鼠,同时腹腔注射相同剂量含有百日咳毒素(1μg)的黑色素蛋白盐溶液。

(3) 注射完成后 10~14 天可以诱导出葡萄膜炎,主要表现为结膜充血,角膜水肿,前葡萄膜炎,虹膜血管扩张和虹膜粘连等炎症表现。

EMIU 动物模型更适合于前葡萄膜炎(如虹膜睫状体炎)的研究,因为虹膜和睫状体中含有大量的黑色素,其诱导炎症的机制与 EMIU 造模的方法非常契合。

(三) 实验性自身免疫性脑脊髓炎联合前葡萄膜炎动物模型

应用髓鞘碱性蛋白(myelin basic protein,MBP)混合完全弗氏佐剂皮下注射免疫大鼠,诱导炎症反应,从而建立实验性自身免疫性脑脊髓炎联合前葡萄膜炎(EAE/AU)动物模型。

1. 动物 Lewis 大鼠,8~12 周龄,雌性。

2. 试剂及耗材 豚鼠 MBP 或 MBP 肽段,结核分枝杆菌菌株 H37Ra,CFA、19-G 粗注射针头、23-G 注射针头、注射器、裂隙灯。

3. 操作

(1) 将 150μg 结核分枝杆菌 H37Ra 与完全弗氏佐剂混合,再将豚鼠 MBP25μg 或 MBP 肽段 200μg 与完全弗式佐剂 1:1 混合乳化。

(2) 用粗针头将混合后的乳液吸入注射器,排空气泡后换成细针头。将乳液从大鼠后足足垫注射。

(3) 大鼠接受免疫后,10~12 天出现炎症反应并持续约 30 天。

按以下临床评分表进行 EAE 体征每日评估:

0 分,无体征;

1 分,尾巴变柔软;

2 分,后肢无力,共济失调;

3 分,截瘫或截瘫伴前肢无力;

4 分,生命垂危。

应用裂隙灯对大鼠眼部炎症进行评分。

评分标准为:

0 分,正常;

1 分,虹膜血管轻度扩张,虹膜基质增厚,少量炎症细胞浸润;

2 分,虹膜血管充盈,瞳孔异常收缩;

3 分,前房模糊,红光反射减弱;

4 分,明显的前段玻璃体细胞。

此种模型是研究反复发作前葡萄膜炎的理想动物模型。

(四) 内毒素诱导的葡萄膜炎

此种模型是应用内毒素诱导大鼠或小鼠的葡萄膜炎(endotoxin-induced uveitis,EIU)。

1. 大鼠模型

(1) 动物:Lewis 大鼠或 SD 大鼠,6~8 周龄,雌性。

(2) 试剂及耗材:细菌细胞壁脂多糖,裂隙灯,注射针,体重秤。

(3) 操作

1) 将大鼠放置在体重秤上称量体重。

2）按照大鼠的体重将 1mg/kg 脂多糖通过后足足垫注射给大鼠。

3）在注射后 18~24h 就能观察到炎症反应。

4）通过裂隙灯对小鼠进行炎症观察。

大鼠 EIU 的特点是病程剧烈且短暂，可以见到大量中性粒细胞和巨噬细胞浸润，同时可以见到前房蛋白、前房细胞以及轻微的后葡萄膜炎症。

2. 小鼠模型

（1）动物：C3H/HeJ、C3H.SW、BALB/c 或 C3H/HeN 小鼠，6~8 周龄，雌性。

（2）试剂及耗材：鼠伤寒沙门菌毒素，无菌生理盐水，裂隙灯，注射器。

（3）操作

1）将 0.3mg 鼠伤寒沙门菌内毒素溶于 0.1mL 无菌生理盐水。

2）将混合好的溶液从小鼠足垫注射。

3）在注射后 16~20h，用裂隙灯对房水内的炎症细胞进行计数，评估炎症的程度。

该模型可用于研究人类急性、亚急性葡萄膜炎。

（五）T 细胞过继转移实验性自身免疫性动物模型

T 细胞过继转移诱导的 EAU 模型是将已诱导的 EAU 小鼠 / 大鼠的 T 细胞注射入无疾病的免疫耐受动物体内，从而诱导 EAU 的产生。

1. 大鼠模型

（1）动物：Lewis 大鼠，6~8 周龄，性别不限。

（2）试剂及耗材：IRBP，CFA，注射器，培养皿，不锈钢网，RPMI-1640，50mL 离心管，离心机，19-G 粗针头，23-G 细针头。

（3）操作

1）将特定的 IRBP 肽段（R16 或 S35）与 CFA 按 1：1 混合，配成每 200μL 中含有 30μg 肽段的乳液。

2）用粗针头将乳液吸进注射器，并去除乳液中的气泡，然后换成细针头。

3）将乳液从每只大鼠的尾根部皮下注射 100μL，双后肢分别皮下注射 50μL，共 200μl。

4）免疫完成后，按照前述的病理分级方法进行分级观察 EAU 诱导情况，在免疫 16 天后处死动物，收集淋巴结。

5）将分离的淋巴结置于培养皿中，在培养皿中加入 RPMI-1640 培养基并放置在冰上。用培养基将淋巴结清洗若干次，在培养皿中用注射器的活塞将淋巴结抵在不锈钢网上捣碎并加入培养基以释放细胞。

6）将细胞转移至 50mL 离心管中，用含 1% 胎牛血清的 RPMI-1640 冲洗 3 次，以 300g 离心 10min，以小剂量培养基将沉淀重悬，进行细胞计数。

7）通过加入 RPMI-1640 将重悬细胞数调整至 5×10^6/mL，最后加入 IRBP 抗原肽段（浓度 5μg/mL）对细胞进行刺激，并将细胞加入 12 孔板中孵育 3 天。

8）收集细胞，以浓度为 1×10^8/mL 的 T 细胞悬液给大鼠腹腔注射 $(3~5) \times 10^7$ 个 T 细胞（0.3~0.5mL）。

9）从过继转移的第三天开始，观察受体动物的炎症诱导情况，并根据 EAU 临床分级进行分级（表 7-7-1）。

10）过继转移 11 天后，处死动物，收集眼球，并进行组织病理学分级（图 7-7-3）。

表 7-7-1　大鼠和小鼠的临床评分及分级（各模型通用）

评分	大鼠临床分级标准	小鼠临床分级标准
0	无疾病，眼睛透明	无变化
0.5	虹膜血管扩张	极少的周围局灶病变，极小的血管炎
1	虹膜血管出血，异常的瞳孔收缩	轻度血管炎，病灶小于 5 个，线性病灶小于 1 个
2	前房模糊，红光反射减弱	大于 5 处脉络膜病灶或浸润；严重的血管炎（大血管，厚血管壁，渗出），线状病灶小于 5 处
3	中度前房混浊，但仍然可见瞳孔，对红光反射迟钝	线状病灶增多，大面积的融合病灶，视网膜下新生血管生成，视网膜出血，视乳头水肿
4	前房完全不透明，瞳孔不可见，对红光反射消失	大面积的视网膜脱离，视网膜萎缩

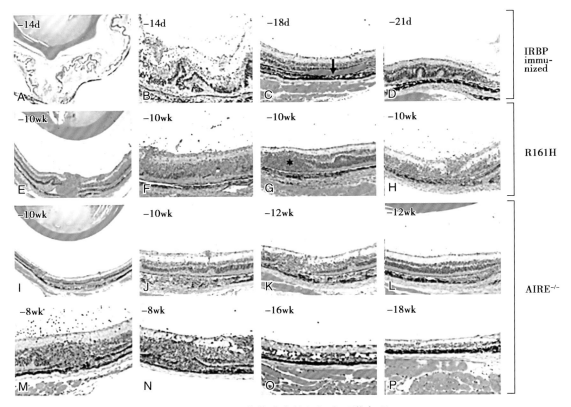

图 7-7-3　葡萄膜炎的组织病理学表现

A、B. 免疫后 14 天时有严重的眼内炎，视网膜皱褶，肿胀和破坏，视网膜出血和脉络膜炎；C、D. 18~21 天时可见明显的视网膜病灶，脉络膜、玻璃体细胞浸润，以及视网膜下出血；E~H. 不同周龄的 IRBP 特异性 TCR 转基因小鼠（R161H）的组织病理学表现，玻璃体和视网膜中细胞浸润和渗出物（E，低倍镜；F，高倍镜），视网膜淋巴细胞聚集（G），光感受器层破坏（H）和脉络膜炎症（G，H）；I~P. 不同周龄的 AIRE−/− 小鼠的组织病理学表现，严重的脉络膜炎（I、J. 低倍镜；N，高倍镜），视网膜的肉芽肿样病变（K，低倍镜；M、N，高倍镜），光感受器层破坏与视网膜变性（O、P，高倍镜）。

引自：Comparative Analysis of Induced vs. Spontaneous Models of Autoimmune Uveitis Targeting the Interphotoreceptor Retinoid Binding Protein，Jun Chen，Haohua Qian，Reiko Horai，et al，2013

2. 小鼠模型

(1) 动物：B10.R Ⅲ 或 C57BL/6 小鼠，6~8 周龄，性别不限。

(2) 试剂及耗材：RPMI-1640 培养基，培养皿，1mL 注射器，19-G 粗针头，25-G 细针头，不锈钢网，75cm² 培养瓶，50mL 离心管，IRBP161-180，CFA。

(3) 操作

1) 将 IRBP 片段（p161-180）溶液（5mg/mL）与 CFA 以 1：1 混合成乳液。

2) 将乳液用粗针头吸进注射器并排空气泡再换上细针头，分别从小鼠的尾根部皮下及双腿注射给小鼠（每只小鼠注射 400μg IRBP 肽段）。

3) 免疫完成后，按照前述的病理分级方法进行分级观察 EAU 诱导情况，在免疫 10 天后处死动物，收集淋巴结和脾脏。

4) 将分离的淋巴结和脾脏置于培养皿中，在培养皿中加入 RPMI-1640 培养基并放置在冰上。用培养基将淋巴结清洗若干次，在培养皿中用注射器的活塞将淋巴结抵在不锈钢网上捣碎并加入培养基以释放细胞（这个过程会导致一些红细胞释放，在后面计数细胞的时候不计数红细胞即可）。

5) 将细胞转移至 50mL 离心管中，用含 1% 胎牛血清的 RPMI-1640 冲洗 3 次，以 300g 离心 10min，以小剂量培养基将沉淀重悬，进行细胞计数。

6) 用 RPMI-1640 培养基将细胞数量调整为 1×10^7/mL，并加入 IRBP 161-180，用 50mL 离心管转移至 75cm² 培养瓶中在 37℃，5% CO_2 环境下孵育 3 天，每 24h 轻轻摇动培养瓶使细胞重悬，并将细胞转移至新的培养瓶中（不将贴壁细胞一同转移）。

7) 第三天的培养结束时，收集细胞并计数，用培养基将细胞浓度调整为 1×10^8/mL。

8) 将 $(3~5) \times 10^7$ 个细胞（0.3~0.5mL）从腹腔注射给小鼠。从第三天开始，通过观察受体动物眼底的炎症情况，根据前述的 EAU 临床分级进行分级。在过继转移 11~14 天后，处死动物，收集眼球，并进行组织病理学分级。

（六）抗原致敏的树突细胞诱导的葡萄膜炎动物模型

树突状细胞（dendritic cells，DCs）是最强的抗原提呈细胞之一，可通过将 IRBP 肽段刺激的树突状细胞注射进小鼠腹腔内建立一种新的动物模型。

1. 动物　B10.R Ⅲ 小鼠，6~8 周龄，雌性。

2. 试剂及耗材　胶原酶，EDTA，谷氨酰胺，百日咳毒素，小鼠巨噬细胞集落刺激因子（GM-CSF），青霉素，丙酮酸钠，IRBP（p161-180），磁珠，注射器，12 孔板，70μm 尼龙细胞过滤网，离心机，流式细胞仪。

3. 操作

(1) 将小鼠的脾脏切碎并在 37℃ 环境下用胶原酶摇晃消化 45min，并用 1mL 0.1mol/L EDTA 处理 5min。

(2) 将混合液通过 70μm 尼龙细胞过滤网，并离心，将红细胞裂解后冲洗，然后在培养基中重悬，获得 DCs 单细胞悬液。

(3) 将上面制成的单细胞悬液进行封闭，随后应用磁珠分选 CD11c⁺ 细胞，并用流式细胞技术检查纯度。

(4) 将纯化的 DCs 细胞重悬于培养基中，培养基中加入 2mmol/L 谷氨酰胺，50μmol/L 2-巯基乙醇，50μg/mL 青霉素，1mmol/L 丙酮酸钠，1% 非必需氨基酸，10ng/mL 小鼠粒细胞巨噬细胞集落刺激因子（GM-CSF），1% 新鲜的小鼠血清。

（5）将 1mL 的 2×10^6/mL 的样品加入 12 孔板在 37℃环境下静置 1h 让细胞贴壁，然后将 12 孔板冲洗两次去除非贴壁细胞。

（6）加入含有人 IRBP 161-180（p161-180）抗原肽片段、5μg/mL 的抗 CD40 抗体、1μg/mL LPS 的培养基，在 37℃条件下孵育 4.5h。

（7）随后将 DCs 在 HBSS 中洗涤两次，将 $(1\sim2) \times 10^6$ 个 DCs 通过后脚足垫注射免疫受体小鼠，2 天后注射 0.3~0.4μg 百日咳毒素（PTX），4 天后再次注射相同剂量的 DCs。

（8）18 天后，通过眼底检查和病理切片对炎症进行评估（图 7-7-4）。

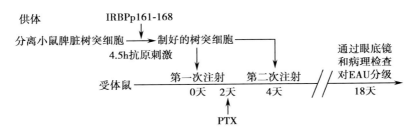

图 7-7-4   抗原致敏树突细胞诱导 EAU 的简要流程图

（七）大鼠和小鼠模型的临床评分以及病理评分（见表 7-7-1、表 7-7-2）

表 7-7-2   大鼠和小鼠的病理切片评分（各模型通用）

评分	大鼠	小鼠
0	无疾病，正常的视网膜结构	无改变
0.5	视网膜轻度炎症细胞浸润，可伴有光感受器损伤，小于 1/4 的视网膜受累	轻度炎症细胞浸润，无组织损伤
1	轻度炎症和 / 或光感受器外节损伤，大于 1/4 的视网膜组织受累	视网膜皱褶，局灶性视网膜脱离，视网膜、脉络膜出现少数小型肉芽肿
2	轻度至中度炎症和 / 或病变延伸至外核层，大于 1/4 的视网膜组织受累	中度炎症细胞浸润，视网膜皱褶、脱离，感光细胞损伤；小到中型肉芽肿、血管周炎和血管炎
3	中度至重度炎症和 / 或病变延伸至内核层，大于 1/4 的视网膜组织受累	中度至重度炎症细胞浸润，大范围视网膜皱褶，感光细胞中度受损，视网膜下新生血管形成
4	严重的炎症和 / 或视网膜全层损伤，视网膜组织受累大于 1/4	重度的炎症细胞浸润，弥漫性视网膜脱离伴有浆液性渗出和视网膜下出血，大范围的感光细胞受损，出现大型的肉芽肿病变；视网膜下新生血管

三、自发性葡萄膜炎动物模型

（一）自身免疫调控因子缺陷性小鼠的葡萄膜炎模型

临床上大多数葡萄膜炎是自发的，所以建立自然发生的葡萄膜炎模型相当重要。当一些特异性抗原（如 IRBP 和视网膜 S 抗原）组织在胸腺异位表达时，自身免疫调控因子

（autoimmune regulator，Aire）的转录因子会调节这些抗原的表达。Aire 的定向干扰会引起多器官的自身免疫反应，Aire 基因缺陷小鼠会自发性地发生葡萄膜炎，并且随着年龄的增加患病的程度逐渐严重，发病概率也逐渐增加。尽管这种模型的机制尚不完全清楚，但是仍为葡萄膜炎的研究提供了极大帮助。

（二）针对 IRBP 抗原的特异性 T 细胞抗体的转基因小鼠

通过对 EAU 易感性小鼠品系进行基因改造可以获得一种新的模型——IRBP TCR 转基因小鼠，其可以表达对 IRBP 特异性的 T 细胞受体。这种 IRBP TCR 转基因小鼠体内能够自发地产生 IRBP 特异性效应 T 细胞，同时可快速地发生葡萄膜炎，大约在小鼠断奶后即可发生。这种葡萄膜炎模型与人类葡萄膜炎的发病机制类似，而且这个模型可以观察引起自身免疫性葡萄膜炎的过程中 T 细胞的主要作用，因此是很好的研究葡萄膜炎发生发展的动物模型。

（三）TCR HEL 转基因小鼠

TCR HEL 转基因小鼠能在眼内视网膜和晶状体产生一种外源性自身抗原——Hen egg 溶菌酶，从而诱导产生严重的视网膜炎症反应，并且这种抗原能够被 IRBP 启动子调节，从而使这种 TCR HEL 转基因小鼠患上自发的葡萄膜炎。需要注意的是不同品系的小鼠可能会产生不同的症状，这可能是由于基因差异导致的。

（四）TAM 基因敲除小鼠

TAM（Tyro3/Axl/Mertk）受体主要通过树突状细胞和巨噬细胞表达，而 TAM 受体缺乏的小鼠则会因为这些细胞的细胞因子信号负向调控低效而导致全身的自身免疫性疾病。有文献表明当小鼠的 TAM 基因被敲除后，这种小鼠会更容易被 IRBP 诱导出葡萄膜炎。TAM 基因敲除的小鼠自出生起就伴有光感受器退行性变以及 T 细胞浸润，即使少量的 IRBP 也可以导致小鼠发病。此葡萄膜炎模型呈自发性，可用于研究抗原提呈细胞数量异常时的病情发展（图 7-7-5）。

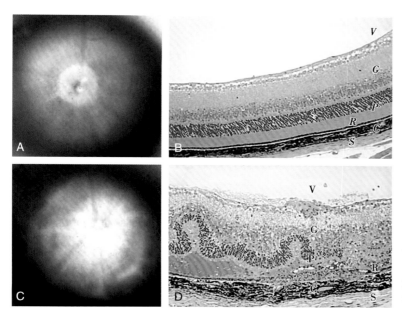

图 7-7-5

A、B 为健康小鼠的视网膜眼底检查以及组织学检查（V：玻璃体；G：神经节细胞层；P：感光细胞层；R：视网膜色素上皮；C：脉络膜；S：巩膜）；C、D 为葡萄膜炎小鼠的视网膜眼底检查以及组织学检查：C 可见视神经乳头周围的视网膜脱落，半圆形病灶；D 可见视网膜结构混乱，血管炎，视网膜色素上皮细胞破坏，视网膜皱褶，视网膜下渗出物，感光细胞层丢失，以及脉络膜炎。

引自：Autoimmunity in the immune privileged eye：pathogenic and regulatory T cells，Caspi R，2008

四、人源性动物葡萄膜炎模型

人源性动物葡萄膜炎是一种特殊的 EAU 模型,有研究证明葡萄膜炎的发生与人类白细胞抗原复合体 HLA 有相关性。HLA Ⅱ类小鼠是通过基因改造将小鼠 MHC Ⅱ类抗原替换为人 HLA Ⅱ类抗原,使动物模型人源化。这类小鼠同前文所述的 TAM 基因敲除鼠一样很容易被 IRBP 抗原诱导产生严重的葡萄膜炎,可用来寻找致人类葡萄膜炎的关键抗原。曾有人通过基因技术利用人 HLA-A29 分子构建 BC.A29 转基因小鼠,遗憾的是这种小鼠目前已经灭绝,如何培育出新的该种类的小鼠成为亟待解决的问题。

(迟　玮)

参 考 文 献

1. Adamus G, Sugden B, Arendt A. Importance of cryptic myelin basic protein epitopes in the pathogenicity of acute and recurrent anterior uveitis associated with EAE [J]. J Neuroimmunol, 2001, 113:212-219.

2. Agarwal RK, Silver PB, Caspi RR. Rodent models of experimental autoimmune uveitis [J]. Methods Mol Biol, 2012, 900:443-469.

3. Caspi R. Autoimmunity in the immune privileged eye:pathogenic and regulatory T cells [J]. Immunol Res, 2008, 42:41-50.

4. Caspi RR. Experimental autoimmune uveoretinitis in the rat and mouse [J]. Curr Protoc Immunol, 2003, Chapter 15:Unit 15. 16.

5. de Kozak Y, Camelo S, Pla M. Pathological aspects of spontaneous uveitis and retinopathy in HLA-A29 transgenic mice and in animal models of retinal autoimmunity:relevance to human pathologies [J]. Ophthalmic Res, 2008, 40:175-180.

6. Gasparin F, Takahashi BS, Scolari MR, et al. Experimental models of autoimmune inflammatory ocular diseases [J]. Arq Bras Oftalmol, 2012, 75:143-147.

7. He X, Liu R, Fan T, et al. Treating autoimmune diseases by targeting IL-23 with gene-silencing pyrrole-imidazole polyamide [J]. J Immunol, 2020, 204:2053-2063.

8. Horai R, Silver PB, Chen J, et al. Breakdown of immune privilege and spontaneous autoimmunity in mice expressing a transgenic T cell receptor specific for a retinal autoantigen [J]. J Autoimmun, 2013, 44:21-33.

9. Klaska IP, Forrester JV. Mouse models of autoimmune uveitis [J]. Curr Pharm Des, 2015, 21:2453-2467.

10. Lambe T, Leung JC, Ferry H, et al. Limited peripheral T cell anergy predisposes to retinal autoimmunity [J]. J Immunol, 2007, 178:4276-4283.

11. Liang WC, Ren JL, Yu QX, et al. Signaling mechanisms of growth hormone-releasing hormone receptor in LPS-induced acute ocular inflammation [J]. Proc Natl Acad Sci U S A, 2020, 117:6067-6074.

12. Mangalam AK, Rajagopalan G, Taneja V, etal. HLA class II transgenic mice mimic human inflammatory diseases [J]. Adv Immunol, 2008, 97:65-147.

13. Ossart J, Moreau A, Autrusseau E, et al. Breakdown of immune tolerance in AIRE-deficient rats induces a severe autoimmune polyendocrinopathy-candidiasis-ectodermal dystrophy-like autoimmune disease [J]. J Immunol, 2018, 201:874-887.

14. Papotto PH, Marengo EB, Sardinha LR, et al. Immunotherapeutic strategies in autoimmune uveitis [J]. Autoimmun Rev, 2014, 13:909-916.

15. Rosenbaum JT, Lin P, Asquith M. The microbiome, HLA, and the pathogenesis of uveitis [J]. Jpn J

Ophthalmol,2016,60:1-6.

16. Silver PB,Chan CC,Wiggert B,et al. The requirement for pertussis to induce EAU is strain-dependent:B10. RIII,but not B10. A mice,develop EAU and Th1 responses to IRBP without pertussis treatment［J］. Invest Ophthalmol Vis Sci,1999,40:2898-2905.

17. Tang J,Zhu W,Silver PB,et al. Autoimmune uveitis elicited with antigen-pulsed dendritic cells has a distinct clinical signature and is driven by unique effector mechanisms:initial encounter with autoantigen defines disease phenotype［J］. J Immunol,2007,178:5578-5587.

18. Voigt V,Wikstrom ME,Kezic JM,et al. Ocular antigen does not cause disease unless presented in the context of inflammation［J］. Sci Rep,2017,7:14226.

19. Ye F,Li Q,Ke Y,et al. TAM receptor knockout mice are susceptible to retinal autoimmune induction［J］. Invest Ophthalmol Vis Sci,2011,52:4239-4246.

20. Zhang X,Jiang S,Manczak M,etal. Phenotypes of T cells infiltrating the eyes in autoimmune anterior uveitis associated with EAE［J］. Invest Ophthalmol Vis Sci. 2002,43:1499-1508.

第八节　眼感染性疾病动物模型

细菌、病毒、真菌等病原微生物均可引起眼部感染,导致眼睑感染、结膜炎、角膜炎甚至是眼内炎。其中角膜炎和眼内炎可导致严重的视力损害,甚至是致盲。因此,制作与人体相似的感染性疾病的动物模型,有助于我们进一步研究疾病的发病机制,探讨治疗措施,为临床治疗奠定基础。

一、感染性角膜炎动物模型

角膜病是我国的主要致盲眼病之一,其中感染性角膜炎占重要地位。角膜上皮及其表面的泪膜是抵御病原微生物侵袭的第一道屏障,上皮受损后极容易发生感染性疾病。上皮损伤后可再生,不留瘢痕。角膜基质层占角膜厚度90%,由近200~250层平行排列规则的胶原纤维组成,角膜板层纤维之间有少量的角膜固有细胞。当角膜损伤和炎症时,可诱使这些细胞演变为成纤维细胞,参与损伤部位的修复,形成瘢痕组织。角膜无血管,其营养来源于房水、泪膜和角膜缘毛细血管。角膜上皮、基质层和内皮层对维持角膜的透明性有重要作用。角膜基质层损伤后有瘢痕组织填充,使角膜失去透明性。

常见的感染性角膜炎的动物模型有细菌性角膜炎、病毒性角膜炎和真菌性角膜炎。本章节将分别进行介绍。

(一) 细菌性角膜炎动物模型

细菌性角膜炎为各种细菌感染引起的角膜病变,细菌包括革兰氏阳性细菌,其中以葡萄球菌最常见,而革兰氏阴性菌以铜绿假单胞菌常见。细菌性角膜炎可引起严重的视觉障碍,其危险因素包括配戴角膜接触镜、角膜创伤等。眼结膜和眼附属器也参与炎症反应。结膜主要表现为结膜水肿和充血,中性粒细胞、淋巴细胞、单核细胞浸润。泪腺分泌的泪液可冲洗结膜囊和角膜表面,其中含有某些抗菌性成分,如溶菌酶、免疫球蛋白,对细菌感染引起的角膜炎症以及角膜愈合产生影响。但机体修复快慢与角膜损伤深浅、细菌毒力强弱、感染细菌量有关。临床上以铜绿假单胞菌和金黄色葡萄球菌感染最严重。铜绿假单胞菌是眼科致病性较强的常见细菌。该菌产生多种溶解酶可引起角膜组织的降解,使角膜呈现迅速扩展的浸润及组织坏死。感染如未控制,可导致角膜坏死穿孔、房水溢出,甚至是眼内炎。因此,建立细菌性角膜炎的动物模型,可为探讨其发病机制和筛选有效药物,并开展新型抗生素的相关研究奠定基础。

1. 实验动物　目前最常用的实验动物是新西兰大白兔,其次是小鼠和大鼠。兔作为细菌性角膜炎模型的优点是兔眼角膜接近人的眼睛的形态,且其结膜充血更容易被观察,因此更容易评估疾病的变化。小鼠角膜较小,操作及取材不如兔眼方便。但小鼠的近交系和远交系品系多,更有转基因小鼠可用于分析某种特殊分子的效应,其相关的生物制剂也较容易获得。常用的小鼠品系有 BALB/c 和 C57BL/6 小鼠。BALB/c 小鼠角膜较 C57BL/6 小鼠敏感,实验时更容易感染细菌,为多数实验所选用。

2. 模型制作　目前主要有划痕法、基质注射法、角膜接触镜配戴法和准分子激光原位磨镶术法接种病菌,各种方法的适用条件及优劣之处不尽相同。划痕法、基质注射法和角膜接触镜法示意图如图 7-8-1。

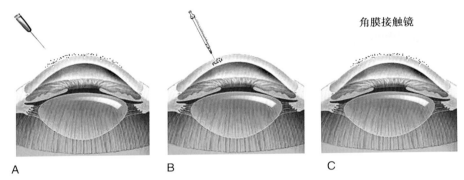

图 7-8-1　细菌性角膜炎模型示意图

A. 角膜划痕法;B. 角膜基质注射法;C. 角膜接触镜法。

(1) 角膜划痕法:此方法于 1971 年由 Gerke 和 Maglicco 利用小鼠制作铜绿假单胞菌模型时首次报道,亦可用于兔和大鼠。具体操作方法:动物检眼、称重并麻醉后,在显微镜下使用无菌的 30G 注射针头在角膜中央划出 3~5 道的平行或 "#" 字形伤口(不要穿透基质到达前房);或使用角膜环钻固定于角膜表层的中心,轻轻下压顺时针旋转使之形成圆形伤痕,取 5μL 菌液接种于损伤的角膜表面;用手轻按眼睑 10s,使菌液和角膜充分接触,然后轻轻复原眼睑。此方法操作简单,但划痕的深度不能完全一致,会导致实验动物间存在一定的差异。此方法所用菌株较多使用的浓度为 10^8~10^{10} 菌落形成单位(colony forming units,CFU)/mL,根据各类细菌的吸附能力和侵袭力等的不同,适当调整菌液的浓度。

(2) 角膜基质接种法:Kupferman 和 Leibowtz 早在 1976 年就报道了角膜基质内注射模型,该模型具有很高的重复性,使用的菌株范围较广,可用于多种动物模型。具体操作为:动物检眼、称重、麻醉后,用装 28G 或 30G 针头的微量注射器将 2~5μL 菌液自角膜近中央处注入角膜实质层,造成乳白色水泡。此方法操作简单且各动物间重复性好,感染率相对较高,可用于不易感染的菌株。然而,基质注射在一定程度上破坏了角膜的正常结构,所以此方法造成的感染过程与人角膜自然感染过程有所不同。此方法所用菌株较多使用的浓度为

$10^5 \sim 10^6 CFU/mL$。

（3）隐形接触镜配戴法：为了进一步提高细菌性角膜炎的感染率，在角膜划痕后可配戴角膜接触镜拟促进细菌滞留并感染。同时也与临床接触镜配戴者发生感染有相近的感染环境。

操作方法为：动物检眼、称重、麻醉后，角膜表面用环钻标记适量直径的范围并造成圆形划痕。配戴角膜接触镜，在角膜与接触镜之间用微量注射器注入适量菌液，或者将接触镜与菌液共同培养24h后直接配戴于损伤的角膜表面。之后需要暂时缝合眼睑24~48h。此外，低氧性损伤可以增加上皮感染和病原体附着，因此，低透氧镜片可提高病原体的感染率。此方法模拟了人角膜感染细菌的过程，提高了病原体感染率；缺点是操作时间较长且过程较复杂。此方法所用菌液浓度与划痕法相同。

（4）准分子激光原位角膜磨镶术（LASIK）法：LASIK是矫正屈光不正的方法之一，术后感染性角膜炎也是其最严重的并发症之一。因此，建立LASIK术后细菌性角膜炎动物模型进行研究，将为防治LASIK术后感染提供基础。

具体操作为：为模仿人体内过程，可在实验前3天，予抗生素滴眼液处理实验动物，4次/天。动物麻醉后常规术前洗眼、消毒铺巾，开睑器开眼睑，做角膜标记，以相应直径的负压吸引环，厚度根据实验动物角膜厚度设置的微型角膜板层刀，启动负压吸引装置检测眼压后，启动角膜刀做角膜瓣并将蒂留于鼻侧。然后掀起角膜瓣用接种环挑取菌液置于创面上，吸水海绵棒使角膜瓣平复，干燥3min。LASIK方法感染率高，为角膜LASIK术后细菌性角膜炎的病理过程提供了模型，也可为建立其他细菌性角膜炎的动物模型提供参考。

3. 结果评估　细菌性角膜炎模型建立后，要对角膜病灶的感染情况进行客观观察记录，尽可能量化，以用于病程发展变化的评价和统计学分析。目前常用裂隙灯显微镜体内观察角膜病灶。

（1）裂隙灯观察：一般在接种细菌后12h开始观察，其后根据需要每天或者隔天观察，多持续一周。用裂隙灯观察，可行照相记录，对角膜病灶形态、大小、范围和深度等进行评分或图像分析，量化角膜感染病灶。存在溃疡灶的，可测量病灶大小，如病灶长度，最大直径和横径，图像分析面积；可对角膜水肿进行分级，标准为：0级：角膜透明清晰；1级：角膜轻度水肿，可见虹膜纹理；2级：角膜水肿、混浊，仅可透见虹膜；3级：角膜明显水肿混浊前房结构无法窥见；4级：角膜溶解穿孔。角膜炎症常伴有结膜反应，同样也可对结膜反应进行分级评分：0级：无充血；1级：球结膜轻度充血；2级：球结膜中度充血，可辨出血管；3级：球结膜重度充血，呈深红色；4级：球结膜混合性充血，不能分辨出血管。

此外，不同细菌造成的角膜炎表现存在差异。铜绿假单胞菌感染24~48h后患眼出现大量微黄绿色分泌物，眼结膜严重充血，角膜混浊，双眼紧闭，脓性分泌物使眼睑粘连，轻轻拉开兔眼分泌物覆盖全角膜，几乎无法窥见虹膜瞳孔。化脓性链球菌感染24h后兔眼角膜混浊、水肿、结膜充血，第2天兔眼红肿，分泌物增多，损伤处白色物存在，前房大量积脓，第3天分泌物将上下眼睑粘连，第5天症状改变不明显。接种金黄色葡萄球菌的家兔在接种24h后眼部出现明显的炎症反应，大量分泌物将上下睑粘住，出现严重的混合充血，前房出现大量积脓，尤以高浓度组为重。角膜实质层间也均出现积脓，角膜水肿增厚，呈乳白色混浊，几乎无法窥见虹膜及瞳孔，角膜表面出现大面积溃疡。

（2）组织病理学检查：动物处死后取下眼组织在10%甲醛中固定，再用石蜡包埋切片，对角膜组织进行染色并观察其组织病理变化。在感染后的角膜组织的病理切片中，角膜基质可见大量中性粒细胞、淋巴细胞、成纤维细胞和坏死组织，同时也可以见到病原菌。

（3）细菌培养和定量检测：微生物检测是角膜炎的重要诊断工具，临床上常进行涂片染色、培养鉴定和抗生素敏感性检测。动物模型眼亦可以在细菌接种后及处理的不同时间点进行检测，角膜病灶取材或结膜囊取材进行细菌培养和/或病菌定量检测，必要时开展分子水平的分析。用取样拭子或取样器从溃疡边缘取材并进行细菌培养。亦可在无菌条件下取下角膜组织进行研磨匀浆，取上清按 10 的倍数稀释，再进行细菌培养，记录其 CFU，从而量化角膜组织中的细菌量。

（段　芳　黎韦华）

（二）病毒感染性角膜炎动物模型

单纯疱疹病毒性角膜炎是最常见的病毒性角膜炎，感染可分为裂解感染和潜伏感染。原发的单纯疱疹病毒感染多呈一过性，但病毒可潜伏于三叉神经节及角膜组织，在特定的条件下可引起复发感染。反复发作的病毒性角膜炎，会导致严重的角膜瘢痕、新生血管，是严重的致盲眼病之一。

1. 实验动物　目前常用的实验动物是小鼠或新西兰大白兔。鉴于动物之间的差异，兔单纯疱疹病毒性角膜炎模型多用于抗病毒药物效应的研究，而小鼠不易自发感染的特性常用于制备潜伏感染和复发感染的单纯疱疹病毒性角膜炎模型。用小鼠制备模型时，一般选用 4~8 周、体重 15~20g 的 BALB/c 或 C57BL/6 小鼠，为避免实验过程中性别差异造成的影响，通常选用同一性别（多为雌性）。兔作为动物模型时，一般选用 2.0~3.0kg 的健康成年兔，雌雄可不分。

2. 模型制作　根据单纯疱疹病毒性角膜炎的疾病特点可将其分为原发感染、潜伏感染和复发感染三个阶段。为了更好地模拟和研究人类单纯疱疹病毒性角膜炎的致病过程以及探索病毒性角膜炎易复发的机制，需要制备以上三个阶段的动物模型。

（1）原发感染模型：动物检眼、称重并麻醉后，在显微镜下使用无菌的 30G 针头在角膜表面做 "#" 字划痕或环钻钻切角膜上皮（深度以突破角膜上皮层为限，不宜过深），然后将 5μL 单纯疱疹病毒液接种于损伤的角膜表面。所用病毒浓度一般为 10^4~10^6 空斑形成单位（plaque forming units，PFU）/mL。接种后轻轻按摩眼睑数次，然后轻轻复原眼睑。为防止实验动物有细菌感染，亦可在接种前一天和接种后每天使用抗生素滴眼液。其后每天观察动物全身状态，裂隙灯检查眼部情况，观察记录角膜病灶状态，必要时照相记录。根据需求在相应的时间点处死动物，取出眼球，进行相应的检测。

划痕法操作简便，对实验人员技术要求不高，应用也较为广泛，适用于各种动物单纯疱疹病毒性角膜炎原发感染的模型制备。另外，建模成败与小鼠品系及接种的毒株也有关系。雌性 BALB/c 感染 KOS 株的成功率为 80%~100%。相比较于 HSV-1 17+ 株，毒力更强的 McKrae 株更容易感染成功。毒力强或滴度高的病毒在角膜接种后可引起眼部其他组织（如睑缘炎，结膜炎）和全身感染（大脑炎），甚或导致动物死亡。

（2）潜伏感染模型：潜伏感染模型是在建立的原发感染动物模型基础上结合其他处理而成。在感染病毒的同时，腹腔注射 HSV 中和抗体，可以避免小鼠死亡和减轻角膜病灶，从而促进小鼠建立潜伏感染。亦有在建立原发感染后的一周给予抗病毒药物（阿昔洛韦滴眼液，2 次/天）治疗，使其角膜病灶减轻至恢复透明。待角膜病灶完全消失后，可通过聚合酶链反应检测三叉神经节或角膜内 HSV 病毒的潜伏相关转录子（latency-associated transcript，

LATs)。*LATs* 是 HSV 病毒在潜伏期间唯一大量存在和被表达的基因。兔能分泌 HSV-1 病毒到泪液中,在感染病毒株后可出现自发性的病毒复发。因此,多用小鼠建立病毒性角膜炎的潜伏感染模型。

(3)复发感染模型:在原发感染至少 5 周后可激活病毒,有研究证实在原发感染一年后仍然可以激活病毒。复发感染模型主要是在原发感染后,通过紫外线照射、电离子导入、全身使用糖皮质激素和免疫抑制制剂等多种方法来诱导潜伏感染模型使之复发。最常用的是紫外线照射法。具体操作:动物麻醉后,将动物置于紫外线照射灯或专用器具下(如 TM20 Chromato-Vu 透照仪),照射波长选用 302nm 的 B 波段紫外线(UV-B)。暴露一只眼睛于 UV-B 光源,单次照射总剂量约为 $250mJ/cm^2$。此方法简便可行,成功率较高。电离子导入法是利用连续性直流电流往角膜导入肾上腺素或 6-羟基多巴胺 3~5 天,4 次/天。糖皮质激素和免疫抑制制剂在临床上具有诱导病毒性角膜炎复发的风险,在复发模型的诱导过程中可辅助使用以提高诱发复发的成功率。

3. 结果评估 病毒性角膜炎模型建立后,要对角膜病灶的感染情况进行客观的量化,以用于病程发展变化的评价和统计学分析。

(1)裂隙灯显微镜观察:在实验动物接种病毒前和接种病毒 24h 后每天进行观察,并进行照相记录。用棉签法或专业器材检查角膜知觉。检查角膜病变时,可以用荧光素钠染色后裂隙灯显微镜下观察角膜病变的情况。并对角膜上皮病变的面积大小、角膜基质混浊及角膜新生血管进行评分。HSV-1 原发感染的小鼠在接种病毒后 3 天内出现急性上皮炎表现,首先表现为少量点状上皮浸润,继而整个上皮呈弥散性点状缺损,部分出现了树枝状、地图状损害。接种后第 7 天角膜缘局部可出现少量新生血管。复发感染的小鼠常以角膜基质炎为主要临床表现,可伴有明显角膜新生血管。

除照相记录外,也可在裂隙灯观察下进行病变评分量化损害程度。角膜基质混浊评分可分为:0:基质透明;1:基质轻度混浊,虹膜纹理可见;2:基质中度混浊,虹膜纹理不清;3:基质明显混浊,仅见瞳孔边缘;4:基质全混浊,眼内结构窥不入。角膜新生血管评分,0:无新生血管长入角膜;1:新生血管向心性生长,但未达到瞳孔中央或未超过角膜半径;2:达到瞳孔中央或超过角膜半径。可以分四个象限评分,每个象限评分相加得出总评分。

(2)病毒定量检测:在原发感染后连续 3 天和复发感染后 1~7 天,使用无菌棉签擦拭小鼠角膜,并将棉签置于 1mL 培养 Vero 细胞的培养基中。然后用此培养基感染 Vero 细胞,并每天在相差显微镜下观察这些细胞是否产生细胞病变效应(主要表现为 Vero 细胞球形变、细胞核聚拢,形成多核巨细胞)以验证感染实验是否成功。阳性者表明该角膜擦拭液中有病毒复制。亦可用标准的空斑实验测定病毒滴度或用定量 PCR 检测病毒。

(3)组织病理学检查:在相应的时间点处死动物,取下眼组织,用 10% 福尔马林固定,再用石蜡包埋切片,对角膜组织进行染色并观察其组织病理变化。

(三)真菌感染性角膜炎动物模型

真菌性角膜炎是一种由真菌感染引起的、致盲率极高的感染性角膜病。在我国以农民患者居多,主要致病菌种为镰刀菌和曲霉菌。

1. 实验动物 目前最常用的实验动物是小鼠,包括 BALB/c 和 C57BL/6。也有使用大鼠和新西兰兔制作模型的研究报道。BALB/c 和 C57BL/6 在感染真菌时存在明显的差异。例如 C57BL/6 小鼠比 BALB/c 小鼠更容易发展为严重的烟曲霉性角膜炎,表现为炎性细胞浸润增加,角膜结构损伤更甚等。这种品种之间病理严重性的差异归因于动物免疫活性的不同。C57BL/6 小鼠倾向于 Th1 信号转导以增强的细胞内免疫反应为特征,通过增加细胞因子(例如 IFN-γ 和 TNF-α)的表达发挥效应,这在细菌和病毒感染的情况下通常具有保护作用。相反的,BALB/c 小鼠偏向以强大的细胞外免疫反应为特征的 Th2 信号转导。这是由细胞因子介导的,例如 IL-4、IL-5、IL-10 和 IL-13。这些细胞因子通过上调抗体的表达从而限制了真菌的感染。因此,在真菌性角膜炎的情况下,Th1 细胞因子导致炎症和组织损伤增加,而 Th2 细胞因子起减轻炎症作用并最终降低角膜病变的严重性的作用。在白色念珠菌性角膜炎模型中,BALB/c 小鼠免疫正常时,对感染有一定的抵抗力,而在免疫抑制状态下仍会感染。

2. 模型制作　目前主要有角膜划痕法、基质注射法和角膜接触镜配戴法。皮质类固醇和免疫抑制药物是真菌性角膜炎发生发展的危险因素,此类药物可增加小鼠对真菌菌株的敏感性,可以提高真菌感染的成功率。

(1) 角膜划痕法:这是白色念珠菌感染最常用的方法。动物检眼、称重并麻醉后,在显微镜下使用无菌的 30G 注射针头在角膜中央划出"#"字形伤口或用环钻做出圆形伤口(深度应达角膜浅层基质),取 5μL 的菌液接种于损伤的角膜表面;用手轻按眼睑 10 秒,使菌液和角膜充分接触,然后轻轻复原眼睑。由于角膜擦伤是人类角膜感染的主要路径,使这一模型更近似于临床感染。此方法较多使用的菌株浓度为 $10^8 \sim 10^{10}$CFU/mL,根据各类细菌的吸附能力和侵袭力等的不同,适当调整菌液的浓度。

(2) 角膜基质注射法:这是真菌性角膜炎动物模型最常用的方法,适用于各种真菌。将动物麻醉后用装 28G 或 30G 针头的微量注射器将 2~5μL 真菌菌液自角膜近中央处注入角膜实质层。部分研究在接种真菌的前一天或真菌接种的同时在结膜下注射糖皮质激素,可提高真菌的感染率和维持角膜的持续感染。此方法可以将一定数量的菌液直接注射到角膜基质,避免了角膜划痕法的不能准确定量的问题。然而,这种动物模型与临床真菌性角膜炎的感染的自然病程不尽相同。此方法所用菌株较多使用的浓度为 $10^5 \sim 10^6$CFU/mL。

(3) 角膜接触镜法:在角膜划痕或基质注射接种真菌后可配戴角膜接触镜。此方法需要行暂时性眼睑缝合术,24h 或 48h 后打开眼睑并去除角膜接触镜。此法眼睑缝合损伤有可能导致意外的眼周感染的发展。此外,眼睑缝合可能会改变角膜表面的温度和氧含量,这与正常隐形眼镜配戴有所不同。

局部或全身性皮质类固醇或免疫抑制药物是真菌性角膜炎发展的危险因素,此类药物可增加小鼠对菌株的敏感性。在接种真菌之前一天或接种后,在实验眼球结膜下注射一定量的皮质类固醇可以提高真菌感染的成功率。同样,在接种真菌前给予免疫抑制剂也增加 BALB/c 小鼠对镰刀菌的敏感性。

3. 结果评估　真菌性角膜炎模型建立后,要对角膜病灶的感染情况进行客观的量化,以用于病程发展变化的评价和统计学分析。目前常用裂隙灯显微镜观察角膜病灶。

(1) 裂隙灯显微镜观察:在接种的第 3 日可观察到浅层角膜真菌病变,结膜囊有黄白色分泌物,结膜充血,病变角膜与健康角膜边界清晰,角膜表面粗糙,轻度隆起,基质混浊水肿,前房无积脓,虹膜无新生血管。第 7 日,可见明显溃疡灶并有苔垢样坏死组织附着,溃疡边缘稍隆起毛糙不齐,部分周边可见卫星灶,内皮面有内皮斑,角膜弥漫性雾状水肿,前房可见积脓,角膜、虹膜可见新生血管。裂隙灯照相记录结合图像分析,以及临床评分是量化疾病严重程度的重要工具。角膜病灶范围的评分可分为,1:病灶累及 1%~25% 的角膜面积;2:病灶累及 26%~50% 的角膜面积;3:病灶累及 51%~75% 的角膜面积;4:病灶累及大于 75% 角膜面积。角膜基质混浊评分,1:基质轻度混浊,虹膜纹理可见;2:基质中度混浊,虹膜纹理不清;3:基质明显混浊,仅见瞳孔边缘;4:基质全混浊,眼内结构窥不入。角膜表面规则性评分:1:角膜表面轻微不规则;2:角膜表面粗糙,有些肿胀;3:角膜明显肿胀;4:角膜穿孔。计算三项内容的得分,得出 0~12 之间的总得分。总分在 5 分或以下属于轻度眼病,总分在 6~9 分之间被视为中度,总分超过 9 分为重度。

(2)病理学检查:组织病理学观察可以评估真菌对角膜组织结构损害及机体反应。早期见基质细胞肿胀,炎性细胞浸润不明显;中期见基质细胞肿胀明显,大量炎性细胞浸润以中性粒细胞为多,病灶局部也可见淋巴细胞、巨噬细胞。后期见基质细胞肿胀减轻,胶原纤维排列紊乱,基质层炎性细胞浸润减少。普通染色和 / 或结合特异免疫组织化学染色可以观察角膜组织中的真菌分布情况。

(3)角膜病灶真菌培养和定量检测:真菌培养是确定角膜真菌感染的最基本方法,操作简单准确率高。对体内病灶取材或摘取的角膜组织进行真菌培养,记录其菌落并进行量化评定。霉菌常用形态学鉴定,而酵母常以形态和方法学相结合鉴定。

二、眼内炎动物模型

感染性眼内炎是一种非常严重的眼内感染,病情发展迅速,眼内结构破坏严重,最终可导致失明、眼球萎缩,甚或诱发全身感染。根据感染途径不同可分为外源性眼内炎和内源性眼内炎。外源性眼内炎常由开放性眼外伤、内眼手术、角膜溃疡穿孔导致致病菌直接进入眼内引起的感染。内源性眼内炎则是由身体其他部位的微生物通过血液循环扩散到眼内引起的。最常见的致病微生物是细菌,其次是真菌。

建立感染性眼内炎动物模型为我们进一步研究疾病的发病机制、开发诊断技术和评价药物疗效提供实验基础。目前的眼内炎模型主要是模拟外源性眼内炎,尚缺乏内源性眼内炎的动物模型。

1. 实验动物　常用动物为新西兰兔,其次是大鼠和小鼠。兔眼形态更接近人的眼睛,操作上更容易进行玻璃体腔注射,造模后也便于眼部情况的观察。

2. 模型制作　在各种动物中,通过玻璃体腔或前房注射菌液进行接种。细菌和真菌的菌液浓度多为 $10^3 \sim 10^5 CFU/mL$,根据不同致病菌的吸附能力和侵袭力等,适当调整菌液的浓度。

(1)新西兰兔眼内炎模型:新西兰兔检眼、称重、麻醉后,在显微镜下用装有 30G 针头注射器行前房穿刺,抽出 0.1mL 房水,或者从角巩膜缘后 3mm 向玻璃体腔中部进针,避免损伤晶状体和视网膜,抽取玻璃体液 0.1mL,然后缓缓注入 0.1mL 的细菌或真菌的菌液。

(2)大鼠眼内炎模型:大鼠检眼、称重、麻醉后,用装有 33G 针头的微量注射器在角膜缘后 1mm 向玻璃体腔注入 5μL 菌液。

(3)小鼠眼内炎模型:小鼠检眼、称重、麻醉后,用装有 33G 针头的微量注射器在角膜缘后 1mm 向玻璃体腔注入 2μL 菌液。

3. 结果评估

(1)眼部检查:在注射菌液后第 1~14 天用裂隙灯生物显微镜、直接或间接检眼镜检查动物眼部情况,主要观察角膜混浊、前房炎症反应和玻璃体混浊情况。有条件的可进行眼底照相记录。眼内炎的严重程度可以根据表7-8-1进行评分。总临床评分为各项临床评分的总和。

此外,视网膜电图(electroretinogtam,ERG)可用于评价视网膜功能。

表 7-8-1 临床评分表

	角膜	房水	玻璃体
0	透明	无闪辉	清晰
1	轻度水肿,可见虹膜纹理	轻微闪辉	轻微混浊,视神经、视网膜血管和神经纤维可辨
2	中度混浊,虹膜结构可见,细节不清	中度闪辉,虹膜和晶状体细节可辨	轻度混浊,视神经和视网膜血管可辨,神经纤维模糊难辨
3	明显混浊,仅可透见虹膜	明显闪辉,虹膜和晶状体细节难辨	中度混浊,视神经和视网膜血管可辨,但很模糊
4	严重混浊,前房结构无法窥见	严重闪辉,伴有大量纤维素性渗出或前房积脓	中度混浊,无法看到后极部结构

(2)病理学检查:在特定的时间点取实验动物眼球,将眼球固定切片,行 HE 染色,观察炎症细胞浸润和组织坏死情况。通常可见角膜、睫状体、玻璃体、脉络膜、视网膜的炎症细胞浸润,严重者可见渗出膜甚至视网膜坏死。

(3)玻璃体液细菌/真菌定量培养:细菌/真菌感染后指定时间,可以取兔玻璃体液进行微生物培养并计算表面菌落,方法同前。也可充分利用现代分子水平检测技术,针对病原体和宿主的基因和蛋白进行定性和定量分析。

(段 芳)

参 考 文 献

1. 肖毅,李晨,梅其炳,等. 家兔眼损伤型细菌性角膜炎动物模型的建立[J]. 陕西医学杂志,2003,32(2):187-188.

2. 张波,谢立信. 真菌性角膜炎的动物模型[J]. 国际眼科纵览,2005,29:167-170.

3. Astley RA,Coburn PS,Parkunan SM,et al. Modeling intraocular bacterial infections [J]. Prog Retin Eye Res,2016,54:30-48.

4. Behrens-Baumann W,Klinge B,Rüchel R. Topical fluconazole for experimental candida keratitis in rabbits [J]. Br J Ophthalmol,1990,74(1):40-42.

5. Clemens LE,Jaynes J,Lim E,et al. Designed host defense peptides for the treatment of bacterial keratitis [J]. Invest Ophthalmol Vis Sci,2017,58(14):6273-6281.

6. Engelbert M,Gilmore MS. Fas ligand but not complement is critical for control of experimental Staphylococcus aureus endophthalmitis [J]. Invest Ophthalmol Vis Sci,2005,46(7):2479-2486.

7. Gerke JR,Maglicco MV. Experimental pseudomonas aeruginosa infection of the mouse cornea [J]. Infect Immun,1971,3(2):209-216.

8. Jinsong Zhao,Yan Cheng,Xiande Song,etal. A comparative treatment study of intravitreal voriconazole and liposomal amphotericin B in an aspergillus fumigatus endophthalmitis model. Invest Ophthalmol Vis Sci,2015,56(12):7369-7376.

9. Kalkanci A,Ozdek S. Ocular fungal infections [J]. Curr Eye Res,2011,36(3):179-189.

10. Keadle TL, Morris JL, Pepose JS, et al. CD4+ and CD8+ cells are key participants in the development of recurrent herpetic stromal keratitis in mice [J]. Microb Pathogen, 2002, 32(6):255-262.

11. Kumar A, Singh CN, Glybina IV, et al. Toll-like receptor 2 ligand-induced protection against bacterial endophthalmitis [J]. J Infect Dis, 2010, 201(2):255-263.

12. Kupferman A, Leibowitz HM. Quantitation of bacterial infection and antibiotic effect in the cornea [J]. Arch Ophthalmol, 1976, 94(11):1981-1984.

13. Leal SM Jr, Cowden S, Hsia YC, et al. Distinct roles for Dectin-1 and TLR4 in the pathogenesis of Aspergillus fumigatus keratitis [J]. PLoS Pathog, 2010, 6(7):e1000976.

14. Morris J, Stuart P M, Rogge M, et al. Recurrent herpetic stromal keratitis in mice: a model for studying human HSK [J]. Journal of Visualized Experiments Jove, 2014, 2012(70):e4276.

15. O'Day DM, Head WS, Robinson RD, et al. Contact lens-induced infection--a new model of Candida albicans keratitis [J]. Invest Ophthalmol Vis Sci, 1999, 40(7):1607-1611.

16. O'Day DM. Studies in experimental keratomycosis [J]. Curr Eye Res, 1985, 4(3):243-252.

17. Peyman GA, Pague JT, Meisels HI, et al. Postoperative endophthalmitis: a comparison of methods of treatment and prophylaxis with gentamisin [J]. Ophthalmic Surg, 1975, 6(1):45-55.

18. Shen FH, Wang SW, Yeh TM, et al. Absence of CXCL10 aggravates herpes stromal keratitis with reduced primary neutrophil influx in mice [J]. J Virol, 2013, 87(15):8502-8510.

19. Wu TG, Wilhelmus KR, Mitchell BM. Experimental keratomycosis in a mouse model [J]. Invest Ophthalmol Vis Sci, 2003, 44(1):210-216.

第九节　眼肿瘤动物模型

　　眼肿瘤是危害人类视力甚至影响生命的眼科重大疾病,它们不仅局限于眼部,还与全身有着密切的联系。单纯的细胞实验结果不能完全反映肿瘤在体内的表现,细胞实验中的药物效应未受全身代谢的影响,具有一定局限性。所以动物实验在肿瘤研究中尤其在肿瘤药物治疗的研究中起到了决定性的作用,代表性的动物实验是决定药物是否能进入临床研究的关键。在眼科领域,眼部肿瘤也还具有独特的病理生理特性,也有许多目前仍不清楚,仍有很多亟待解决的难题,这些都是需要通过相应的动物实验来完成的。建立肿瘤动物模型所使用的细胞系或者细胞、组织块的原发部位十分重要,来源于眼外的肿瘤细胞如皮肤黑色素瘤细胞系皮下移植为原位移植,眼内移植属于异位移植,异位移植模型往往会对肿瘤转移等生物行为造成影响,而使用原位移植模型则可观察到肿瘤转移的生物学行为。

一、视网膜母细胞瘤动物模型

　　视网膜母细胞瘤是眼部最常见的恶性肿瘤,也是小儿发病率第一位的眼恶性肿瘤。视网膜母细胞瘤原发于眼视网膜组织,细胞形态上属于小圆形细胞肿瘤,组织学上属于神经母细胞肿瘤。在人眼内的视网膜母细胞瘤常常可见大片的坏死,部分区域还可以见到菊形团(Flexner-Winterseiner 和 Homer-Wright 两种)样的结构。免疫组化表现出神经元特异性烯醇化酶(NSE)+、S-100 蛋白(S-100)+、胶质纤维酸性蛋白(GFAP)- 等特点。目前视网膜母细胞瘤的治疗方法主要是手术眼球摘除、化疗、介入治疗和眼底激光治疗,近年也有医生开展玻璃体手术切除以及巩膜外放射性敷贴治疗。*RB* 基因是最早发现的抗癌基因,也是视网膜母细胞瘤发病的易感基因,二次突变学说是较为公认的视网膜母细胞瘤发病机制之一。但研

究者通过基因敲除 *RB1* 基因研究发现两条 *RB* 等位基因均失活的胚胎小鼠在孕期就不能存活,而单条染色体杂合失活的小鼠并未患视网膜母细胞瘤而是出现其他部位的肿瘤。有研究者发现通过将病毒基因转染使得病毒蛋白与 pRB 和 p53 蛋白结合,导致此类蛋白失活从而能诱导产生小鼠视网膜母细胞瘤模型。该模型虽然成功验证了二次打击学说,能完全模拟眼内视网膜母细胞瘤的自然发生过程,但也因抑癌蛋白的失活对全身造成影响,故同时伴发有垂体瘤、甲状腺肿瘤等其它肿瘤,特异性不强的特点。虽然此类模型存在一定的不足,但这些成功的动物模型是研究视网膜母细胞瘤生理病理机制,探索新的有效的治疗方案的重要研究工具。

(一) 裸鼠视网膜母细胞瘤模型

使用 SPF 级 BALB/C(nu/nu)裸鼠,选取 RB 细胞株(SO-RB50、HXO-RB44 和 Y-79 等),在含有 10% 小牛血清的 RPMI-1640 培养基中培养,保持二氧化碳浓度在 5%,恒温 37℃,在细胞对数生长期收集细胞。因 RB 细胞属于悬浮培养,不需要使用胰酶消化,只需用 Hank 液洗涤细胞两次(再次 1 000r/min 离心 5 分钟),之后再用不含小牛血清的 RPMI-1640 培养液悬浮细胞(如果马上处理,可以选择仅使用 Hank 液悬浮细胞),然后调整细胞数量至 $(1.5~2.5) \times 10^7$/mL 备用(皮下成瘤需 5×10^{10}/L)。

1. 裸鼠视网膜下注射模型　裸鼠于全麻下(1% 戊巴比妥钠 30~45mg/kg 腹腔注射,此时需注意小鼠易因麻醉而死亡)、复方托吡卡胺扩瞳后,在裂隙灯下小心将微量注射器于角巩缘处透明角膜穿刺,小心穿过晶状体悬韧带及玻璃体,显微镜观察针尖位于视网膜下,将 $0.5\mu L$ 制备好的 RB 细胞混悬液注射于视网膜下。注射后 21 天可在玻璃体腔内观测到团块状白色肿物生长,28 天实性肿物向眼外生长,35 天实性肿物向眼眶外生长,表面血管丰富。注射 42 天可观测到肿瘤完全破坏眼球,能观察到黑色的组织坏死表现。

2. 裸鼠玻璃体腔注射模型　经睫状体平坦部进针,针尖朝向视盘方向并在显微镜下确认,将 $5~10\mu L$ 细胞混悬液注入玻璃体腔内,缓慢出针。观察时间及肿瘤改变与上述类似,但成瘤率相对较低。玻璃体腔注射时应注意以下情况:小鼠玻璃体腔容积并不大,注射时小心避免损伤晶状体以及视网膜。在进针后感觉有明确落空感,检眼镜观察到位于玻璃体腔的针头后先放出少量玻璃体液,再注入 $5~10\mu L$ 瘤细胞悬液,否则较难将瘤细胞注入玻璃体腔,同时也易溢出导致瘤细胞污染眼表组织。术后常规眼膏涂眼,无须包眼。

3. 裸鼠皮下成瘤模型　皮下成瘤模型需要瘤细胞悬液浓度达到 5×10^{10}/L,使用 1mL 注射器将 0.2mL 上述瘤细胞悬液注射至裸鼠腹股沟皮下,每日测量瘤体大小。

裸鼠眼内成瘤模型能在注入后经过检眼镜观察肿瘤生长情况,玻璃体腔注射能在早期观察到玻璃体腔内瘤细胞生长,在 3 周左右能观察到Ⅲ级以上的瘤体生成,但成瘤率不稳定。而视网膜下注射,平均需 21 天后能在玻璃体腔观察到灰白瘤细胞团生长,但其成瘤稳定,肿瘤生长与患者体内类似。最终两种方法建立的动物模型均可发展成为眼外期。眼内原位种植瘤模型操作简单,所需瘤细胞较少,但裸鼠眼球小,前房以及玻璃体腔均只能注入 $10\mu L$ 以下的瘤细胞悬液是裸鼠模型的不足。皮下成瘤为异位成瘤模型,平均需 2 周开始观测到肿瘤生长,3 周左右达到快速增长期,部分瘤体可因生长过于迅速产生坏死,并可因肿瘤生长过快或全身转移导致裸鼠出现恶病质状态(如精神差、消瘦、反应迟钝等)。皮下成瘤所需瘤细胞浓度高,成瘤周期较长,成瘤率较低等因素,可能与裸鼠体内残存 B 细胞以及 NK

细胞有关,若改为选用 NOD-SCID 小鼠则可提高皮下成瘤的成功率。裸鼠因缺乏胸腺不会产生宿主抗移植物反应,不需要使用免疫抑制剂即可顺利成瘤是其优点。

(二) 兔视网膜母细胞瘤模型

使用日本大耳白兔、新西兰白兔或者青紫蓝兔,清洁级环境饲养,选择含有 10% 小牛血清的 RPMI-1640 培养基,5% 二氧化碳浓度,37℃体外培养的 RB 细胞株(SO-RB50、HXO-RB44 和 Y-79 等),常规洗涤 2 次后制成混悬液,确保混悬液瘤细胞浓度为 1×10^7 个 /mL 以上备用。使用盐酸氯胺酮与氯丙嗪 1:1 混合,1mL/kg 肌肉注射麻醉实验动物,仰卧位固定后操作。

1. 脉络膜上腔注射　使用 26Ga 注射针头将 0.1mL 上述细胞混悬液注射至全麻下的兔眼睫状体平坦部相邻的脉络膜上腔,注射后 1、3、7、14 天散瞳观察肿瘤生长情况。

2. 前房注射　使用 26Ga(26G)破囊针头,选取距离角膜缘 1mm 处行前房穿刺。先垂直于角膜表面进针,针尖到达角膜厚度一半时转为平行虹膜表面进入前房,抽取前房水 0.1mL,更换针管注入细胞悬液 0.1mL。进出针时注意动作轻柔,避免损伤角膜、虹膜以及晶状体。注射后每日观察前房肿物生长情况,可见前房肿瘤细胞沉积于下方前房,随时间推移肿物逐渐向瞳孔区生长。术后给予全身静脉注射环磷酰胺 60mg/kg 一次,局部使用环孢素 A 滴眼液点眼,每日 4 次。

兔具有正常的细胞以及体液免疫,因该模型建立在眼内,而眼内处于免疫赦免状态,故前房注入的瘤细胞可在局部使用免疫抑制剂的状态下生长,并维持较长的时间(4 周左右)。对于脉络膜上腔注射肿瘤细胞异种原位移植模型,局部注射于脉络膜上腔不仅操作简单而且能为肿瘤生长提供良好的条件,也方便肿瘤向眼内以及全身转移。

(三) 斑马鱼视网膜母细胞瘤模型

1. 异种移植法　斑马鱼受精 48h 后,使用显微注射技术将染料标记(如 GFP)的 RB 细胞注入斑马鱼胚胎的玻璃体腔内,移植过 RB 细胞的斑马鱼应饲养在添加有卡铂和马法兰的林格氏液中,可通过观察携带荧光的瘤细胞生长及其与血管的关系。

2. 基因编辑法　使用基因编辑技术(如 TALEN)实现斑马鱼的 RB 基因编辑。例如,先靶向 RB1 基因外显子 2 和 3,将携带基因 TALEN 的 mRNA 注入斑马鱼胚胎,3.5 个月左右可生长视网膜母细胞瘤以及颅内肿瘤,产生神经外胚层来源或神经胶质细胞来源的肿瘤。

斑马鱼作为视网膜母细胞瘤较为少见的模型动物,其优势是在胚胎以及成体阶段斑马鱼的身体几乎都是透明的,而且眼睛所占身体的比例也很大,不仅方便操作,而且在经过荧光标记的 RB 瘤细胞植入后能动态活体监测肿瘤的生长以及对药物治疗的反应。基因编辑法虽能一定程度上探究视网膜母细胞瘤的发生机制,但因其常会在眼球之外的全身组织,成瘤的不稳定性限制了当前对该模型的进一步应用。

视网膜母细胞瘤动物模型中,裸鼠的应用十分广泛,特别是在肿瘤发病原因不明的时候,裸鼠被广泛应用于移植瘤模型的研究。裸鼠缺乏胸腺,故无法行使胸腺依赖性免疫功能,仅存有 B 细胞相关免疫功能,故在异种移植中存在着无排斥、异种肿瘤生长可保持与肿瘤较为一致的生物学特性以及药物敏感性。早在 1977 年 Callie 就成功将视网膜母细胞瘤移植于裸鼠前房及皮下,这也是第一个成功移植于裸鼠体内的眼肿瘤。我国中山大学中山眼科中心眼病理科易玉珍教授不仅于 20 世纪自行分离建立 SO-RB50 细胞系,而且易玉珍教授还利用该细胞系和新鲜肿瘤标本成功建立裸鼠皮下及前房移植瘤模型(1994-1995 年)。

二、脉络膜黑色素瘤动物模型

脉络膜恶性黑色素瘤是成人眼内最常见的眼内恶性肿瘤,肿瘤可血行传播转移至肝脏、肺等全身重要脏器,危害患者生命。眼球摘除是治疗脉络膜恶性黑色素瘤的传统方法,但术后患者的结局却并不尽人意,较多患者在摘除眼球后发现出现全身转移的情况,故有部分学者认为可能在肿瘤早期就有黑色素瘤细胞存在于循环系统,可导致切除后的眼外肿瘤生长。目前巩膜放射性敷贴、肿瘤激光凝固术、脉络膜肿瘤局部切除等保眼治疗在临床的应用越来越多,也表明脉络膜黑色素瘤的治疗有着更大的探索空间。为研究其发病机制,寻找其病理特点和治疗方法,一直受到广泛关注。脉络膜恶性黑色素瘤的体外肿瘤细胞原代培养无法模拟肿瘤体内的环境,故移植瘤模型是脉络膜黑色素瘤现有的最为普遍有效的动物模型。

(一)脉络膜黑色素瘤裸鼠模型

1. 细胞制取　收集因眼球摘除的人脉络膜黑色素瘤组织,使用 DMEM/F12 培养基,组织块法原代培养。操作中将瘤体生理盐水清洗干净后,剪成约 1mm × 2mm × 2mm 的组织块,培养瓶中加入少量培养基,将剪碎的组织块分散置于瓶底,小心翻转培养瓶,使组织块吸附于瓶底而不坠入。于 5% 二氧化碳、37℃ 恒温培养 10~15min 后翻转回来,此时组织块已牢固黏附于瓶底,小心加入 3~4mL 培养基后继续培养,待瘤细胞爬出,细胞密度达到 80% 以上后可进行传代。传至第三代后使用胰酶消化,800r/min 离心 10min,弃去上清,加入新鲜培养基使细胞浓度达到 1×10^5 个 /μL 的细胞悬液。裸鼠选取 SPF 级 BALB/L-nu 裸鼠。

2. 前房移植模型　充分吹打后使用微量注射器将 2~3μL 的细胞悬液注入裸鼠前房,定期观察。接种后 3 天起便可见到前房内存在黑色小块状肿物,7 天可见角膜新生血管,3 周左右虹膜表面肿物隆起生长伴卫星灶形成。

3. 玻璃体腔移植模型　传统方法将肿瘤移植注于裸鼠玻璃体腔,操作方法类似,但观测时需要扩瞳结合检眼镜观察。需要一定的操作技巧,因裸鼠眼球较小,球形晶状体,玻璃体腔空间较小,在注射的时候一定要避免损伤晶状体造成外伤性白内障从而导致观测肿瘤生长困难。

(二)兔脉络膜黑色素瘤模型

兔的眼球较大,无论是操作空间还是操作难度、眼底观察、照相以及手术、激光治疗均较小鼠模型有着较大的优势,因此研究者设计了以新西兰白兔为实验动物的脉络膜黑色素瘤模型。

1. 细胞选取　可选取原代人脉络膜黑色素瘤组织,也可使用如 Greene 报道中提及分离培养的仓鼠皮肤黑色素瘤细胞(Greene 黑瘤细胞),该瘤细胞已成功完成兔、豚鼠的异源转移培养,可在兔眼中生长。前房注射瘤细胞操作同小鼠,是较为经典的成瘤方法。但 Greene 黑瘤细胞属于无色素黑瘤细胞,不适合于需要激光治疗的实验。涉及激光或光动力治疗实验可选取人原代或色素明显的 B16F10 黑色素瘤细胞系(一种来源于小鼠皮肤黑色素瘤的细胞系),但原代人黑色素瘤细胞或 B16F10 细胞系在新西兰兔体内成瘤需要每日注射环孢素以保持实验动物免疫抑制状态,否则将产生排斥反应导致成瘤失败。同时 B16F10 移至模型侵袭性较强,适合作为肿瘤侵袭转移相关的研究。注射用瘤细胞为培养的细胞悬液,瘤细胞浓度需达到 $5 \times 10^6/mL$。

2. 实验动物　选取健康新西兰白兔 2.0~3.0kg,保持室内恒定温度在 22℃,相对湿度

55% 左右。使用氯胺酮 35mg/kg,甲苯噻嗪 5mg/kg 肌肉注射麻醉准备操作。

(1) 前房注射:使用直径为 26Ga 的穿刺针,经角巩缘进针,注入 Greene 细胞悬液 0.1mL。1 周左右可见虹膜表面瘤体生长。根据实验要求,肿瘤生长不同时间,摘除兔眼球,取出瘤体分析或制成混悬液备用(图 7-9-1)。

(2) 脉络膜上腔移植

1) 方法 1:鼻侧角膜缘后 1mm 做巩膜切开,在显微镜下小心切开脉络膜,使用内径为 33Ga 的套管小心经切开口伸入至近后极部视网膜旁,接着注入黏弹剂扩大脉络膜上腔,造成人为的脉络膜脱离,注入约 0.1mL Greene 瘤细胞混悬液至脉络膜脱离范围远端,使其无法反流,减少播散风险。最后关闭巩膜切口,完成植入。术后可通过检眼镜检查以及 FFA 造影等方法观察,约 1 个月时间,肿瘤可生长至 5 个视盘直径大小。

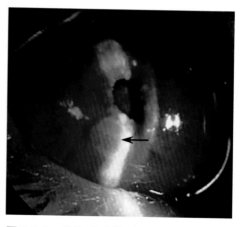

图 7-9-1 前房成瘤模型(白色箭头为虹膜表面 Greene 黑瘤细胞瘤体)

引自:Methods for Subchoroidal Implantation of Greene Melanoma in Rabbits,Keigo Shikishima,2004

本方法使用套管针以及闭合装置,经后巩膜穿刺将肿瘤悬液注射入巩膜以及脉络膜之间的腔隙。但在穿刺过程中需小心,因注射时容易将瘤细胞播散至周围组织(如巩膜隧道、筋膜囊等)。

2) 方法 2:经玻璃体腔将瘤体直接植入脉络膜上腔。新西兰兔麻醉,仰卧位暴露颞上方结膜,切开结膜囊,暴露 3mm×3mm 巩膜组织,角膜缘后 1mm 切开巩膜,使用带注射器直径 22Ga 细针,在手术显微镜引导下以 45°角度进入玻璃体腔,注入生理盐水提高眼内压,使用针尖小心划开视网膜以及脉络膜。再用直径为 25Ga 的套管插入切口处的脉络膜上腔,将直径约 0.25mm 的 Greene 黑瘤组织经套管注入脉络膜上腔,移除套管,关闭巩膜以及结膜切口,术后检眼镜观察肿瘤生长情况(图 7-9-2、图 7-9-3)。

该方法能成功避免肿瘤植入过程导致的播散,且能将瘤体植入至眼内任意位置,操作快速,但需一定的手术技巧,并且在植入过程中可能损伤视网膜以及脉络膜组织导致玻璃体积血、玻璃体腔肿瘤种植、视网膜脱离、增殖性玻璃体视网膜病变等并发症。

人们为找出符合脉络膜恶性黑色素瘤病理学特征的动物模型一直在探索努力,部分实验动物可自发产生脉络膜恶性黑色素瘤,这其中包括狗、猫、马、大鼠、小鼠、鸟以及鱼等,但每只动物自发产生的黑色素瘤组织学特性(梭形细胞型、上皮样细胞型以及混合型等组织类型)以及复发转移特性都不太一样,无法保持相对的一致性,致使这些自然发生的肿瘤无法成为较好的实验模型。有的研究依靠化学药物、裸鼠模型或免疫抑制的动物模型均不适合免疫疗法的研究,在探讨免疫治疗时应注重重建免疫动物模型。

(三)诱导脉络膜黑色素肿瘤模型

1. 化学药物诱导 Benson 等人曾将化学药物经过腹腔注射(乙硫磷)以及口服(N-2 芴基乙酰胺)给药到大鼠体内,在经过长达 339 天后 25 只实验动物仅 1 只在虹膜周围发现无色素的梭形 A 细胞为主的黑色素细胞瘤生长,并且未观察到肿瘤有扩散或转移的生物学

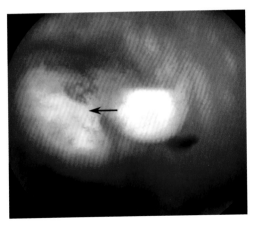

图 7-9-2　脉络膜成瘤模型(白色箭头可见脉络膜 Greene 黑瘤细胞瘤体)

引自:Methods for Subchoroidal Implantation of Greene Melanoma in Rabbits,Keigo Shikishima, 2004

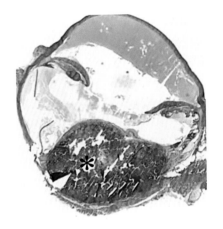

图 7-9-3　HE 染色显示脉络膜 Greene 黑色素瘤瘤体(黑色星号标志,2×)

引自:Methods for Subchoroidal Implantation of Greene Melanoma in Rabbits,Keigo Shikishima,2004

表现。

2. 放射线诱导　Tayler 等人使用镭 226 玻璃体腔植入,诱导出比格犬发生眼内黑色素肿物。随着剂量的增加,眼内肿物的类型也不相同,在低放射剂量的时候可诱导生成黑变病,高放射剂量时可诱导产生无色素的肿瘤。该模型的成瘤率在 20% 左右,肿瘤主要生长于睫状体,但肿瘤细胞呈不典型性,与人脉络膜黑色素瘤不太一样。

3. 病毒诱导　猫科动物白血病 - 肉瘤病毒(feline leukemia-sarcoma virus)是在猫的白血病及肉瘤内发现的一种相关病毒。McCullough 等人发现此病毒可导致猫非眼部组织发生恶性黑色素瘤及纤维肉瘤。其他研究观察到往新生幼猫及猫胚胎眼内注射该病毒,可导致严重的猫眼球发育异常,且可见类似视网膜母细胞瘤的视网膜肿瘤。若将该病毒注射在猫虹膜根部,于 40 天左右可观察到局限隆起或弥漫的色素性肿物生长,镜下可见瘤细胞内存在病毒包涵体。

研究者对诱导脉络膜黑色素瘤有过诸多尝试,但不可避免地存在成瘤周期长,成瘤率低,成瘤类型不典型等问题。此类模型不是肿瘤治疗、干预等实验的理想模型,但可用于探讨肿瘤成因及研究肿瘤自然生物特性(侵袭转移等)。

(四) 人脉络膜黑色素瘤细胞系

1. 人原发脉络膜黑色素瘤细胞系报道的有:HL165,IPC211,PIC227E,IPC227F,IP281,MKT-BR,UM-1,MEL270,921,OCM-8,OCM-1,OCM-2,OCM-3,OM421,OM431,OM439,OM443,OM449,mel202,EOM-3,EOM-29,MEL285,MEL290,M-17,M-21,SP6.5。

2. 人转移脉络膜黑色素瘤细胞系包括有:MH3,MH5,MH10,OMM-1,OMM-2,OMM3,0MM-2.3。

(五) 动物模型常用的培养的黑色素细胞及其应用

1. Greene 黑色素瘤细胞(仓鼠自发皮肤黑色素瘤细胞)宿主多为新西兰兔、仓鼠,可前房植入,也可玻璃体腔及视网膜下植入。宿主为小鼠时多植入眼前房。

2. BHM 黑色素瘤细胞宿主多为仓鼠,眼前房植入。

3. B16 小鼠皮肤黑色素瘤细胞(C57 小鼠耳皮肤黑色素瘤)宿主可为新西兰兔、小鼠,眼前房及玻璃体腔、视网膜下均可植入。

4. 人类脉络膜瘤细胞系宿主多为新西兰兔、小鼠,前房及玻璃体腔、视网膜下均可植入。若宿主为鸡,建议植入胚眼玻璃体腔。

三、人眼眶横纹肌肉瘤动物模型

眼眶横纹肌肉瘤是儿童最常见的眼眶梭形细胞恶性肿瘤,而其中胚胎型占所有眼眶横纹肌肉瘤的 50%~60%。眼眶横纹肌肉瘤进展快,恶性程度高,儿童病死率高。肿瘤边界不清,切除难以完全切干净。已报道制备动物模型相关的方法包括(不限于下述):

1. 细胞制备　在含有 10% 胎牛血清的 DMEM-1640 培养基中,培养人胚胎型横纹肌肉瘤细胞株(RD)(图 7-9-4),8% 二氧化碳浓度,3 天一次传代后选取对数生长期的肿瘤细胞,胰酶消化,200g 离心 5 分钟获得 1×10^8 个 /mL 的单细胞细胞悬液备用。培养液中常规加入 1/100 的青霉素、链霉素。

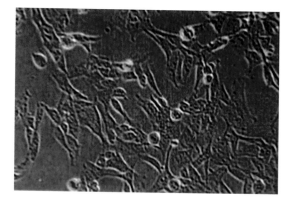

图 7-9-4　倒置显微镜下可见眼眶横纹肌肉瘤瘤细胞呈梭形、不规则形,核大(400×)

引自:人眼眶横纹肌肉瘤动物模型的建立,梁莉,魏锐利,马晓晔,等,2006

2. 细胞接种　选取 4 周龄 BALB/c 裸鼠或 SCID 鼠。接种前 1 天使用 ^{60}Co 照射小鼠,剂量为 1Gy/ 只。使用 26Ga 注射器注射 0.1mL 细胞悬液于 BALB/c 裸鼠肋部皮下,注射后第一天可见皮下注射后局部形成的囊泡,第二天囊泡吸收消失。BALB/c 裸鼠接种后 6~8 周出现米粒大小的皮下肿物,而 SCID 小鼠 3~4 周即可触及皮下明显肿物。

3. 组织接种　选取增长较快、肿瘤增殖活跃、局部无明显炎症反应以及表皮无破溃的小鼠,待肿物生长至直径 1.5~2cm 大小时,颈部脱臼法处死动物。无菌操作小心分离肿物,取出的肿块应立即置于培养液中,两次洗涤以去除表面血液和组织液,显微剪仔细剪碎成约 2mm×2mm×2mm 的组织块若干,选取组织块移植于另一批小鼠皮下。操作时使用乙醚麻醉,剪开背部 5mm "L"形皮肤切口,钝性分离皮下组织至肋部,沿皮下隧道植入组织块至肋部皮肤下,间断缝合皮肤切口。植入后观察切口感染情况,测量肋部皮下肿物大小,按照公式:体积 = 最大直径 × 最大横径 ^{2} × 1/2,绘制生长曲线。

此类模型为异位肿瘤移植模型,裸鼠不会产生免疫排斥,肋部皮下成瘤较眼眶空间大,不仅操作便捷,而且肿瘤生长空间较大,测量体积方便,也便于给药以及观察药物疗效。肿瘤移植前使用 ^{60}Co 照射后能抑制小鼠自身的体液免疫,能缩短肿瘤生长的潜伏期,提高成瘤率。同时选取 4 周龄小鼠因其相对于成年鼠,NK 细胞活性及不依赖 T 淋巴细胞的免疫效应均较低,故也能提高成瘤率。SCID 小鼠属于重度免疫缺陷小鼠,虽然成本较裸鼠高,但在免疫疗法的实验研究中具有明显的优势。

取出瘤体行石蜡切片 HE 染色后可见瘤细胞核大深染，核仁明显，较多核分裂象（图 7-9-5）。

四、眼眶腺样囊性癌动物模型

人眼眶腺样囊性癌是眼眶泪腺区发病首位的恶性上皮性肿瘤，也是泪腺恶性度最高的肿瘤。虽然其生长缓慢但具有很强的侵袭能力，对眶骨的浸润强，破坏性大，手术难以切除干净，易复发。治疗常通过手术切除减容联合放射治疗或化学治疗；而放射性治疗存在并发性白内障、皮疹、脱发等副作用，全身化学治疗存在患者耐受性差，骨髓抑制，生殖损害，出现胃肠道反应等。合适的实验动物模型能帮助我们研究出肿瘤的

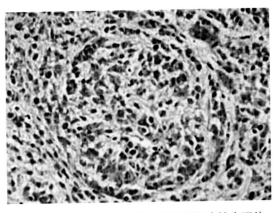

图 7-9-5　石蜡切片 HE 染色可见瘤细胞核大深染，核仁明显，较多核分裂象（200×）
引自：人眼眶横纹肌肉瘤动物模型的建立，梁莉，魏锐利，马晓晔，等，2006

病理特点和局部浸润损害规律，并找寻新的治疗手段。

鼠模型：

1. 细胞准备　购买人腺样囊性癌细胞系（adenoidcysticcarcinoma，ACC），于含有 10% 胎牛血清的 RPMI-1640 培养基中，青霉素、链霉素均按照 1∶100 加入，5% 二氧化碳，37℃恒温培养。传代后选取对数生长期的肿瘤细胞（ACC 细胞一般每 2~3 天换液一次），胰酶消化（2.5g/L 胰酶 +EDTA）后，10% 胎牛血清 RPMI 终止消化后 1 000r/min 离心 10min，弃去上清，相同方法漂洗共两次，制成细胞悬液。计算瘤细胞浓度并调整至 $5×10^{10}$ 个 /mL 的细胞浓度备用。

2. 模型建立　选取鼠龄为 4~5 周的 BALB/c 裸鼠，抽取 0.1mL 肿瘤单细胞悬液，注射于裸鼠眼眶外上方至球周。每 3 天观察肿瘤生长情况，游标卡尺测量肿瘤直径。接种 3 天后于种植处可见米粒大小肿物，逐渐增大。肿瘤呈现外生膨胀型生长，可向眶骨以及颅内浸润。于接种后 7 天，瘤体生长稳定，可开始按实验要求给予干预。依据肿物生长速度每隔一定时间（3 天左右）测量肿物体积。

本模型是眼眶原位移植瘤模型。原位移植成瘤率高，而且浅眶部位观察肿瘤生长以及局部药物治疗、手术操作均十分方便。体积计算公式实际应为：体积 = 最大直径 × 最大横径 $×1/6×π$，但在计算中简化为：体积 = 最大直径 × 最大横径^2 × 1/2 绘制生长曲线。

五、眼鳞状细胞癌动物模型

眼鳞状细胞癌的发生率各文献报道不一，眼睑及角结膜是鳞状细胞癌的好发部位。临床治疗眼睑结膜鳞状细胞癌多为手术切除，一旦肿物侵犯眼球内患者将难以避免摘除眼球的结局。临床对于鳞状细胞癌应尽早发现，及时治疗，以避免肿瘤扩散尤其重要。良好可靠的动物模型对于研发早期发现筛选肿瘤，以及探索新的肿瘤治疗方法有重要意义。

（一）眼睑鳞状细胞癌动物模型

1. 细胞准备　取得皮肤鳞状细胞癌细胞系（如：Tca8113 细胞），RPIM-1640 培养基，10%

胎牛血清,5% 二氧化碳浓度,37℃恒温培养。观察培养瓶中细胞,如融合达 80% 以上时使用胰蛋白酶消化细胞,吹打混匀后,1 500r/min 低温离心 5 分钟,可使用 Hank 液洗涤两次,重悬细胞至细胞悬液中,使瘤细胞密度为 2×10^8 个 /mL,备用。

2. 建立模型 选取 4~5 周龄的 BALB/c 雌性裸鼠,乙醚吸入麻醉后使用微量注射器将 20μL(共 4×10^6 个细胞)注入小鼠上眼睑皮下,注射后每 3 日观察注射部位肿物生长情况,按照测量最大直径以及最大横径的数值计算出肿瘤的体积(最大直径 × 最大横径 $^2 \times 1/2$),计算出的平均体积绘制出生长曲线。

该模型平均 2 周可观察到肿物于皮下隆起,3 周进入对数生长期,故该模型 2 周后即可取材活检,并进行下一步的实验研究。眼睑鳞状细胞癌移植模型可以选用头颈部来源的鳞状细胞癌细胞系。上述 Tca8113 为舌来源鳞状细胞癌细胞系,接种于眼睑皮下的生物行为与眼睑鳞状细胞癌相似,均以局部浸润、淋巴结转移为主,病理类型也存在角化珠、细胞间桥等典型鳞状细胞癌的组织学特点。

(二)结膜鳞状细胞癌动物模型

1. 兔模型 选取新西兰白兔 3.0~4.0kg,饲养白兔时室温应保持在(22 ± 2)℃,湿度保持在(55 ± 5)%。

2. 细胞准备 选取兔皮肤鳞状细胞癌细胞株(VX2)。首先将瘤细胞植于实验兔的大腿肌肉成瘤块,切取瘤块(约 30g)后清洗切碎成组织块,置于 MEM(Eagle's Minimum Essential Medium)培养基中 220 × g 离心 5 分钟获得细胞悬液。

3. 植入方法 氯胺酮 10mg/kg,甲苯噻嗪 3mg/kg 皮下注射麻醉实验白兔,取仰卧位,暴露结膜囊,27G 注射器吸取制备好的 VX2 细胞悬液 0.4mL,注入兔眼距离角巩缘 2.5~3mm 的颞侧球结膜下。成瘤时间约为 1 周(最迟 2 周),成瘤后可每 3 天观察瘤体生长情况。

结膜鳞状细胞癌多选取兔作为实验动物,主要原因在于饲养方便以及结膜囊面积较大,易于操作,瘤体生长空间较大,同时方便使用眼部仪器设备测量,以及局部的药物注射。但此模型同人类结膜鳞状细胞癌不同,肿瘤位于结膜下,并非为结膜上皮原位生长,故在肿物生长至较明显(厚度在 3~4mm 以内)之前,用裂隙灯很难观察到瘤体,只有辅助 OCT 或 UBM 检查才能发现 1~2mm 厚度的瘤体(图 7-9-6、图 7-9-7)。

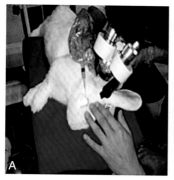
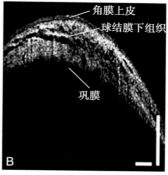

图 7-9-6 结膜下注射肿瘤细胞以及 OCT 检测注射效果

A. 结膜下注射瘤细胞;B. 未注射瘤细胞前兔结膜 OCT 图像

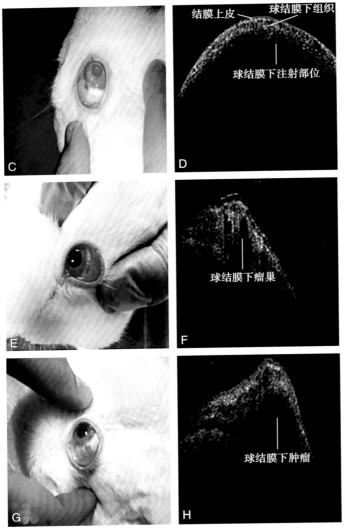

图 7-9-6(续) 结膜下注射肿瘤细胞以及 OCT 检测注射效果

C. 注射完成后兔结膜照相;D. 注射完成后兔结膜 OCT;E. 注射 3 天后兔结膜照相;F. 注射 3 天后兔结膜 OCT;G. 注射 7 天后兔结膜照相;H. 注射 7 天后兔结膜 OCT。

引自:New model of subconjunctival tumor development in rabbits,Hwang S S,Kim J E,Chun B K,et al,2013

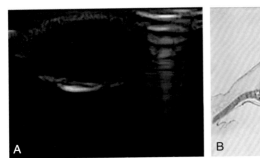 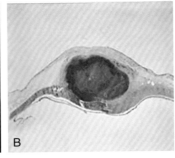 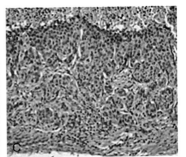

图 7-9-7

A. 结膜超声图像(20MHz,1cm 景深);B. 结膜下鳞状细胞癌瘤体 HE 染色图像(4×);C. 结膜下鳞状细胞癌 HE 染色,可见瘤细胞核大深染,呈巢状排列生长(20×)。

引自:New model of subconjunctival tumor development in rabbits,Hwang S S,Kim J E,Chun B K,et al,2013

六、眼眶炎性假瘤动物模型

眼眶炎性假瘤是眼眶仅次于甲状腺相关眼病的一类疾病,其病因不明,症状多变,病理改变多样,治疗棘手,易复发,部分病变与眼眶淋巴瘤较难鉴别。在临床上主要通过激素以及免疫抑制剂治疗。组织学上可见到大量淋巴细胞、巨噬细胞浸润,部分炎性假瘤可见到异位生发中心的形成。由于缺乏特异性,研究者一直努力试图找出其致病因素,或建立与人眼眶炎性假瘤类似的动物模型。

眼眶炎性假瘤的实验动物模型并不十分成熟。现有文献报道的为 Wilner 等人通过向新西兰白兔球后注射抗原成瘤:实验首先选取新西兰白兔,每周一次皮下注射含有完全弗氏佐剂(complete Freud's adjuvant,CSF)的混悬液(5mg 胎牛血清融入 0.2mL 生理盐水并加入 0.1mL CFA 制成混悬液);3~4 周后实验动物可致敏,血清中可检测到高水平的针对 BSA 的抗体。实验动物成功致敏后往球后注射 0.1mL 含有 5mg BSA 的生理盐水。术后第二天就可使用 X 线、CT 或 B 超检测到球后炎症的发生,同时可测量眼球突出的程度。并可通过手术切取眶内组织获得标本进行病理检查。

Wilner 模型能很好地诱导出眼眶免疫性炎症模型,急性炎症在球后注射抗原后 48h 内即可检测到。24h 内急性的炎性超敏反应可导致组织水肿,球结膜、眼睑充血,眼球突出,部分实验动物可观察到前房闪辉。结膜下可观察到肿物隆起,炎症在 1 个月后逐渐消退,模型中第一步致敏非常重要,未致敏的实验动物球后注射 BSA 是不能产生炎症反应的。该模型虽能快速有效地建立眼眶炎症模型,但该模型仍属于超敏反应,炎症会自行消退,无法模拟人眼眶炎性假瘤的慢性炎症反应、异位生发中心、组织纤维化等临床以及病理特点。

七、鸡胚尿囊膜移植瘤模型

鸡胚尿囊膜接种肿瘤细胞可用于研究某些肿瘤生长,以及直接观察肿瘤生长与血管的关系。获得特定肿瘤细胞后,可直接接种于尿囊膜表面建立肿瘤模型。

准备鸡胚尿囊膜:将孵育 7~10 天的鸡胚置于超净台中,使用照卵灯确定气室的具体位置,铅笔划定范围,75% 乙醇常规消毒后将胚蛋置于操作蛋架上,使用无菌镊子在气室上方开直径约 5mm 小孔,使用无菌 PBS 湿棉球粘去蛋壳碎屑(或者在用洗耳球将掉落在气室内壳膜上的蛋壳碎片吹出),继续开口直径约 1.5cm 大小,在开窗处可见下方无血管的壳膜,无菌镊子撕去壳膜。然后,使用无菌 PBS 棉球湿润气室膜,此时可见下方尿囊膜的血管,尖镊子轻轻划开气室膜(此时操作一定轻柔小心,避免损伤下方尿囊膜),揭开气室膜后可见下方尿囊膜,于大血管之间相对无血管区放置合适大小的硅胶圈,按照分组每只鸡胚滴加不同密度的细胞或不含细胞的无血清培养基约 60μL。接种后用无菌透明胶带封闭窗口,继续孵育。每隔 24h 可在灯下通过窗口观察鸡胚存活及接种区尿囊膜肿瘤以及周围血管情况。

实验中使用胶圈能有效聚集肿瘤细胞于局部,保持局部细胞密度,这样相较于常规方法所需的肿瘤细胞更少,并能更有效地成瘤。因尿囊膜丰富的血管能保证肿瘤生长的养分,故肿瘤的生长浸润实际上并不会受到限制。鸡胚模型存在观察窗口期较短,而且因其并非是肿瘤原位生长区域,可能影响部分肿瘤的生长。有人在实验中不使用胶圈而是选择直径 4~5mm 的圆形盖玻片、甲基纤维素膜、明胶海绵等,在植入样品之后可继续观察 1 周左右,很多肿瘤其实并不能有十分显著的增殖,但新生血管可在此实验期间明显生长,在 VEGF 作用下,3~4 天内即可诱导新生血管生成,移植物周围轮辐状新生血管侵入生长。通过计数新生血管的数量以及分支情况进行定量的研究。故鸡胚尿囊膜模型是研究肿瘤血管生成以及抗肿瘤新生血管药物的较好的实验模型。

此外,鸡胚尿囊膜模型也是研究肿瘤生物学行为,尤其是亲血管性、侵袭性的好模型,通过移植肿瘤细胞后观察肿瘤沿血管生长以及向尿囊膜深层侵袭、向鸡胚转移等生物学现象,还可通过基因、蛋白检测技术研究肿瘤相关行为在分子层面的机制,并进行针对性的干预。

八、重建人免疫系统动物模型及人源肿瘤组织异种移植模型

(一) 重建人免疫系统动物模型

利用免疫系统杀灭肿瘤一直以来是肿瘤学家努力的方向,而药物在人体内的代谢以及与人类免疫系统的相互影响也是抗肿瘤药物研发中的关注重点。研究中十分重要的一点就是如何找到与人体内免疫系统相似的免疫环境。动物与人之间存在种属差异,啮齿类动物模型虽然应用广泛,其基因与人类也有较高的同源性,但其在免疫系统上与人类之间有不小的差距,尤其在 T 细胞信号通路、抗原递呈作用以及免疫受体表达方面不能还原人体内的状况。

目前的研究主要通过两种方式实现免疫系统的人源化过程,其一是基因人源化,即通过将表达人类抗体、病原受体、药物代谢相关的基因敲入鼠体内,使其可以产生人类的抗体,能感染人类感染的病原体,产生与人类相似的药物代谢行为和毒理表现,这些是理论上较为理想的人源化动物模型。另一种方法是细胞人源化,免疫细胞是免疫活动的主要执行者,也是很多免疫相关分子的制造者,通过在免疫缺陷动物(如裸鼠)体内注射一定数量的人类细胞或者干细胞,可以获得人源化免疫动物模型。

在建立模型的过程中,可能出现结果不理想或副反应,比如:

1. 移植物抗宿主反应　移植入实验动物体内的免疫细胞以及抗体可产生不同程度的移植物抗宿主反应,严重的可危及宿主生命,表现为炎症、消瘦,主要是活化的 T 细胞攻击宿主组织及血液中免疫球蛋白升高致使明显免疫炎症反应。

2. 增殖效果不佳　小鼠自身的免疫系统针对外来人源细胞反应,限制其扩增,阻碍人源细胞增殖。

3. 不完整的人免疫系统(HIS)　重建的小鼠体内 HIS 不一定能完全反映出人的免疫特征,比如在人源外周血淋巴细胞重症联合免疫缺陷(hu-PBL-SCID)和人源 SCID 再植细胞严重联合免疫缺陷(hu-SRC-SCID)小鼠模型中,人源 T 细胞受限与小鼠 H-2d 的抗原导致无法识别 HLA 限制的抗原,即小鼠无法产生人源细胞毒 T 淋巴细胞反应,进而对肿瘤转移的研究产生影响。

我国马璟博士总结了常用的 4 种重建人免疫系统(HIS)小鼠模型,包括:

1. SCID-hu 小鼠模型　该模型使用成年 CB-17-SCID 小鼠,移植人体的胚肝、胸腺或者骨髓;如移植人源胸腺或者肝脏,该模型能产生人源的 T、B 淋巴细胞以及巨噬细胞和树突状细胞,移植效果长,可达 6~12 个月,移植后的人胸腺产生 HLA 限制性的 T 细胞,外周较少表达人源细胞,可有多系造血;而移植人源骨髓的动物模型,可以观察血淋巴细胞早期造血功能,但该模型维持的时间较短,仅 8~24 周。

2. hu-SCR-SCID 小鼠模型　该模型使用成年或新生的 SCID 小鼠,将人体造血干细胞移植入小鼠体内,该模型可产生人源性的幼稚免疫细胞,并能长期增殖,但需要额外提供外源

性的细胞因子维持。该模型生成的 T 淋巴细胞为小鼠 MHC 限制性 T 细胞,缺乏人 HLA 限制性,该模型外周循环中的细胞数量较少。

3. hu-PBL-SCID 小鼠模型　选用成年 CB-17-SCID 小鼠,移植入人外周血淋巴细胞,该模型幼稚 T 淋巴细胞性反应窗口窄;T 细胞的训育由小鼠胸腺完成,小鼠活化 T 细胞反应可于 5 个月内观察到。此模型的 T 淋巴细胞属于小鼠 MHC 限制性 T 细胞,可导致移植物抗宿主反应,故此模型仅限于成熟 T 细胞研究;而且此模型不适合 B 淋巴细胞以及髓系细胞的研究,因 B 淋巴细胞和髓系细胞植入率较低的原因。

4. hu-BLT-SCID 小鼠模型　选取成年 NOD-SCID 或者成年 NSG 小鼠,移植人骨髓源造血干细胞、人胚肝或者胸腺。此模型可构建完整的 HIS,一级和次级淋巴系统中均可观察到人源免疫细胞,而且此模型无须额外给予外源性的细胞因子刺激维持,本模型产生的 T 淋巴细胞为 HLA 限制性 T 细胞(MHCⅠ和Ⅱ),故本模型能呈现 T 细胞对抗原的反应,但也更容易发生移植物抗宿主反应。本模型有可能反映激素造成的免疫改变。

(二)重建人免疫系统动物模型 + 人源肿瘤组织异种移植动物模型

最早研究者发现可以在免疫缺陷小鼠体内移植新鲜的人体肿瘤组织,并可获得人源肿瘤组织异种移植模型。此类模型可保留人源肿瘤的微环境和基本特性,特别是病理特征,在小鼠体内能通过检测人源性肿瘤标志物以及基因信息监测,并判断肿瘤转移的类型。此外人源肿瘤组织异种移植模型的临床预测性较好,各文献报道显示此类模型预测药物临床疗效阳性准确率可达 90%(19/21),阴性准确率可达 97%(57/59)。

随着重建动物模型的快速发展,近年来研究者考虑是否可以将重建 HIS 和人源肿瘤组织异种移植模型结合起来,毕竟免疫缺陷动物缺乏免疫系统,这既是优点也是不足。而 HIS 模型技能在一定程度上模拟肿瘤患者体内的情况,再现人免疫系统对肿瘤以及抗肿瘤药物的相互作用,反应机体的相应变化。对药物研究来说,不仅能评价抗肿瘤药物的治疗效果,还可检测抗肿瘤药物临床前药效和毒理作用。

Jason Morton 等人研究人源化小鼠肿瘤移植模型发现,与传统模型相比人源化模型能高度模拟肿瘤生长的微环境,正是这种区别导致了通过传统模型研究得出的很多肿瘤治疗手段在临床上难以取得好的效果。认为肿瘤微环境会影响肿瘤细胞分化,这是肿瘤患者自身和肿瘤实验动物模型上抗肿瘤药物药效差异的关键因素。肿瘤细胞与基质细胞、内皮细胞以及免疫细胞相互分泌细胞因子,互相影响,故免疫细胞是肿瘤生长的关键细胞之一,比如调节性 T 淋巴细胞(Treg)可被表达 CCL22 的肿瘤细胞趋化聚集,通过分泌 TGFβ 和 IL-10 能抑制局部免疫细胞的活性,而肿瘤相关的巨噬细胞同样具有免疫抑制作用。很多新的抗肿瘤药物,如伊匹单抗(ipilimumab)、纳武单抗(nivolumab)都是针对宿主自身免疫系统来制备的,也就意味着只有存在有功能的人类免疫系统才能具备理想的疗效。现最常用的方法是注射 CD34+ 的人造血干细胞或者祖细胞进入经过亚致死量射线处理过的免疫缺陷小鼠骨髓,以便能在小鼠体内重构有功能的人免疫系统。人源化模型不仅具有传统模型不具有的淋巴生成、细胞信号通路、上皮间质转化等现象,但同时也存在着肿瘤组织中基质细胞和免疫细胞分布不均衡、骨髓 CD34+ 细胞所占比例不稳定等亟待解决的问题。不过人源化小鼠模型依旧是较为理想的肿瘤研究模型,而且在眼科领域的研究尚未开展,在眼肿瘤的研究中有着一定的应用前景。

（三）基因修饰的人源化动物模型

现有的实验技术完全能实现对小鼠的基因组进行人为的有目的的基因编辑,在此基础上通过基因修饰的人源化动物模型,也可在科研领域快速的得到应用。通过基因编辑技术,让小鼠部分细胞或者全部细胞携带可编码的人源的基因序列。人们通过这一技术成功将人的 HLA 表达于小鼠身上,并将与其匹配的人类造血干细胞输入其体内,从而构建的 HLA 转基因 NSG 小鼠模型,为肿瘤免疫研究提供了新的工具。人源化转基因小鼠的出现能较好地解决部分免疫治疗药物在小鼠或大鼠体内无效的困境,表达药物相关人源蛋白的小鼠、大鼠模型能对相应的抗肿瘤药物产生反应,以实现药物杀死肿瘤细胞的作用,从而评价药物的抗肿瘤效果。这类模型可见于使用同源重组方式将人 *PD-1* 基因导入实验小鼠(C57HBL/6)体内,使其表达人源化 PD-1 蛋白,构建成人源化 PD-1 小鼠模型;通过 BAC 转基因技术构建具有人源 CD3E 及其完整调控序列的 HCD3E 小鼠(BALB/c)模型。近年来新出现的 CRISPR-Cas9 技术也使得精准基因编辑技术有了长足的进步,相信在眼科肿瘤动物模型的构建中会有广阔的研究空间。

现阶段肿瘤免疫治疗的新方法层出不穷,传统的实验动物模型难以适用于机制不明的免疫治疗产品,而人源化动物模型能较好地适应新药物的研究需求,但在选择合适的实验动物模型上,通常需关注以下基本因素来选择适合的实验动物模型:所研究肿瘤的类型,所选择免疫药物的作用方式,实验动物的特点,实验动物药代和药敏等因素,免疫原性,发生移植物抗宿主反应的可能,配套的实验试剂供应,检测指标灵敏度等。因没有一种万能的动物模型能适用所有实验需求,在实际实验中往往同时采用多个模型开展研究。

（万尚韬　吴开力）

● 参 考 文 献 ●

1. 北京百奥赛图基因生物技术有限公司. 一种 PD-1 基因修饰人源化动物模型的构建方法及其应用: CN201811188443. 2［P］. 2019-04-23.
2. 江苏集萃药康生物科技有限公司. 一种 CD3E 基因修饰人源化动物模型的构建方法:CN201811215735.0［P］. 2019-02-19.
3. 毕颖文,陈荣家. 视网膜母细胞瘤动物模型的研究进展［J］. 中国眼耳鼻喉科杂志,2006,6(3):191-192.
4. 胡正,桥梁. 人源化动物模型联结基础与转化医学［J］. 前沿科学,2019,2019(3):46-50.
5. 江涛,江亮亮,张瑞,等. 人源化小鼠在肿瘤免疫治疗研究中的应用［J］. 药物生物技术,2018,25(5):434-437.
6. 贾仁兵,范先群. 眼睑鳞状细胞癌移植瘤模型建立及其 VEGF 的表达研究［J］. 眼科研究,2005,23(6):579-582.
7. 梁莉,魏锐利,马晓晔,等. 人眼眶横纹肌肉瘤动物模型的建立［J］. 第二军医大学学报,2006,27(8):902-904.
8. 林婷婷,朱利民,何彦津,等. 肿瘤干细胞相关标志蛋白在眼眶腺样囊性癌中的表达分析［J］. 中华眼科杂志,2011,47(8):703-708.
9. 李萍. 鸡胚绒毛尿囊膜模型与人类肿瘤研究［J］. 广西医科大学学报,2014,31(3):520-522.
10. 刘刚,崔秀成,马英慧,等. 眼眶腺样囊性癌临床治疗分析［J］. 现代预防医学,2011,38(22):4806-4807.
11. 宋征,马璟. 人源化动物模型在肿瘤免疫治疗药物临床前研究中的应用［J］. 中国药理学与毒理学杂志,2018,32(3):161-167.
12. 唐东润,宋国祥,孙丰源,等. 眼眶泪腺腺样囊性癌手术联合放疗的疗效观察［J］. 眼科研究,2002,20(1):69-71.

13. 王俐梅,张建,刘忠华,等 . 视网膜母细胞瘤斑马鱼模型及 RB1 基因研究进展[J]. 实验动物与比较医学, 2019,39(3):244-248.

14. 王丽萍,周希瑗,彭周贵,等 . 裸鼠视网膜下注射 HXO-RB(44)细胞建立视网膜母细胞瘤动物模型[J]. 眼科研究,2010,28(07):582-585.

15. 信吉阁,曾养志 . 靶向基因修饰技术在免疫缺陷动物模型研究中的应用进展[J]. 中国实验动物学报, 2016,24(5):535-540.

16. 张波,钟秀风,李永平,等 . 视网膜母细胞瘤 SO-RB_(50)瘤细胞 NOD-SCID 鼠皮下异位移植全身转移瘤 模型的建立[J]. 国际眼科杂志,2005(04):638-642.

17. 张虹,韩媛媛,周晓东,等 . 眼眶腺样囊性癌动物模型的建立及局部化学治疗的初步观察[J]. 国际眼科 杂志,2006,6(5):1049-1052.

18. 张晓玮,陈大年,罗成仁 . 视网膜母细胞瘤细胞系裸小鼠玻璃体腔的异种移植[J]. 中华眼底病杂志, 1998,14(03):144-148.

19. Albert DM,Lahav M,Colby ED,et al. Retinal neoplasia and dysplasia:I. Induction by feline leukemia virus[J]. Invest Ophthalmol Vis Sci,1977,16:325-337.

20. Benson WR,Hill C. Intraocular tumor after ethionine and N-2-fluorenylacetamide[J]. ArcbPatbol,1962,73: 404-406.

21. H I Wilner,E M Cohn,G Kling,et al. Computer assisted tomography in experimentally induced oRBital pseudotumor[J]. J Comput Assist Tomogr,1978,2(4):431-435.

22. Hwang SS,Kim JE,Chun BK,et al. New model of subconjunctival tumor development in rabbits[J/OL]. J Biomed Opt,2013,18(7):070501. doi:10. 1117/1. JBO. 18. 7. 070501.

23. Ivey JW,Bonakdar M,Kanitkar A,et al. Improving cancer therapies by targeting the physical and chemical hallmarks of the tumor microenvironment[J]. Cancer Lett,2016,380(1):330-339.

24. J Garcia Gonzalez,V Vicente Ortega,M Redondo,et al. Comparative study of experimental ocular melanoma using two implantation techniques of B16-F10 melanocytes. Pigment Cell Res,1995,8(4):173-179.

25. KeigoShikishima. Methods for subchoroidal implantation of greene melanoma in rabbits[J]. Int J Clin Oncol, 2004,9(2):79-84.

26. Lambrou FH,Chilbert M,Mieler WF,et al. A new technique for subchoroidal implantation of experimental malignant melanoma[J]. Invest Ophthalmol Vis Sci,1988,29(6):995-998.

27. McCullough B,Schaller J,Shadduck JA,et al. Brief Communication. Induction of malignant melanomas associated with fibrosarcomas in gnotobiotic cats inoculated with Gardner feline sarcoma virus[J]. J Natl Cancer Inst,1972,48(6):1893-1895.

28. McMillin DW,Negri JM,Mitsiades CS. The role of tumour-stromal interactions in modifying drug response: challenges and opportunities[J]. Nat Rev Drug Discov,2013,12(3):217-28.

29. Morton JJ,Bird G,Refaeli Y,et al. Humanized mouse xenograft models:narrowing the tumor-microenvironment gap[J]. Cancer Res,2016,76(21):6153-6158.

30. Rodriguez Vicente J,Vicente Ortega V,Garcia Serrano F,et al. Ocular melanoma:an experimental model in New Zealand white rabbits[J]. Melanoma Res,1993,3(3):195-202.

31. S Dithmar,DM Albert,HE Grossniklaus. Animal models of uveal melanoma[J]. Melanoma Res,2000,10(3): 195-211.

32. Shultz LD,Lyons BL,Burzenski LM,et al. Human lymphoid and myeloid cell development in NOD/LtSz-scid IL2R gamma null mice engrafted with mobilized human hemopoietic stem cells[J]. Journal of Immunology (Baltimore,Md:1950),2005,174(10):6477-6489.

33. Taylor GN,Dougherty TF,Mays CW,et al. Radiuminduced eye melanoma in doges[J]. Radiat Res,1972,51(2): 361-373.

第八章

眼科学动物实验替代方法

第一节 眼损伤的非动物模型

一、眼刺激实验的动物模型

在某些环境条件下,眼可能是外源化学物的吸收途径或毒性作用的靶器官,外源化学物质直接接触眼睛可导致的毒性作用包括:外周刺激作用,眼和周围组织的局部刺激、损伤或炎症反应,过敏反应,穿透外表结构直达眼内深部的组织损伤。此外,经过眼周表面血管或经鼻泪管的吸收还可引起全身系统毒性,其中眼刺激性或腐蚀性最为常见。

化学物质引起的眼损伤包括可逆性的刺激作用和不可逆的腐蚀作用。传统动物实验是 1944 年建立的 Draize 实验,通常使用成年家兔,主要原因有以下几点:①操作容易;②可获得用于检查的眼球和眼外周组织,表面积相对较大;③为大多数文献资料所推荐的动物种属,便于比较。体内实验也有以下不利方面:①兔眼与人眼结构存在差异,如兔有瞬膜结构可使刺激物从眼外表面排除;②生理反应存在差异,如兔眼催泪机制的有效性较人低,而且兔角膜(睑闭)反射慢,可能影响到眼接触外源化学物的程度和持续时间;③人与兔的眼房水pH 值和缓冲能力不同,这可能是兔眼更易诱发化学性虹膜炎的原因;④人和兔的角膜厚度和组织学结构不同,兔眼角膜(平均 0.37mm)比人(平均 0.5mm)薄;角膜前弹力层也较薄,这使得刺激物容易穿透进入;兔角膜占眼球面积的 25%,而人仅有约 16.7% (1/6);⑤与人眼相比,刺激物更易于使兔眼麻痹;⑥结果观察与判定受主观因素影响较大;⑦造成动物不同程度痛苦,需要符合动物伦理 3R 原则。

眼刺激动物实验的基本过程是一样的,实验使用健康成年白化兔 4 只,雌雄不限,同一品系,体重 2~3kg。每只兔的一只眼睛滴入 0.1mL 受试物,另一只作为对照,滴入后可不冲洗,也可在滴入后不同时间(如 4s 或 30s)冲洗,观察眼睛的变化,于染毒后 24h、48h、72h、4天和 7 天以肉眼或手提式裂隙灯检查眼的反应。按规定的分级标准对结膜、角膜和虹膜的反应进行评分。为体现 3R 的原则,现行经济合作和发展组织(Organisation for Economic Co-operation and Development,OECD)指南推荐优化的程序,初试应使用 1 只动物进行实验。如预期无反应,正式实验可采用 3 只动物依次进行,如 1 只动物出现确切的阳性反应时则不必再进行实验,如没有出现明确反应,应至少再使用2只动物进行实验。

眼刺激实验有多种结果分级和评分方案,以 Draize 提出的方案最为常用。动物实验主要描述角膜、虹膜和结膜三种组织的变化,根据观察结果记录分级范围。角膜根据混浊程度和范围分为 0~4 级;虹膜应作为一个整体分为 0~2 级;结膜分为结膜充血和分泌物增多、球结膜水肿三种病变,结膜分泌物增多和充血分为 0~3 级,球结膜水肿分为 0~4 级。角膜、结膜和虹膜损伤的总评分为 110 分,其中三者的评分权重分别为 80 分、20 分和 10 分。由于分级标准不统一及主观性,使得实验室间相互比较相当困难。动物实验最常用于化学品的测试,以及用于消毒产品、化妆品、药品、医疗器械等的测试,根据测试物质的不同,不同监管机构对实验程序和结果判定可能有差异,使用时应按照标准执行。但对于动物实验中动物福利的要求都是一致的。

二、替代方法与体内眼刺激机制的相关性

眼刺激作用的发生是结膜、角膜、虹膜和泪腺等眼球结构共同参与的过程,其中角膜的损伤权重最高,其次是结膜和虹膜,受累范围反映了眼刺激作用的严重程度。体内眼刺激评分按照角膜、结膜和虹膜损伤权重依次降低的关系建立评价方案。通常化学物对结膜的轻微刺激作用很少累及角膜,而继发于角膜损伤引起的结膜反应通常是中等程度以上的刺激性。基于大量化学物质体内眼刺激的实验观察表明,受试物暴露后最初几小时(一般 3h)内角膜的损伤程度决定了眼睛损伤的持续时间和最终损害程度。一般来说,轻度刺激物只影响表层角膜上皮,轻度和中度刺激物主要影响上皮和表层基质,严重刺激物能穿透更深层的基质发挥作用,甚至可能损伤基质全层和内膜。有些迟发性化学物质(例如漂白剂)有可能在暴露 1 天后才造成深度损伤。损伤的可逆性与最初的损伤程度相关,体内实验可轻易实现损伤后修复的长时间(长达 21 天)观察,体外实验却不容易做到。此外,对于某些化合物可能引起眼的刺痛、灼热、流泪等不适,还需开发新的替代方法。

表 8-1-1 为目前经过验证有效的眼刺激替代方法的分类和基本原理,其中的一些实验方法不能测定损伤的深度,但可以通过实验系统的反应速度(时间 - 效应关系)、产生毒性所需的剂量(剂量 - 效应关系)来区分刺激性的强弱。

三、眼刺激体外替代方法

根据实验体系的不同,目前建立的眼刺激作用替代模型可概括为细胞模型、类器官模型(结膜模型)、重建人角膜模型、离体器官和蛋白大分子 5 类。

(一) 离体器官实验

离体器官实验系统的原理是将化学受试物暴露于离体的家畜(牛、猪、鸡)或者实验动物(兔)的眼球、角膜或晶状体,大动物通常切取角膜直接测试,小动物通常要固定整个眼球进行实验。离体角膜或眼球需要采用特殊装置加以固定,也可以直接置于平皿进行原位测试。实验时直接将受试物与角膜上皮面接触,暴露一段时间后去除受试物,借助仪器定量检测反应角膜损伤的指标。如角膜混浊度、渗透性、水肿度和厚度等指标。也可整体固定角膜或眼球进行组织学检查,观察角膜上皮、Bowman 膜、基质、Descemet 膜和内皮细胞的组织学反应,这样有助于判断毒性反应是否与特定的角膜层相关。例如,毒性作用可能是内皮依赖性的或者可能是上皮依赖性的。离体器官(角膜)实验是相对简单的技术(只需准备必要的设备),

表 8-1-1　经验证有效的眼刺激替代方法

实验分类	实验名称	实验系统	暴露浓度	暴露时间	后孵育	参数及测试方法	预测模型	法规认可
离体器官方法	BCOP	离体牛角膜	单一浓度	液体 10min，固体 4h	液体 2h，固体 0h	角膜混浊（浊度仪），渗透性（比色法）	2个参数根据权重计算体外评分	OECD437
	ICE	离体鸡眼球	单一浓度	10s	30、75、120、180 和 240min	角膜混浊（浊度仪），渗透性（比色法），水肿（测厚仪），组织学观察	3个参数根据权重计算体外评分	OECD438
绒毛膜尿囊膜方法[注1]	HET-CAM	鸡胚尿囊膜	单一浓度	5min	无	出血、充血和血管溶解出现的时间（秒）	按公式计算体外评分	—
	CAMVA	鸡胚尿囊膜	至少 3 个浓度	30min	无	观察有无血管反应出现的时间	根据 EC50 分类	—
重组人组织模型[注2]	EpiOcular	3D 角膜上皮	单一浓度	液体 30min，固体 6h	液体 120min，固体 18h	细胞活性	根据细胞活性阈值判定	OECD492
	Skin Ethic HCE	3D 角膜上皮	单一浓度	液体 30min，固体 4h	液体无，固体 18h	细胞活性	根据细胞活性阈值判定	OECD492
细胞功能性实验[注3]	NRR	成纤维细胞	3~6 个浓度	是	无	细胞活性	IC50	—
	SIRC[注4]	兔角膜上皮	2 个浓度	5min	无	细胞活性	根据细胞活性阈值判定	OECD491
	FL（MDCK 细胞）[注5]	犬肾小管细胞	单一浓度	否	无	渗透性（比色法）	根据细胞荧光素漏出阈值判定	OECD460
	Vitrigel-EIT	hCE 细胞培养于胶原 vitrigel 膜	2.5%	3min	无	电阻变化	通过电阻变化的时间、强度和水平预测眼刺激性	OECD494
化学反应	ocular irritection	蛋白质大分子	系列浓度	24h	无	蛋白液混浊度	根据混浊计算刺激评分	OECD496

注 1：基于 CAM 的方法不能直接检测刺激损伤深度，由于刺激的严重程度依据损伤深度，由于重度刺激的类型和靶器官的快速反应速度，CAM 的快速反应表明受试物对基质和上皮细胞有影响，可用于区分轻度到中度刺激物，但严重刺激难以测定。

注 2：不能直接检测对基质的损伤深度，上皮结构的快速破坏反映了体内上皮细胞的快速损伤作用和可能的基质透过作用。可用于区分中度和重度刺激物，但严重刺激腐蚀性难以测定。

注 3：延长暴露时间（一般 24~48h）可检测所有 3 种不同类型的细胞毒性。短暂暴露和评估细胞快速型的细胞毒性。短暂暴露只适用于检测对细胞有快速作用的物质（例如，细胞膜溶解或蛋白质凝结），不能直接检测刺激性物质，可以通过量效关系分析的假阴性，对表面活性剂存在较高的假阴性，对混合物测试结果应分析其组分影响。

注 4：短期暴露实验不适用于强挥发性物质，对表面活性物质、强酸碱刺激物。

注 5：不适用于强凝固剂、皂化剂或特殊反应的化合物。

具有相对准确的量化指标,而且是局部施加受试化学物,理论上可用于评估大部分受试物而无须稀释。

离体器官实验方法包括几下几种:牛角膜混浊和渗透性实验(bovine corneal opacity and permeability,BCOP)、猪角膜混浊和渗透性实验(p corneal opacity and permeability,PCOP)、离体兔眼实验(isolated rabbit eye test,IRE)、离体鸡眼实验(isolated chicken eye,ICE)等(见表8-1-1),其中 BCOP 和 ICE 是列入 OECD 指南的方法。

牛角膜混浊和渗透性实验(BCOP)的基本过程如下:取新鲜牛眼球切取角膜,将其装配于专用支架中(图8-1-1)。前后室均填满无酚红 MEM,于(32 ± 1)℃培养箱平衡1h后用浊度仪读数角膜浊度本底值。移除前室培养基后加入750μl 未稀释液体受试物(固体为20%悬液),孵育10min(固体为4h),用含酚红 MEM 冲洗至样品无残留。前室重新填满无酚红 MEM后返回培养箱孵育2h(固体无须后孵育)后读取终末浊度值。去除前室培养基,加入1mL 0.4%(固体为0.5%)由含 Ca^{2+}、Mg^{2+} DPBS 配制的荧光素钠溶液,孵育90min。收集后室全部液体,混匀后取360μL 在490nm 波长下读取吸光度值。根据公式计算体外刺激评分值(in vitro irritancy score,IVIS):IVIS= 浊度值 +15× 吸光度。每个样品重复3个角膜。IVIS≤3,预测无刺激性,3~55 预测刺激性(包括 2A 和 2B 类),>55 预测严重刺激性。BCOP 实验常规用于化妆品和制药企业内部中间生产过程的安全评估,或者测试高芳香性产品(例如空气清新剂)、日用和工业用清洁产品、盥洗产品、氧化剂(染发剂,清洁用品)、防虫产品(例如杀虫剂)、个人护理产品(香波,除臭剂)等相关化学品和配方。BCOP 方法已被欧洲许多国家和美国环保部接受用于化学品和农药的登记。2009OECD 认可其作为指南方法437。BCOP 实验非常适合用于测试不同物理性状和溶解度范围较大的受试物,适用于鉴定中度、重度和极重度眼刺激性物质。对区分轻度到极轻度水平的刺激物,可结合组织学观察(图8-1-2),或者与细胞毒性或模拟虹膜毒性的实验组合。

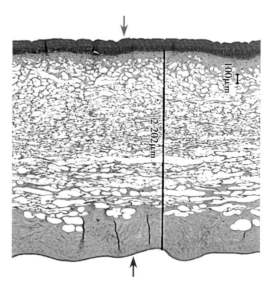

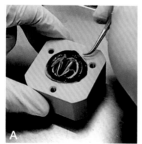 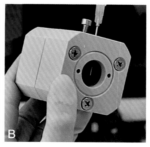

图 8-1-1　牛角膜混浊和渗透性实验图
A. 将角膜上皮面向上平铺于专用支架的后室;B. 角膜上皮装配完后往专用支架前室加样。

图 8-1-2　牛角膜混浊和渗透性实验组织学观察图
显示过氧化氢可造成牛角膜基质空泡化,而上皮保持完整。绿色箭头所指为角膜上皮面,蓝色箭头所指为角膜内皮面。

（二）结膜血管模拟实验

受精鸡胚的绒毛膜尿囊膜（chorioallantoic membrane，CAM）与人的结膜非常相似，毛细血管极其丰富，是模拟眼结膜刺激作用的理想模型。基于 CAM 建立的眼刺激替代方法有鸡胚绒毛膜尿囊膜实验（Hen's egg test on the chorio-allantoic membrane，HET-CAM）、绒毛膜尿囊膜血管实验（Chorioallantoic membrane vascular assay，CAMVA）和绒毛膜尿囊膜苔盼蓝染色实验（chicken chorioallantoic membrane-trypan blue staining，CAM-TB）。其原理均是利用 CAM 血管网丰富的特点，直接选择测试物质与 CAM 接触，暴露一段时间后观察血管的变化。通过预测模型反映体内的眼刺激性。

任何基于 CAM 的实验方法只是模拟了结膜的损伤，虽然从理论上讲对结膜有刺激作用的物质通常也对角膜有刺激作用，但结膜的反应并不完全与角膜的反应一致。通常刺激反应发生的严重程度与损伤的类型和靶器官的快速反应速度相关，体内眼刺激中结膜反应的权重小于角膜的反应，因而 CAM 不能直接检测角膜损伤的深度。CAM 血管的快速反应表明受试物可能对基质（蛋白质变性）和上皮细胞（红细胞膜破坏）有影响，一般可用于区分中度和重度刺激物，但严重刺激程度可能难以准确测定。此外，CAM 方法的局限性还表现在对于有颜色的物质可能会干扰血管反应的判断，黏稠物质难以完全去除而影响结果的判定。

CAMVA 实验的基本过程如下：利用孵化的 14 日龄受精鸡胚中期绒毛尿囊膜血管系统完整、明显和透明的特点，将一定浓度稀释的受试物直接与鸡胚尿囊膜接触，作用 30min 后观察绒毛尿囊膜血管损伤（如鬼影血管、毛细血管充血或出血），作为评价结膜潜在刺激性的检测终点（图 8-1-3）。正式实验前先进行每一浓度 2~3 只鸡胚的筛检实验，以确定使 CAM 出现阳性反应的最高受试物浓度。正式实验扩大样本量，准确测定使半数鸡胚出现阳性反应的受试物浓度（EC50）。通过比较 EC50 值区分不同程度的刺激性。RC50>3.0%：无刺激性；RC50≥1.0% 且≤3.0%：中度刺激性；RC50<1.0%：刺激性。如果实验物质明显含有酒精，刺激性/非刺激性的阈值最大可达 30%~40%。

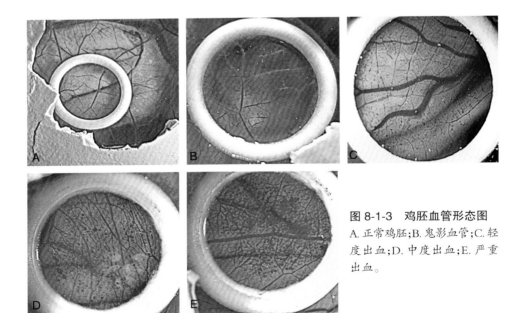

图 8-1-3　鸡胚血管形态图
A. 正常鸡胚；B. 鬼影血管；C. 轻度出血；D. 中度出血；E. 严重出血。

（三）重组角膜模型实验

角膜损伤在化学物的眼损伤中占主要地位,因此预测化学物质角膜伤害的替代方法非常重要。组织工程技术的发展为体外重建标准化和商业用途的角膜模型提供了技术支持。目前被 OECD 指南接受的角膜模型共 4 种,分别为 EpiOcular™、SkinEthic™、LabCyte CORNEA-MODEL24 和 MCTT HCET™,由正常人来源的表皮细胞或角膜缘细胞构建,分别由美国 MatTek、法国 SkinEthic、日本 J-TEC 和韩国 Biosolution 生产。EpiOcular 模型可用于毒性和眼刺激性测试,其种子细胞是非角膜细胞的源于人的皮肤角质细胞,经过构建形成多层角化上皮结构,研究表明其可区分刺激性和非刺激性。SkinEthic 重建人角膜上皮模型(human corneal epithelial model,HCE) 与 之类似,经测试 435 种化妆品工业使用的物质,三个实验室评估了其转移性、重现性和预测能力,结果表明总的预测能力 83.7%、特异性 72.1%、敏感性 95.2%。用于构建三维角膜的上皮细胞通常使用来源于人的表皮角质细胞原代培养,也有模型选用人角膜细胞系。EpiOcular 模型和 HCE 模型的 HE 染色组织学观察见图 8-1-4。角膜模型的优势是其 3D 结构适用于任何样品的测试,不受溶解性和剂型的影响。重建角膜的方法比较敏感,适用于区分轻度到中度刺激物,但严重刺激程度可能难以测定。目前开发的用于刺激性测试的角膜模型仅有上皮层,还没有基质层和内皮结构,因而还不能直接检测化合物对基质和内皮的损伤及其程度。

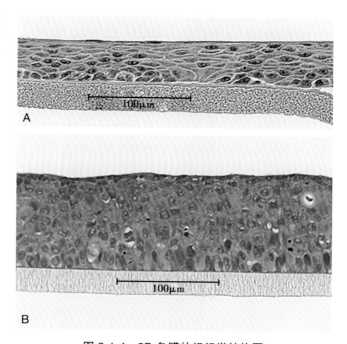

图 8-1-4　3D 角膜的组织学结构图
A. 角膜上皮(EpiOcular);B. 皮肤上皮(SkinEthic)。

以 EpiOcular 为例说明实验过程:实验室收到角膜模型后,需 48h 内进行实验。将制备好的受试物加入模型表面,液体受试物 100μL,粉状受试物最高稀释成 30mg/ 培养孔。对大多数物质标准暴露时间为 4h 内,特别温和刺激性的物质可延长至 24h。每个样品需进行 4~5 个暴露时间段的测试,即从 5、20、60 和 240min 系列中选择 3 个连续的时间点作为暴露时间,先将受试物进行 20min(N=2 个组织)暴露作为确定后续暴露时间的依据。如果 20min 暴露得出细胞活性结果小于 30%,则附加 5min 的暴露时间;如果 20min 暴露得出细胞活性结果大于 90%,则附加 60 和 240min 的暴露时间;如果 20min 暴露得出细胞活性结果范围为 30%~90%,则附加 5 和 60min 的暴露时间。阴性对照为去离子水,暴露时间为 15min 和 4h,阳性对照为 0.3%Triton X100,暴露时间为 15min 和 45min。暴露结束后,用 PBS 溶液完全洗去受试物,MTT 法测定组织活性。经统计得出 ET50 的值(使组织活性降低 50% 的有效暴露时间),如果 ET50>60min 判定无 / 轻微刺激性,ET50 在 31~60min 之间,判定轻刺激性,ET50

范围为 3~30min,判定中等刺激性,严重刺激性的 ET50<3min。可增加的检测参数是组织切片、炎性因子 IL-1a、PGE2、LDH 和钠荧光素渗透性。EpiOcular 模型对醇类和酯类物质过于敏感,此外,可能不适合检测高度挥发性液体、有机溶剂和某些化学活性物质(例如,过氧化氢)。

(四) 细胞毒性实验

研究发现某些损伤眼睛的受试物也能引起不同类型细胞的毒性作用,体内眼刺激的发生机制与细胞膜的完整性、细胞间连接、细胞内酶的变化、细胞代谢活性等均相关,在眼刺激和细胞毒性之间建立预测模型是替代方法建立的基础。这些方法包括中性红摄取(NRU)实验、中性红释放(NRR)实验、红细胞溶血实验(RBC)、荧光素漏出实验(FL)、角膜细胞短期暴露实验(STE)、硅微生理仪检测实验等,其中 STE 和 FL 是 OECD 认可的方法。

荧光素漏出(FL)实验的基本原理:角膜上皮屏障受到不同程度刺激会造成外部物质的渗透,而体外培养的细胞具有形成类似上皮屏障的功能,从而可以在体外模拟刺激物对屏障功能的改变。生长在半渗透性嵌入式培养皿上的 MDCK CB997 肾小管上皮细胞,可以形成与体内非增殖状态的眼角膜上皮相似的具有紧密连接和桥粒连接的单层,正如在结膜和角膜上皮的顶层细胞一样。体内紧密连接和桥粒连接能阻止溶质和外来物质穿透角膜上皮细胞。当暴露于受试物后,培养于嵌入式培养皿 MDCK 细胞由于紧密连接和桥粒连接的损伤,跨膜抗渗性的缺失,可以通过测量荧光素钠渗透情况来评估。荧光素漏出的量与化学物引起的紧密连接、桥粒连接和细胞膜损伤程度成正比,可用于评估受试物的眼刺激性。FL 是 OECD 认可指导 460 的方法。

用细胞毒性预测眼刺激性是快速有效和技术简单的方法,缺点是实验过程和检测指标非常多样,每个方法均有其独特的适用性和局限性,应用时需要慎重选择。通常细胞毒性的方法是比较敏感的实验,例如 NRR、RBC、SIRC 和 FL 方法,通常采用短时间暴露(<30min),即时评估细胞活性,实验快速简单,但只适用于检测对细胞有快速作用的物质(例如细胞膜溶解或蛋白质凝结),而不能直接测定损伤深度(如较长时间暴露才出现的反应)。普遍采用的改进办法是对受试物进行稀释,通过定量检测使靶细胞产生毒性的剂量效应关系来推测受试物的刺激性强弱,或者通过检测指标的多样化(如炎性因子或线粒体损伤)综合反应刺激性的严重程度。

(五) 蛋白质变性实验

体外大分子试验方法(in vitro macromoleclaar test)是一种基于化学反应预测眼刺激性的实验方法。源于 20 世纪 80 年代中期雅芳公司的 Gordon 和 Bergman 等开发的 EYETEX 蛋白反应系统,后经美国加州体外国际研究所开发改进。第一代蛋白系统 EYETEX 参与了 1991—1997 年的评估试验,存在一些局限性,改进后的 EYETEX 于 2004 年获得 ECVAM 的验证作为眼刺激的体外替代方法。第二代改进的蛋白质大分子称为 OI(ocular irritection),稳定性得到进一步改进。OI 系统于 2019 年被 OECD 认可为测试指南 496 的方法。

OI 的原理是化学品引起的角膜刺激性与其引起角膜蛋白质紊乱或变性的特性直接相关,占角膜基质 90% 的胶原纤维构成了透明角膜的结构基础。角膜透明性需要基质结构的完整性来维持,包括蛋白质水合作用、组合和空间排列等。因此体外制备澄清的蛋白质生物大分子溶液,将不同浓度的受试物与含有蛋白质的溶液混合,如果受试物具有刺激作用,则可引起蛋白质变性,使蛋白质形成不溶解的微小沉淀,溶液出现混浊。通过分光光度计在波长 405nm 处检测溶液的混浊程度,通过方法设定的预测模型,计算刺激评分值,判定眼刺激的程度。无刺激的分值为 0.0~12.5;弱刺激分值为 12.6~30.0;严重刺激分值 >30.0。通常化学刺激物产生线性或 Σ 形的剂量 - 反应曲线,而表面活性剂产生不同的剂量 - 反应曲线。根据样品是否为表面活性剂选择不同的实验操作方案。OI 方法对于区分轻微刺激性有优势,对于化妆品企业测试特别温和的组分和配方特别有帮助。与兔眼刺激试验相比,敏感性 93%,特异性 59%,准确性 76%,假阳性率 41%,假阴性率 7%。OI 方法可广泛用于化妆品、工业化学品、药品、纺织品、石化产品和洗涤消毒产品眼刺激性检测。

四、眼刺激替代方法的组合

现有整合测试策略指南的目的在于建立一种用于化学物潜在严重眼损伤和眼刺激性危害鉴定的测试和评估整合方法(integrated assessment testing approaches,IATA),以提供足够的信息用于全球化学品统一分类和标签制度(United Nations globally harmonized system chemicals,UN GHS)。引起眼严重损伤的化学品归类为 1 类(UN GHS Cat.1),引起眼刺激性的化学品归类为 2 类或 2A 类(UN GHS Cat.2/2A)。此外,2A 类中,如果受试物产生轻微刺激性,且在 7 天内可以完全恢复,可归类为 2B 类。最后,不分类的化学物意思是无法满足 UN GHS 1 类或 2 类(2A 或 2B)的分类要求,将其归类为不分类(No Cat.)。

早在 2002 年,OECD 眼刺激测试指南就提出,应当建立合理应用体外与体外方法的组合策略。2012 年之后,许多鉴别受试物严重眼刺激性、眼刺激性和不分类的体外方法获得了认可,例如 OECD TG 437、438、460、491、492、494 和 496。此外,还有一些有效的未被 OECD 验证认可但是工业界应用多年的有效方法,例如 CAMVA 法、HET-CAM 法等,为危害评价提供了更多所需的信息。

建立 IATA 的目的是更加合理科学地利用现有方法鉴别严重眼刺激性、眼刺激性和不分类物质,因此,需要对如何使用、组合和获取数据做出指导并进行更新。2015 年 OECD 测试指南计划国家协调工作组(Working Group of the National Coordinators of the Test Guidelines Programme,WNT)批准了一项计划,由美国和欧盟共同开发一套眼损伤和刺激性 IATA 指南。IATA 由清晰描述和表征的"模块"组成,每个模块包含一个或多个相似类型的单独信息来源。

根据所提供信息的类型,IATA 将每个不同的信息来源划分为"模块"。鉴定严重眼损伤和眼刺激性危害的 IATA 分为 3 个部分 9 个模块(表 8-1-2)。三个部分分别是:第一部分为现有数据和非测试数据,第二部分为证据权重分析(Weight of Evidence,WoE 分析),第三部分为新测试。IATA 第一部分中,模块 1~6 为来自文献和数据库以及其他可靠来源的现有和可用信息,模块 7 和 8 包括理化性质(包括已知的、检测的或估计的 pH 值等)和其他非测试数据,如用于化学物的(Q)SAR、交叉参照、分类和专家系统以及用于混合物的过渡性原则和可加性理论。第二部分包括模块 9 WoE 分析方法。如果 WoE 分析无法鉴定严重眼损伤和眼刺激性,那么需要实施第三部分,即优先采用体外方法进行重新测试,而动物实验作为最后的选择。

简单来说,采用 WoE 方法对第一部分所收集的现有和非测试数据进行评估。如果 WoE 可以下结论,那么可以得到分类和标识(classify and labeling,C&L)决策。如果无法下结论,WoE 需要对所有可用信息形成一个最有可能的分类,如 UN GHS Cat.1、2A、2B 或 No Cat.,用

表 8-1-2　眼刺激 IATA 的组成和模块

组成 *	模块
第一部分 （现有信息，理化特性 和非测试方法）	1. 严重眼损伤和眼刺激性的现有人体数据 2. 皮肤腐蚀性现有数据（人体、体内和体外） 3. 严重眼损伤和眼刺激性的体内动物数据（OECD TG 405） 4. 严重眼损伤和眼刺激性的其他体内动物数据（LVET） 5. 严重眼损伤和眼刺激性的体外数据 a）OECD TG 437 的 BCOP 方法 b）OECD TG 438 的 ICE 方法 c）OECD TG 491 的 STE 方法 d）OECD TG 492 的 RhCE 方法 e）OECD TG 460 的 FL 方法 f）OECD TG 494 的 Vitrigel-EIT 方法 g）OECD TG 496 的 Ocular Irritection 方法 6. 严重眼损伤和眼刺激性的其他体外数据 a）组织病理学作为附加体外终点 b）OECD 现有工作计划内的体外方法 c）互补作用机制的体外方法（如持续效应和血管系统） d）用于包括 UN GHS Cat.2 分类，鉴定眼危害性完整范围的体外方法 e）其他先进的体外方法 7. 理化性质（已知的、检测的或估计的 pH 值等） 8. 非测试方法 a）对于化学物：(Q)SAR、专家系统、分类和交叉参照 b）对于混合物：过渡性原则和可加性理论
第二部分 （WoE 分析）	9. WoE 方法阶段和元素
第三部分 （新测试）	5. 鉴定严重眼损伤和眼刺激性的体外方法 6. 鉴定严重眼损伤和眼刺激性的其他体外方法 3. 急性眼损伤和眼刺激性的体内动物实验（OECD TG 405）

* 当 3 部分顺序排列时，第一部分的模块 1 到 8 的顺序可以适当调整。

于指导后续实验的顺序，是采用自上而下法（top-down）还是自下而上法（bottom-up）。

理想情况下，IATA 应当是普遍适用的，并且可以确保人类安全，同时可以最大化应用现有数据、提高资源效率并最小化甚至消除动物实验的需要。三个部分应作为一个有序整体看待，第一部分的模块 1~8 的顺序应当合理使用。在一个模块或几个模块的信息无法被其他信息补充的情况下，有助于在不考虑下一个模块的条件下，对潜在眼危害性作出结论。模块 1~6 的现有信息通过综合文献和数据库检索获得，如欧洲 C&L 目录管理（European C&L Inventory）和 REACH 框架下的化学品注册网站。模块 1 和 3~6 直接与眼危害性相关，模块 2 需要对体外皮肤腐蚀性数据进行检索，这些数据可以影响受试物的最终分类。

在现有信息(第一部分的模块 1~6)无法对潜在严重眼损伤和眼刺激性得到明确结论时，应当考虑其相关理化信息和获得新的非测试数据，如化学品的(Q)SAR、交叉参照以及混合物的桥连原则、可加性原则。如果无法从数据库获得或者估计存在可疑的情况，应当检测其 pH 值和酸碱度，以及其他理化性质参数。关于模块 8，OECD QSAR Toolbox 是一个好用的起始工具，可利用这些数据用于类似物(对于交叉参照)的鉴别，可以获得目标化学物和类似物的初步数据(理化和毒理)，并且最后用机制和其他方式对这些化学物进行表征，包括结构改变对化学物的严重眼损伤和刺激性的影响。Toolbox 鉴别出的类似物，通过重复上述文献和数据库的方式可对现有数据进一步分析。如果一个物质有多个(Q)SAR 模型的数据可用，且数据不一致，可考虑其无助于产生新的(Q)SAR 预测，但应当仔细考虑在各个模型适用范围内如何产生良好的预测。即使没有进行(Q)SAR 分析，(Q)SAR 产生的信息可能足以支持现有数据并作出 C&L 结论。

在 WoE 分析(模块 9)中，根据对每个数据元素的质量、相关性、范围(严重眼刺激性、眼刺激性和不分类)和关联的不确定性进行的描述，决定是否将现有数据纳入或排除。当"合格"的数据一致时，WoE 可以对相关终点或足够的信息形成结论，并且不需要进一步测试。另外一方面，"不合格"的数据被排除或搁置后，仍没有足够的信息补充或与其他数据不一致或相反时，WoE 将决定是否需要进一步测试(第三部分)，并且根据要求，指出需要何种实验以填补数据缺口。

WoE 评估需要透明地解释并记录，以便通过逻辑流程获得决策/结论。同时 WoE 方法意味着需要根据实际具体情况，对每个可用信息进行权重。IATA 包含的模块顺序并不等同于其重要性的先后，例如基于相关物种或生物学和机械学方面的考虑。而且，相对优先权重只是指导性原则，具体使用时还取决于个案中每个数据的质量。一般而言，当数据质量相等时，从数据监管认可的角度，模块中相对优先的权重可如下描述：

A. 可靠的现有人体数据(模块 1)可作为最高的权重。

B. 体内兔实验严重眼损伤和刺激性数据(模块 3)和体外严重眼损伤和刺激性数据(模块 5 和 4)作为同等权重考虑。对体内方法的固有特征进行批判性评价是非常重要的(如不确定性、变异性和分类目的)，特别是当考虑与体外数据进行比较时。

C. 非标准化体内眼损伤和刺激性数据(模块 4)、其他体外眼毒性数据(模块 6)、理化性质(模块 7)和非测试方法(模块 8)通常权重比较小。

基于第一部分的部分信息，即从模块 1 到 8，在某些情况下可以作出简单和初步的 WoE，再考虑给出分组逐步研判：

A. 如果已知被评估的化学物具有极端 pH 值(结合混合物的高缓冲能力)(模块 7)，可以将该化学物定为严重眼损伤(Cat.1)，而不需要检索其他现有信息(模块 1 到 6)。

B. 如果具有高质量的人体数据(模块 1)，并且没有可用的动物或体外眼损伤数据时(模块 2 到 6)，或者有动物或体外数据且与人体结果一致时，则没有必要进行模块 7 到 9 的评估。

C. 如果有充足质量的体内严重眼损伤或眼刺激性数据(模块 3)时，没有必要进行模块 2 和 4 到 8 的评估。

D. 如果有可靠的体外数据提示严重眼损伤或不分类时，不需要进行模块 6 到 8 的评估。

E. 如果有类似物的眼损伤资料，并且可以得出说服力的交叉参照(模块 8)时，无须进行模块 6 和 7 的评估。

　　在实施进一步严重眼损伤和眼刺激性确认实验时,强烈推荐:①考虑现有可用的实验数据和②尽可能采用动物实验替代方法获得新数据,如体外方法、QSAR 模型、分组和交叉参照。现有数据的评估是避免不必要动物测试的关键步骤。在数据允许的情况下,也是判断严重眼损伤和眼刺激性最快速、最廉价的方法。

　　IATA 可适用于化学品和混合物评估,对于混合物,IATA 内的每条来源的信息都有不同数量和适用性可以使用,其整体适用性取决于所评估的特定个案。实际上,对于测试或非测试眼损伤效应,混合物的数据可用于所有模块,如模块 1 和模块 3 到 8。

第二节　眼科药物毒性研究模型

　　角膜对眼部药物既是一种有效的吸收障碍,同时它也是药物经渗透进入前房的最重要通路。体内动物实验研究药物经角膜渗透的生物分布至少需要 20 只实验兔,包括 5 个时间点、每个点 4 只眼球、实验组和对照组。由于没有非介入性的方法,必须在每个时间点处死数只动物以获得浓度曲线。因此,可使用从动物分离的角膜和培养的角膜细胞研究药物的角膜渗透作用,以及药理毒理作用。

一、细胞模型

(一)人原代角膜上皮细胞

　　人的原代角膜上皮细胞可用于各种基本研究,如细胞黏附、吸收、凋亡、毒性作用,也可用于生长因子对上皮细胞增殖和分化的影响等药理作用研究。原代细胞代表了天然角膜上皮细胞的状态,而且比离体和重建角膜容易操作,与修改后的细胞系相比,原代细胞的表型通常更好地匹配体内组织。缺点是其体外生命周期较短,通常只能传代约 10 次。

(二)永生化角膜细胞

　　永生化角膜上皮细胞系包括 HCE-T、CEP1、CEP1-17-CL4、10.014 pRSV-T 和 HPV16-E6/E7,这些细胞的缺点是生长特性改变、成瘤性、异常的蛋白酶和表面标志。此外,永生化细胞系传代培养过程中可能存在部分细胞染色体异常和包含异质细胞群。角膜细胞系与原代细胞相比延长了生命周期,可无限传代,可提高实验的重现性易于基因操作。然而,对于暴露有毒化学物质的基因表达谱,永生化细胞与正常的角膜上皮相比可能会有不同的反应,例如永生化细胞中流出蛋白(efflux protein)的表达与正常角膜上皮相比会增加,这可能减少细胞对外部化学物质的暴露量,这也是一种常见于癌细胞的获得抗细胞毒性药物的机制。兔角膜(statens serum institut rabbit corneal,SIRC)细胞也被用作人类角膜上皮的模型,但事实上 SIRC 细胞具有成纤维细胞的表型,其主要用途是眼刺激性的预测,用于药理毒理研究首选来源于人的细胞。

(三)三维角膜替代物

　　应用组织工程原理可在体外重建不同复杂程度的角膜组织替代物,从构建上皮、基质和内皮细胞层的方法开始,进而建立感觉神经支配的方法。这些方法最终用于重建全层角膜组织模型,构建需要使用大量的生物学材料和各种类型的细胞(表 8-2-1),支持材料主要可分为纯粹的细胞、脱细胞材料、合成和天然聚合物,以及上述材料的组合。

　　种子细胞多数采用来源于人的原代细胞培养物,包括 3 种主要的角膜细胞(上皮、基质

表 8-2-1　实验室用角膜模型的构建方法

种子细胞	全层角膜生物材料	基质层材料	上皮层材料
原代和永生化人角膜上皮细胞、基质干细胞、内皮细胞、成纤维细胞	胶原壳聚糖水凝胶,树形交联胶原水凝胶,聚(乙二醇)/聚(丙烯酸)水凝胶与衬围,纤维蛋白琼脂糖水凝胶,交联重组人Ⅲ型胶原蛋白,脱细胞猪角膜	表面修饰的薄膜,磁向性排列的鼠尾Ⅰ型胶原/蛋白多糖水凝胶,聚乙醇酸纤维,明胶水凝胶,牛胶原蛋白膜,多聚乳酸,多孔表面修饰的丝状薄膜,聚(聚氨酯)尿素	温敏性细胞培养物,鼠尾Ⅰ型胶原水凝胶,化学交联的Ⅰ型水凝胶,丝状薄膜,角蛋白膜,脱人角膜狄氏膜,明胶水凝胶,羟乙基壳聚糖-明胶-硫酸软骨素复合物,壳聚糖聚乙二醇水凝胶膜

和内皮),其最大的优点是模拟体内角膜的完整结构。世界上首个 3D 角膜模型出现于 1999 年,后来的众多模型采用了 SV40- 永生化的人角膜上皮细胞、人角膜角化细胞和人角膜内皮细胞。角质细胞位于上皮和内皮的基质中,维持基质的结构和透明性,因此其作用非常重要。构建角质培养基含有 FBS(约 10%)、抗坏血酸、胰岛素、转铁蛋白、硒和重组生长因子(EGF、BFGF、PDGF、LIF)等补充物质,血清中含有某些低浓度的营养物质,如果缺乏可能紊乱细胞的正常代谢,导致异常的表型,因此血清的浓度不能低于 2%。

(四)角膜内皮细胞模型

角膜内皮细胞对于维持角膜结构和屏障功能具有重要作用,同时对于维持角膜的紧实状态、维持渗透压梯度都有重要作用。角膜内皮细胞维持基质层的紧实状态,进而保证角膜的透明,角膜基质中的糖氨聚糖对于基质的紧实状态是一种潜在威胁,因其倾向于透过内皮细胞吸收水分,这种液体渗漏到基质受到内皮屏障功能的严格限制。内皮屏障的完整性,结合其主动吸收流体泵的机制,构成了基质紧实结构的基础。内皮细胞紧密连接(tight junctions,TJs)是构成屏障完整性的主体结构,保持跨膜蛋白极性的同时,也与流体泵形成内在耦合,参与液体的主动运输。

体内角膜内皮细胞由于被束缚于细胞周期的 G_1 期,因而不能进行有丝分裂,因此随着年龄增长内皮细胞密度逐渐下降(每年减少 0.5%),当角膜内皮细胞发生炎症、疾病或外科创伤时,诱导基质水分控制机制丧失,伴随细胞密度迅速下降,进而角膜透明度下降。因此内皮受损恢复非常困难。对于药物毒性研究,角膜内皮细胞是重要的研究靶点,可以利用体外模型研究药物毒性作用,以及研究与内皮屏障相关的机制。例如为了研究同种异体移植排斥和前葡萄膜炎过程中角膜和眼房水 TNF-α 升高的作用,Shivann 等人建立了原代牛角膜内皮细胞模型,培养 3~5 天可形成稳定的内皮屏障,具有表达紧密连接结构,研究 p38 MAP 激酶在 TNF-α 诱导的屏障完整性丧失过程中起的作用。

对于日化产品的眼刺激性通常不会深达内皮层,所以通常很少涉及内皮细胞的实验。体外培养原代角膜内皮细胞对于培养基有很高的要求,特殊添加物质包括胰岛素、生长因子(NGF、BFGF、EGF)、牛垂体提取物、有丝分裂原、硫酸软骨素,这些成分有利于内皮中仅存的干细胞相关蛋白的表达、细胞增殖和迁移。

(五)角膜干细胞

角膜完整性及其功能依赖于上皮细胞的再生能力,完全分化的角膜上皮顶层持续覆盖于角膜表面,角膜上皮的更新转换需要 7 天,在此期间基底细胞从基底层向上迁移,分化为翼状细胞和顶层细胞。角膜干细胞是基底层新生细胞的重要来源,不同类型的干细胞存在于角膜上皮、基质和内皮细胞中。多数研究支持上皮干细胞存在于角膜缘,是角膜和结膜上皮之间的环形过渡区域,这个独特的微环境被称为 Vogt 栅栏,维持角膜干细胞的结构和功能。也有实验支持角膜基质和内皮存在干细胞,但是利用这些干细胞进行毒理学研究的报道还没有。

不同体外模型各有其优缺点(表 8-2-2),科学研究对于 3D 角膜的需求在增长,然而仍有许多技术问题有待解决。目前,角膜组织模型的长期病理研究大多仍是基于 2D 体外培养系统,例如利用永生化角膜上皮细胞研究干眼和凝胶状角膜营养不良。角膜体外疾病模型的研究至今仍然进展缓慢,主要原因是缺乏完整模拟体内结构的 3D 多层角膜替代物,不同细胞类型的相互作用(上皮细胞、基质、内皮细胞和神经)和持续的功能维持对于慢性疾病研究仍然需要取得突破。

表 8-2-2　不同角膜体外模型的优缺点

	单层培养物	角膜上皮模型	3D 角膜替代物
示意图			
优点	多孔板培养通量高,商业化供应,容易操作	商业化供应,良好分层具有屏障功能和形态结构的角膜上皮,用于渗透性和毒性测试	最接近体内状况,可用原代或永生细胞构建
不足	与体内实际情况可比性不足,缺少屏障功能,表型异质	屏障功能和渗透性变化范围大($100\text{-}800\,\Omega/cm^2$)	构建技术复杂及稳定性不够,成本高,通量低

二、眼科药物毒性研究

(一) 角膜细胞培养模型

化学物暴露引起的眼刺激毒性,包括化学物的角膜损伤,也包括直接作用于痛觉受体的疼痛反应。刺激可引起角膜组织损伤,其程度取决于化学物本身的毒性强弱,局部刺激物包括阳离子、阴离子和非离子表面活性剂、醛、酸、乙醇和碱剂。轻微刺激损伤角膜上皮,轻度和中度刺激损伤角膜上皮和浅层基质,严重刺激损伤全部三层结构,典型的角膜刺激反应包括角质细胞的炎症、活化、迁移,纤维化和新血管形成。毒性损伤血管化的结膜组织包括发红、肿胀(结膜水肿)和泄漏。

原代或永生化的角膜上皮单层细胞可用于毒性评价研究,包括泪囊替代物、眼科药物和药物辅料等。体外角膜与体内有一定的相关性,但应考虑体外和体内暴露浓度的差异。Cheong 等人测试了原代和永生化的角膜和视网膜细胞、人皮肤角质细胞和成纤维细胞对于 8 种临床使用的 β 受体阻断剂(异丙洛尔、阿替洛尔、拉贝多洛尔、美托洛尔、品多洛尔、替莫洛尔、比索洛尔)敏感性,发现用 MTT 法无法区分几种细胞的差异。由于角膜内皮细胞的特殊性,可用其评价眼科溶液、药物和眼科手术清洗液的毒性,特别是前房制剂体外研究的最佳选择。如有报道用内皮细胞研究抗青光眼药物配方中防腐剂的安全性。研究比较内皮细胞、牛和兔角膜上皮细胞和 SIRC 细胞对眼科溶液的毒性,结果表明毒性测试的敏感顺序取决于所测试的化合物的特征。

(二) 三维模型

三维角膜模型用于药理毒理研究的需求呈增长趋势,目前可用的商品化模型主要有 4 种,即 EpiOcular、SkinEthic HCE、LabCyte CORNEA 和 MCTT HCE。3D 角膜模型的进展包括基质与永生化角质结合,以及与永生化角膜上皮细胞的结合,这些模型在现有角膜上皮模型的基础上增加了基质部分,可称为半层角膜。下一步研究是构建含有内皮层的全层角膜。体外重建角膜模型除了需要不断优化多细胞分步构建的技术问题之外,还应模拟角膜细胞之间复杂的细胞生物学网络,分析体外培养的模型与体内模型在基因表达、紧密连接的电阻值等差异。这些模型主要用于化学品体外眼刺激性的评价,证明与体内有很好的相关性。EpiOcular 和 SkinEthic HCE 模型使用的都是人皮肤来源的表皮角质细胞,理论上不可能是用于眼科毒性的实验研究的理想模型;LabCyte CORNEA 模型使用了正常人的角膜上皮细胞,MCTT HCE 模型使用了人角膜缘上皮细胞,这两种模型可能更接近人的角膜。

第三节　眼科疾病的体外研究模型

一、干眼模型

国际干眼工作组给出的定义,干眼是一种多因素疾病,涉及泪管和眼表面的不适症状、视力障碍、泪膜不稳定与潜在眼表面损害。通常伴随着泪液膜的渗透性增加和眼表面的炎症。大型流行病学研究比较了与年龄相关的干眼的患病率,数据显示年龄超过 35 岁的人群中发病率约 5%。干眼患者通常见于经常阅读者、专业表演工作、使用电脑、看电视和夜间工作人员。慢性干眼已被证实能引起眼表面炎症,表现为泪液中促炎细胞因子和趋化因子的增加,免疫激活和结膜上皮细胞黏附分子表达增强,结膜 T 淋巴细胞数量增加等。

干眼患者由于泪液分泌减少或过度的眼泪蒸发,导致泪膜的高渗透性。高渗透性可能有效地促进炎症的产生,越来越多的证据表明,细胞外渗透性增加引起的渗透压力对许多组织中细胞的正常功能都是一个高度相关的因素,包括结膜和角膜上皮细胞。可以认为干眼是一种眼表面的疾病,也称之为角膜结膜炎干燥症(keratoconjunctivitis sicca),临床抗炎治疗是有效的,如环孢素 A、皮质类固醇和多西环素,反过来证明了炎性反应在干眼发病机制中的重要性。研究角膜、结膜的炎症反应与渗透压的关系,以及渗透压保护剂的作用可采用体外模型。

体外实验采用人原代角膜上皮细胞(primary human corneal epithelial cells,HCECs),先将其培养于无血清的等渗培养液(渗透压为 312mOsM)中,实验时转移到高渗的培养液(渗透压调整到 400mOsM、450mOsM 和 500mOsM)中,实验组预先用渗透压保护剂(左卡尼汀、赤藓糖醇或甜菜碱)孵育一定时间。作用 4h 后用 RT-qPCR 检测 mRNA 的表达,作用 24h 后用 ELISA 方法检测培养液中 HCECs 产生的前炎性标记物,结果表明,高渗培养液极大地刺激了促炎性细胞因子 mRNA 和蛋白的表达,HCECs 产生的炎性因子 TNF-α,IL-1β,IL-6 和趋化因子 IL-8,CCL2,CCL20 呈现渗透性依赖的方式。培养液中添加左卡尼汀、赤藓糖醇或甜菜碱可对这些促炎症介质的表达呈现显著的但不同程度的抑制,其中左卡尼汀的抑制效果最好,同时发现,高渗培养液刺激 TNF-α,IL-1β 和 IL-6 的 mRNA 和蛋白水平的增加可以被 TRPV1 激活抑制剂 capsazepine 显著抑制。

左卡尼汀(L-carnitine)是一个广泛存在于所有原核和真核细胞表面的小分子,其功能与角膜和结膜上皮细胞碱和有机阳离子的转运蛋白的表达和定位有关,它也可能作为渗透压保护剂,在干眼和氧化诱发的眼部疾病中发挥重要作用。赤藓糖醇是 4 个碳的多元醇,甜菜碱是植物和动物组织的代谢产物,是植物应对盐和温度压力的渗透压保护剂,在人类角膜上皮细胞在高渗的情况下,研究发现甜菜碱具有稳定细胞体积和防止细胞凋亡的作用。左卡尼汀和赤藓糖醇具有保护人类角膜上皮细胞对抗高渗压力引起的 MAP 激酶激活的作用。一系列利用体外模型的研究证明了渗透压保护剂能有效地减少干眼的炎症反应,为开发药物和临床用药提供借鉴。

二、角膜光老化模型

随着年龄的增长,人的角膜出现结构和功能的变化,表现为角膜透明度下降和浊度增加。这些变化是由于角膜基质中的细胞外基质的组成和排列改变引起的。人类皮肤已经很好的证明,暴露于 UVA 可导致光老化表型,其特征是真皮层细胞外基质的改变。虽然角膜也暴露于太阳光下,但人们通常把老化眼角膜中观察到的细胞外基质改变主要归因于时间因素,而不是紫外线的暴露。主要原因是由于无法进行人体临床实验,动物研究操作难度较大,无法严格控制影响因素。这为确切认识 UVA 照射角膜的长期损害作用带来了困难,采用体外培养的人类角膜基质角质细胞,可建立光老化的模型,研究细胞外基质的变化。

体外实验系统采用从儿童角膜分离的原代培养的角膜基质角化细胞,为研究长期紫外线暴露的影响,同时取老年供体分离的细胞作为对照。当细胞完全融合后,用 UVA 照射细胞,波长 340~400nm,剂量为 $20kJ/m^2$,每天 2 次,每周 5 天,连续 9 周($90 \times 20kJ/m^2$,总剂量为 1 800kJ/m²UVA)。照射期间将 DMEM 培养基更换为 PBS,避免照射培养液营养成分导致的氧化应激,照射后再更换新培养液。实验结束后,分别对细胞进行基因组分析,基质成分转录组分析,以及蛋白质组质谱分析。结果表明,累积 UVA 照射导致角膜细胞外基质的变化,与老年角膜中发现的结果类似,表明 UVA 暴露能加速角膜老化。基因组分析和质谱分析发现,受累积 UVA 照射影响胶原蛋白和蛋白多糖基因表达下调,蛋白多糖生产和分泌减少。作者采用体外模型首次证明了眼部长期暴露于阳光会影响细胞外基质成分,紫外线在随着年龄的增长的角膜的老化变化中起到了重要的作用。

三、角膜损伤修复模型

角膜伤口愈合是一个复杂的过程,涉及细胞死亡、迁移、增殖、分化和细胞外基质重塑。角膜上皮、基质和内皮细胞的愈合过程中有许多相似之处,也有很多细胞特异性的差异。角膜上皮的愈合很大程度上取决于角膜缘干细胞和基底膜的重建。基质愈合期间,角质细胞转化为能动的和能收缩的肌成纤维细胞,很大程度上依赖于转化生长因子 -β 系统的激活。内皮细胞治疗主要是通过迁移和扩散,细胞增殖仅扮演一个次要角色。在过去的 10 年中,基于大量的体外模型和实验,角膜不同部分伤口愈合过程的许多方面得到了阐明,并提出了一些新的治疗方法。例如,角膜上皮的修复涉及生长因子和细胞因子的作用,上皮细胞分子信号通路之间的交叉对话,细胞相互作用和蛋白酶的作用等。图 8-3-1 显示角膜修复期间细胞的相互作用,当角膜上皮损伤时,IL-1α 从受损的上皮释放到间质,IL-1α 引发下层一些基质角质细胞逐渐死亡,而另一些细胞则在诱导下增殖,分泌基质金属蛋白酶,从静止表型到激活表型。由于基底膜受损,角膜上皮细胞还分泌 TGF-β2 到下层的基质,诱导角质细胞亚群转分化成肌成纤维细胞,分泌细胞外基质。当修复的基底膜抑制释放 TGF-β2 到基质中,肌成纤维细胞的表型中止。激活的角质细胞继续自分泌 IL-1α 和重塑 ECM。

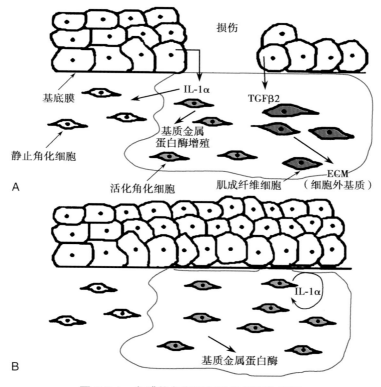

图 8-3-1   角膜修复期间细胞的相互作用图

实验证实角膜缘干细胞的存在,促进了新的标记物发现和新的治疗方法开发,包括实验研究基因和 microRNA 的治疗方案。用富含角膜缘干细胞的培养物进行临床干细胞移植治疗组织愈合和角膜损伤已在临床成为现实。同样,在基质和内皮的愈合研究也取得了进展。有前景的新技术还包括 microRNA、诱导多能干细胞产生角膜上皮、角膜药物微载体等。新的机制的研究需要大量的基于体外的研究数据支持,例如上皮干细胞标记、可靠的鉴定干细胞的方法,基质受损修复中瘢痕形成的机制。同样,新的治疗方案和药物的临床前研究,也需要合理组合体内和体外模型,积累多重证据。

(程树军)

参 考 文 献

1. 程树军. 化妆品评价替代方法标准实施指南[M]. 北京:中国标准出版社,2017.

2. 程树军,焦红. 实验动物替代方法原理与应用[M]. 北京:科学出版社,2010:282-309.

3. 国家质量监督检验检疫总局. 化妆品眼刺激性腐蚀性的鸡胚绒毛尿囊膜实验[S]. 北京:中国标准出版社,2009.

4. 程树军,刘超,马来记. REACH 法规下化学品眼刺激性评价的分层组合测试策略[M]. 中国卫生检验杂志,2012,22(4):923-925.

5. 程树军,王慧. 预测毒理学与替代方法[M]. 北京:科学出版社,2020:1-457.

6. 陈彧,喻欢,程树军,等. 结合组织学评分的牛角膜浑浊和渗透性方法研究[J]. 日用化学品工业,2016,46(2):106-110.

7. Alépée N,Adriaens E,Grandidier MH,et al. Multi-laboratory evaluation of SkinEthic HCE test method for testing serious eye damage/eye irritation using solid chemicals and overall performance of the test method with regardto solid and liquid chemicals testing[J]. Toxicol in Vitro,2016,34:55-70.

8. Alépée N,Adriaens E,Abo T,et al. Development of a defined approach for eye irritation or serious eye damage for liquids,neat and in dilution,based on cosmetics Europe analysis of in vitro STE and BCOP test methods[J]. Toxicology in Vitro,2019,57:154-163.

9. De Paiva CS,Corrales RM,Villarreal AL,et al. Corticosteroid and doxycycline suppress MMP-9 and inflammatory cytokine expression,MAPK activation in the corneal epithelium in experimental dry eye[J]. Exp Eye Res,2006,83(3):526-535.

10. Donahue DA,Kaufman LE,Avalos J,et al. Survey of ocular irritation predictive capacity using Chorioallantoic Membrane Vascular Assay(CAMVA)and Bovine Corneal Opacity and Permeability(BCOP)test historical data for 319 personal care products over fourteen years[J]. Toxicol In Vitro,2011,25(2):563-572.

11. Furukawa M,Sakakibara T,Itoh K,et al. Histopathological evaluation of the ocular-irritation potential of shampoos,make-up removers and cleansing foams in the bovine corneal opacity and permeability assay[J]. J. Toxicol. Pathol,2015 28(4):243-248.

12. Garrett Q,Khandekar N,Shih S,et al. Betaine stabilizes cell volume and protects against apoptosis in human corneal epithelial cells under hyperosmotic stress[J]. Exp Eye Res,2013,108:33-41.

13. Hua X,Su Z,Deng R,et al. Effects of L-carnitine,erythritol and betaine on proinflammatory markers in primary human corneal epithelial cells exposed to hyperosmotic stress[J]. Curr Eye Res,2015,40(7):657-667.

14. Katarzyna W,Malgorzata K,Marek M,et al. Characterization of new eye drops with choline salicylate and assessment of their irritancy by in vitro short time exposure tests[J]. Saudi Pharmaceutical Journal,2015,23(4):407-412.

15. Katoh M,Hamajima F,Ogasawara T,et al. Establishment of a new in vitro test method for evaluation of eye irritancy using a reconstructed human corneal epithelial model,LabCyte CORNEA-MODEL[J]. Toxicol In Vitro,2013,27(8):2184-2192.

16. OECD. Guidelines for Testing of Chemicals No. 460. Fluorescein Leakage Test Method for Identifying Ocular Corrosives and Severe Irritants[S/OL]. Organisation for Economic Co-operation and Development,Paris,Available at:http://www.oecd.org/env/testguidelines,2012.

17. OECD. Guidelines for Testing of Chemicals No 437. Bovine Corneal Opacity and Permeability Test Method for Identifying i)Chemicals Inducing Serious Eye Damage[S/OL]. Organisation for Economic Cooperation and Development,Paris,Available at:http://www.oecd.org/env/testguidelines,2020a.

18. OECD. Guideline for Testing of Chemicals No. 438. Isolated Chicken Eye Test Method for Identifying i) Chemicals Inducing Serious Eye Damage and ii) Chemicals Not Requiring Classification [S/OL]. Organisation for Economic Cooperation and Development, Paris, Available at: http://www.oecd.org/env/testguidelines, 2013.

19. OECD. Guideline for the Testing of Chemicals No. 491. Short Time Exposure In Vitro Test Method for Identifying i) Chemicals Inducing Serious Eye Damage and ii) Chemicals Not Requiring Classification for Eye Irritation or Serious Eye Damage [S/OL]. OECD, Paris, France, Available at: http://www.oecd.org/env/testguidelines, 2015a.

20. OECD. Guideline for the Testing of Chemicals No. 492. Reconstructed human Cornea-like Epithelium (RhCE) test method for identifying chemicals not requiring classification and labelling for eye irritation or serious eye damage [S/OL]. OECD Guideline for the Testing of Chemicals, Paris, France, Available at: http://www.oecd.org/env/testguidelines, 2015b.

21. OECD. Test Guideline No. 496: In vitro macromolecular test method for identifying chemicals inducing serious eye damage andchemicals not requiring classification for eye irritation or serious eye damage [S]. 2019, OECD Publishing.

22. OECD. Test Guideline No. 494: Vitrigel-Eye irritancy test method for identifying chemicals not requiring classification and labelling for eye irritation or serious eye damage [S]. 2019, OECD Publishing.

23. Okumura N, Kay EP, Nakahara M, et al. Inhibition of TGF-β signaling enables human corneal endothelial cell expansion in vitro for use in regenerative medicine [J]. PLoS One, 2013b, 8 (2): 1-11.

24. Png E, Samivelu GK, Yeo SH, et al. Hyperosmolarity-mediated mitochondrial dysfunction requires Transglutaminase-2 in human corneal epithelial cells. J Cell Physiol, 2011, 226 (3): 693-699.

25. Rönkkö S, Vellonen K, Järvinen K, et al. Human corneal cell culture models for drug toxicity studies, Drug Deliv. and Transl. Res, 2016, 6 (6): 660-675.

26. Singh V, Barbosa FL, Torricelli AA, et al. Transforming growth factor β and platelet-derived growth factor modulation of myofibroblast development from corneal fibroblasts in vitro. Exp Eye Res, 2014, 120: 152-160.

27. Shivanna M, Rajashekhar G, Srinivas SP. Barrier dysfunction of the corneal endothelium in response to TNF-: role of p38 MAP kinase. Invest Ophthalmol Vis Sci, 2010, 51 (3): 1575-1582.

28. Xu S, Flanagan JL, Simmons PA, et al. Transport of L-carnitine in human corneal and conjunctival epithelial cells [J]. Mol Vis, 2010, 16: 1823-1831.

图书在版编目（CIP）数据

眼科学动物实验基础与技术 / 吴开力，黄冰主编
. —北京：人民卫生出版社，2021.12
ISBN 978-7-117-32139-6

Ⅰ.①眼⋯　Ⅱ.①吴⋯②黄⋯　Ⅲ.①眼科学 – 实验
动物　Ⅳ.①R77–33

中国版本图书馆 CIP 数据核字（2021）第 194830 号

人卫智网	**www.ipmph.com**	医学教育、学术、考试、健康，购书智慧智能综合服务平台
人卫官网	**www.pmph.com**	人卫官方资讯发布平台

眼科学动物实验基础与技术
Yankexue Dongwu Shiyan Jichu yu Jishu

主　　编：吴开力　黄　冰
出版发行：人民卫生出版社（中继线 010-59780011）
地　　址：北京市朝阳区潘家园南里 19 号
邮　　编：100021
E - mail：pmph @ pmph.com
购书热线：010-59787592　010-59787584　010-65264830
印　　刷：北京盛通印刷股份有限公司
经　　销：新华书店
开　　本：787 × 1092　1/16　　印张：30.5
字　　数：742 千字
版　　次：2021 年 12 月第 1 版
印　　次：2022 年 1 月第 1 次印刷
标准书号：ISBN 978-7-117-32139-6
定　　价：238.00 元

打击盗版举报电话：010-59787491　E-mail: WQ @ pmph.com
质量问题联系电话：010-59787234　E-mail: zhiliang @ pmph.com